"十二五"普通高等教育本科国家级规划教材

国家卫生和计划生育委员会"十二五"规划教材
全国高等医药教材建设研究会"十二五"规划教材

全国高等学校教材
供医学检验技术专业用

U0292393

临床生物化学检验技术

主　编　尹一兵　倪培华

副主编　刘新光　陈筱菲　徐克前　左云飞

编　者（以姓氏笔画为序）

尹一兵（重庆医科大学）　　　　　　陈筱菲（温州医科大学）

左云飞（大连医科大学）　　　　　　袁丽杰（哈尔滨医科大学）

邢　艳（川北医学院）　　　　　　　倪培华（上海交通大学医学院）

邬　强（海南医学院）　　　　　　　徐克前（中南大学湘雅医学院）

刘忠民（广州医科大学）　　　　　　涂建成（武汉大学医学部）

刘新光（广东医学院）　　　　　　　陶华林（泸州医学院）

李平法（新乡医学院）　　　　　　　章　尧（皖南医学院）

李贵星（四川大学华西临床医学院）　韩学波（宁夏医科大学）

闵　迅（遵义医学院）　　　　　　　程黎明（华中科技大学同济医学院）

张　彦（重庆医科大学）　　　　　　潘　卫（贵阳医学院）

张朝霞（新疆医科大学）

秘　书　张　彦（重庆医科大学）

人民卫生出版社

图书在版编目(CIP)数据

临床生物化学检验技术 / 尹一兵, 倪培华主编. —北京:
人民卫生出版社, 2015

全国高等学校医学检验专业第六轮暨医学检验技术专业
第一轮规划教材

ISBN 978-7-117-20178-0

Ⅰ. ①临… Ⅱ. ①尹…②倪… Ⅲ. ①生物化学－医学
检验－医学院校－教材 Ⅳ. ①R446.1

中国版本图书馆 CIP 数据核字(2015)第 004684 号

人卫智网	www.ipmph.com	医学教育、学术、考试、健康, 购书智慧智能综合服务平台
人卫官网	www.pmph.com	人卫官方资讯发布平台

临床生物化学检验技术

主　　编:尹一兵　　倪培华
出版发行:人民卫生出版社(中继线 010-59780011)
地　　址:北京市朝阳区潘家园南里 19 号
邮　　编:100021
E - mail:pmph @ pmph.com
购书热线:010-59787592　010-59787584　010-65264830
印　　刷:北京铭成印刷有限公司
经　　销:新华书店
开　　本:850×1168　1/16　印张:25　插页:1
字　　数:740 千字
版　　次:2015 年 3 月第 1 版　2025 年 1 月第 1 版第 20 次印刷
标准书号:ISBN 978-7-117-20178-0
定　　价:60.00 元

打击盗版举报电话:**010-59787491**　**E-mail:WQ @ pmph.com**
(凡属印装质量问题请与本社市场营销中心联系退换)

全国高等学校医学检验专业第六轮暨医学检验技术专业第一轮 规划教材 修订说明

我国高等医学检验教育始于 20 世纪 80 年代中期,经过近 30 年的发展,至今已有上百所院校开设了医学检验普通本科及高职本科专业。全国高等学校医学检验专业原卫生部规划教材自 1989 年首次出版以来,经过五轮教材的修订和 25 年全国广大院校实际教学的使用,对医学检验教育各个亚学科体系逐渐形成和发展起到积极的促进作用,极大地推动了我国高等医学检验教育的发展。

2012 年,教育部颁布了新的《普通高等学校本科专业目录》,原有的五年制医学检验专业(归属临床医学与医学技术类,授予医学学士学位),统一调整为四年制医学检验技术专业(归属新单独设立的医学技术类,授予理学学士学位)。因此,医学检验专业的学科内涵发生了根本的转变,在培养过程中更加注重技术属性。

为了顺应医学教育综合改革的发展趋势,推动我国医学检验技术专业的发展和学科建设,针对四年制医学检验技术专业人才的培养目标和培养模式,贯彻四年制教育思想,体现适合四年制教学需求的课程体系建设,教育部高等学校教学指导委员会医学技术类专业教学指导委员会、全国高等医学院校医学检验专业校际协作理事会、全国高等医药教材建设研究会、人民卫生出版社在全国广泛调研的基础上,共同决定成立全国高等学校医学检验技术专业教学教材建设指导委员会,并根据教育部确定的四年制医学检验技术专业教学标准,启动全国高等学校医学检验专业第六轮暨医学检验技术专业第一轮规划教材的编写修订工作。

本轮教材的修订和编写特点如下:

1. 创新教材体系,促进学科发展 本套教材兼具医学检验专业第六轮教材修订与医学检验技术专业首轮教材编写的双重任务,成为切实推进医学检验高等教育学科发展方向、体现四年制课程体系与教学方法的改革成果、着力培养医学检验技术类人才的重要抓手与载体。教材的创新建设,在满足当前教学需求的同时,承担起推动整个学科发展的重要作用。

2. 明确培养目标,突出专业特色 为适应新一轮教育改革、国家经济发展和社会需要,医学检验技术专业的培养目标是旨在培养品德高尚、基础扎实、技能熟练、素质全面的德、智、体、美全面发展的应用型医学检验专门人才。因此,针对新的培养目标,本套教材的编写充分借鉴了国内外精品教材按检测项目、检测技术为主线的编写模式,充分体现本专业基本理论、基本知识和基本技能,在不遗漏重要知识点的基础上,摈弃既往教材编写中求多求全的痼疾,突出"医学检验技术专业"的学科特色。同时,通过创新编写模式与优化内容编排,加强对学生自主学习与创新能力、解决问题能力的培养。

3. 坚持编写原则，确保教材质量 在整套教材编写的过程中，始终坚持本科教材"三基、五性、三特定"的编写原则，始终坚持科学整合课程、淡化学科意识、实现整体优化、注重系统科学、保证点面结合的编写理念，以确保教材编写质量。同时，为配合学制改革与学时压缩，进一步精简教材字数，突出重点，强调理论与实际相结合。

4. 优化编写团队，树立精品意识 技术类专业人才的培养，既需要学校教师的理论讲授，又需要临床一线专家的实践经验。因此，本套教材在编写队伍的组建上，不但从全国各高等院校遴选具有长期从事医学检验教学的一线教师，同时还注意吸收医院检验科具有实践经验的临床专家参与编写，在确保教材理论概念清晰的同时，使内容更加贴近临床检验实践。

5. 完善配套教材，提升数字出版 为满足教学资源的多样化，实现教材系列化、立体化建设，本轮理论教材均配有丰富的网络增值服务及配套的学习指导与习题集，大部分核心课程还配有相应的实践指导，方便教师教学与学生自主学习。

6. 加强版式设计，提升阅读兴趣 本套教材通过设置丰富多样的编写模块，大开本、双色排版方式，以及便于记录随堂笔记的页边空白等，在方便教学的同时提高学习效率、提升阅读体验。尤其是理论教材中的章前问题、章后小结，实践指导中的自主创新性试验，学习指导与习题集中的学习目标等，将各专业知识融会贯通。

本套医学检验技术专业教材共有 10 种理论教材和 17 种配套教材。为满足教学需求，本次将寄生虫学相关的检验技术并入《临床基础检验学技术》，并增加《临床医学概要》。本套教材均为"十二五"普通高等教育本科国家级规划教材、国家卫生和计划生育委员会"十二五"规划教材，并将于 2015 年春季陆续出版发行。希望全国广大院校在使用过程中能够多提供宝贵意见，反馈使用信息，以逐步修改和完善教材内容，提高教材质量。

理论教材目录

序号	书名	主编		副主编			
1	临床生物化学检验技术	尹一兵	倪培华	刘新光	陈筱菲	徐克前	左云飞
2	临床微生物学检验技术	刘运德	楼永良	王　辉	孙自镛	吴爱武	
3	临床免疫学检验技术	李金明	刘　辉	邵启祥	王　辉	吴俊英	
4	临床血液学检验技术	夏　薇	陈婷梅	王霄霞	岳保红	覃　西	
5	临床分子生物学检验技术	吕建新	王晓春	周　钦	黄　彬	钱　晖	
6	临床基础检验学技术	许文荣	林东红	李　山	郑　磊	丁　磊	
7	临床输血学检验技术	胡丽华		王学锋	阎　石		
8	临床检验仪器与技术	樊绮诗	钱士匀	贺志安	郑峻松	郑　芳	姜晓峰
9	临床实验室管理	杨　惠	王成彬	潘世扬	李　艳	张莉萍	
10	临床医学概要	陈尔真	刘成玉	府伟灵	蔡建辉		

实验指导目录

序号	书名	主编	副主编	
1	临床生物化学检验技术实验指导	倪培华	赵云冬	梅传忠
2	临床微生物学检验技术实验指导	楼永良	邵世和	张玉妥
3	临床免疫学检验技术实验指导	刘　辉		
4	临床血液学检验技术实验指导	陈婷梅		
5	临床分子生物学检验技术实验指导	王晓春	赵春艳	王志刚
6	临床基础检验学技术实验指导	林东红	刘成玉	吴晓蔓
7	临床输血学检验技术实验指导	胡丽华		

学习指导与习题集目录

序号	书名	主编	副主编	
1	临床生物化学检验技术学习指导与习题集	陈筱菲		
2	临床微生物学检验技术学习指导与习题集	吴爱武	罗　红	
3	临床免疫学检验技术学习指导与习题集	王　辉		
4	临床血液学检验技术学习指导与习题集	王霄霞		
5	临床分子生物学检验技术学习指导与习题集	钱　晖	郑　芳	
6	临床基础检验学技术学习指导与习题集	丁　磊		
7	临床输血学检验技术学习指导与习题集	张循善		
8	临床检验仪器与技术学习指导与习题集	郑　芳		
9	临床实验室管理学习指导与习题集	王成彬	杨　惠	李　艳
10	临床医学概要学习指导与习题集	刘成玉		

前　言

　　2013年教育部对医学检验专业的培养目标和学制进行了重大改革，专业名称由"医学检验"改为"医学检验技术"，学制由五年改制为四年，授予学位也由医学改为理学，明确了四年制的培养目标是检验技师。在此形势下，既往五年制教材显然已不适应该专业人才培养的需要。为适应新的培养目标，在"全国高等医药教材建设研究会"领导下，由"全国高等学校医学检验技术专业教学教材建设指导委员会"牵头组织了第一轮医学检验技术专业教材的编写。

　　1983年国内有7所院校开始组建医学检验专业。由于没有教材，各学校翻译、自编了讲义或简易教材用于教学。随着开办医学检验专业的院校逐年增加，成立了"全国高等医学院校医学检验专业校际协作理事会"，在十分困难的条件下组织专业教材编写。我国"临床生物化学"本科教材的建立要追溯到1989年由重庆医科大学康格非教授主编的第1版教材，陈惠黎、李立群、陈隧康、王霞文和张耀铮教授等参加了编写，当时的思路是以"诊断"为主线，既适合检验技师培养，又能用于检验医师的培养，经过五轮修订，内容逐渐完善，但均没有离开这个主线。这套教材对培养我国临床生物化学专业人才，支撑20世纪末开始的我国医学检验的高速发展起到了非常重要的作用。

　　由于专业设置及培养目标的改变，要求本轮教材必须体现"检验项目和检测技术为主线"的编写思路。过去的临床生物化学教材虽然也介绍了检验项目和技术，但为了兼顾检验医师的培养，与医学相关的病理生物化学机制、诊断理论占据了较大篇幅，不能适应检验技师的培养目标。为此，在总结前几轮教材编写经验的基础上，本轮教材遵循继承、创新的原则，突出以"检验项目和技术"为主线，以主要篇幅介绍检验项目、检测技术的相关内容，以适应培养检验技师的目标要求。

　　本教材得到了全体编委的通力合作；刘新光、陈晓菲、徐克前、左云飞、张彦教授等参加了本教材的最后定稿；涂植光、周新和郑铁生教授为本教材的编写提供了宝贵的建议和意见，诚挚地感谢他们的建议、合作、耐心和专业付出。

　　能够看到这部教材不断地进步与成熟，感到非常高兴，能够参与修订与编写这部教材更是一种荣耀。但由于时间仓促，加之编写结构变动较大，各位编者对编写"主线"内涵的理解也不尽一致，难免有误，敬请读者、专家提出宝贵意见，以便再版时进一步完善。

尹一兵　倪培华

2015年1月

目　录

第一章

绪　论

第一节　临床生物化学检验技术的定义与范畴

按照国际临床化学学会（International Federation of Clinical Chemistry，IFCC）的定义，广义上的临床生物化学为"包括对人体健康和疾病时化学状态的研究，以及供疾病诊断、疗效评估、疾病预防的化学实验方法的应用"。临床生物化学主要以体液为检测对象，不仅涉及检验项目和方法的选择、提供检验结果，而且还包括检验结果的解释和临床咨询。自临床实验室诞生以来，临床生物化学一直在医学检验中占有举足轻重的地位，是医学检验领域的主干学科。

而临床生物化学检验技术属于临床生物化学的一部分，是化学、生物学与临床医学结合，以化学和医学知识为学科基础，主要研究与疾病诊断、治疗和预防相关的生物化学标志物及其检测技术和方法的一门应用性学科。

临床生物化学检验技术的研究范畴主要有两个方面：

1. 阐明疾病状态下生物化学基础及疾病发生发展过程中的生物化学变化，特别是生物化学标志物用于疾病监测的基本原理，帮助理解生物化学标志物是如何通过选择、建立和评价，最终成为一种检验项目而用于临床的过程及方法。

2. 研究和开发上述标志物的检测方法和技术，内容包括临床生物化学方法的选择、建立、评价、参考区间的建立、检测效能评估、检验质量控制和质量管理等方法，通过这些"方法学"研究，为临床检验项目提供可靠、实用的检测技术和方法。

通过上述工作，为证实临床推测（纳入诊断或排除诊断），确诊或筛查疾病，协助治疗方案的选择、优化和疗效监测，判断和监测功能紊乱的严重性等提供依据。

第二节　临床生物化学学科的建立、主要进展和发展趋势

一、学科的建立

1886 年 Hugo Wilhelm von Ziemssen 在德国慕尼黑一所医院建立了最早的临床实验室。美国的第一个临床实验室建立于 1895 年，是 Pennsylvania 大学的 William Pepper 实验室。在 20 世纪以前，有一些化学家、生理学家和临床医生研究人体在健康与疾病时的化学组分的变化，包括血液及尿中蛋白质、糖及无机物等物质。1918 年德国柏林 Humboldt 大学医学院 Lichtwitz 教授以 *Clinical Chemistry* 作为书名公开出版第一部教科书。

1919 年在美国 Harvard 大学的中国人吴宪博士与导师 Otto Folin 教授（图 1-1、图 1-2）共同完成了论文"一种血液分析系统"及其相关工作，为现代临床血液化学分析提供重要的分析手段，他们研究的血糖测定方法在国际上沿用长达 70 年。1920 年吴宪教授回国主持北京协和医学院生物化学系，开设了血尿分析法、酶学、血液分析等课程，培养了中国第一

批临床生物化学工作者；期间与美国 Rockefeller 大学 Donald Dexter Van Slyke（图 1-3）等人合作，研究呼吸循环中水与电解质、血浆与血细胞之间物质的转移。在血液分析、血滤液制备以及改建和发展新的比色分析法等方面做了一系列工作，并报告了中国人血液化学成分的正常参考区间。

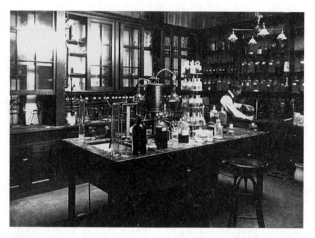

图 1-1 Otto Folin 在 Harvard 大学的实验室（1905 年）

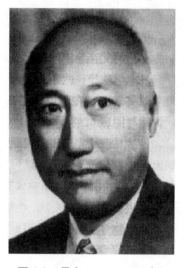

图 1-2 吴宪（1893—1959 年）

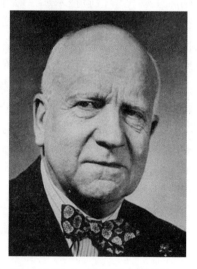

图 1-3 Donald Dexter Van Slyke（1883—1971 年）

1931 年美国 Yale 大学 John P Peters 教授及美国 Rockefeller 大学 Donald Van Slyke 教授出版了两卷以 *Clinical Chemistry* 为名的专著，首次概括了定量血液化学的主要内容，该书被奉为临床生物化学领域的经典著作，标志着这一学科的初步形成。

二、临床生物化学的主要进展

临床生物化学自 20 世纪初诞生以来，在化学、物理学、生物学和医学等相关学科的推动下，在理论和实践上得到了长足的发展，取得了一系列重要的进展。

1. 分光光度技术主导了临床生物化学的发展 1854 年法国人 Louis Jules Duboscq 设计并制造了比色计（colorimeter），由此开始，比色法和分光光度法一直主导着临床生物化学的发展。以前的血液及尿液中成分多采用传统的重量分析和容量分析法（滴定法），其灵敏度不高，标本用量多，耗费时间长，方法烦琐，限制了在临床上的广泛应用。

20 世纪初,特别是从 1904 年开始 Otto Folin 用比色法测定肌酐,建立了一系列血液生物化学成分测定的比色分析法,包括尿素、肌氨酸、肌氨酸酐、尿酸和糖的测定(其中只需一滴血就能测定血糖)。临床生物化学实验室的分析发生了根本性的改观。此后至今,光度计和分光光度法在现代临床生物化学分析中始终占有突出的地位。

2. 酶的活性测定 相比血浆总蛋白而言,个别蛋白检测能提供更多的临床信息,但当时要检测个别蛋白在方法学上十分困难,具有酶活性的个别蛋白被引起注意。1908 年 Wohlgemuth 首先提出,以检测尿中淀粉酶活力作为细胞与组织损伤的重要指标,诊断急性胰腺炎。1946 年建立了血清碱性磷酸酶和脂酶的测定,但由于当时方法学存在的困难,应用进展缓慢。但应用血清酶活力测定作为监测细胞、器官损害及肿瘤生长的指标,使临床生物化学的工作又增加了新的内容。1954 年美国纽约 The Sloan-Kettering Institute 学院的 Ladue JS、Worblewski F 和 Karmen A 等人共同发表了多篇关于转氨酶和其他血清酶的文章,发现血清乳酸脱氢酶及转氨酶在不少疾病时增高,此后血清酶在诊断上的应用和研究日益活跃。同时方法学上也有了很大发展,同工酶的概念和检测以及酶谱分析,都大大地提高了诊断的特异性和灵敏度。

3. 免疫学检测技术 通过抗原 - 抗体反应来检测体液中的个别蛋白质及其他具有抗原性的物质,拓宽了临床生物化学的检测范围。1959 年美国医学科学家 Yalow RS 和 Berson SA 在 Nature 发表文章,创立了放射免疫标记技术,将放射性核素示踪的高灵敏度与抗原 - 抗体反应的高特异性相结合,为临床生物化学检验技术开辟了一个崭新的领域。随后在 20 世纪 70 年代末又有一系列新型免疫标记技术问世,如时间分辨荧光免疫分析、化学发光免疫分析等技术大大提高了检测的灵敏度和特异性,成为临床实验室常用技术。

4. 自动化分析和数据处理 由于临床生物化学工作内容迅速扩大,促进了分析仪器的自动化,1957 年美国科学家 Skeggs LT 发明了连续流动式分析装置(continuous flow analysis),并首先在临床生物化学实验室中使用。1959 年,美国生理学家 Hans Baruch 发明了第一台商业化的分立式生化分析仪"Robot Chemist",并且最先使用数字打印结果(图 1-4)。随后,1968 年美国 Qakridye 国立实验室的 Norman Anderson 创立了离心式自动生化分析仪,加上微处理机的使用,使临床化学工作大大改进了分析的质和量。

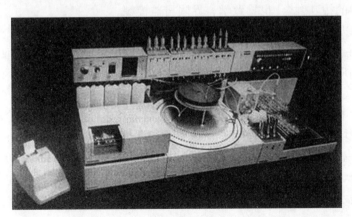

图 1-4 第一台商业化的分立式生化分析仪"Robot Chemist"

为了提高生化流水线检测大批标本的工作效率,改进对结果的处理,又设计出各种组合报告(profile reporting),如将蛋白质、血清酶、电解质和血气等多种项目配套分析结果,经过分析、整合,使数据转化为更高层次的报告。在肝功能、肾功能、心肌损害、肿瘤标志、脂质代谢以及内分泌功能检测方面的成套试验(profile tests)已被广泛地使用。自动生化分析仪器在临床生物化学领域的实践中产生了革命性的变化。

5. 检验项目评估和循证检验医学 在过去的 20 年间，临床流行病学和循证医学的新进展对临床化学领域产生了深远影响，已经发展了一系列诊断试验方法来量化医学检验项目的诊断准确性（而非分析准确性），以此评估检验项目在临床中的作用与价值。这些方法有望在检验项目的选择和结果解读方面，发挥越发重要的作用，例如：诊断敏感性和特异性、预测值、受试者工作特征曲线（ROC 曲线）、似然比等指标和方法。

循证检验医学（evidence-based laboratory medicine，EBLM）内涵包括：系统性评估检验项目的诊断准确性，预测准确性，对保持健康的效果和经济性等。其用途包括：诊断疾病、协助治疗、监测病情、提供预后等，以便为临床实践提供指导，为检验项目的合理使用提供依据。

6. 分子诊断技术 传统的实验室诊断技术依靠病理学、化学、细胞学或免疫学方法，以检测疾病的基因表型变化为特点。但由于影响基因表型改变的因素较多，其结果在多数情况下特异性并不高，因此难以实现准确的定性、定量诊断，不能完全满足临床对病因诊断的需求。2001 年人类基因组 DNA 全序列数据公布，疾病的基因背景逐渐清楚，优于传统方法的分子诊断技术应运而生。其主要特点是直接以疾病基因及基因表型为检测对象，其检测结果不仅具有描述性，且具有针对性，属于病因诊断；不仅可准确诊断有基因表型异常的疾病，更重要的是可对疾病的基因型变异做出判断，在感染病、遗传病、复杂性疾病和个体化治疗的检验中发挥了重要作用。

7. 质量管理和质量控制 经过近 30 年的发展，由于实验室信息系统（Laboratory Information System，LIS）的应用，促进了实验室的质量管理和质量控制的发展，有关实验室质量管理和控制的组织、认证机构、质量标准、质量管理方法应运而生。通过建立实验室质量管理体系，对分析前、分析中、分析后的检测质量实行全程质量管理，不仅提高了实验室检测质量，而且对临床医师、患者都产生了深远的影响。

三、临床生物化学的发展趋势

高通量的核心实验室（core laboratories），以全自动生化分析仪为核心的实验室检测流水线，将多种检验项目融为一体，缩短了检验时间，为临床提供了极大方便。促进临床生物化学与其他学科的相互融合，也导致学科界限日益模糊。

生物质谱，以其高灵敏度、高准确度、快速、易于自动化等特点，在临床检验领域的应用日益广泛，在蛋白质、核酸、糖类、药物代谢以及微生物检验等方面的应用取得了很大进展，有望为体液的物质检测带来革命性变化。

"床旁检验"（point-of-care testing，POCT），将酶免疫、传感器、生物芯片等现代分析技术整合为便携式分析仪器，是一种能够在中心实验室之外进行操作的简便检测技术，为近年来发展迅速的领域。

下一代测序技术，其核心思想是边合成边测序，具有测序片段长，运行成本低的特点，在胎儿产前筛查、产前诊断，检测出生缺陷；筛查体细胞突变和染色体重组的病变；高通量检测基因的表达水平，对认识多种复杂性疾病的发生有着重要的意义。

第三节 本书的主要内容与使用方法

一、本书的编写思路

本书将检验项目、检验方法作为全书编写的主线，并在全书独立设置了"临床生物化学检测方法的选择与评价"和"临床生物化学检验项目临床应用性能评价"两章，并以此作为总论,分别介绍检测方法和检验项目选择和评价的基本原理。在后面各个章节中,均以检验项目和检测方法为主线,作为各论来突出和诠释总论的内容。不仅让读者在学习完总论后能帮助后面各论的学习,而且以具体应用实例帮助理解总论的基本原理。

二、本书的主要内容及学习方法

全书共 21 章,分为 4 部分:①检测方法、检验项目的建立、选择和评价;②临床生物化学主要检测技术的介绍;③代谢物质及毒物的检验;④器官系统疾病的检验。与前几版比较,增加了"临床生物化学检验方法的选择与评价"和"生物化学检验项目临床应用性能评价",以及"临床毒物检验"章节。

与其他教材相比,本书的内容具有以下特点:

1. 根据专业培养目标的要求,强调以检验项目和检测技术为主线,对项目检测依据、临床意义、应用评价以及检测方法的原理、方法学评价和参考区间等进行了详尽阐述,并尽可能给出应用指南,这部分内容是全书学习的重点。

2. 对分光光度、离心、层析、电泳等通用技术和仪器,本套教材在《临床检验仪器与技术》一书中进行介绍。本书仅介绍全自动生化分析技术的基本原理和应用,其他相关内容请见《临床检验仪器与技术》。

3. 分子诊断学已成为一门较成熟的学科,本套教材单独编写了《临床分子生物学检验技术》一书,相关内容请见该书。

4. 鉴于近年来肿瘤标志物的检测以免疫学技术为主,故肿瘤标志物相关内容详见《临床免疫学检验技术》。

5. 由于近年来环境污染和食品安全问题日益受到重视,本书增加"临床毒物检验"一章。

本学科国外主要参考书为 *Tietz Textbook of Clinical Chemistry and Molecular Diagnostics*, 5th edition 以及配套的 *Tietz Fundamentals of Clinical Chemistry and Molecular Diagnostics*, 7th edition。前者是一本更全面更详尽的临床生物化学检验参考书,后者侧重介绍了临床生物化学检验的技术、方法和项目。

(尹一兵 倪培华)

第二章
临床生物化学检测方法的选择与评价

思考题：

1. 临床生物化学检测方法如何分级？
2. 临床生物化学检测方法的选择应考虑哪些因素？
3. 何为方法学性能评价？包括哪些内容？
4. 简述精密度的概念及其评价方法。
5. 简述正确度的概念及其评价方法。
6. 简述检测限的概念及其评价方法。
7. 简述分析测量范围的概念及线性评价方法。
8. 简述分析干扰及其评价方法。
9. 何为质量目标？如何设定质量目标？
10. 何为溯源性？简述溯源链的结构及工作原理。
11. 何为测量不确定度？如何采用"自上而下"方法评定测量不确定度？

临床生物化学检测方法很多，例如血清淀粉酶的测定方法就有不下 100 种，方法选择的依据是什么？离不开方法学的性能评价。方法学的性能分为实用性和可靠性两类。实用性包括使用的方便性、经济性、安全性等，通过观察比较不难鉴别。而可靠性主要包括准确度和精密度两大指标，两者相互联系，没有好的精密度不可能有高的准确度，若只有高精密度，准确度不好也就失去了使用价值。本章主要介绍临床生物化学检测方法的选择与评价。

第一节　临床生物化学检测方法的选择

临床实验室建立一个方法须根据需要精心选择，并在进入临床常规应用前完成其性能评价。

一、临床生物化学检测方法的分级

临床生物化学检测方法通常根据其准确度与精密度的不同而分为三级。

（一）决定性方法

决定性方法（definitive method）也称为一级参考方法（primary reference method），是指准确度最高，系统误差最小，经过详细的研究，没有发现产生误差的原因或在某些方面不够明确的方法。目前仅有少数生化检验项目有决定性方法。由于决定性方法技术要求高，费用昂贵，通常这类方法不直接用于鉴定常规方法的准确性，只用于发展及评价参考方法，与一级参考物质相互验证。

（二）参考方法

参考方法（reference method）也称为二级参考方法（secondary reference method），是指准确度与精密度已经充分证实、干扰因素少、系统误差与重复测定的随机误差相比可以忽略不计、有适当的灵敏度、特异性及较宽的分析测量范围的分析方法。参考方法可溯源到决定性方法。参考方法主要用于评价常规方法的性能，评价其误差大小、干扰因素并决定是否可以被接受；用于鉴定二级参考物质和为质控血清定值；用于商品试剂盒的质量评价。

大多数生化检测项目有参考方法，一些参考方法测定条件不高，经济实用，可以被用作常规方法。

（三）常规方法

常规方法（routine method）是指性能指标符合临床或其他目的需要，有足够的精密度、准确度、特异性和适当的分析测量范围，而且经济实用的方法。常规方法主要供临床常规检验使用，常规方法可以不是唯一的。常规方法经有关学术组织认可后可称为推荐方法（recommended method）或候选的参考方法，推荐方法应具有足够的实验证据。

二、临床生物化学检测方法的选择

临床实验室在引入新的方法或修订旧的方法，并使之成为临床常规方法时，通常包含以下步骤：确定检测需求、选择或建立候选方法、设定质量目标、方法学评价、方法的实施、临床样本的常规检测、质量控制及结果报告等（图 2-1）。其中，方法的选择与评价是十分关键的步骤。如果新方法涉及自动分析仪的使用，还要包括自动分析仪特征参数的评价。

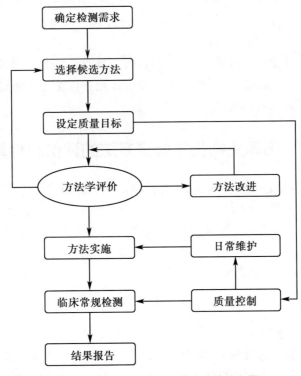

图 2-1　临床实验室引入新方法的流程图

（一）确定检测需求

1. 临床需求　①了解临床医生对检验项目的周转时间、临床应用等要求；②了解临床医生对候选方法关键性能指标的要求；③对于诊断性试验，要充分了解候选方法的诊断灵敏度和特异性，必要时通过临床研究获取数据。

2. 方法的分析性能要求 重点关注候选方法精密度、正确度及准确度、检测限、分析测量范围和分析特异性等性能指标。

3. 自动分析仪的性能要求 包括移液精密度、样本 - 样本间的携带污染、试剂批间变异、检测器的不精密度、第一个结果的报告时间、试剂机上稳定性、检测通量、仪器故障频度、平均维修时间等。

（二）候选方法的选择

实验室对候选方法的选择需要重点考察以下内容的可行性。

1. 根据方法性能选择 ①方法的检测原理；②详细的操作程序；③试剂和校准品的组分、数量，容器开启前后的贮存要求（空间、温度、光照、湿度等）；④试剂和校准品的稳定性，包括货架寿命、开瓶稳定性及机上稳定性等；⑤样本要求，包括样本采集和运输条件、样本量的要求、所需要的抗凝剂和防腐剂、贮存条件等；⑥校准方法及校准频度；⑦质控材料及质控频度；⑧预期的分析性能，包括精密度、正确度、检测限、分析测量范围等；⑨方法的参考区间，包括制造商建立参考区间的详细信息，健康人与患者检测值的分布，以及实验室建立参考区间的必要性等。

2. 根据所需条件设备选择 ①仪器的要求及局限性，例如是否具备开展新方法所需的仪器设备，如需购置新仪器，实验室是否有足够空间，地板负荷是否满足重型仪器的要求，是否满足仪器对电、水、排水系统及环境温、湿度的要求，仪器是否符合实验室安全用电指南，仪器的检测通量是否满足工作量要求等。②计算机平台及实验室信息系统的接口。③人员要求，技术人员的操作时间及技能要求，新方法对人员培训的要求是否易于达到，实验室人手是否足够。④产生的废弃物类型、数量及处理方法。⑤可能的危害、适当的安全预防措施及职业安全和卫生管理指南。⑥成本分析，包含校准、质控及人员成本等。⑦技术支持、供应品及售后服务的可及性。

实验室可通过多种途径了解候选方法，如查阅文献、咨询同行、参观使用候选方法的实验室、获取制造商的产品说明、与厂家技术人员进行充分讨论等。通过对上述因素的逐项评估，确定适当的候选方法，进行方法学评价。

第二节 临床生物化学检测方法的评价和性能判断

方法学评价（evaluation of methodology）的基本内容是通过实验途径，测定并评价方法的性能，尤其是方法的精密度与正确度（在试验中实际测定的是不精密度与偏倚）。无论是精密度还是正确度，强调的都是误差，评价试验的过程就是对误差的测定。方法学评价是实验室全面质量管理的一个重要环节，我国"医疗机构临床实验室管理办法"及"实验室认可"都对方法学性能评价提出要求。

一、检测系统的比对

（一）检测系统的概念

完成一个项目检验所涉及的样本、仪器、试剂、校准品、质控品、操作程序、质量控制、保养计划和操作者等的组合称为检测系统（testing system）。常规检测系统有配套检测系统和自建检测系统。

1. 配套检测系统 整个检测系统所涉及的各个部分由同一厂商或仪器的指定厂商提供并配套使用。若该系统已经由国家法定部门认证，则使用这样的检测系统对患者标本进行检验，其结果具溯源性。

2. 自建检测系统 实验室根据自己的意愿自行建立的检测系统，如 A 制造商的试剂盒、

B 制造商的校准品、C 制造商的分析仪的组合。目前临床上多见,因未进行溯源,不同检测系统间缺乏可比性。

以血糖为例,某医院内血糖的检测系统有:临床多个科室用 POCT 检测系统、急诊检验用干化学分析仪的配套检测系统、常规检测用氧化酶开放试剂自建检测系统和使用己糖激酶法的配套检测系统。如何在本院内实现时空的一致性?又如何实现实验室间的一致性?需要对各个检测系统进行比对。

（二）检测系统比对的实施步骤

1. 制订分析质量目标 临床实验室根据临床需求和本实验室的实际能力制订,包括允许不精密度、允许偏倚和允许总误差。

2. 评价仪器性能 保证仪器处于良好的工作状态,具备可接受的精密度和正确度。

3. 确定对比检测系统 比如具有溯源文件的己糖激酶法测定血糖的配套检测系统,并对该检测系统的性能进行验证,核实其正确度和精密度。

4. 评价检测系统的分析性能 评价内容至少包括精密度、正确度、分析测量范围、分析灵敏度、分析特异性和参考区间等,应符合实验室质量要求。

5. 比对 同时用两个系统测定同一批临床样品和质控品,样品数量以 40～100 例为宜,每个样品平行测定 2 次,被分析物浓度应覆盖可报告范围的上限和下限。

（三）可接受性判断

按照美国国家临床实验室标准研究院(Clinical and Laboratory Standards Institute,CLSI)建议的 EP5-A2 和 EP9-A2 方案,对两个系统进行精密度、方法对比及偏差评估,并对可接受性进行判断。若符合分析质量目标,则该检测系统可以应用于临床。

二、方法学性能评价

CLSI 先后制订了一系列评价方案(evaluation protocols,EP),包括精密度评价(先为 EP5-A、后为 EP5-A2,下同)、线性范围评价(EP6-P、EP6-P2、EP6-A)、干扰试验(EP7-P、EP7-P2)、方法对比评价(EP9-A、EP9-A2)、定量方法的初步评价(EP10-A、EP10-A2)、定性方法的评价(EP12-P、EP12-A)、基质效应评价(EP14-A、EP14-A2)等。EP 不仅可用来评价临床生物化学检测方法性能,也可用以评价试剂盒和分析仪器的性能。

多数情况下,临床生化实验室需要针对完整的检测系统进行评价。对于配套系统,实验室需要进行性能验证(verification),验证的内容通常包括精密度、正确度和分析测量范围。对于自建系统以及超出预定使用范围或经修改的配套系统,实验室需要对其分析性能进行全面确认(validation),包括精密度、正确度、测量不确定度、分析特异性、分析灵敏度、检测限、分析测量范围、诊断特异性和诊断灵敏度(指诊断性试验)等。此外,参考区间虽然不是检测系统或方法固有的性能,实验室在引入新的或修订旧的检测系统或方法时,必须进行参考区间的评价。

本节主要介绍各项方法学性能的基本概念、评价方法、原理及注意事项,具体过程及步骤请见本书配套实验教材《临床生物化学检验技术实验指导》。

（一）精密度和精密度评价

1. 基本概念 精密度(precision)是指在规定条件下获得的相互独立的测量结果之间的一致程度。精密度通常以"不精密度"来度量,后者可用反映测量结果离散程度的指标定量表示,如标准差(standard deviation,SD)和变异系数(coefficient of variation,CV)。标准差或变异系数越大,精密度越低。精密度仅仅与随机误差相关,与被测量的真值无关。根据测量条件是否改变精密度可分为重复性和复现性两种。

(1)重复性:**重复性**(repeatability)是指在相同测量条件下,对同一被测量物进行连续多次测量所得结果之间的一致程度,对应批内不精密度。

(2)复现性:**复现性**(reproducibility)是指改变测量条件后,同一被测量物的测量结果之间的一致程度。**中间精密度**(intermediate precision)是一个常用的复现性指标,指实验室内不同操作条件下,采用相同检测方法对同一被测量物进行多次重复测量所得结果之间的一致程度。不同操作条件包括不同时间、操作者、校准品批号、试剂批号、仪器等,评价中间精密度时要规定改变和未改变的条件。

2. 精密度评价

(1)方法及原理:精密度评价采用重复性试验。至少两个浓度样本,每个浓度至少测定20次。在一个批次内对同一样本进行20次重复测定可得到批内不精密度。如果在一系列批次中,每个批次均对同一样本进行双份重复测定,可以同时获得批内不精密度和总不精密度。如果要同时进行更多变异组分分析,可采用以下方式:20个工作日,每日运行2个分析批,每批进行双份重复测量,同时得到批内不精密度、批间不精密度、日间不精密度及总不精密度。

(2)注意事项:①试验样本在整个实验过程中应保持稳定。②校准品、试剂使用同一批号,使用相同仪器,且仪器应处于良好状态。③离群值剔除:试验前要进行初始精密度评价,即对样本进行20次重复测定,计算标准差和变异系数(此为初始精密度);在正式精密度试验中如果双份重复测定结果的差值(绝对值)超出5.5倍初始精密度,即判定为离群值并剔除。

3. 精密度图　精密度往往取决于分析物的浓度。以分析物浓度为横坐标,以SD或CV为纵坐标绘制的一条函数关系曲线,称为**精密度图**(precision profile)。精密度图可出现以下几种典型表现:①对于测量值分布范围较窄的分析物(如电解质等),SD常表现为一个较恒定的值(不依赖于分析物浓度),CV随分析物浓度的变化而改变(低浓度时CV比较大,高浓度时CV比较小),见图2-2A。②对于测量值分布范围较宽的分析物(如激素等),SD通常随分析物的浓度增高而变大,如果二者之间存在一定的比例关系,则CV可保持恒定,见图2-2B。③更复杂的情况是,当分析物处于一个低浓度范围,SD相对恒定,CV随分析物浓度增高而变小(尤其分析物浓度接近检测下限时,CV可能非常大);当分析物浓度达到一个限值,SD随分析物浓度增高而变大,并存在一定的比例关系,此时CV变得恒定,见图2-2C。

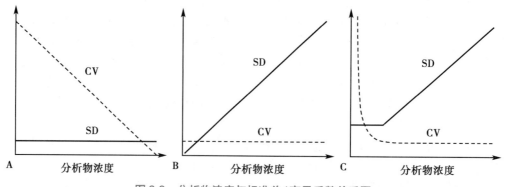

图2-2　分析物浓度与标准差/变异系数关系图

(二)正确度和准确度评价

1. 基本概念

(1)正确度:**正确度**(trueness)是指由大量(或无限次)测量结果得到的平均值与真值之间的一致程度。正确度是一个定性的术语,常用低、中、高表示。正确度使用大量测量结果得到的均值来消除或减少随机误差对结果的影响,反映的是系统误差。

（2）偏倚：**偏倚**（bias）指大量（或无限次）测量结果的平均值与真值之间的差异。正确度用偏倚来度量，偏倚可以用数字定量表示。

临床样本的"真值"很难获得，实际工作中常使用"可接受参考值（accepted reference value）"代替"真值"。"可接受参考值"可以是：①基于科学原理的理论值或确定值；②基于一些国家或国际组织的实验工作的指定值或认证值；③基于科学或工程组织赞助下合作实验工作中的约定值或认证值；④如果上述条件均不能获得，就使用规定测量总体的均值（期望值）。

2. 正确度评价

（1）方法及原理：①与参考方法进行方法学比对。选取足够数量的新鲜患者血清样本（例如每日选取 8 个患者新鲜血清样本，连续 5 日，至少 40 份样本），分别用参考方法和待评价的常规方法进行双份平行测定。采用回归分析得到两种方法的回归方程，并计算偏倚的置信区间。如果偏倚小于预期的可接受范围，则正确度可接受。②检测定值的标准物。至少选择两个浓度水平的定值标准物，进行多次重复测定，计算均值并与给定的参考值进行比较，确定偏倚。定值的标准物质可以是由参考方法定值的新鲜冰冻血清、具有互换性的有证参考物质、正确度质控物、厂家提供的正确度确认物等。某些情况下，室间质评或能力比对材料也被用来评价正确度，但这些材料中分析物的靶值为同组均值，不具有溯源性，其可靠性存疑。③回收试验（recovery experiment）。将样本分装，其中一份样本加入已知量的待测物（多为纯品标准液），另一份样本加入等体积溶剂，两份样本同时测定。计算测定结果的差值，即回收量。回收量与"理论值"之比用百分率表示，即**回收率**（recovery）。回收率越接近100%，检测的正确度越高。

（2）注意事项：①在确认无漂移和携带污染后，才可进行正确度评价试验；②试验期间应保证有效的校准及室内质控在控；③方法学比对试验所选择的样本浓度应尽可能覆盖整个分析测量范围；④检测定值标准物应注意标准物与常规方法的互换性问题；⑤进行回收试验时向样本中加入的待测物纯品标准液，体积不应超过样本总体积的10%，以避免稀释样本基质。需要加入低、中、高不同浓度的待测物，计算平均回收率。注意加样量的准确性。

3. 准确度　　**准确度**（accuracy）指单次测量结果与真值的接近程度。如前所述，正确度反映系统误差的大小，精密度反映随机误差的大小，而准确度受正确度和精密度的双重影响，反映总误差（关于误差的定义见下文）。准确度本身是一个定性的术语，与"不确定度"呈负相关。关于不确定度的详细内容见本章第四节。

（三）检测限和分析灵敏度评价

1. 基本概念　　检测系统或方法对低浓度分析物的检测能力包含针对检测限低值附近的检测准确性进行评估的一组性能参数，即空白限、检出限及定量限。对于大多数检测项目，检测限的建立及验证十分必要。但某些特殊情况下，检测限的概念没有实际意义，例如 PT 和 APTT 检测，因为这些检测反映了大量的蛋白、酶和相关因子之间的复杂反应，这些成分无法准确地单独进行检测。

（1）空白限：**空白限**（Limit of Blank，LoB）指测量空白样本时能观察到的最高测量结果。LoB 并非样本中实际分析物浓度，而是通过空白样本的重复测定得到。

（2）检出限：**检出限**（Limit of Detection，LoD）也称检测低限（lower limit of detection）或最小检出浓度（minimum detectable concentration），指在给定的显著性水平内，可以定性地从样本中检出分析物的最低浓度。需要强调的是，"检出"是指"定性"检出，在检出限附近不能进行准确的定量。

（3）定量限：**定量限**（Limit of Quantification，LoQ）指满足声明的精密度和（或）正确度，在规定的实验条件下能够可靠定量的分析物的最低浓度。LoQ 通常与一定的目标相联系，例如欧洲心脏病学会（ESC）和美国心脏病学会（ACC）等建议检测心肌肌钙蛋白时将健康人群第99百分位数浓度可接受的不精密度定为CV≤10%：

多数情况下，LoB小于LoD，而LoD小于或等于LoQ；

检测结果≤LoB，结果应报告"未检出"或"浓度<LoD"；

LoB<检测结果≤LoD或LoD<检测结果<LoQ，结果应报告"检出，浓度<LoQ"，即样本中含有分析物，但不能提供可靠的定量结果；

检测结果≥LoQ，可直接报告检测结果。

2. 检测限评价

（1）方法及原理：①LoB和LoD分别通过空白样本或低值样本的重复测定获得。在不同实验条件下（不同天数、不同试剂批号等）对空白样本或低值样本进行多次重复测定，根据测定值的数据分布状态（正态分布或非正态分布）选择参数或非参数统计方法。如果默认Ⅰ类、Ⅱ类错误水平为5%（$\alpha=\beta=0.05$），那么LoB为空白样本测定值的第95百分位数，LoD为95%测定值高于LoB的低值样本的浓度。②LoQ预先选择一个靶浓度作为试验LoQ，并根据该浓度制备多个低值样本。分别在不同条件下（不同天数、不同试剂批号等）进行多次重复测定，计算不精密度（变异系数或标准差）、偏倚或总误差等。如果满足既定目标，该浓度即为此检测系统或方法的LoQ。

（2）注意事项：①用于LoB评价的空白样本指不含待测分析物的样本，实验室较易获得的空白样本包括实验室纯水、超纯水、商业化生理盐水、检测系统清洗缓冲液，或经证实不含特定分析物的商业化样本稀释液。②用于LoD评价的低值样本是指具有能够检出的最低分析物浓度的样本，如果LoD已知，可通过患者样本稀释或向空白样本中添加特定分析物的方法获得低值样本。如果LoD未知，需要对低值样本进行系列稀释，获得一系列低值样本。③理想的空白样本或低值样本要求与患者样本具有相同或相似的基质。

3. 分析灵敏度和功能灵敏度 与检测限有关的另外两个概念是分析灵敏度和功能灵敏度。

（1）分析灵敏度：**分析灵敏度**（analytical sensitivity）是指以横坐标为浓度，纵坐标为测量信号的校准曲线的斜率，它反映检测系统或方法辨别微小分析物浓度差异的能力。除了校准曲线的斜率，分析灵敏度还取决于检测系统或方法的精密度，斜率越大、方法的精密度越高，分析灵敏度越高。

（2）功能灵敏度：**功能灵敏度**（functional sensitivity）是指测定结果变异系数符合特定要求时的分析物浓度，可用LoQ取代。对于多种分析物，功能灵敏度或LoQ是十分重要的概念。以促甲状腺激素（TSH）为例，方法学的改进提高了TSH检测的功能灵敏度（CV≤20%，第二代TSH试剂功能灵敏度0.1～0.2mIU/L；第三代0.01～0.02mIU/L；第四代0.001mIU/L），能准确检测低浓度TSH，对甲状腺功能紊乱的诊断有重要意义。

（四）分析测量范围和线性评价

1. 基本概念 分析测量范围（analytical measurement range）又称为测量区间（measuring interval）或可报告范围（reportable range），是指在不进行任何稀释、浓缩或其他预处理等情况下，测量程序直接测量样本，测量结果不精密度和偏倚在允许范围内的分析物的浓度（或活性）范围。它是由定量限（LoQ）和检测上限（upper limit of quantification）构成的封闭区间，在此区间内，经过系列稀释的样本中分析物的测量值与其实际浓度（或活性）呈线性比例关系。

（1）临床可报告范围：**临床可报告范围**（clinically reportable range）是指样本经过稀释、浓缩或其他预处理，以扩展直接分析测量下的分析物浓度（或活性）范围。对于临床可报告范围大于分析测量范围的检测项目，需要进行最大稀释度试验，以确定临床可报告范围的上限，并结合LoQ来决定该项目的临床可报告范围。

（2）线性：**线性**（linearity）是指在分析测量范围内，测量值与预期的分析物浓度（或活性）在数学上有明确的直线关系。

（3）线性范围：**线性范围**（linear range）是指测量值与预期的分析物浓度（或活性）呈直线关系的范围。线性范围、可报告范围和分析测量范围是不同组织或专业团体对检测系统或方法在一定范围内给出可靠检测结果能力的描述，表述方式不同但内在含义一致。

2．线性评价

（1）方法及原理：线性评价是将样本进行系列稀释，或使用（具有已知值／已知关系的）线性评价材料，对测定值与指定值（或稀释值）进行回归分析，评价该方法能准确报告的最低、最高浓度（或活性）范围，即建立定量测定方法的分析测量范围（线性范围）。多种方法可用于线性评价，一个简单做法是将样本进行系列稀释后目测检测结果和预期值之间是否呈线性关系（目测法）。正式的线性评价应当基于统计学方法，其中最常用的是多项式回归方法。将线性评价测定的数据分别通过一次方、二次方及三次方进行拟合，得到一次、二次或三次多项式，判断各级多项式的系数是否具有统计学意义，得到最适多项式。

线性偏离（deviation from linearity，DL）也称非线性程度，指某组数据被评价为非线性时，在相应浓度处最适多项式（二次或三次）与一次多项式（线性）拟合模型的差值。如果数据拟合的最佳形式为直线（一次多项式），或数据拟合的最佳形式并非直线（二次或三次多项式），但线性偏离小于具有临床意义的临界值（如总允许误差），并且数据有较高的精密度，就认为该方法（在给定范围内）具有临床可接受的线性关系。

（2）注意事项：①用于线性评价的样本应与患者样本具有相同或相似的基质，且不应对检测方法有明显的干扰（如溶血、脂血、黄疸等）；②样本浓度应覆盖待评价线性范围的上、下限；③线性评价应包含医学决定水平附近浓度的样本。

（五）分析特异性与干扰评价

1．基本概念　**分析特异性**（analytical specificity）是指检测系统或方法不受样本基质中存在的潜在干扰物或干扰因素（如脂血、溶血、胆红素、抗体、分析物的代谢物或降解产物、抗凝剂、防腐剂等）的影响，测定目标分析物浓度的能力。**干扰**（interference）是指因样本特性或其他成分影响，分析物浓度出现有临床意义的偏差。

在检测药物浓度时，分析特异性常受到其代谢物的影响，必要时可同时检测母体药物及其代谢物。在多肽及蛋白类分析物的检测中，不同检测系统或方法使用的抗体常针对不同的抗原决定基，抗体特异性的差异可导致测定结果的显著差异。内源性抗体（嗜异性抗体、人抗鼠抗体、类风湿因子等）的干扰也是不容忽视的问题，加入内源性抗体阻断试剂或绘制稀释曲线（至少两个稀释浓度）有助于发现假阳性结果。

2．干扰评价

（1）方法及原理：①配对差异试验：选取不同浓度的患者样本，将样本分割成测试组和对照组。向测试组样本中分别加入不同类型的潜在干扰物，干扰物浓度通常为临床样本中可出现的最高浓度，对照组中加入等体积不含干扰物的溶剂。分别测定分析物浓度，确定配对样本中差异有统计学意义的干扰物。②剂量效应试验：将含有高浓度干扰物的样本和不含干扰物的样本（样本中分析物浓度相同）按比例混合，制备一系列含有不同浓度干扰物的样本（一般5个浓度）。分别测定分析物浓度，通过回归分析明确干扰物剂量效应，确定有临床意义的干扰物浓度水平。③利用患者样本进行偏倚分析：选择2组患者样本，一组可能存在潜在干扰物（测试组样本），一组无干扰物（对照组样本），每组20～40个样本。分别用待评价方法与参考方法或比较方法（具有低干扰性、高特异性）进行重复测定，比较两种方法测定结果之间的差异。若测试组有差异，对照组无差异，提示测试组样本中存在潜在干扰物。如两组均无显著差异说明不存在干扰。

在进行干扰评价前需要确定可接受的干扰标准。**干扰标准**(interference criteria)是指在某分析物浓度水平,相对于真值可接受的最大干扰结果(最大允许偏差),该偏差可能影响医生的医疗决定。干扰标准的建立可以基于生物学变异、分析变异或医生的临床经验。

(2)注意事项:①用于干扰评价的样本应与患者样本具有相同或相似的基质;②向测试组样本中添加干扰物时,干扰物储备液的浓度至少应该是干扰浓度的 20 倍(即加入体积不超过样本总体积的 5%),以避免稀释样本基质;③对照样本中需要加入等量的溶剂,以保证样本基质的一致性,溶剂本身不能是干扰物质;④分析物浓度需要进行多次重复测定(3 次及以上)。

3. 干扰的处理 干扰物对检测结果的影响可通过一些方法进行补偿或修正,以尽量减少干扰对特定患者群体的影响。例如对常见的内源性干扰物(如脂血、溶血、胆红素等),可通过样本前处理、样本空白、血清基质校准或数学修正等方法减少干扰效果。如果怀疑检验结果的严重偏差可能由干扰物引起,实验室需要采取以下措施:①收集资料,调查是否存在干扰;②告知医生干扰可能导致不可靠的结果;③尽可能使用分析特异性高的方法。

三、质量目标设定与方法学性能判断

临床实验室必须制定明确的分析质量目标。将候选方法的分析性能与质量目标进行比较,判断候选方法是否可接受。

(一)基本概念

1. 误差 误差(error)是指测量结果对于真值(或可接受参考值)的偏离。误差包括随机误差和系统误差。

(1)随机误差:**随机误差**(random error)是指测量结果与重复性条件下对同一被测量进行无限多次测量所得结果的平均值之差。随机误差由不精密度反映,用标准差或变异系数表示。

(2)系统误差:**系统误差**(systematic error)是指在重复性条件下,对同一被测量无限多次测量所得结果的平均值与被测量的真值(或可接受参考值)之差。系统误差由不正确度反映,用偏倚表示。

(3)总误差:**总误差**(total error,TE)是随机误差和系统误差的总和,用以下公式表示:$TE = B + Z \times CV$,式中 B 为偏倚,CV 为变异系数,Z 值与选定的置信水平有关,通常选择 1.65(90% 置信水平)或 1.96(95% 置信水平)。

上述三项指标中总误差最重要,因为临床实验室绝大多数检验结果只经过单次测量,同时包含了随机误差与系统误差(即总误差)。

2. 质量目标 临床实验室所使用检测系统或方法的误差越小,分析性能越好,检测结果越能够被临床接受。如果误差过大,超过临床可接受的水平,就无法用于临床样本检测。临床实验室常用质量目标来判断检测系统或方法的误差大小(分析性能)是否可接受。

质量目标(quality goal)又称质量规范(quality specifications)、质量标准(quality standards)、分析目标(analytical goals)和分析性能目标(analytical performance goals)等,是指帮助临床医学决策所要求达到的质量水平。与上述 3 种误差相对应,临床检验质量目标主要包括允许不精密度、允许偏倚和允许总误差。其中允许总误差最重要,它代表从临床使用角度所能接受的分析误差大小。

(二)质量目标设定

1. 质量目标的设定方式 1999 年国际理论与应用化学联合会(IUPAC)、国际临床化学与检验医学联合会(IFCC)及世界卫生组织(WHO)在瑞典斯德哥尔摩提出"全球检验医学分析质量规范设定策略"(即斯德哥尔摩协议)。协议提出了主要分析质量目标的设定方式,并根据设定方式与临床需要相关的密切程度进行如下排序:

（1）通过评估分析性能对具体医学决定的影响来设定分析质量目标：这种方式将分析性能直接与临床结果相联系，是最理想的质量目标设定方式。目前仅少数指标可采用这种设定方式，如接受胰岛素治疗的糖尿病患者的血糖，用于心血管病危险分析的血脂指标等。

（2）通过评估分析性能对一般医学决定的影响来设定分析质量目标：这种方式主要依据检验项目的生物学变异或临床医生的观点。其中基于生物学变异设定分析质量目标是目前广泛采用的方式。这种方式考虑了客观医学需要，是较理想的质量目标设定方式。

（3）专业建议或指南提出的分析质量目标：例如美国胆固醇教育计划（NCEP）提出血脂分析质量目标，要求胆固醇（TC）的允许不精密度、允许偏倚及允许总误差分别为3%、3%和9%。这类分析质量目标一般基于大量临床和实验室经验，充分考虑现有科学理论和当前实验数据，较为客观合理。

（4）国家法规或室间质量评价计划（EQA）组织提出的分析质量目标：例如美国临床实验室改进修正案（CLIA）提出的允许总误差。这类质量目标的设定具有经验性和主观性，主要考虑大多数临床实验室能够达到的质量水平。

（5）根据当前技术水平设定分析质量目标：多来源于室间质评或能力比对数据和文献资料显示的方法学研究结果。这类质量目标的设定是基于能够达到的质量水平，并非临床所需要的质量水平。

2. 基于生物学变异的质量目标设定　基于生物学变异的质量目标设定方式是目前临床检验领域普遍接受的方式，它具有以下优点：①考虑了检验项目在疾病监测和疾病诊断两大方面的临床使用与医学需求；②有可利用的生物学变异数据库；③计算模型简便易懂；④与实验室大小或规模无关，适用于大多数检验项目和所有实验室。

基于生物学变异的质量目标设定方法有以下三种：

（1）允许不精密度的设定：当检验项目用于疾病监测时，检验结果的总变异包含了分析前变异、分析变异（CV_A）和个体内生物学变异（CV_I）。忽略分析前变异，如果CV_A小于$0.5CV_I$，检验结果总变异的增加不超过12%；如果CV_A小于$0.25CV_I$，检验结果总变异的增加不超过3%；如果CV_A小于$0.75CV_I$，检验结果总变异的增加不超过25%。由此制定允许不精密度的最低、适当和最佳性能目标分别为$0.75CV_I$、$0.5CV_I$和$0.25CV_I$。

（2）允许偏倚的设定：当检验项目用于疾病诊断时，需要将检验结果与参考区间进行比较。如果不考虑分析变异，参考区间的变异主要由个体内生物学变异和个体间生物学变异（CV_G）决定，即人群生物学变异$(CV_I^2 + CV_G^2)^{1/2}$。分析偏倚（B_A）的存在会引起人群的错误划分。如果B_A小于1/4人群生物学变异，超出参考区间的人群增加不超过16%；如果B_A小于1/8人群生物学变异，超出参考区间的人群增加不超过2%；如果B_A小于3/8人群生物学变异，超出参考区间的人群增加不超过34%。由此制定允许偏倚的最低、适当和最佳性能目标分别是$0.375(CV_I^2 + CV_G^2)^{1/2}$、$0.25(CV_I^2 + CV_G^2)^{1/2}$和$0.125(CV_I^2 + CV_G^2)^{1/2}$。

（3）允许总误差的设定：根据TE计算公式得到允许总误差的最低、适当和最佳性能目标。

（三）应用实例

以乳酸脱氢酶（LD）为例介绍基于生物学变异的临床生化检验项目分析质量目标的设定及方法学性能判断。

1. 设定质量目标　根据生物学变异数据库得到LD的个体内生物变异（$CV_I = 8.6\%$）及个体间生物变异（$CV_G = 14.7\%$），计算人群生物学变异：

$$(CV_I^2 + CV_G^2)^{1/2} = (8.6\%^2 + 14.7\%^2)^{1/2} = (73.96\% + 216.9\%)^{1/2} = 17.05\%$$

（1）允许不精密度：①最低目标$0.75CV_I$即$0.75 \times 8.6\% = 6.45\%$；②适当目标$0.5CV_I$即$0.5 \times 8.6\% = 4.30\%$；③最佳目标$0.25CV_I$即$0.25 \times 8.6\% = 2.15\%$。

（2）允许偏倚：①最低目标$0.375(CV_I^2 + CV_G^2)^{1/2}$即$0.375 \times 17.05\% = 6.39\%$；②适当目标

0.25$(CV_1^2 + CV_G^2)^{1/2}$ 即 0.25×17.05%＝4.26%；③最佳目标 0.125$(CV_1^2 + CV_G^2)^{1/2}$ 即 0.125×17.05%＝2.13%。

（3）允许总误差（90% 置信水平）：①最低目标 $0.75CV_1 + 1.65 \times 0.375(CV_1^2 + CV_G^2)^{1/2}$ 即 6.45%＋1.65×6.39%＝17%；②适当目标 $0.5CV_1 + 1.65 \times 0.25(CV_1^2 + CV_G^2)^{1/2}$ 即 4.30%＋1.65×4.26%＝11.33%；③最佳目标 $0.25CV_1 + 1.65 \times 0.25(CV_1^2 + CV_G^2)^{1/2}$ 即 2.15%＋1.65×2.13%＝5.66%。

2. 根据质量目标进行方法学性能判断　例如，A 实验室 LD 不精密度（CV）为 9%，偏倚 3%；B 实验室 LD 不精密度（CV）为 2%，偏倚 8%。试问 A、B 两个实验室检测 LD 的方法学性能是否可接受？

（1）计算：A 实验室的总误差（90% 置信水平）为 3%＋1.65×9%＝17.85%；B 实验室总误差为 8%＋1.65×2%＝11.3%。

（2）分析：A 实验室总误差 17.85%，超过允许总误差"最低目标"，方法性能不可接受，应舍弃；B 实验室总误差 11.3%，在"适当目标"之内，方法性能可接受；进一步分析显示，该方法虽然精密度性能较好（不精密度低于允许不精密度"最佳目标"），但偏倚 8%，超过允许偏倚"最低目标"，实验室应查找原因，通过校准等措施改进正确度性能。

第三节　校准与溯源性

为了实现临床检验结果的准确性及可比性，最有效的手段是建立和保证不同方法检验结果的计量学溯源性。当前，溯源性已成为诊断试剂生产和临床实验室检验的重要质量指标。在选择和评价检测系统或方法时，需要充分重视其溯源性。

一、基本概念

1. 校准　校准（calibration）指规定条件下，为确定测量仪器或测量系统所指示的量值，或实物量具（包括参考物质等）所代表的值，与对应的由标准所复现的量值之间关系的一组操作。临床检验中校准通常是指在规定条件下，通过测定已知浓度或活性的分析物（即校准品或标准品），建立试剂或仪器系统与分析物浓度或活性之间关系的过程。此过程得到的校准函数可确定仪器信号（y）和分析物浓度（x）之间的关系，即 y＝f(x)；继而从其反函数 $x = f^{-1}(y)$（也称为测量函数），得到分析物的浓度。如果校准函数不能正确反映试剂或仪器系统与分析物浓度或活性之间的关系，检测方法将存在系统误差（偏倚）。

校准包含两个方面的含义，一是在规定的条件下，用一个可参考的标准，对包括参考物质在内的实物量具的特性赋值，并确定其示值误差；二是将实物量具所指示或代表的量值，通过校准链，将其溯源至标准所复现的量值。因此校准在量值溯源中有重要地位。

2. 溯源性　溯源性（traceability）指测量结果或标准量值的属性，使测量结果或标准量值通过一条不间断的校准链与给定的参考标准相联系。"不间断的校准链"又称溯源链，在临床检验中指计量学级别由低到高的、交替出现的测量程序和校准物，溯源链中的每一步比较都有给定的不确定度。"给定的参考标准"通常是国家标准或国际标准，可理解为参考物质或参考测量程序。测量结果与参考标准的联系可以是直接的，也可以通过中间测量程序和校准物间接进行，即溯源链可长可短。由于溯源链自上而下各环节的溯源性逐渐降低，而不确定度逐渐增加，需要尽量减少中间环节，使溯源链尽可能短。

3. 溯源性类型

（1）溯源至 SI 单位：溯源链的顶端是国际单位制（SI）单位（基本或导出单位）。SI 单位国际通用，不随时间和空间的变化而变化，是溯源链的最高等级。目前临床上仅 25～30 种化学定义明确的小分子化合物，如某些电解质类、代谢物类、甾体类激素、甲状腺激素等可以溯源至 SI 单位。

（2）不能溯源至 SI 单位：多数临床检验项目因分析物（主要是生物大分子类物质）的复杂性（如混合物、异构体等），其一级参考测量程序的建立和一级参考物质的制备十分困难，溯源性只能停留在较低水平。包括：①有国际约定的参考测量程序和国际约定的参考物质，如糖化血红蛋白；②有国际约定的参考测量程序，但无参考物质，如某些凝血因子、血细胞、脂蛋白等；③有国际约定的参考物质及定值方案，但无参考测量程序，如某些多肽激素、抗体、肿瘤标志物等；④既无参考测量程序，也无参考物质，如某些肿瘤标志物等。这些项目只能溯源至国际约定参考物质或国际约定参考测量程序，甚至是厂家校准物和（或）测量程序。

二、参考测量系统

实现溯源性的基础是参考测量系统（reference measurement system），简称参考系统（reference system），是由参考物质、参考测量程序和参考测量实验室组成的测量系统。

1. 参考物质　参考物质（reference material）是一类充分均匀，并具有一个或多个确定的特性值的材料或物质，用以校准测量系统、评价测量程序或为材料赋值。

（1）分类：参考物质具有校准和评价测量系统两个主要功能，因此参考物质又可分为校准物和正确度质控物。①校准物（calibration material 或 calibrator）是在校准函数中其值被用作自变量的参考物质，用以校准测量系统或为材料赋值。②正确度质控物（trueness control material）是用于评价测量系统的测量偏倚的参考物质。

一种参考物质在一个测量程序或测量系统中既可以用作校准物，也可以用作正确度质控物，但不可同时用作校准物和正确度质控物。

（2）分级：参考物质可分为一级参考物质和二级参考物质。①一级参考物质（primary reference material）是具有最高计量学特性的参考物质，是测量单位的体现体，具有最小测量不确定度。它可由一级参考测量程序直接定值，也可通过可靠的杂质分析间接定值。一级参考物质一般是高度纯化的分析物，用于校准二级参考测量程序。②二级参考物质（secondary reference material）由一种或多种二级参考测量程序定值，一般具有与实际样品相同或相似的基质，主要用于量值传递。因此，一级参考物质主要在参考实验室中使用，而二级参考物质在临床检验试剂溯源性的建立中发挥重要作用。③有证参考物质（certified reference material，CRM）是指附有证书的参考物质，其一种或多种特性值由建立了溯源性的程序确定，使之可溯源到准确复现的表示该特性值的计量单位。有证参考物质每一种确定的特性值都有给定置信水平的不确定度，其表示方式为"参考值 ± 总不确定度"。有证参考物质和参考物质的区别是前者有明确的溯源性和不确定度要求。一级和二级参考物质一般是经权威计量机构或行政机构认证的有证参考物质。

另有一类重要参考物质是国际约定校准物（international conventional calibration material），它们的量值不能溯源至 SI 单位，但为国际约定的，因而被广泛承认。

2. 参考测量程序　参考测量程序（reference measurement procedure）是经过充分研究的测量程序，给出的值的测量不确定度适合其预期用途，尤其是评价测量相同量的其他测量程序的正确度和描述参考物质特性的用途。参考测量程序按其测量不确定度的大小可分为一级和二级参考测量程序。

（1）一级参考测量程序：一级参考测量程序（primary reference measurement procedure）是具有最高计量学特性的参考测量程序，其操作能够被充分描述和理解，可用国际单位制单位表示完整的不确定度，结果不需要参考相同量的测量标准而被接受。一级参考测量程序必须是基于特异、不需要同量校准而能溯源至 SI 单位、低不确定度的测量原理。目前认为可用于一级参考测量程序的测量原理仅限于同位素稀释质谱法（ID/MS）、库仑法、重量法、滴定法和依数性测定（如冰点下降法）等。一级参考测量程序主要由国家计量机构和某些参考实验室建立和维持，多数情况下只适合一级参考物质（纯物质）的鉴定，不适合生物基质样本的分析。

（2）二级参考测量程序：二级参考测量程序（secondary reference measurement procedure）是经充分论证，由一个或多个一级参考物质校准的测量程序，其不确定度能满足特定要求，能用于低一级测量程序评价和参考物质定值。二级参考测量程序高度特异、精密、准确，适合复杂生物样品分析，临床生化领域经常提及的"参考方法"常指该测量程序。

与参考物质类似，还有一类国际约定参考测量程序（international conventional reference measurement procedure），它们的测量结果不能溯源至 SI 单位，但被国际社会广泛承认。此外，某些国家将高度准确的、经充分论证的参考测量程序称为决定性方法（definitive method），它们大多基于 ID/MS 分析原理，相当于一级参考测量程序。

3. 参考测量实验室 参考测量实验室（reference measurement laboratory）简称参考实验室，是运行参考测量程序、提供有给定不确定度的测量结果的实验室。对于同一检验项目，参考实验室形成网络并定期进行测量比对，以保证参考测量的有效性。目前国际上有参考实验室网络的检验项目有胆固醇、酶催化活性、糖化血红蛋白。

三、溯源链的结构与工作原理

临床检验的量值溯源可以有不同模式，但其中心内容是使各测量方法的测量值与一公认的标准发生联系。

1. ISO/DIS 17511 溯源链 ISO/DIS 17511 的 SI 单位溯源链包含三个层次（图 2-3）：最上层是由国际计量局、国家计量机构或经认可的参考实验室掌握的一级参考测量程序、一级参考物质和二级参考测量程序、二级参考物质；中间层为制造商；最下一层是终末用户（即临床实验室）。该溯源链描述了多层次、多水平相互交错的测量程序和参考物质或校准品，箭头方向指示相互关系。在每一级水平，图左边的参考物质/校准品用于校准右边的测量程序，后者则为下一级参考物质或校准品定值。

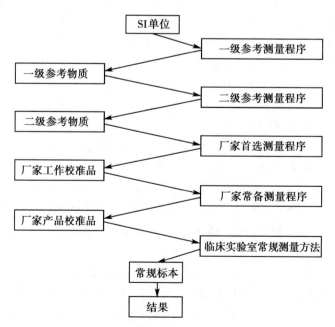

图 2-3 ISO/DIS 17511 的 SI 单位溯源图

以 ISO/DIS 17511 的 SI 单位溯源链为例介绍溯源链的工作原理：①一级参考测量程序为一级参考物质定值并给出相应的不确定度。②（一个或多个）一级参考物质校准二级参考测量程序。③（一个或多个）二级参考测量程序为二级参考物质定值并给出测量不确定度。④（一个或多个）二级参考物质校准厂家首选测量程序，或厂家首选测量程序本身就是二级参考测量程序，由一级参考物质校准。⑤厂家首选测量程序为厂家工作校准品定值并估计其不确定度。⑥由厂家的一个或多个工作校准品或计量学上高一级的校准品来校准厂家常备测量程序。厂家的常备测量程序接近常规测量方法，但测量不确定度较小。⑦厂家常备测量程序或任何计量学上更高一级的测量程序为厂家的产品校准品赋值。⑧厂家的产品校准品用于校准终末用户（临床实验室）的常规测量方法。⑨常规测量方法用于临床常规样本检测。通过上述不间断的溯源链，最终实现临床实验室常规检验结果的溯源性。

2. 国家标准与技术研究所（NIST）溯源链 NIST 溯源链对溯源原理的描述见图 2-4。此溯源链也分为三层：最高一层为各国的国家计量研究所建立的决定性方法；第二层是参考实验室发展的参考方法；最下一层是临床实验室使用的常规方法。NIST 的溯源链结构与 ISO/DIS 17511 有些差异，但基本原理一致。图中的决定性方法和参考方法相当于 ISO/DIS 17511 中的一级和二级参考测量程序。

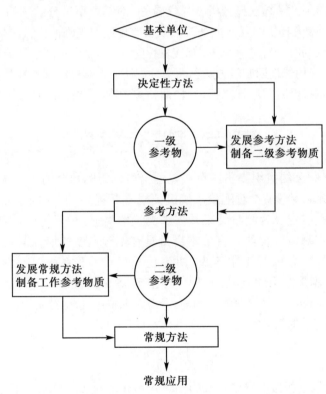

图 2-4 美国国家标准与技术研究所（NIST）溯源图

四、参考物质的互换性和基质效应

参考物质的**互换性**（commutability）又称互通性、替换性等，是参考物质的重要属性。其定义为：用常规方法和参考方法测量参考物质所得结果的数字关系，与上述方法测量实际临床样本所得结果的数字关系的一致程度。参考物质的互换性直接影响量值传递的正确性。

1. 参考物质缺乏互换性的原因

（1）分析物：制备参考物质时使用动物来源的样本或添加外源性分析物，可因分析物的存在形式不同导致参考物质缺少互换性。如观察到互换性随着分析物浓度增大而变差，考虑互换性缺乏由分析物引起。

（2）基质效应：**基质效应**（matrix effect）指被测量以外的某种样品特性（简称影响量，influence quantity）对测量及被测量的值的影响。基质效应包括：①分析干扰（analytical inter-ference）影响量本身不产生测量信号，但它增大或减小被测量的测量值。例如血清中还原性物质能够降低基于 Trinder 反应的葡萄糖、尿酸、胆固醇和甘油三酯酶法测定结果。②测量过程的非特异性影响量本身产生测量信号。例如胆固醇测定中非胆固醇甾醇可引起胆固醇测定结果假性升高。

（3）基质效应产生的原因：①参考物质的加工处理：参考物质一般采用与实际样本相同或相似的材料制备，但由于对分析物浓度的要求及贮存和运输等目的，需要对原料成分进行调整及处理（如添加外源性稳定剂、冻干、冰冻等）。经过处理的样本和新鲜样本的基质状态不同，因而存在不同程度的基质效应。②参考方法与常规方法的检测原理不同：参考方法采用公认可靠的测量原理，测量结果较少受基质状态影响；常规方法针对实际临床样本设计，分析与临床样本不同的参考物质时，可表现出不同的分析能力，因而出现基质效应。基质效应可以通过回收试验来评估。

2. 参考物质互换性问题的处理 ①选择基质与实际样本尽量接近的参考物质，如新鲜人血清或新鲜冰冻人血清；②选择分析特异性较好、对基质不过分敏感的常规方法；③进行量值溯源确认，判断参考物质的互换性是否影响量值传递的正确性。做法是用参考测量程序和经校准的常规方法同时分析足够数量、有代表性的、分别取自不同个体的新鲜样本，每个样本进行双份重复测定，用线性回归等方法判断两种方法所得结果的一致性是否可以接受；④参考物质的互换性不可接受时需进行修正（例如调整参考物质的赋值）或选择其他参考物质。

第四节 测量不确定度

1875 年国际米制公约组织提出测量误差理论得到国际社会的广泛认可。随着测量科学的发展，测量技术日趋复杂，对测量准确度要求不断提高，传统的误差评定在实践中遇到困难。首先，误差被定义为测量结果减去被测量的真值，但真值无法获得，虽然实际工作中可以使用"约定真值"，但约定真值本身是具有不确定度的值。其次，由于随机误差、系统误差性质不同，在分析误差时需要合并考虑随机误差和系统误差，引起争论和困难。为了能够统一评价测量结果的质量，1963 年美国学者 Eisenhart 首次提出"测量不确定度（uncertainty of measurement）"的概念。当前，不确定度的概念已经引入医学实验室，以系统评价与实验室结果有关的误差。

一、基 本 概 念

1. 测量不确定度 测量不确定度（uncertainty of measurement）是一个与测量结果有关的非负参数，能够合理地表征赋予被测量量值的分散性。由定义可知，不确定度给出的是被测量的测量结果可能出现的区间，可能存在于各个测量结果中的不同误差构成了这个分散区间。

2. 标准不确定度分量 测量结果的不确定度有多个来源，对每个不确定度来源评定的标准差，称为标准不确定度分量。标准不确定度分量的评定包括：

（1）A 类评定：指在规定测量条件下测得的量值用统计分析的方法进行的测量不确定度分量的评定，其结果可以用标准差表征。该类评定需要在规定条件下进行多次重复性或复现性试验，从而得到一组或多组观测列并对观测列进行统计分析，其结果较客观、可信。

（2）B 类评定：指并非由统计方法评定，而是根据经验或其他信息假设的概率分布估算标准不确定度分量，其结果也可以用标准差表征。该类评定需要有可靠的数据来源，或有充分的经验、专业知识以及理论分析能力,方法简单,但主观性、经验性较强。在 A 类评定不可用时,可考虑采用 B 类评定。无论 A 类评定还是 B 类评定都要注意不能遗漏分量,也不能重复计算分量。

3. 合成标准不确定度 当测量结果是由若干个输入量求得时,测量结果的标准不确定度由各输入量的标准不确定度用方差和(或)协方差方法合并得到,称为合成标准不确定度。

4. 扩展不确定度 又称"总不确定度",是确定测量结果区间的量,合理赋予被测量值在一定概率下包含于此区间。扩展不确定度是合成标准不确定度与一个大于 1 的数字因子的乘积,该因子称为包含因子(k)。包含因子的取值决定了扩展不确定度的置信水平,$k=2$ 对应约 95% 置信水平,$k=3$ 对应约 99% 置信水平。

二、评 定 方 法

1995 年包括国际临床化学联合会(IFCC)在内的 7 个国际组织共同颁布《测量不确定度表达指南》(简称 GUM),对测量不确定度的定义、评定方法以及报告方式作出了规定和说明。目前有多个机构或学术团体致力于研究适合临床检验的不确定度评定方法,并发布了一系列文件及指南。

(一)"自下而上"评定方法

1. 概念 GUM 提出的不确定度评定方法被称为"自下而上"评定方法,它是基于对测量过程全面了解的基础上,从下往上尽可能识别出不确定度来源的所有组分,对重要的不确定度分量逐项评定并进行合成。临床实验室在进行测量不确定度的"自下而上"评定时,需要充分考虑检验结果的各种不确定度来源,包括:①分析前因素:如患者条件、个体生物学变异、样本的采集和运输、样本保存、样本处理、样本状态和样本稳定性等;②分析中因素:如试剂、校准品、设备、操作人员变更、环境条件等;③分析后因素:如数据处理及合成等。

2. 方法 "自下而上"的评定方法包括以下几个步骤:①规定被测量,说明测量要求,包括被测量以及被测量所依赖的输入量的关系,建立测量模型;②识别并列出不确定度的来源,列出测量模型关系式中所含参数的不确定度来源,并考虑其他与测量相关的不确定度来源,列出完整清单;③不确定度分量的量化对各种来源的不确定度进行评定,以标准差表示;④计算合成标准不确定度和扩展不确定度,根据方和根的规则进行合成,得到合成标准不确定度。再选择适当的包含因子,计算扩展不确定度。

3. 评价

(1)优点:能够全面了解影响检测质量的潜在因素,发现重要的测量不确定度来源并进行干预和控制,在改进实验室检测质量方面具有不可替代的优势。

(2)存在的问题:①临床实验室分析前因素常常复杂而难以估计,评定过程烦琐,工作量大,对实验室条件和技术人员要求高;②不同实验室对上述不确定度分量的识别与评定结果很难一致,使实验室间缺少可比性,影响临床医生对检验结果测量不确定度的正确理解和使用。

(二)"自上而下"评定方法

1. 概念 "自上而下"的评定方法是指在控制不确定度来源或程序的前提下评定测量不确定度,即运用统计学原理直接评定特定测量系统之受控结果的测量不确定度。该方法主要从实验室内复现性和偏移两个方面评定不确定度,其数据主要来源于依据特定方案设计的试验数据(如正确度评价试验)、质控数据或方法验证试验数据等。

2. 方法 "自上而下"的评定方法包括以下几个步骤:①规定被测量。②评估实验室内测量复现性引入的标准不确定度,在复现性条件下得到不同操作者(必要时)、不同设备(必要时)、不同批号试剂及校准品(必要时)、长时间重复的实验室内复现性标准差。例如使用 6 个月及以上的室内质控数据评定复现性不确定度分量。③评估偏移引入的标准不确定度，常用的方法包括分析有证参考物质、与参考方法进行方法学比对、回收试验及使用能力比对（proficiency test，PT）数据等。如果使用 PT 数据来评定偏移不确定度分量，PT 结果要按照检测系统或检测方法进行分组统计，每组参加实验室数量不能过少，尽量使用较长期间的 PT 数据（例如 6 次及以上 PT 结果），使其包含尽可能多的可变因素（仪器、校准品、操作者、试剂、质控品、环境条件等），以得到一个具有足够可信限的与偏移相关的不确定度。④算合成标准不确定度及扩展不确定度，将复现性标准差的平方和偏移标准差的平方相加后开方，得到合成标准不确定度。乘以适当包含因子得到扩展不确定度。

3. 评价

（1）优点：不需要了解测量过程中的每个不确定度来源，经济、实用、可行性好。

（2）存在问题：强调分析测量过程本身的测量不确定度，未充分考虑分析前和分析后因素对检测结果测量不确定度的影响。

（3）如果对"自上而下"方法评定的测量不确定度存在质疑，要采用"自下而上"方法复核。

三、评 定 实 例

本实例描述如何以临床实验室较易获得的室内质控数据及 PT 数据来评定实验室内测量复现性及偏移引入的测量不确定度，进而计算合成不确定度和扩展不确定度。

1. 确定被测量 速率法（L-P）检测血清乳酸脱氢酶（LD）活性。

2. 利用室内质控数据评定实验室内测量复现性引入的测量不确定度 收集实验室近 6 个月来累计的 LD 室内质控数据，计算平均值、标准差和变异系数，分别为：$\bar{x}=162U/L$、$SD=3U/L$、$CV=1.85\%$；此标准差和变异系数在数值上与实验室内测量复现性引入的测量不确定度 $u(R_w)$ 和相对测量不确定度 $u_{rel}(R_w)$ 相等，即 $u(R_w)$ 和 $u_{rel}(R_w)$ 分别为 3U/L 和 1.85%。

3. 利用 PT 数据评定由偏移引入的测量不确定度 由于每次 PT 的公认值（靶值）很难一致，通过 PT 数据评定由偏移引入的测量不确定度时多采用相对值。需要的参数包括 PT 组织者给出的公认值（$C_{cons,i}$）、实验室测量值（x_i）、当次 PT 参与的实验室数（m）和由当次全部 PT 数据得出的测量复现性（$RSD_{R,i}$）（表 2-1）。

表 2-1 实验室乳酸脱氢酶 6 次能力比对数据

PT 次数	$C_{cons,i}$ U/L	x_i U/L	$b_{rel,i}\%$	$RSD_{R,i}\%$	m	$u_{rel}(cons,i)\%$
1	190	192	1.05	6.08	1506	0.16
2	185	183	−1.08	14.78	1508	0.38
3	190	184	−3.16	17.28	1502	0.45
4	191	198	3.66	18.29	1322	0.50
5	189	189	0.0	9.47	741	0.35
6	192	200	4.17	8.03	1320	0.22

其余参数由以下公式计算：

（1）当次 PT 相对偏移量值（$b_{rel,i}\%$）：

$$b_{rel,i}=\frac{(x_i-C_{cons,i})\times100}{C_{cons,i}}$$

（2）方法和实验室相对偏移 $[RMS_{rel}(bias)]$：

$$RMS_{rel}(bias)=\sqrt{\frac{\sum_i^n b_{rel,i}^2}{n}}=\sqrt{\frac{43.039}{6}}=2.68(\%)$$

（3）当次 PT 公认值的测量复现性引入的相对测量不确定度 $[u_{rel}(cons, i)]$：

$$u_{rel}(cons, i) = \frac{RSD_{R,i}}{\sqrt{m}}$$

（4）多次 PT 公认值的测量复现性引入的相对测量不确定度 $[u_{rel}(Cref)]$：

$$u_{rel}(Cref) = \frac{\sum_{i=1}^{n} u_{rel}(cons, i)}{n} = \frac{2.06}{6} = 0.34(\%)$$

（5）根据以下公式计算由偏移引入的相对测量不确定度 $[u_{crel}(bias)]$：

$$u_{crel}(bias) = \sqrt{RMS_{rel}^2(bias) + u_{rel}^2(Cref)} = \sqrt{2.68^2 + 0.34^2} = \sqrt{7.298} = 2.7(\%)$$

4. 计算相对合成标准不确定度（ u_{crel} ）：

$$u_{crel} = \sqrt{u_{crel}^2(bias) + u_{rel}^2(R_w)} = \sqrt{2.7^2 + 1.85^2} = 3.27(\%)$$

5. 计算相对扩展不确定度（ U ）：

包含因子 $k = 2$（95% 置信水平）

$$U = 2 \times 3.27(\%) = 6.54(\%) \approx 7 \text{ 或 } 6$$

（程黎明　刘忠民）

本章小结

临床生物化学检测方法通常根据其准确度与精密度的不同而分为决定性方法、参考方法和常规方法。临床生化检验常规方法的选择需要考虑临床需求及方法的性能要求，如果涉及一台新的分析仪，还需要考虑分析仪的性能要求。选择候选方法时要从以下几个方面进行初步评估：人员（技能、培训、工作量等）、仪器设备、材料（样本、试剂、质控品、校准品、废弃物等）、方法（原理、操作过程）及环境等。入选的候选方法需要经过方法学性能评估才可进入临床常规使用。

评估的性能包括精密度、正确度、检测限、分析测量范围、分析特异性和干扰等，评估方案可参照美国临床实验室标准化委员会（CLSI）制定的一系列指南，国际标准化组织（ISO）发布的性能评估文件或国家发布的行业标准。评估结果应当与分析质量目标（包括允许偏倚、允许不精密度和允许总误差）进行比较，以确定方法性能是否可接受。分析质量目标有 5 种主要的设定方式，其中，基于生物学变异的质量目标设定是目前被广泛接受的方式。

为保证实验室内和实验室间检验结果的准确性和可比性，选择检测方法时要充分考虑其溯源性。溯源性有不同层级，最高层级是溯源至 SI 单位。在建立溯源性时，从上至下的过程称为量值传递，由下而上的过程则称为量值溯源。校准在溯源性的建立中起重要作用，参考物质既可用作校准物，也可用作正确度质控物。无论是哪种用途，参考物质的互换性都将影响量值传递的正确性，因此要重视参考物质的互换性问题。

测量不确定度是描述检验结果质量的指标，它是一个与测量结果有关的非负参数，能够合理地表征赋予被测量量值的分散性。测量不确定度的评定有"自下而上"和"自上而下"两种方法。"自下而上"的评定方法准确、全面，更适合参考实验室，在临床实验室可行性不及"自上而下"方法。"自上而下"方法主要从实验室内复现性和偏移两个方面评定不确定度。

第三章
临床生物化学检验项目临床应用性能评价

随着科学技术的进步与发展，用于疾病诊断的检验项目层出不穷，它们在疾病的预防、诊断和治疗过程中发挥着越来越重要的作用。但是，检验项目设计是否科学、操作过程是否规范、检验结果是否准确，都将影响到临床医疗决策的正确性，以及患者的健康。因此，临床生物化学检验实验室不仅要对检验项目的实验方法进行选择和评价，而且还应对检验项目的临床应用价值进行科学研究和系统评价，不断提高临床生物化学检验的临床服务质量。本章主要介绍有关检验项目临床应用性能及评价的相关理论和知识。

第一节　概　述

生物化学检验项目（biochemistry test）是指应用各种生物化学检验技术和方法，通过对患者血液、体液和组织中的物质进行检验，为临床对疾病的预防、诊断、治疗、监测和预后判断等提供实验信息和诊断依据的实验室诊断方法或试验。检验项目依据其临床价值，可分为筛查试验（screening test）、诊断试验（diagnostic test）和确认试验等，本节以诊断试验为例概述相关知识。

一、检验项目临床应用性能评价的意义

1. 检验项目临床应用面临的问题　临床生物化学检验的发展和伴随着检验费用的增加，使人们对越来越多的新技术、新项目的临床应用产生了疑问：高精度的实验室证据对临床的指导作用究竟有多大？是否都符合患者的利益？是否能够真正改善患者的最终结局？如何为患者选择适当的检验项目等？这些问题只有通过检验项目的临床医学实践和评估才能给予回答。

2. 临床生物化学检验学科发展的需要　检验项目的研发及其在临床上的合理应用是临床生物化学检验学科的重要任务,临床应用性能的评价研究具有以下作用:

(1)决定新检验项目的临床应用:一个新检验项目只有通过临床应用性能的评价研究,才会决定是否可在临床上应用,以及如何合理应用。

(2)合理选择检验项目的适用范围:不同的检验项目,在疾病的筛查、诊断和确认中的价值不同。只有对它们进行科学研究和评价,才能正确认识检验项目的临床应用价值、合理选用各种检验项目、科学解释检验结果。

(3)为制定临床检验实践指南提供依据:依据循证检验医学的要求,检验项目的临床应用性能除进行原始评价研究外,还应进行系统评价研究,从而为检验项目的临床应用提供最佳的证据,为临床实践指南的制定提供依据。

3. 临床生物化学检验工作的基本任务之一　现今的检验工作已不再是简单地开展尽可能多的检验项目和及时提供检测信息,而是要求合情合理地开展和使用众多的检测项目;面向临床和患者开展全方位咨询工作,介绍检验医学中最新成果和新的检验项目;与临床一线沟通,进行后效评价,在临床实践中发现新问题,改善不足,发布新的结论与实践结果。此外,检验项目临床应用性能评价的原则是指导检验工作者撰写研究论文的依据。

二、检验项目临床应用性能评估的内容

从卫生经济学方面出发,检验项目的临床应用性能评估包括技术性能、诊断性能、临床效应和经济效益等四个方面。

1. 技术性能评估　主要评估检验项目的检测方法或技术的精密度、准确性、特异性、分析范围等方法学性能指标。虽然技术性能评估对了解检验项目满足临床需求的价值有限,但检验项目获得可靠的检测结果是其发挥临床价值的基础。

2. 诊断性能评估　主要评估检验项目的诊断灵敏度、诊断特异性、预测值、似然比等临床诊断价值指标。检验项目的核心问题是它能否回答临床提出的问题,即检验项目对疾病有何临床意义,其诊断的价值如何。因此,检验项目具有合理可靠的检验结果的判断依据,以及良好的诊断敏感性和特异性是其可被临床采用的先决条件。

3. 临床效应评估　主要评估检验项目对诊断策略和治疗策略的影响。这一过程需要评价检验项目的临床应用是否提高了诊断、治疗和预防策略,使患者得到最佳的健康服务,包括患者最终结局的改善,以及社会效益的研究。例如尿微量蛋白的检测能诊断早期糖尿病肾病,更好地治疗糖尿病和并发症,减少肾功衰的发生。因此,尿微量蛋白是目前糖尿病肾病诊断、治疗等过程中的首选检查项目和判断依据。

4. 经济效益评估　主要评估检验项目投入产出比,它关注医院、患者和社会等方面的成本—效益,评价其是否能减少患者的住院时间、减少工作人员、节省有关设施和资源,以及改善患者结果转归等。例如:某试验检查,虽然技术和诊断性能好,具有好的临床效应,但所需费用使患者及政府都难以接受,将降低其实用性。

三、检验项目的临床意义与诊断性能

检验项目的检测结果的合理诠释是检验项目临床应用的核心问题。检验结果的诠释包括检验项目的临床意义和对疾病的诊断性能两方面内容,其中,检验结果的判断依据的合理性,直接影响检验项目临床意义的诠释和诊断性能的评估。

(一)检验项目的临床意义

1. 检验结果的判定方法　检验项目依据结果的报告形式,可分为定性试验和定量试验。定性试验结果依据临界值可分为阳性和阴性结果;定量试验结果为一系列连续的计量数

据,这些数据也可被分界值划分为两个部分,判断为阳性和阴性结果。通常情况下,结果阳性者判断为患病者。依据疾病诊断的二分类原理,检验结果判断的参考标准(如分界值)是解释检验项目临床意义的依据。

2. 检验结果的判断依据 此类判断依据包括:①在某种疾病的患者和非患者之间,检验结果及分布是否存在定性或定量的差异性;②是否建立判断机体是否健康或疾病状态的参考标准,如参考区间(包括参考上限和参考下限),用于判断机体有无疾病;③是否建立判断疾病发生、发展不同阶段或疾病程度的参考标准,如医学决定水平、危急值,用于疾病的分级管理等。

(二)检验项目的诊断性能

1. 检验结果与患病情况 一般情况下,由于"患者"与"非患者"检验结果的分布在通常情况下存在部分重叠,因此检验结果和患某病情况之间可能出现 4 种关系(图 3-1):①**真阳性**(true positive,TP):指检验项目正确分类的患者的数目;②**假阳性**(false positive,FP):指检验项目错误分类的非患者的数目;③**真阴性**(true negative,TN):指检验项目正确分类的非患者的数目;④**假阴性**(false negative,FN):指检验项目错误分类的患者的数目。由此可见,检验结果与患病情况之间存在差异,不同检验项目的临床诊断性能不同,其临床应用价值不同。

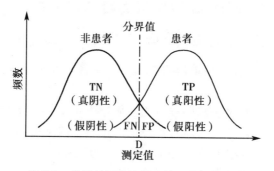

图 3-1 检验结果和患某病情况之间的关系

2. 检验项目的诊断或筛查性能 其性能指标包括:①准确性:为鉴别和预测患者或非患者能力的指标,如敏感性、特异性、预测值、似然比等;②可靠性:是重复试验得到相同结果的稳定程度指标,如变异系数、符合率等。

第二节 参考区间、分界值与医学决定水平

临床在划分不同生理与病理状态时,不可能只靠几项诊断数据得到完全解决。以参考区间为基础,根据不同的临床目的(早期诊断、疗效观察等),通过流行病学调查,把诊断敏感性和特异性等指标放在适当的水平产生的"分界值"、"医学决定水平",是检验结果判断的重要参照标准。

一、参考区间的建立和转移

(一)基本概念

1970 年以前,人们都以"正常值"一词来表示健康者的生理数据,实际上并不存在绝对健康的人或完全正常的人。1967 年 Grasbeck 等人首先提出参考值的概念,1970 年国际临床化学和检验医学联合会(IFCC)成立了参考值专家委员会,随后发表了相关的文件和研究报告,1977 年以后参考值的观点被越来越多的人所接受。随后,参考范围、参考区间、生物参考区间的提出被先后认可,而且"参考区间"的应用越来越广泛。

1. 参考值 参考值(reference value)通过观测或者测量一定数量的某种特殊类型的参

考个体而获得的值或测量结果。出于不同的目的,参考值可以从健康状况良好的个体获得,也可以在其他的生理状况或病理情况下获得。

2. 参考限 参考限(reference limit)通常设定为包含中间95%的参考值。大多数项目以参考值分布的2.5%为下限,97.5%为上限;如果只有单侧参考限具有临床意义,可以确定5%或95%为参考限。

3. 参考区间 参考区间(reference interval)是介于参考上限和参考下限之间的值,包括参考上限和参考下限。例如空腹血糖的参考下限是3.6mmol/L,参考上限是6.1mmol/L,则参考区间是3.6~6.1mmol/L。在某些情况下可能只有一个参考上限,若该限为"x",则相应的参考区间为0~x。它通常作为所代表人群的判断参考标准。检测结果如果在确定的参考区间内,临床上视为"正常";超出参考区间则常视为"异常"。

依据制定参考值的标本来源,参考值及参考区间有个体与群体参考值及参考区间两种类型。个体参考区间代表生物个体内变异,而群体参考区间反映生物个体间变异。参考值及相关术语之间的关系可用图3-2来表示。

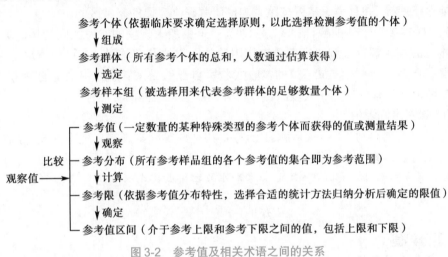

图3-2 参考值及相关术语之间的关系

(二)建立参考区间

建立参考区间(establishing reference interval)系指在一个地区的健康人群中,规定若干条规格标准,从参考群体中抽取一定数量的参考个体进行调查测定,将测定结果进行统计学处理,求出相应的统计参数,并确定参考值和参考区间的过程。例如:正态分布时,通常将均值$\overline{X}$定为参考值,将95%的分布区间定为参考区间(以$\overline{X}\pm 2S$表示)。

建立参考区间的过程可以简单表述如下:①从参考个体组成的参考人群中,选择一定数量的参考个体组成参考样本组;②通过测定某个指标获得该组所有个体的检测结果(即参考值);③经过统计处理获得参考值的分布状态(正态或偏态)并计算参考限;④根据参考限确定参考区间。

(三)参考区间的转移与验证

参考区间的转移(transference of reference interval)是指将一个已经建立的参考区间改变成适应新分析方法或者新地点的过程。参考区间的验证(validation of reference interval)是使用相对较小标本量的参考个体、合理的置信度,检验将别处研究或建立的参考区间转移应用于本地时的可接受性的过程。

对于已经使用的检验项目,实验室可以从其他实验室或厂商先前建立的参考值研究中转移参考区间,而不需要进行新的全程研究。但是,参考区间转移的可接受性需采用参考值研究程序来验证,其主要内容为检测系统的可比性和受试人群的可比性。

27

1. 检测系统的可比性　不同检测系统或方法的可比性，可使用 CLSI EP9-A2 文件《利用患者样本进行方法学比对和偏倚评估》验证确认。一般来说，如果同一地区的不同的检测系统具有类似的不精密度和干扰，使用相同的标准品或校准品，报告单位相同，其测定结果的绝对值具有可接受的可比性，那么参考区间可以转移给新的检测系统。但是，这种可比性若不能用 CLSI EP9-A2 文件得到验证，那么实验室必须进行新的参考值研究。

2. 受试人群的可比性　相同或具有可比性的分析系统，其参考区间在实验室之间转移时，服务对象或人群的可比性可通过 3 种方法来评估其可接受性：

（1）主观评定：它是通过认真审查原始参考值研究的有关因素来主观地评价转移的可接受性。

（2）小样本参考个体的验证：此方法是用户在检验服务的总体中抽出 20 个参考个体，比较小样本参考值和原始参考值之间的可比性。如果 20 例参考个体中不超过 2 例（或 10% 的结果）的观测值在原始报告的参考限之外，其参考区间可以接受。若 3 例以上超出界限，再选择 20 个参考个体进行验证，若又有 3 个超出参考限，用户应考虑两个样本总体生物学特征上可能存在差异，并且考虑是否按照大规模研究建立自己的参考区间。

（3）大样本参考个体的验证：该方法通过一个更加大规模的参考区间转移研究来分析一些对本地的临床解释起到决定性关键作用的分析物的参考区间。在这种情形下，也可以通过检验稍微多一点（大约 60 例）的接收实验室自己的受试者总体中抽出的参考个体，探讨这些参考值和转移的原始相对较大样本群体的参考值之间的可比性。

（四）参考区间评价

参考区间受到性别、年龄、环境、生活方式和种族等因素影响。理想情况下，临床实验室需要建立符合本地人群特征的参考区间。但建立参考区间需要投入大量的人力、物力，费用高昂，可行性不高。实际工作中，大多数实验室采取参考区间转移或验证。

二、分界值与医学决定水平

（一）分界值

1. 分界值与诊断性能　分界值（cut off value）又称阈值、临界值、鉴别值、指定值等，是指划分检验项目结果正常与异常或阴性与阳性的界值。

分界值的位置直接影响检验项目的诊断性能：①当健康人的分布与患者的分布无重叠，在其中间取一点（D 点）为分界值，这时假阳性 = 假阴性 =0，这是一种罕见的理想情况；②当健康人的分布与患者的分布完全重叠，在其中间取一点（D 点）为分界值，这时敏感性 = 特异性 =50%；③许多检验项目的检测结果在健康人与患者的分布有交叉，此时分界值的确定应综合研究确定。当 D 向右移动，假阳性减少，假阴性增加，敏感性降低，特异性增加；反之，当 D 向左移动，假阳性增加，假阴性减少，敏感性增大，特异性减少（图 3-3）。

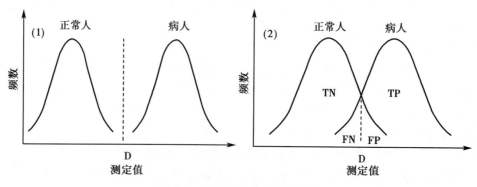

图 3-3　正常人和患者分布曲线

2. 分界值的选择 传统方法的过程一般是先初步确定几个分界值,分别计算真阳性、真阴性、假阳性、假阴性数值,进一步计算诊断敏感性、诊断特异性等指标,最后根据早期诊断、疗效观察、流行病学调查等各种不同目的确定分界值。目前国际上公认推荐采用 ROC 曲线的方法选择分界值。

(二)医学决定水平

1. 医学决定水平的概念 医学决定水平(medicine decide level,MDL)是指对疾病的诊断或治疗起关键作用的某一被测成分的浓度,即临床按照不同病情给予不同处理的指标阈值。一个检测结果所产生的价值在于能对患者处理起提供依据的作用。医学决定水平可根据不同的疾病诊断要点和标准,不同的治疗要求和治疗方法的选择,有多个设定的上限或下限,临床医生在使用这些指标时能够根据不同的界限采取不同的处理方法和措施。

一个检验项目一般可确定 3 个医学决定水平:①提示需要制定进一步检查计划的阈值,相当于待诊值;②提示需要采取治疗措施的界值,相当于确诊值;③提示预后或需要紧急处理的界值,相当于危急值。通过观察测定值是否高于或低于某一医学决定水平,提示医师在临床上应采取何种处理方式。

例如:HCO_3^- 的参考区间 23~30mmol/L。当测定结果≤6.0mmol/L 时,通常伴有严重的代谢性酸中毒,估计血液 pH<7.1,属于临床急症抢救范围,提示必须采取适当的治疗措施;如果 HCO_3^-≥33mmol/L 时,应考虑鉴别是代谢性碱中毒还是呼吸性酸中毒,要求结合临床及测定血液 pH;如果 HCO_3^-≤20mmol/L 也应结合临床寻找原因。因此,HCO_3^- 的医学决定水平为 6.0mmol/L、20mmol/L 及 33mmol/L。

2. 医学决定水平的制定 医学决定水平的制定不但要根据健康人群参考值,也要根据无关疾病患者的参考值及有关疾病患者分型,分期的测定值,同时还要考虑文献资料及听取对实验诊断有丰富经验的医生的意见。图 3-4 说明医学决定水平与参考区间的关系,A 组是健康状况良好的人群,所得出的参考区间在两箭头之间。B 组是某种疾病患者。DL1 为一决定水平,此值的左侧可除外 B 疾病;DL2 为另一决定水平,该值的右侧数值可确信患者有 B 疾病。

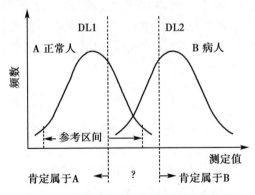

图 3-4 医学决定水平与参考区间的关系

(三)危急值

1. 危急值的概念 危急值(critical value)是指某项或某类检验的异常结果,而当这种检验异常结果出现时,表明患者可能正处于有生命危险的边缘状态,临床医生需要及时得到检验信息,给予患者迅速、有效的干预措施或治疗,以挽救患者生命,否则就有可能出现严重后果,失去最佳抢救机会。危急值包括:①危及生命的极度异常的检验结果:例如成人的血糖 >39.2mmol/L 或 <2.2mmol/L;血钙 >3.5mmol/L 或 <1.5mmol/L 等都属于危急值。②国家重大传染病:反映那些需要引起我们足够重视的患者的检验结果,如 H7N9 等。

2. 危急值项目的选择　不同的实验室间纳入的危急值项目差异很大,危急值项目的确定应该由医院行政管理部门组织相关科室专家协商确定。

3. 危急值界限的确定　其依据是:①根据年龄、种族、性别等人口统计学特点来设置不同亚组的界限值;②基于医学决定水平,提出可能危急值界限;③基于医疗机构、不同专业科室的临床救治能力提出可能危急值界限;④危急值界限确认时应考虑基于本单位检测系统的生物参考区间;⑤以国家卫生计生委临床检验中心组织的全国性的现况调查为基础,建立危急值界限数据库,并按照统计结果制定界限值;⑥可参考公开发表的文献及循证医学的依据;⑦由医院行政管理部门组织相关科室专家协商确定,尤其是急诊科、重症医学科、麻醉科、心内科、呼吸科、肾内科、血液科和消化科等科室的医师,与检验科就不同部门具体危急项目的界限的设置讨论并达成共识;并经医院行政管理部门签字认可并发布;⑧周期性地评估危急值界限,根据危急值发生频率及临床救治效果来调整界限值。

第三节　检验项目诊断性能的临床评价

临床检验项目或检查方法的诊断性能评价的方法,不同于技术性能评价的方法,它是以流行病学调查为基础,对某种检验项目在某种疾病诊断、筛查和疗效监测等方面价值进行评估的临床研究性试验。在对新检验项目的诊断性能进行评估时,除满足临床生物化学检验专业的要求外,还必须符合统计学要求。

一、检验项目诊断性能的临床评价内容

1. 真实性　真实性指检验项目本身能真实地反映疾病的本质或病理过程,其评价指标包括诊断准确性、可靠性等。要保证检验项目的评价结果的真实、可靠,对其进行研究性评价的方法必须具有科学性,即评价过程符合临床流行病学的基本原则,能真实地反映检验项目的本质。

2. 先进性　先进性指与其他检验项目或旧检验项目相比,新检验项目本身应在某项或某些方面具有优越性,包括诊断准确性、可靠性等,或实验性方面具有先进性。

3. 实用性　指新检验项目比原检验项目在某项或某些方面更易于推广应用,包括仪器设备、成本、来源、操作难度及效率、效益、效能、副作用、对患者的危险性、患者的依从性等均应列为评价指标。

二、检验项目诊断性能的临床评价方法

检验项目诊断性能临床评价常采用病例对照研究方法,将待评价的检验项目与标准诊断方法进行盲法比较,其基本步骤包括:①临床评价研究:在"盲法"的条件下,运用标准诊断方法将研究对象区分为有病和无病两组,再用待评价的检验项目将相同研究对象划分为阳性结果组和阴性结果组;②评价指标计算:将两种试验的结果列入四格表,得出真假阳性和真假阴性的结果,如表3-1所示,并计算诊断灵敏度、特异度、预测值等诊断性能评估指标。

表3-1　检验项目和标准诊断对照四格表

检验项目结果	患某病情况		合计
	有病	无病	
阳性	TP(a)	FP(b)	a+b
阴性	FN(c)	TN(d)	c+d
合计	a+c	b+d	a+b+c+d

三、检验项目诊断性能的临床评价研究

（一）临床评价研究设计要点

检验项目诊断性能临床评价研究应符合临床流行病学的基本原则。

1. 确定研究目标 检验项目的临床评价首先必须清楚地阐明研究目标，包括：①被评价的检验项目是什么；②评价试验观察的内容有哪些；③研究的临床意义何在；④是一个新检验项目，还是已应用的成熟检验项目；⑤是否已有类似检验项目或可以与之竞争的检验项目；⑥在研究期间，该检验项目可能会发生什么变化。

2. 选择研究对象

（1）确定纳入和排除标准：其原则是使纳入的对象能代表目标人群，即检验项目检查对象总体。

（2）研究对象分组：根据金标准将用于评价检验项目的受试对象分为病例组和对照组。检验项目评价属于内对照设置，在检验前不分组，整理资料时才按金标准分组。①病例组：是其总体的一个随机样本。可能影响试验结果的因素，如性别、年龄、疾病类型、病情等应能代表整个患病人群。病例组疾病的类型应包括各型病例，如典型和不典型病例，早、中、晚期病例，轻、中、重症病例，有、无并发症病例、经过治疗与未经过治疗的病例。②对照组：除被证实未患该病之外，在其他可能影响检验项目结果的因素方面应与病例组有可比性。对照组应包括各种非该病患者，特别是与所研究的疾病容易混淆，需要鉴别的病种。

（3）确定抽样方法：为了获得满足研究目标的患者，不同的研究阶段采用不同的抽样方法。如回顾性抽样法、随机抽样法。

3. 确立诊断标准 诊断标准必须是金标准（gold standard）或称规范标准。金标准指当前国内外公认的、诊断某种疾病最可靠的、在临床上能获得肯定结论的方法。如诊断肿瘤的金标准一般是病理学检查，诊断冠心病的金标准是冠状动脉造影，诊断肾炎的金标准是肾活检，诊断胆结石的金标准是手术所见，诊断心肌病的金标准是心肌活检等。

4. 估算样本含量 检验项目评价需要有足够的样本含量。病例组或对照组的样本含量可用公式计算法或查表法估计，但不论采用哪一种方法，均可参照下列参数估算：显著性水平值 α 一般取 0.05、容许误差值 W（或 δ）一般在 0.05～0.10 之间、率的估计值 P 由灵敏度（病例组）和特异度（对照组）估计。一般诊断性研究的样本量不小于 100 例，特殊情况下样本量不小于 30 例。

5. 选择测量指标和确定测量方法 ①选择测量指标：检验项目的诊断指标有主观指标、半主观指标和客观指标（如用仪器测量的数据）三类指标。观察指标要客观、特异，判断结果要标准明确、具体。②测量方法应标准化：所谓标准化指要有具体的规定、明确的标准，如详细描述诊断方法及材料等。③同步盲法测量：将病例组或对照组样本用金标准与待评价诊断方法进行同步盲法测量比较。盲法，即试验操作者不知道谁有病，谁无病；医生也不知道谁的结果阳性，谁的结果是阴性；测量在不了解其他情况下进行。同步是指同时间、地区、人群，金标准和所研究的试验一般要同步进行。

6. 选定截断点或分界值计算评价指标 ①分界值的选定：可采用的方法包括：统计学方法（包括正态分布法和百分位数法）、受试者工作曲线（ROC 曲线）法、两组分布交叉法、尤登指数计算法；②计算评价指标：包括诊断准确性、诊断概率指标等；③数据处理：使用 SPSS 统计软件，按要求输入数据之后直接计算 ROC 曲线下面积、选择 cutoff 值以及 cutoff 处的敏感度和特异度等。

7. 临床性能指标分析和比较 若检验项目所要诊断的疾病目前已经有相关的其他实验诊断项目，一般会对新、老项目的诊断性能展开比较。

8. 防止偏倚 ①偏倚防止：在诊断性能评价的各个环节均应防止偏倚。如通过选择可靠的金标准以及严格地选择研究对象以避免选择偏倚；在相同的条件下盲法同步地测试所有研究对象，以避免检测偏倚。此外，在数据处理时亦应注意统计学的正确使用。②均衡性检验：均衡性指两种诊断方法或两组之间应该在基础参数、实验条件各方面均衡一致，才有可比性。如受试对象的基础参数指种属、性别、年龄、体重、血压等。当样本数目很大时，只要严格按照随机化方法抽样及分组，即可大体做到均衡。当样本数目很小时，则要求提高样本的均一性和采用随机的配对分配或多组分配方法。

（二）临床应用案例

心肌型脂肪酸结合蛋白（heart type fatty acid binding protein，H-FABP）对急性心肌梗死（acute myocardial infarction，AMI）诊断的诊断性能评价的临床病例对照研究的设计方案。

1. 确定研究对象和纳入排除标准 纳入以急性胸痛症状主诉就诊于医院急诊科与心内科门诊的患者，包括重型、轻型病例以及未治疗的患者。排除外伤、肌肉病变、内分泌疾病及肾功能不全者。

2. 确定金标准 采用 1979 年 WHO 发布的 AMI 诊断标准作为金标准将上述纳入的急性胸痛症状患者区分为 AMI 确诊患者与疑似患者：以下三者具备其二可确诊为 AMI：①急性胸痛症状；②心电图示坏死性 Q 波或 ST 段的抬高或压低；③心肌酶谱的先升高或降低的典型过程。

3. 确定抽样方法 采用简单随机抽样。以患者确诊后开始溶栓治疗或者直接经皮冠状动脉腔内成形术（PTCA）为结局指标。

4. 样本含量的确定 估计检测指标的敏感度为 0.9，特异度为 0.8，检验水准 α 取双侧 0.05，允许误差取 0.1。根据公式计算获得的最低所需要的阳性样本为 35，阴性样本为 61。

5. 标本的采集与定量 患者均于接诊即刻抽血，采血 5ml，置于促凝剂试管中，1620g 离心 5 分钟分离血清，即刻测量血清 cTnI 与 Myo，剩余血清分装 2 份冻存在 −20℃ 冰箱中备用以检测 H-FABP。测量采用单盲原则，检测技师在未知被测标本所代表患者的确诊诊断的前提下完成所有的定量检测工作。

6. 数据处理 用 SPSS13.0 软件进行计算和分析。各试验组合的诊断敏感度、特异度、诊断准确度的比较采用两样本率比较的正态近似法，$P < 0.05$ 被视为差异有统计学意义。

7. 与已有的心肌标志物比较 将 H-FABP 的诊断准确性指标与 cTnI、Myo 进行了比较。

四、检验项目诊断性能的评价指标

（一）检验项目的诊断准确性评价指标

诊断准确性又称**真实性**（validity）是指检验项目的结果与受试者的实际情况的符合程度，即判断受试者有病与无病的能力。

1. 诊断灵敏度与漏诊率 诊断灵敏度（diagnostic sensitivity，Sen）又称**真阳性率**（true positive rate，TPR），指在患病者中，应用某检验项目检查得到阳性结果的百分比。漏诊率（β），又称**假阴性率**（false negative rate，FNR）。反映将患者诊断错误的概率。灵敏度与漏诊率之间存在互补关系。

$$灵敏度 = \frac{真阳性}{真阳性 + 假阴性} \times 100\% = \frac{a}{a+c} \times 100\%；漏诊率（\beta） = \frac{c}{a+c} \times 100\% = 1 - Sen$$

理想试验的诊断灵敏度为 100%。高灵敏度的检验项目通常用于：①拟诊为严重但疗效好的疾病，以防漏诊；②拟诊为有一定治疗效果的恶性肿瘤，以便早期确诊，及时治疗；③存在多种可能疾病的诊断，可排除某一诊断；④普查或定期健康体检，筛选某一疾病，以防漏诊。

2. 诊断特异度与误诊率 诊断特异度（diagnostic specificity，Spe）又称**真阴性率**（true negative rate，TNR），指在非某病者中，应用某检验项目获得阴性结果的百分比。误诊率（α），又称**假阳性率**（false positive rate，FPR）。反映将非患者诊断错误的概率。特异性与误诊率之间存在互补关系。

$$特异度 = \frac{真阴性}{假阳性 + 真阴性} \times 100\% = \frac{d}{b+d} \times 100\%；误诊率（\alpha）= \frac{b}{b+d} \times 100\% = 1 - Spe$$

理想试验的诊断特异度为 100%。高特异度的检验项目通常用于：①拟诊患有某病的概率较大时，以便确诊；②拟诊疾病严重但疗效与预后均不好的疾病，以防误诊，尽早解除患者的压力；③拟诊疾病严重且根治方法是具有较大损害时，需确诊，以免造成患者不必要的损害。

3. 诊断一致性 反映检验结果与患某病情况一致性程度的指标。

（1）诊断准确度：**诊断准确度**（diagnostic accuracy，AC）又称总符合率、诊断效率（diagnostic efficiency，DF），是指在患病和非患病者中，用检验项目能准确划分患者和非患病者的百分比。

$$诊断准确度 = \frac{真阳性 + 真阴性}{真阳性 + 假阳性 + 真阴性 + 假阴性} \times 100\% = \frac{a+d}{a+b+c+d} \times 100\%$$

（2）正确指数：又称**尤登指数**（youden index，YI），表示检验项目发现真正的患病和非患病者的总能力。

$$尤登指数（YI）= Se + Sp - 1 = 1 - \alpha - \beta$$

（3）Kappa 指数：又称为 rater 一致性，它比较稳定，不易受发病率的影响。

$$Kappa 指数 = \frac{2(ad - bc)}{(a+b)(b+d) + (a+c)(c+b)}$$

4. 预测值 预测值（predictive value，PV）也称诊断价值，包括**阳性预测值**（positive predictive value，PPV 或 +PV）和**阴性预测值**（negative predictive value，NPV 或 −PV），分别表示检验结果确定或排除某种疾病存在与否的诊断概率。预测值受流行率的影响，不同流行率的人群中疾病的预测值不同。

（1）阳性预测值：**阳性预测值**（positive predictive value，PPV 或 +PV）表示在检验结果为阳性的人数中，真正患病者所占的百分率，也叫患病的试验后可能性。

$$阳性预测值 = \frac{真阳性}{真阳性 + 假阳性} \times 100\% = \frac{a}{a+b} \times 100\%$$

（2）阴性预测值：**阴性预测值**（negative predictive value，NPV 或 −PV）表示在检验结果为阴性的人中，非患病者所占的百分率，也叫非患病的试验后可能性。

$$阴性预测值 = \frac{真阴性}{真阴性 + 假阴性} \times 100\% = \frac{d}{c+d} \times 100\%$$

5. 似然比 表征验后概率较之验前概率的符合程度和变化方向的量化指标称为**似然比**（likelihood ratio，LR），又称拟然比，包括**阳性似然比**[positive likelihood ratio，+LR 或 LR（+）]和**阴性似然比**[negative likelihood ratio，−LR 或 LR（−）]。似然比性质稳定，不受流行率的影响。

（1）阳性似然比：是指用检验项目检测患病人群的阳性率与非患病人群的阳性率之间的比值，即真阳性率与假阳性率之比，也可表示为灵敏度与（1−特异度）之比。

$$阳性似然比 = \frac{灵敏度}{1-特异度} = \frac{真阳性率}{假阳性率} = \frac{a}{a+c} \div \frac{b}{b+d}$$

（2）阴性似然比：是指用检验项目检测患病人群中的阴性率与非患病人群的阴性率之间的比值，即假阴性率与真阴性率之比，也可表示为（1−灵敏度）与特异度之比。

$$阴性似然比 = \frac{1-灵敏度}{特异度} = \frac{假阴性率}{真阴性率} = \frac{c}{a+c} \div \frac{d}{b+d}$$

似然比可直接判断一个检验项目的好坏。例如：LR(+)>1.0，其超过1.0的大小是当试验结果为阳性时，试验提示患病可能性增高能力的一种度量。LR(+)=2.0～5.0，认为该试验不太好；超过10.0，认为是好的。相反，LR(−)<1.0，其小于1.0的大小是当结果为阴性时，试验提示患病可能性降低能力的一种度量。LR(−)=0.5～0.2，认为该试验不太好，而小于0.1，可认为是好的试验。除用于评价检验项目外，似然比还可计算验后概率。

6. 验前概率与验后概率

（1）验前概率：临床医师根据患者的病史、体征、症状，对患者可能患的疾病做出初步判断的量化指标，称为验前概率（pre-test probability），验前概率的大小在总体上符合该病的患病率。

患病率或称流行率（prevalence，P）表示在受检对象的总人数中，真正患病者所占的百分率，也叫患病的试验前可能性。

$$流行率 = \frac{真阳性+假阴性}{真阳性+假阳性+真阴性+假阴性} \times 100\% = \frac{a+c}{a+b+c+d} \times 100\%$$

（2）验后概率：验后概率（post-test probability）用于疾病诊断时主要为诊断概率，即当某一检验结果为阳性时，得出就诊者患某病可能性大小的估计值。一项检验项目，若知道其验前概率和似然比，则可通过 Bayes 公式或诺模图（nomogram）求出验后概率（图3-5）。Bayes 公式如下：

$$PTL(+) = \frac{P \times LR(+)}{(1-P) + P \times LR(+)}$$

$$PTL(-) = \frac{P \times LR(-)}{(1-P) + P \times LR(-)}$$

式中 PTL(+)为阳性结果的验后概率，PTL(−)为阴性结果的验后概率。

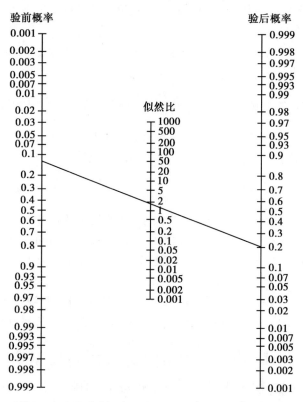

图3-5 应用验前概率和患病率估计验后概率诺模图

7. 比值比 比值比（odds ratio，OR）又名优势比、机会比、交叉乘积比（cross-product ratio）、相对比值（relative odds）、两个比值的比。比值（Odds）指某事件发生的可能性与不发生的可能性之比，如 Odds＝P/(1−P)。当 OR 反映某检验项目的结果与疾病的联系程度时，又称诊断比值比（diagnostic OR，DOR），计算公式为 OR＝(a/c)/(b/d)＝ad/bc。当 OR>1 时，其值越大说明该检验项目的判别效果较好；OR<1 时，正常人比患者更有可能被检验项目判为阳性；OR＝1 时，表示该检验项目无法判别正常人与患者。

（二）检验项目的诊断可靠性评价指标

检验项目的诊断可靠性（diagnostic reliability），又称重复性（repeatability）、精密度（precision），是检验项目在完全相同的条件下进行重复试验得到相同诊断结果的稳定程度。

1. 变异系数 评价计量资料精密度的指标为标准差和变异系数等。用变异系数则有利于相互比较。变异系数愈小，表示可重复性愈好。

$$变异系数 = \frac{测定值均数的标准差}{测定值均数} \times 100\%$$

2. 总符合率 评价计数资料可靠性的指标为总复合率、Kappa 指数等。方法是用同一检验项目方法对同一批受检对象进行重复检测，将检测结果列四格表，然后用上述相应的公式计算总复合率、Kappa 指数等指标，进行可靠性评价。总符合率愈高，试验的可靠性愈好。

（三）检验项目诊断性能评价指标的综合评价

1. 敏感度和特异度 是两个最基本的评价指标，其他评价指标都可用它们来推导，如果缺少该两项指标，则对检验项目无法进行评价。且如果实验设计正确，检测方法可靠，则这两个指标稳定，即不因患病率的变化而变化。

2. 诊断指数和诊断效率 虽然综合了敏感度和特异度两个指标，但只要敏感度、特异度之和相等，其结果相同。由于敏感度、特异度在临床应用上存在区别，如敏感度高的检验项目用于疾病筛查，特异度高的检验项目用于疾病的确诊，所以，根据诊断指数和诊断效率来评价一个试验的优劣，其作用有限。

3. 阳性预测值和阴性预测值 在临床上对检验结果作出临床解释时，比较直观，但这两个指标受患病率的影响较大，应用时务必充分注意。

4. 似然比 是一个将敏感度和特异度较好结合起来的综合指标，又分为阳性似然比和阴性似然比。同时，根据概率论的原理，该指标可以计算出验后概率，因此是目前评价检验项目临床价值及指导临床应用的较好指标。

5. 可靠性与准确性 是评价检验项目的两类指标，它们有四种关系：真实性与重复性都好，真实性好但重复性差，真实性差但重复性好，真实性与重复性都差。

（四）临床应用案例

经金标准诊断，急性心肌梗死（AMI）患者 135 人，非 AMI 者 89 人；血清 H-FABP>6.42μg/L 者共 119 人，其中 106 人为 AMI 患者；<6.42μg/L 者 105 人，其中 76 人为非 AMI 者。计算检验项目 H-FABP 对 AMI 诊断的诊断性能指标，并分析评价其性能。

1. 将有关数据填入四格表 见表 3-2。

表 3-2 血清 H-FABP 诊断急性心肌梗死检测结果

血清 H-FABP 水平	急性心肌梗死		
	有病	无病	合计
阳性（>6.42μg/L）	a（106）	b（13）	a+b（119）
阴性（<6.42μg/L）	c（29）	d（76）	c+d（105）
合计	a+c（135）	b+d（89）	a+b+c+d（224）

2. 诊断性能指标计算

(1) 敏感性（SEN）＝a/（a＋c）＝106/135＝78.52%

(2) 特异性（SPE）＝d/（b＋d）＝76/89＝85.39%

(3) 诊断效率＝（a＋d）/（a＋b＋c＋d）＝81.25%

(4) 正确指数＝敏感性＋特异性－1＝0.64

(5) 阳性预测值＝a/（a＋b）＝106/119＝89.08%

(6) 阴性预测值＝d/（c＋d）＝76/105＝72.38%

(7) 阳性似然比（+LR）＝SEN/（1－SPE）＝0.7852/（1－0.8539）＝5.38

(8) 阴性似然比（-LR）＝（1－SEN）/SPE＝0.2148/0.8539＝0.25

3. 判断　以 6.42μg/L 为分界点进行判断。

(1) 在患病者中，应用该检验项目检查得到阳性结果的百分比为 78.52%；在非病例者中，应用该检验项目检查得到阴性结果的百分比为 85.39%。

(2) 试验结果阳性者属于真病例的概率为 89.08%；试验结果阴性者属于非病例的概率为 72.38%。

(3) +LR 为 5.38，试验阳性时，患病与不患病的机会比为 5.38；-LR 为 0.25，试验阴性时，患病与不患病的机会比为 0.25。

第四节　检验项目诊断性能的 ROC 曲线分析

受试者工作特性曲线（receiver operating characteristic curve，ROC 曲线）是对于可能存在混淆的两种条件或自然状态，需要由试验者（或专业工作者）作出精细判别，或者准确决策的一种定量方法。它起源于 20 世纪 50 年代的统计决策理论，最初用于评价雷达性能，描述信号和噪声之间的关系，故又称为接收者操作特性曲线。1960 年该分析方法应用于医学诊断领域，是国际公认的比较、评价两种或两种以上检验项目或诊断方法的诊断性能的客观标准。

一、ROC 曲线的构成与特点

1. ROC 曲线的构成　ROC 曲线是根据一系列不同的二分类方式（分界值或决定阈），以真阳性率（灵敏度）为纵坐标，假阳性率（1－特异度）为横坐标绘制的曲线（图 3-6）。

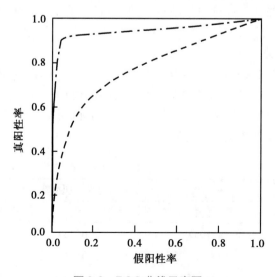

图 3-6　ROC 曲线示意图

2. 与传统评价方法比较 传统的检验项目评价方法普遍采用是点图和频数分布直方图的方法,其共同的特点是必须将试验结果分为两类,再进行统计分析。与传统的评价方法不同,ROC曲线是根据实际情况,允许有中间状态,采用多个(≥5)分界值,把试验结果划分为多个有序分类,如正常、大致正常、可疑、大致异常和异常五个等级再进行统计分析。因此,ROC曲线能提供试验准确性的完全图像,全面描述试验的性质。

二、ROC曲线的类型和意义

1. 最理想诊断价值的ROC曲线 一个完美的试验(疾病与非病例的分布没有重叠)的ROC图通过左上角,其真阳性率为100%,即所有患者均显阳性;假阳性率是0或特异性为100%,即正常人均为阴性。

2. 完全无诊断价值的ROC曲线 如果疾病与非病例的分布一致,不能鉴别病与非病的试验的ROC图是45°的对角线。

3. 有诊断价值的ROC曲线 大多数试验的ROC图介于上述两种极端之间。ROC曲线越靠近左上角,即曲线下面积越大,检验项目的准确性就越高。ROC曲线上最靠近左上角的点是错误最少的最佳阈值点,其假阳性和假阴性的总数最少。

三、ROC曲线的主要作用

1. 查询某分界值时对疾病的识别能力 ROC曲线能很容易地查出任意界限值时的对疾病的识别能力。ROC曲线图上的每一点代表某一分界值的一对敏感性和特异性,ROC曲线能反映不同界限值时两者的变化。同时,ROC曲线上各点的切线的斜率,就是似然比(图3-7)。

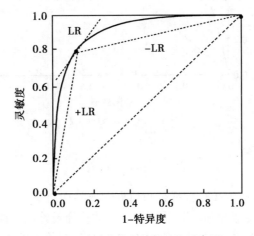

图3-7 ROC曲线中的似然比示意图

2. 选择最佳的诊断界限值 ROC曲线是表示灵敏度与特异度之间互相关系的一种方法,所得的曲线可以决定最佳分界值。一般多选择曲线转弯处,即敏感度与特异度均为较高的点为分界值。

3. 两种或两种以上不同检验项目对疾病识别能力的比较 应用ROC曲线对同一种疾病的两种或两种以上诊断方法进行比较时,可采用肉眼图形比较和计算曲线下面积比较的方法,帮助医师作出最佳选择。

四、ROC曲线分析的主要步骤

1. ROC曲线图绘制 依据专业知识,对疾病组和参照组测定结果进行分析,确定测定值的上下限、组距以及截断点(cut-off point);按选择的组距间隔列出累积频数分布表,分别计算出所有截断点的敏感性、特异性和假阳性率(1-特异性);以敏感性为纵坐标代表真阳性率,(1-特异性)为横坐标代表假阳性率,作图绘成 ROC 曲线。

2. ROC 曲线统计量计算 ROC 曲线下面积(AUC)及其标准误(SE)的计算方法很多,可应用计算机软件,采用统计学的 Wilcoxon 非参数方法进行推算;也可将 ROC 曲线图形描到方格纸上测定面积,但该方法操作简便、精密度较高,但较烦琐。

3. 两种诊断方法的统计学比较 两种诊断方法的比较可采用统计学比较法和图形比较法。统计学比较法通过计算 ROC 曲线下的面积,可以定量比较不同试验之间的临床准确性,但单看面积这一数值,可能丢失一些信息,如两条 ROC 曲线形状不同,但它们可有相似的面积。

ROC 曲线下的面积值通常在 1.0 和 0.5 之间。在 AUC>0.5 的情况下,AUC 越接近于1,说明诊断效果越好。AUC 在 0.5~0.7 时有较低准确性,AUC 在 0.7~0.9 时有一定准确性,AUC 在 0.9 以上时有较高准确性。AUC=0.5 时,说明诊断方法完全不起作用,无诊断价值。AUC<0.5 不符合真实情况,在实际中极少出现。见图 3-8。

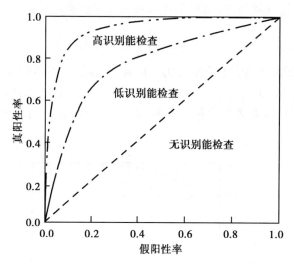

图 3-8 ROC 曲线判断检验项目的诊断效果

五、临床应用案例

H-FABP 对 AMI 诊断的 ROC 曲线分析研究的内容和结果。

H-FABP 对 AMI 诊断性能临床评价研究方案的设计及诊断性能评价指标的计算见本节前述案例内容。应用 ROC 曲线分析 H-FABP 对 AMI 诊断价值的主要内容包括:

1. 绘制 ROC 曲线计算曲线下面积 应用 SPSS13.0 软件绘制 ROC 曲线、计算曲线下面积。

2. 确定分界值计算诊断准确性 根据 ROC 曲线以及"Se+Sp"取最大值的原则确立的 H-FABP 用于诊断 AMI 的 cutoff 值为:5.7ng/mL。在此 cutoff 值下的诊断敏感度与特异度分别为 0.783 和 0.854。

3. 不同心肌标志物诊断性比较 三种心肌损伤标志物在急性胸痛症状患者人群中用于诊断 AMI 的 ROC 曲线绘制(见彩图 3-9)。依 ROC 曲线计算出的曲线下面积分别为 AUC_{cTn-I}:0.938,AUC_{Myo}:0.743,AUC_{H-FABP}:0.919。与 H-FABP 的 ROC 曲线下面积相比,cTnI 与之的大小差异无统计学意义($Z=0.614$,$P=0.542$),而 Myo 小于 H-FABP($Z=4.067$,$P<0.001$)。因此,新指标 H-FABP 在诊断性能上优于 Myo,而与 cTnI 差别不大。

第五节　检验项目诊断性能的系统评价

对于检验项目的诊断性能评价除进行原始的评价研究外,还应采用循证检验医学(evidence-based laboratory medicine,EBLM)的原理和要求,对获得的诊断性能评价证据(或文献)开展系统评价,即在大量可靠的临床应用资料和经验的基础上,研究临床生物化学检验项目的应用价值,为临床诊断、疗效观察、病情转归等提供最有效、最实用、最经济的生物化学检验项目和最合理的检验项目组合。

一、检验项目系统评价的内容

系统评价(systematic review,SR)是一种严格的文献综合评价方法。它是针对某一具体临床问题,系统、全面地收集全世界已发表或未发表的临床研究结果,采用临床流行病学或循证医学的原则和方法,对文献进行严格评价,筛选出符合质量标准的文献,进行定性或定量合成,得出综合可靠的结论,并随着新的临床研究成果的出现及时更新。

检验项目评价文献一般从文献的内在真实性(internal validity)、临床价值及适用性(applicability)等方面进行严格的评价,以期得到对临床有价值的检验项目。

1. 内在真实性　内在真实性指该检验项目评价研究的方法是否合理,统计分析是否正确,结论是否可靠,研究结果是否支持作者的结论等。

2. 临床价值性　文献的临床重要性指研究结果本身是否具有临床价值。诊断性研究可采用敏感度、特异度、阳性及阴性预测值、似然比、ROC 曲线等指标判断所研究的试验的诊断价值。

3. 证据适用性　或称实用性,一篇具有真实性及临床重要性的文献,其结果能否被采用,即为适用性。应结合自己所在医院的医疗环境、硬件设施、患者的具体情况、经济承受能力和文献中的情况是否相似,来判断能否将文献报道的研究结果应用到目前的患者身上。

二、检验项目系统评价的设计要点

系统评价的本质是有效的信息合成,通常采用荟萃分析(meta-analysis)或 cochrane 系统评价方法。应依据系统评价的基本原则和步骤设计评价方案。

1. 制定系统评价计划书

(1)提出明确的临床问题:提出恰当的拟回答的临床问题是任何系统评价的中心。系统评价的题目主要来源于临床医疗实践,涉及疾病防治中不肯定、有争论的临床问题,以帮助临床医师进行医疗决策。通常将临床问题分解成 PICO 格式,且每个部分的关键词即检索文献的主题词:①研究对象,即患者 / 人群(patient/population,P);②干预措施或暴露因素(intervention or exposures,I);③设计方案,包括对照(control,C)设计;④研究结果(outcome,O)。

(2)制订系统评价计划书:其内容包括系统评价的题目、背景资料、目的、检索文献的方法及策略、选择合格文献的标准、评价文献质量的方法、收集和分析数据的方法等。

2. 检索文献　尽可能全面地搜集所有相关的原始文献是进行系统评价最基本的步骤。系统评价作者应围绕拟解决的临床问题,按照计划书中制定的检索策略,采用多种渠道和系统的方法检索文献。一般来说,可采用计算机检索和人工检索。在进行文献的搜集时,除全面收集已发表的原著论文外,还应收集其他尚未发表的内部资料,以及多语种的相关资料,应尽量避免文献的"**发表偏倚**"(publication bias)、"语言偏倚"和其他报道偏倚。

3. 选择文献　根据提出的问题设计一个详细的选择标准和选择程序。纳入标准和排除标准主要是依据研究问题及其构成要素制定,并应用此标准对文献进行筛选。从检索到的所有原始文献中挑选出符合标准的、能够回答研究问题的文献资料,保证原始研究所采用的研究方法的均质性。由于在决定纳入或去除文献时难免具有一定的主观性,为了避免选择和评价者的偏倚,可以考虑一篇文章由多人或者盲法选择和评价,也可采用专业和非专业人员相结合的共同选择和评价的方法。对有疑问或有分歧的文献可联系作者获得更多信息,也可通过共同讨论或者请第三方审核的方法解决分歧。

4. 评价文献质量 应用临床流行病学和循证医学评价文献质量的原则和方法,分析评价纳入文献的质量。文献质量指单个临床试验在设计、实施及分析过程中防止或减少系统误差和随机误差的程度。目前尚无金标准或统一的量表用于各种检验项目方法的质量评估,但最基本的评估应包括4个方面:①患者选择偏倚的防止;②干预措施偏倚的防止;③研究过程中是否存在排除偏倚;④是否存在测量偏倚。

5. 提取数据 根据计划书提取收录的有关数据资料包括:①一般内容,如文献的题目、调查者的姓名、原始文献编号和来源等;②研究特征,如文献的设计方案和质量、研究措施的具体内容及实施方法、防止偏倚的措施、主要的试验结果等;③研究对象的特征和数量;干预的内容和实施情况等;④结果测量,如随访时间、失访和退出情况,计数资料收集每组人数及事件发生率,连续性资料收集每组人数、均数和标准差或标准误等。

6. 分析数据和报告结果 将上述提取的数据输入系统评价软件(如 review manager,RevMan),进行定性或者定量的统计分析,以获得相应的分析结果和报告。①定性分析:按照研究对象、干预措施、研究结果、研究质量、设计方法等,将每个研究进行总结列表,以便浏览纳入研究的情况、研究方法的严格性及不同研究间的差异;②定量分析:分析内容包括同质性检验、meta 分析、敏感性分析、发表偏倚分析;③报告结果:包括提供一项试验在给定条件下的诊断准确性和实用性的总结;研究在不同条件下其效果是否一样;探讨不同研究差异的原因及解释。

7. 解释系统评价的结果 解释系统评价的结果应包括系统评价的论证强度、推广应用性、干预措施对患者的利弊和费用、实用价值以及对今后研究的指导意义等。

三、临床应用案例

H-FABP 对 AMI 诊断的诊断性能系统评价方案的设计。

根据循证检验医学的观点,新的定量检验项目的诊断性能评价的包括诊断性能评价证据的 meta 分析和诊断性能评价的原始研究两个步骤。

1. 检验项目诊断性能评价证据的 meta 分析 主要是检索相关的文献资料,纳入所有可以提供四格表资料的研究,进行 meta 分析,绘制 SROC 曲线,判断新指标有无诊断价值。其具体方法如下:

(1)确定纳入标准:①纳入研究类型:HFABP 诊断急性心肌梗死且与金标准对照的诊断性研究试验;②纳入患者的要求:纳入患者为胸痛发作后 48 小时以内到医院就诊的患者,含 AMI 患者及 AMI 疑似患者;③金标准的要求:AMI 诊断标准为世界卫生组织 1979 年发布的 AMI 诊断标准或者美国心脏病学院与欧洲心脏病学会 2004 年发布的 AMI 新诊断标准;④原始数据资料的要求:纳入文献的结果中含有经计算可获得四格表数据,且可获取全文,发表语言限于英文和中文。

(2)确定检索策略:包括纳入的数据库,检索时间,检索语言,中英文检索词,手检的范围等。①纳入的数据库:计算机检索 MEDLINE、EMBASE、OVID、中国生物医学文献数据库(CBMDISC)、中国生物医学期刊文献数据库、中文科技期刊全文数据库(CNKI)、维普中文科技期刊数据库(VIP)及中国学术会议论文库(CACP)等;②数据库检索时间:设定为1970—2006 年 11 月;③检索语言:英文 + 中文;④检索策略:研究指标(HFABP);诊断性试验（准确性指标）；目标疾病；以上3项均包含。

（3）确定测量指标：测量指标采用敏感度、特异度、准确度、阳性与阴性预测值、阳性与阴性似然比。

（4）原始数据的提取与处理：从原始文献直接获得、计算得到或者直接向作者索取检验项目研究四格表中的相关数据[TP(a)、FP(b)、FN(c)和TN(d)]。

（5）文献质量的评价：有多种评价方法，本文采用QUADAS(quality assessment of diagnostic accuracy studies)工具评价文献质量，以及发生偏倚的可能性，每个项目按"是"、"否"、"不清楚"三个判断标准进行评价，两名评价员独立进行文献评价，并通过讨论解决分歧。

（6）确定统计方法：目前可用的统计软件包括MetaDisc、Revman等。首先根据预先设定的研究时间分组，利用MetaDisc软件进行各预定研究组的综合比数比（OR）分析及异质性检验；然后分别计算综合敏感度、特异度、准确度、阳性预测值、阴性预测值、阳性似然比和阴性似然比；并进行综合受试者工作曲线（SROC）拟合分析，并获得ROC曲线下面积；最后进行敏感性分析和发表偏倚分析。

2. 检验项目诊断性能评价的原始研究 若已有的证据不能证实新指标具备任何诊断价值，则不需要进行下一步的研究；若meta分析的结果证实SROC曲线下面积超过0.5，或者诊断指标的综合准确性指标和有效性指标优于目前的类似试验，则有必要进行进一步的原始研究。纳入代表本地区的人群进行分析，获得适合本地区的受试人群和实验室的cutoff值，获得相应的诊断准确度与诊断概率等指标。

第六节 联合试验的诊断性能评价

虽然临床上可以通过询问病史、体格检查和高危人群筛选等方法，选择高患病率人群进行临床检验，以提高检验项目的阳性预告值，使患者得到及时确诊。但是，由于生物学、方法学等因素，常用的检验项目通常难以达到理想的诊断性能，其敏感性和特异性均低于100%。因此，除需不断地研究开发新的诊断标志物外，临床上常常依据不同检验项目的特性，采取联合试验的方法来提高检验项目的诊断性能。

一、联合试验的类型

联合试验的方法有两类，即并联试验和串联试验。两种试验联合的判断方法见表3-3。

表3-3 两种试验联合的判断方法

联合试验方法	检验项目结果		联合试验结果判断
	试验A	试验B	
并联试验	+	+	+
	+	−	+
	−	+	+
	−	−	−
串联试验	+	+	+
	+	−	−
	不必做		

二、并联试验

1. 概念 并联试验（parallel test）又称平行试验。该联合方法是同时做几种检验项目，其中一项为阳性即判断为阳性。与单项检验项目比较,平行试验可提高诊断敏感性,但降低了特异性。

2. 并联试验的诊断性能 并联试验的敏感度和特异度计算公式如下:

(1)两种试验联合:

$$敏感度_{(A+B)}=敏感度_A+(1-敏感度_A)×敏感度_B$$

$$特异度_{(A+B)}=特异度_A×特异度_B$$

(2)三种试验联合:需先计算两种试验联合的敏感度$_{(A+B)}$,再计算三种试验联合的敏感度$_{(A+B+C)}$,最后计算三种试验联合的特异度$_{(A+B+C)}$。

$$敏感度_{(A+B+C)}=敏感度_{(A+B)}+(1-敏感度_{(A+B)})×敏感度_C$$

$$特异度_{(A+B+C)}=特异度_A×特异度_B×特异度_C$$

3. 并联试验的临床应用 并联试验能从不同角度揭示检验项目与疾病的关系,如反映器官损害、代谢、解毒、合成的肝功能试验,检测相对分子量不同的尿蛋白来鉴别肾疾病等。

三、串 联 试 验

1. 概念 串联试验(serial test)又称系列试验。该联合方法是依次进行几项检验项目,如先做特异性高的试验 A,A 为阳性者再做 B,如此类推,只有全部试验结果为阳性时才能判断为阳性,否则为阴性。与单项检验项目比较,串联试验可提高诊断特异性,但降低了诊断敏感性。

2. 串联试验的诊断性能 串联试验的敏感度和特异度计算公式如下:

(1)两种试验联合:

$$敏感度_{(A+B)}=敏感度_A×敏感度_B$$

$$特异度_{(A+B)}=特异度_A+(1-特异度_A)×特异度_B$$

(2)三种试验联合:

$$敏感度_{(A+B+C)}=敏感度_A×敏感度_B×敏感度_C$$

$$特异度_{(A+B+C)}=特异度_{(A+B)}+(1-特异度_{(A+B)})×特异度_C$$

3. 串联试验的临床应用 串联试验可提高诊断特异性和阳性预期值;当出现阳性结果时患某病的可能性更大,即降低了误诊率,却增加了漏诊率。当几项检验项目的特异性不高时,采用串联试验最为适宜。例如,诊断心肌梗死的 CK、AST、LDH 3 种试验中无一项是特异性试验,若单独使用其中一项则易产生误诊,若采用串联试验则可提高心肌梗死诊断的特异性,降低了误诊率。

(刘忠民 程黎明)

本章小结

临床生物化学检验项目是指应用各种生物化学检验技术和方法,通过对患者血液、体液和组织中的物质进行检验,为临床对疾病的诊断提供实验信息和诊断依据的诊断方法或检验项目。从卫生经济学出发,检验项目的临床应用性能评估包括技术性能、诊断性能、临床效应和经济效益等四个方面。

为新的检验项目建立一个参考区间时,应充分考虑各种因素对参考值研究结果的影响,按照参考值研究程序、步骤,科学系统地进行研究。对已使用的检验项目,实验室可以从其他实验室或厂商先前建立的参考值研究中转移参考区间。但是,参考区间转移的可接受性需采用参考值研究程序来验证,其主要内容是分析系统的可比性和受试人群的可比性。

在每一项具体的检验项目中,生理与病理状态的划分,不可能只靠几项诊断数据得到完全解决。以参考区间为基础,根据不同目的(早期诊断、疗效观察等)通过流行病学调查,把诊断敏感性和特异性等指标放在适当的水平产生的"分界值",以及综合分析参考值与病理值的分布范围,制定出医生必须采取措施的"医学决定水平",能使检验项目结果的判断和使用更加合理。

诊断性能评价内容包括真实性、先进性和实用性。在对新诊断方法的诊断性能进行评估时,除满足临床生物化学检验专业的要求外,还必须符合统计学要求,其评价研究设计要点包括研究目标、研究对象、诊断标准、样本含量、测量指标与测量方法、截断点、评价指标和防止偏倚等。检验项目的诊断性能评价指标包括诊断的准确性和可靠性两个方面,它们能从不同的方面真实地反映检验项目结果对疾病诊断的价值。

ROC 曲线是根据一系列不同的二分类方式,以真阳性率(灵敏度)为纵坐标,假阳性率(1-特异度)为横坐标绘制的曲线。与传统的评价方法不同,ROC 曲线允许有中间状态,采用多个分界值,把试验结果划分为多个有序分类再进行统计分析。因此,ROC 曲线能很容易地查出任意界限值时的对疾病的识别能力、选择最佳的诊断界限值、进行两种或两种以上不同检验项目对疾病识别能力的比较。

检验项目的临床性能除进行原始评价研究外,还应通过系统评价研究,不断地评估其临床应用价值,为临床提供最佳的诊断方法,并为临床实践指南的制定提供依据。依据不同检验项目的特性,采取联合试验的方法能提高检验项目的诊断性能。与单项检验项目比较,并联试验能从不同角度揭示检验项目与疾病的关系,提高诊断敏感性;而串联试验则可提高诊断特异性,降低了误诊率。

第四章

酶学检测技术

思考题：

1. 试述酶和同工酶的概念、分类与特征。
2. 酶活性浓度的表示方法有哪些？
3. 简述定时法和连续监测法测定酶活性的特点和方法设计。
4. 影响酶活性浓度测定的因素有哪些？如何进行测定条件的优化？
5. 常用的代谢物酶学分析方法有哪些？
6. 用平衡法和速率法进行代谢物酶法分析时，其原理、方法设计与酶活性测定时有何不同？
7. 酶偶联法常用的指示系统有哪些？
8. 常用同工酶检测技术有哪些？各有何特点？

酶（enzyme，E）是具有催化作用的生物大分子，在生命进程中发挥着重要作用。近年来，随着酶学分析技术的进展和自动化仪器设备的广泛应用，临床酶学检验已成为临床化学实验室工作的重要内容，不仅可以通过检测血清、尿液、胸腔积液、腹水、脑脊液中的百余种酶协助疾病的临床诊断，还可以利用一些工具酶进行许多代谢物的测定。

第一节 概 述

酶是活细胞赖以生存的基础，其主要功能是生物催化作用。酶所催化的反应物称为酶的底物（substrate，S），其生成物称为产物（product，P），酶的催化能力的大小称为酶的活性（activity）。酶的催化作用与其特殊的组成、结构和性能有关。

一、酶的分类与特征

（一）酶的组成

除极少数酶是核酸外，绝大多数的酶是蛋白质。与其他蛋白质一样，酶分子具有一、二、三级乃至四级结构。仅具有三级结构的酶称为单体酶，由多个亚基以非共价键连接组成的酶称为寡聚酶，由几种不同功能的酶彼此聚合形成的多酶体系称为多酶复合物，几种不同催化功能的酶存在于同一条多肽链中称为多功能酶或串联酶。

按照酶分子的组成可以将其分为单纯酶和结合酶。仅由氨基酸残基组成的酶叫单纯酶，如脲酶、淀粉酶、脂酶、核糖核酸酶等。除含蛋白质外，还含有非蛋白部分的酶叫结合酶，体内酶大多数为结合酶。结合酶的蛋白质部分称为酶蛋白，非蛋白质部分称为辅助因子。金属离子，如 K^+、Na^+、Mg^{2+}、Cu^{2+}、Zn^{2+}、Fe^{2+} 等是最常见的辅助因子，称为酶的辅基。

另一类常见的辅助因子称为辅酶，主要是小分子有机化合物，如 B 族维生素及其衍生物，其作用是参与酶的催化过程，在酶反应中传递电子、质子或其他基团。

（二）酶的分类

根据催化的反应性质可将酶分为六大类：氧化还原酶类（oxidoreductases）、转移酶类（transferases）、水解酶类（hydrolases）、裂合酶类（lyases）、异构酶类（isomerases）和合成酶类（synthetases）。

国际酶学委员会（enzyme committee，EC）采用系统命名法，将每种酶用 4 个数字加以系统编号，分别表示该酶所属的类别、亚类、亚 - 亚类和编号序数，再以其催化的所有底物加反应类型命名。表 4-1 是临床酶学分析中常用酶的名称与编号。

表 4-1　临床常用酶的名称与编号

习惯用名	英文缩写	EC 编号	系统命名
乳酸脱氢酶	LD（LDH）	1.1.1.27	L 乳酸：NAD^+ 氧化还原酶
异柠檬酸脱氢酶	ICD（ICDH）	1.1.1.42	异柠檬酸：NAD^+ 氧化还原酶
葡萄糖 -6- 磷酸脱氢酶	G6PD（G6PDH）	1.1.1.49	G-6-P：NAD^+ 氧化还原酶
谷氨酸脱氢酶	GLD（GLDH）	1.4.1.3	L 谷氨酸：NAD^+ 氧化还原酶
单胺氧化酶	MAO	1.4.3.4	单胺：氧化还原酶
γ- 谷氨酰转移酶	γ-GT/GGT（GGTP）	2.3.2.2	γ- 谷氨酰肽：氨基酸 γ- 谷氨酰转移酶
糖原磷酸化酶	GP	2.4.1.1	1, 4-α-D- 葡聚糖：磷酸 α-D- 葡萄糖基转移酶
谷胱甘肽转移酶	GST	2.5.1.18	RX：谷胱甘肽 R- 转移酶
天冬氨酸氨基转移酶（原称谷草转氨酶）	AST（GOT）	2.6.1.1	L 天（门）冬氨酸：α- 酮戊二酸转氨酶
丙氨酸氨基转移酶（原称谷丙转氨酶）	ALT（GPT）	2.6.1.2	L 丙氨酸：α- 酮戊二酸转氨酶
肌酸激酶	CK（CPK）	2.7.3.2	三磷腺苷：肌酸转磷酸酶
脂肪酶	LPS	3.1.1.3	甘油三酯酰基水解酶
胆碱酯酶	ChE	3.1.1.8	酰基胆碱酰基水解酶
碱性磷酸酶	ALP（AKP）	3.1.3.1	正磷酸单酯磷酸水解酶（碱性）
酸性磷酸酶	ACP	3.1.3.2	正磷酸单酯磷酸水解酶（酸性）
5′- 核苷酸酶	5′-NT	3.1.3.5	5′- 核糖核苷酸磷酸水解酶
α- 淀粉酶	AMY（AMS）	3.2.1.1	1, 4-α- 糖苷：糖苷水解酶
β-N- 乙酰（基）-D- 氨基葡萄糖苷酶	NAG	3.2.1.30	2- 乙酰氨基 -2- 脱氧 -β-D- 葡萄糖苷：乙酰氨基葡萄糖苷水解酶
α-L- 岩藻糖苷酶	α-FU（AFU）	3.2.1.51	α-L- 岩藻糖苷岩藻糖水解酶
亮氨酸氨基肽酶	LAP	3.4.23.1	α- 氨基酰 - 肽水解酶
醛缩酶	ALD	4.1.2.13	1, 6- 二磷酸果糖：3- 磷酸甘油醛裂合酶

（三）酶的作用特性

酶蛋白具有一些特殊的结构和性能，保证了生物体内多种复杂生化反应的正常进行，也可以根据这些特性进行酶的分析与检测。

酶具有高度不稳定性，在受热、振荡、紫外线照射、酸碱作用等多种理化因素作用下容易变性失活。因此酶促反应要有合适的环境，酶制剂的存放也要求有适宜的条件。

酶的活性中心和多种催化机制保证了其独特的催化性能。酶的催化作用比普通化学催化剂要高百万倍,具有高效性;酶对作用物的选择性很强,具有高度特异性;酶的催化作用受多种因素调节,具有可调节性等。

二、同工酶的分类与特征

(一)同工酶的概念

同工酶(isoenzyme)是指催化的化学反应相同,但酶蛋白的分子结构、理化性质乃至免疫学性质不同的一组酶。同工酶存在于同一种属或同一个体的不同组织或同一细胞的不同亚细胞结构中,使不同的组织、器官和亚细胞结构具有不同的代谢特征,也为不同器官疾病的诊断和鉴别诊断提供了较好的指标。

(二)同工酶的分类

根据国际生化学会的建议,同工酶是由不同基因编码的多肽链,或由同一基因转录生成的不同 mRNA 所翻译的不同多肽链组成的蛋白质。据此可以将其分为单基因决定的同工酶、复等位基因同工酶、多基因决定的同工酶和修饰的同工酶等四类。也有学者认为由不同基因产生的原级同工酶才属同工酶范畴,而翻译后再经修饰(如磷酸化修饰)或加工(如结合上多糖类后)形成的次级同工酶,只是酶的多态性,而非真正的同工酶。表 4-2 列举了临床酶学检验中常用的一些同工酶种类及可导致其变化的相关疾病。

表 4-2　人体中重要的同工酶

酶	同工酶种类	相关疾病
CK	CK-BB、CK-MB、CK-MM(CK_1、CK_2、CK_3)	心肌梗死、肌病、颅脑损伤、肿瘤
LD	LDH_1、LDH_2、LDH_3、LDH_4、LDH_5	心肌梗死、肌病、肺梗死、肝病、肿瘤
ALP	肝、小肠、骨、胎盘、肾	肝胆疾病、骨病、妊娠、结肠炎、肿瘤
ACP	红细胞、前列腺、溶酶体	前列腺癌、血液病、骨肿瘤
γ-GT	$γ-GT_1$、$γ-GT_2$、$γ-GT_3$、$γ-GT_4$	肝癌、梗阻性黄疸
AMY	P-AMY(P_1、P_2、P_3)、S-AMY(S_1、S_2、S_3、S_4)	急、慢性胰腺炎、腮腺炎
ALT	ALTs、ALTm	心肌梗死、肝病
AST	ASTs、ASTm	心肌梗死、肝病
GP	GP-BB、GP-LL、GP-MM(GP_1、GP_2、GP_3)	心肌梗死、脑损伤、肾病、肌病
GST	GST_1 和 GST_2(GST-α)、GST_3(GST-μ)、GST_4 和 GST_5(GST-π)	肺癌、肝炎
ALD	ALD-A、ALD-B、ALD-C	肝癌、肝炎、神经细胞癌
NAG	NAG-A、NAG-B、NAG-I	肝病、肾病

第二节　酶学测定技术

临床酶学检验可以采用酶活性测定和酶质量测定两类方法,但由于体液中大部分酶的质量浓度很低,在 pg/L 或 ng/L 水平,要直接测定酶蛋白十分困难。目前,临床上除少数用免疫学方法测定质量浓度外,大多数酶都采用活性测定法。

一、酶活性测定的理论基础

酶活性测定主要利用酶具有催化活性,能加快化学反应速度的特性,测定单位时间内底物消耗量($-d[S]/dt$)或产物生成量($d[P]/dt$),计算酶促反应的速率,确定酶活性浓度的高低。根据酶促反应进程曲线,采用合理的方法进行的酶活性浓度测定,原理科学、方法简便、灵敏度高、成本低、应用广泛。

（一）酶活性浓度的表示方法

酶活性用活性单位表示,常用的酶活性单位有惯用单位、国际单位和 Katal 单位。

1. 惯用单位 20 世纪 50 年代以前常用首先报告某种酶测定方法的临床酶学家的名字来命名该酶的活性单位,如测定 AMY 的 Somogyi 单位,转氨酶的 Karmen 单位等。酶不同,惯用单位就不同,即使同一种酶也因测定方法不同而有数种活性单位,应用不便,现已少用。

2. 国际单位 1963 年国际酶学委员会推荐采用国际单位来统一表示酶活性的大小,即在 25℃ 及其他最适条件下,每分钟催化 1 微摩尔底物转化成产物所需要的酶量为一个国际单位。1965 年将温度改为 30℃,1972 年又取消了对温度的规定。到 1976 年对酶活性单位的定义为:在特定的条件下,1 分钟内转变 1 微摩尔底物的酶量为一个国际单位,以 IU 表示,即 1IU = 1μmol/min。由于未指定反应温度,目前省略国际二字,即常将 IU 简写为 U。

3. Katal 单位 1979 年国际生化协会为了使酶活性单位与国际单位制（SI）的反应速率相一致,推荐用 Katal 单位（也称催量,简写为 Kat）。即在规定条件下,每秒钟催化 1 摩尔底物转化所需的酶量,1katal = 1mol/s。我国法定计量单位制中的酶催化活性单位为 katal,其对血清中酶量而言显然过大,故常用单位为 μkatal 或 nkatal。1katal = 60×10^6U,1U = 1μmol/min = 16.67nmol/s = 16.67nkatal。

4. 酶活性浓度单位 临床上测定的不是酶的绝对量而是浓度。酶活性浓度以单位体积所含的酶活性单位数表示。常用 U/L 来表示体液中酶催化浓度,也可用 katal/L 报告酶活性浓度。

（二）酶促反应进程

酶促反应体系中,底物浓度[S]和产物浓度[P]随着反应的进行不断发生变化。如将酶反应过程中测得的[P]或[S]变化量对时间作图,可得酶促反应时间进程曲线（图 4-1）。该曲线反映了酶促反应进程中主要成分的变化规律,也可以从中得到酶促反应的速度。图中[P]或[S]变化曲线的斜率就代表酶促反应的速率。

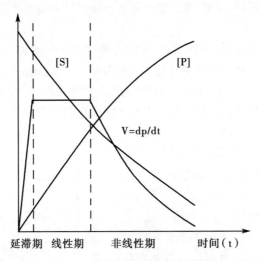

图 4-1 酶促反应时间进程曲线
S 为底物;P 为产物

典型的酶促反应过程一般包括三个时期,即延滞期、线性期和非线性期。

1. 延滞期 延滞期（lag phase）是指反应开始的一段时间,此时[S]开始下降,随之有相应[P]逐渐增加。但由于多种因素的影响,该期酶促反应速度比较慢。不同反应的延滞期长短不等,可以从几秒到几分钟。

单一酶促反应的延滞期是从反应开始至达到最大反应速度所需要的时间。期间发生的变化包括酶活性中心的形成与催化位点的暴露、酶与辅酶因子的结合、底物的解离、底物与酶的结合等。酶偶联反应的延滞期较长,除了以上过程之外,还包括中间产物的积聚、指示反应速度增加、指示反应速度与待测酶的酶促反应速度达到平衡所需的时间。因此,辅助酶越多延滞期就越长,通常为1~3分钟。

2. 线性期　线性期(linear phase)是指延滞期后酶促反应速度达到最大反应速度并保持相对恒定的一段时期,此时有过量底物存在,时间进程曲线呈直线或接近直线状态。

因线性期底物量足够,酶促反应速率不受底物浓度的影响,产物[P]和底物[S]变化与时间t成直线关系,因此测定此时的酶促反应速率就能较好地反映酶活性的大小。不过线性期是一个相对的概念,试剂中底物用量不可能大到完全不限制酶活性发挥的程度,而且底物量随着反应进行而不断消耗。一般认为,当底物消耗量小于5%,不足以明显改变反应速度时,仍认为酶促反应以初速度即最大速度进行。在选定条件下,标本中酶浓度越高,其线性期就越短。在实际工作中往往需要根据酶促反应动力学曲线,来设定线性期和非线性期的界限。

3. 非线性期　非线性期(non-linear phase)又称底物耗尽期,是指线性期后反应速率明显下降、酶促反应进程曲线偏离直线的一段时期。随着反应的进行,底物浓度不断下降,产物浓度不断上升,使反应体系中逆反应增加;反应产物的抑制作用、酶的热失活、酶的聚合或解离等也会增加,这些原因会使酶促反应变慢。在这段时期酶促反应速度受底物浓度的影响较大,产物[P]和底物[S]变化与时间t之间不成直线关系。

可见,只有依据酶促反应进程曲线中线性期的反应速率才能准确计算出反应体系中的酶活性浓度。因此,不论采用哪种酶活性浓度测定方法,都应该尽量保证在线性期进行检测,如果在延滞期或非线性反应期检测势必造成较大的误差。

二、酶活性测定方法

按照检测时段的不同,酶活性测定方法可分为定时法和连续监测法两大类。

(一)定时法

定时法(fixed time assay)指测定酶促反应过程中某一段时间内底物的消耗量或产物的生成量,计算出该时段内的平均反应速度,再换算成μmol/min,以此代表待测酶的活性浓度。该法一般是在反应一开始即计时,到达设定时间时加入终止剂(强酸、强碱、蛋白沉淀剂等)终止酶促反应,测定这段时间内底物或产物浓度的变化,因此,不仅底物或产物浓度的测定要准确,还必须计时准确。

1. 定时法的特点　主要优点是设备简单,操作方便,检测过程中不需要恒温设备,用分光光度计即可测定;也不用考虑显色剂对酶活性的影响,是早期测定酶活性浓度的常用方法。

定时法的主要不足在于不能确保选定的测定时段全部处于线性期,因此测定误差难以估计。如图4-2所示,用定时法测定3个标本的某酶活性时,他们的反应进程不同,所含的酶活性浓度不等。但如果取t₁到t₂这一相同时间段来测定,由于产物的变化量相同,计算出的反应速度也就相等。造成这种错误的原因在于,此检

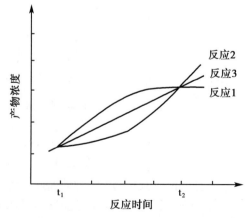

图4-2　定时法中可能引起的误差

测时段曲线1的酶促反应已经减慢进入非线性期，检测时间包含有线性期和部分非线性期，曲线2的酶促反应还没有达到最大反应速度，检测时间包含了部分延滞期，两者测定结果都不能代表体系中的酶活性，只有曲线3完全处于线性期，产物变化量与酶浓度成正比，测定的结果才准确。因此，用定时法时必须先了解反应体系的时间进程曲线特征，找出反应速度恒定的时期为测定时段。在实际工作中，延滞期很难确定，而且一般很短，对酶活性测定产生的影响不大。但非线性期的影响不容忽视，随着保温时间的延续，酶变性失活加速，逆反应加强，对活性测定产生的影响非常明显。

2. 定时法酶活性的计算 根据测定方法的不同，可以利用标准比较法、标准曲线法或吸光系数法计算出酶活性浓度单位。过去常用的是前两种方法，即同时测定标准品和样本，根据吸光度变化来计算样本酶活性，但有很大不足。主要是因为没有真正的酶标准品，大多是用酶反应产物（或底物）的标准品来代替。这样做不包含真正的酶促反应，即使将该标准品在基本上相同于样本的条件下进行化学反应，测定误差不可避免，因此现已少用。

目前常用的是吸光系数法，根据待测底物或产物的摩尔吸光系数和测定方法计算出酶活性浓度单位。例如某样本中的酶活性为 X U/L，取样量 Vs(ml)与底物缓冲液 Vr(ml)孵育，经过 t 分钟反应，加入终止液 Ve(ml)，检测到产物吸光度增加为 A，该产物的摩尔消光系数为 ε，比色皿光径为 b cm。

根据朗伯-比尔定律 $A = \varepsilon bc$ 可得，$c = A/\varepsilon b$。

其中 c 为产物的浓度，即产物的总变化量 d[P]，根据以上公式可求出反应速度即酶活性为：

$$v = d[P]/t = \frac{A}{\varepsilon \times b \times t}$$

乘以测定时的稀释倍数，再换算成国际单位，即可得样本中的酶活性 X(U/L)：

$$X = \frac{A \times 10^6}{\varepsilon \times b \times t} \times \frac{Vt}{Vs} = \frac{\Delta A/min \times 10^6}{\varepsilon \times b} \times \frac{Vt}{vs}$$

式中反应总体积 Vt = Vs + Vr + Ve。

（二）连续监测法

连续监测法(continuous monitoring assay)是连续监测酶促反应进程中某一反应产物或底物浓度随时间变化的多点数据，找出反应的线性期，求出最大酶促反应速度，从而计算酶活性浓度。具体方法是将待测酶与合适底物在特定条件下孵育，在酶促反应的线性期每隔一定时间连续多次检测酶促反应过程中某一底物或产物的特征信号的变化，从而计算出每分钟的信号变化速率，再求出酶活性浓度。因此，连续监测法有时也称为速率法。

1. 连续监测法的特点 与定时法不同，连续监测法不需要终止酶促反应，不需添加其他显色试剂，直接检测待测酶反应或偶联的指示酶反应的产物或底物变化，很容易观察反应的整个过程。连续监测法的优点是连续观测反应进程，可以明确找到反应的线性期，结果准确可靠，标本和试剂用量少，可在短时间内完成测定。

连续监测法在特定条件下进行，要求足够的底物浓度，还要精确控制温度、pH 值等反应条件，对仪器要求较高，需要具有恒温装置和连续记录吸光度装置。半自动或全自动生化分析仪都能达到这些要求。

随着自动生化分析仪的普及，连续监测法已逐步取代定时法，成为目前最常用的方法。自动生化分析仪能自动间隔一定时间（10～60 秒）测定一次底物或产物的变化量，连续测定多点，以测定结果对时间作图，绘制反应进程速度曲线，自动判断是否偏离线性，因而可以选择线性期来测初速度从而计算酶活性，所以连续监测法更适合于自动化仪器，其结果远比定时法所测平均速度准确,在高浓度标本时尤为明显。由于一般的光度计所测得的摩尔吸光系数与理论值差别较大,在实际工作中最好带标准品一起测定。连续监测法还可以根据理论的摩尔吸光系数计算出理论K值。

在发表的各种酶活性测定方法中,几乎每个酶都有定时法和连续监测法可供选择,从测定准确度出发,应优先选择连续监测法。

2. 连续监测法酶活性的计算 用连续监测法进行酶活性测定时,根据摩尔吸光系数可以进行酶活性浓度的计算。检测到线性期内的每分钟吸光度变化即$\Delta A/min$,其酶活性计算公式即为

$$X = \frac{A \times 10^6}{\varepsilon \times b \times t} \times \frac{Vt}{Vs} = \frac{\Delta A/min \times 10^6}{\varepsilon \times b} \times \frac{Vt}{vs} = K \times \frac{\Delta A}{min}$$

上式中 $K = \frac{10^6}{\varepsilon \times b} \times \frac{Vt}{vs}$

建立了某种酶的测定方法后,其ε、Vt 和 Vs 均为定值,不同分析仪中 b 不同,但自动生化分析仪一般都自动将其换算为 $1cm$,因此 K 值为一个定值,可通过计算得出,称为理论 K 值或计算因子,设定到自动生化分析仪中。

3. 连续监测法的方法类型 根据检测物质是不是待测酶的底物或产物,可将连续监测法分为直接法和间接法。

(1)直接连续监测法:是直接测定反应体系中待测酶的某一底物或产物的理化特性(吸光度、荧光、旋光性、pH、电导率等)的变化,计算出酶活性浓度。该法虽然简单,但适用范围小,只有当底物与产物某一理想化性质有显著差异且便于检测时,才能使用。故至今只有很少一部分酶能用直接法进行测定。

(2)间接连续监测法:是连续监测法中常用的类型,又分为一步间接法和酶偶联法。一步间接法指在原来反应体系中加入一些试剂,这些试剂不与酶作用也不影响酶的活性,但能与产物迅速作用,产生可以被检测的物质。酶偶联法指在原来的反应体系中再加入一些酶试剂,使加入的酶促反应和被测酶的酶促反应偶联起来,最后的反应产物可直接监测,进而推测出第一个酶的活性浓度。在酶偶联体系中,被测定的酶(Ex)催化的反应称为始发反应,产生被检测物质的反应称为指示反应,参与偶联反应和辅助反应的酶统称工具酶,其中催化指示反应的偶联酶也称指示酶(Ei)。

根据连续监测法偶联体系和检测信号的不同,可以设计多种检测方法。常用的间接连续监测法主要有四大类:以人工合成色素原底物反应为基础的色素原底物连续监测法、以 NAD(P)H 和 NAD(P)$^+$ 吸光度变化为基础的脱氢酶反应连续监测法、以 Trinder 反应做指示反应的氧化酶连续监测法和特殊反应类型的连续监测法,详见本章第三节代谢物的酶法分析。

三、酶活性测定的条件优化

酶的催化活性与酶促反应的最大速度成正比,只有当反应速度为最大反应速度时 V 才与酶量 E 成正比。也只有在此基础上建立起来的测定方法才可靠和准确。因此,测定酶活性浓度的推荐或参考方法都提出酶活性浓度测定的条件应是酶促反应的最适条件。

所谓最适条件(optimum condition)是指能满足酶促反应速度达到最大反应速度所需的条件,包括:①合适的底物和足够的底物浓度;②理想的缓冲液种类和最适离子强度;③反应液的最适 pH;④最适反应温度;⑤合适的辅因子、激活剂浓度;⑥酶偶联反应中最适的指示酶和辅助酶用量;⑦合理的测定时间,包括延滞期尽量短暂,有足够的线性期;⑧合适的样本与试剂比例;⑨足够的检测范围;⑩尽量去除各种抑制剂等。

（一）底物种类和浓度

1. 底物种类的选择 底物是酶促反应体系中最重要的因素之一，底物选择的原则是：①尽量选择 Km 最小的底物，最好是酶的天然底物；②要有足够的溶解度；③酶对底物特异性高；④底物稳定性好；⑤有较高的临床价值。

（1）要考虑待测酶的特异性：不同酶对底物的专一性有很大的差别，例如，丙氨酸氨基转移酶对底物有立体异构选择性，只能催化 L-丙氨酸发生氨基转移反应。若选择 DL-丙氨酸，要达到同样的反应速度，则需 2 倍于 L-丙氨酸的用量。对于这些特异性很高的酶而言，选择底物的种类比较简单。但对于一些特异性较差的酶来说，底物种类的选择必须要有理论依据。

（2）要考虑底物的稳定性和临床价值：例如用于淀粉酶测定的人工合成底物很多，但都存在一个共同的缺点，即底物本身可以自发水解。该酶测定的参考方法要求用亚乙基封闭的对硝基酚麦芽庚糖苷做底物（EPS 法），就是因为该底物的稳定性好。又如临床上测定酸性磷酸酶主要目的是诊断前列腺癌，所选的底物应对前列腺酸性磷酸酶有较高的特异性，以麝香草酚磷酸盐做底物最合适。

2. 底物浓度的确定 酶的米氏常数（K_m 值）是酶促反应速度达到最大反应速度 V_{max} 一半时的底物浓度，用 mol/L 表示，大多数酶 K_m 在 $10^{-3} \sim 10^{-5}$ mol/L 之间。K_m 值是选择底物浓度的关键参数之一，代表了酶对底物的亲和力，K_m 越小表示酶与底物的亲和力越大，反之亦然。

（1）单底物酶促反应：根据 Michaclis-Menten 方程很容易得出以下结论：若 [S]＝10K_m，则反应速度达到最大反应速度的 90.9%；若 [S]＝20K_m，则反应速度达到最大反应速度的 95.2%；只有当 [S] 无穷大时，反应速度才达到最大反应速度，这在实际工作中是不可能的。因此，底物浓度的确定原则是选择 [S]＝10~20K_m，此时反应速度基本达到最大反应速度，测定的误差可以接受。

（2）双底物酶促反应：双底物酶促反应动力学与单底物相比更复杂，底物浓度的确定要以动力学方程为基础，用乒乓机制、序列有序机制和随机机制等进行分析。双底物酶促反应速度达到最大反应速度的程度一般要求为 90%~95%，根据不同机制的动力学方程，可以求出两底物的用量。

（二）缓冲液

缓冲液对酶活性的影响包括缓冲液的种类、离子强度和最适 pH 等方面。

1. 缓冲液种类 酶促反应体系中，缓冲液的选择十分重要。在酶与底物的结合中，酶和底物都需要合适的解离状态；酶催化基团作用的发挥也需要酶、辅助因子的有效解离；酶的稳定性也需要合适的环境。这一切都离不开缓冲液的作用。依据对酶活性的影响可将缓冲液分为活性缓冲液、惰性缓冲液和抑制缓冲液。

2. 最适 pH 在最终反应体系中，酶促反应速度达到最大时的 pH 称为最适 pH。一般来说，血清中大多数酶的最适 pH 接近中性。有些酶在最适 pH 附近活性变化非常显著，但多数酶在一定 pH 范围内相对稳定。测定酶活性时一定要选择在最适 pH 处。最适 pH 并非酶的特征性常数，易受多种因素如缓冲液种类、底物浓度、反应温度、样本与反应试剂的比例、防腐剂和添加剂等影响而改变。

3. 离子强度 缓冲液的离子强度也会影响酶的活性，一般选择与体液比较接近的离子强度。离子强度越高，电解质会干扰酶和底物结合，酶活性将逐步下降，但离子强度过低也会抑制酶活性。

理想的缓冲液应有足够的缓冲容量，较强的缓冲能力和较高的纯度。选择缓冲液时尽量选择活性缓冲液或惰性缓冲液，不可选择抑制型缓冲液，对酶活性表达有促进作用和稳

51

定作用则更好。目前常用的缓冲液有 N-2- 羟乙基哌嗪 -N′-2- 乙磺酸（HEPES）、N，N′- 双（2-乙磺酸）哌嗪（PIPES）、三羟甲基氨基甲烷（Tris）、三乙醇胺（TRA）、二乙醇胺（DEA）、2- 甲基 -2- 氨基 -1- 丙醇（AMP）等。

（三）反应温度

温度越高，反应活化能越大，酶与底物结合的机会越多，反应速度越快。但是，温度增高，酶的变性失活就会增加。由于结构和性质的差异，不同酶的最适温度可以不同。从实际工作方便来考虑，常规实验室越来越多地使用 37℃。因为温度越高，反应速度越快，灵敏度越高，延滞时间和测定时间都可能缩短，有利于提高工作效率。全自动生化分析仪，有高效率的恒温系统，使反应系统很快升温并维持在 37℃，可避免温度差异引起的误差。在比较不同实验室测定结果时，要注意温度不同带来的差异。

（四）辅酶、辅基和激活剂

结合酶是由酶蛋白和辅助因子组成的。根据酶催化反应最适条件的要求，原则上在酶测定体系中应加入一定量的辅酶、辅基和金属离子激活剂等辅助因子。脱辅基酶蛋白与辅基孵育一段时间后，酶活性才会恢复，因此，往往需要样本与试剂中的辅基先预孵育。辅酶尽管不同于酶的底物，但在作用方式上和底物类似，在酶促反应过程中与酶结合、分离及反复循环。辅酶用量的确定按底物处理。激活剂的化学本质是金属离子，可以是酶的活性中心，也可以通过其他机制激活酶的活性。金属离子之间往往存在相互拮抗或相互抑制，选用时要特别注意。

（五）抑制剂

酶活性测定过程中的抑制剂种类很多，有产物、底物、分析器材或试剂中的重金属及体液中的药物等。抑制类型可以是可逆性抑制，也可以是不可逆性抑制。按最适条件的要求，不管哪种抑制剂，都要尽量去除。采取的措施包括：选用高纯度的实验原料和实验用水，在反应液中加入金属螯合剂，必要时可以引入一个副反应来去除产物的抑制作用等。

（六）酶偶联法中的辅助酶和指示酶

1. 指示酶和辅助酶的种类 指示酶和辅助酶选择的依据是：①特异性要高，尤其是指示酶，应尽量减少副反应的发生，提高检测准确度，如果存在副反应，则使测定酶的结果偏高；②辅助酶的数量尽量少，减少辅助酶就可以缩短延滞期；③酶偶联反应要合理，如能直接与指示酶偶联，就没有必要加入辅助酶；④尽量选用 K_m 小的指示酶或辅助酶，以缩短延滞期；⑤最适条件尽量与测定酶接近；⑥其他因素，包括稳定性、纯度、价格和来源等。

2. 指示酶与辅助酶的浓度确定 辅助酶或指示酶用量不足的后果是延滞期增长，待测酶的可测范围变窄，严重时不出现线性期。辅助酶或指示酶用量过大，成本增加，杂酶的干扰程度增加。所以在酶偶联测定法中，选用适当量的工具酶是一个重要的问题。可用不同量的工具酶反复试验，直到偶联酶反应中指示酶反应速度不随工具酶的增加而升高，延滞期合适，有足够的线性期，待测酶上限符合临床要求，酶浓度曲线的线性关系好等。

四、影响酶活性测定的方法因素

除了酶促反应体系和反应条件以外，方法因素与检测系统对酶活性浓度的测定也有重要影响。

（一）基本方法因素

1. 方法类型的选择 尽量选用连续监测法。因为该方法选择线性期的反应速度来计算酶活性，测定结果更可靠，一般不需做样本空白，干扰相对较小，是首选的方法。但连续监测法对仪器要求相对较高，在不具备自动生化分析仪的基层单位，某些酶采用定时法测定也可以得到比较准确的结果。如 ALP 的测定，按照 IFCC 推荐的方法，以 4- 硝基磷酸酚钠盐（PNPP-Na₂）为底物，以 2- 甲基 -2- 氨基 -1- 丙醇（AMP）做缓冲液，该反应的延滞期短，小于 1 分钟；线性期长，400U 的样本，线性期可达 15 分钟；产物对硝基酚有标准品供应；终止液 NaOH 对产物的摩尔消光系数没有影响，因此，采用定时法能得到与连续监测法相近的准确性。

2. 正向反应与逆向反应 酶促反应大多是可逆反应，一般根据测定底物或产物的难易程度来选择正向反应还是逆向反应。原则上选择对底物亲和力大，酶转换率高的方向；还应考虑内源性干扰、底物价格和稳定性等诸多因素。肌酸激酶（CK）催化的逆向反应速度是正向反应速度的 6 倍，而且不受 ATP 酶、ALP、内源性丙酮酸等干扰，所以，目前普遍采用逆向反应。但是，乳酸脱氢酶（LDH）的测定是选择正向或逆向反应，目前尚有争议。国内多采用正向反应（乳酸→丙酮酸，L→P 方向），与 IFCC 在 2001 年发表的操作手册一致。理由是 LDH 经常被组合在心肌酶谱中，正向反应有利于 LDH₁ 的活性测定，有更高的诊断敏感性，试剂稳定性好。而以前国外常用方法却是逆向反应（丙酮酸→乳酸，P→L 方向），理由是反应速度是正向的 3 倍，而且试剂成本低。

3. 检测底物或检测产物 选择测定底物或产物的方法主要取决于哪个更方便。原则上应选择测定产物的生成量而不是底物的消耗量。为了让全部的酶能够与底物结合，底物量往往很高，而且酶促反应测定的是初速度，时间较短。若测定底物的消耗量（起始底物浓度 - 剩余底物浓度），一方面要求起始底物浓度不能太高，另外在很短的时间内，底物的消耗并不明显，测定误差大。而测定产物是因为产物从无到多，检测敏感度必然增加。这也是淀粉酶的碘淀粉比色法逐渐被色素原底物所取代的原因之一。目前在众多酶活性测定中，除了把测定 NADH 减少可以看成是测底物的消耗量外，采用测定底物消耗量的项目已很少。

若有两个以上产物，选择测定哪个产物，也要从测定的方便性、内源性干扰等方面综合考虑。例如 ALT 催化的反应既可以测定谷氨酸的生成速度，也可以测定丙酮酸的生成速度，IFCC 推荐法是测定后者。

4. 底物启动模式与样本启动模式 底物启动模式是指样本先与部分试剂（缺乏某个底物）预孵育一定时间，然后加入这个底物，样本中的待测酶的酶促反应才开始启动。这样做的好处是在待测酶酶促反应开始之前，可以除去某些干扰物，包括内源性干扰物和外源性干扰物。IFCC 推荐法多采用底物启动模式，但需要双试剂剂型。而样本启动模式是将反应所需的试剂先混合在一起，然后加入样本，依靠样本中的待测酶来启动酶促反应。该模式只是在延滞期去除部分干扰物，但可采用单一试剂剂型。需要注意的是某些双试剂剂型是基于试剂稳定性考虑，并没有将底物单独作为第二试剂，因此起不到消除内源性干扰的作用。

5. 副反应问题 NAD(P)H 的光吸收特性是目前使用最多的指示反应。但是，体内存在数以百计的氧化还原酶，它们的辅酶很多是一致的。若存在内源性代谢物，必然会相互干扰。解决副反应的干扰，一直是人们努力的方向。通过加入副反应抑制剂、样本进行预处理等都是切实可行的手段。

6. 延滞期与线性期的确定 延滞期可因酶在样本中所存在的介质不同而有差别，原因可能是存在内源性干扰物，也可能存在一些抑制剂。延滞期的确定原则是多观察几例浓度不等、病理情况不同的标本，选择延滞期最长者作为确定值。线性期的确定离不开酶浓度的可测上限，因为酶浓度越高，在同样时间内消耗底物越多，产生产物越多，底物的不足和产物的抑制将导致非线性期的提前到来。

从以上分析中不难看出，基本方法因素也可影响酶活性测定的准确性，有些因素是通过影响酶促反应最适条件来起作用；各因素之间也有相互影响相互制约；而且没有绝对的最适条件，但只要按照最适条件的目标，在建立方法时，努力接近最适条件，最大限度地缩小方法之间、试剂之间的差别。

（二）检测系统对测定结果的影响

检测系统对测定结果的影响主要有以下几点：

1. 仪器 不同的仪器，波长的设置有区别，带宽有区别，比色杯的透光性在使用过程中也会发生改变，这些都直接影响仪器对待测物的光吸光，也就影响 K 值的准确性。因此，要定期检查仪器的摩尔吸光系数，校正 K 值。

2. 校准品 可作为酶活性测定用的校准品分两类。一类是产物的基准物质，如对硝基酚、对硝基苯胺等，可用于校准仪器的摩尔吸光系数。产物 NAD（P）H 在所用仪器中的摩尔吸光系数可通过己糖激酶法测定葡萄糖来获得。另一类称酶校准品，多是用人血清或动物血清作介质，与测定标本比较接近，应尽量采用。

3. 实验参数 实验参数的正确理解和编制对测定结果也有很大影响。样本量、试剂量、延滞期、测定时间、K 值等都是很关键的参数。对于采用色素原底物的方法，由于底物的自身水解作用，应采用减试剂空白变化速率的方法；对于辅助酶或指示酶中杂酶引起的干扰，也应采用减试剂空白变化速率的方法；对于内源性干扰的反应，不同的仪器应分别对待，不能盲目采用减空白的速率法，要选择是采用试剂空白还是样本空白。

4. 样本与试剂比例 样本量与反应液总量的比例与检测灵敏度和检测上限有关，与测定误差也有关。根据酶活性计算公式不难看出，改变样本与反应液总量的比例就可以改变 K 值。按仪器噪声相当于吸光度 0.001 计算，K 值不宜过大，否则会造成检测误差加大。值得注意的是酶活性的发挥与介质有关，经常发现改变样本与反应液总量的比例，测定结果并不会成正比例地改变，可能与激活剂、抑制剂、酶的解聚和聚合、酶的稳定性等因素有关。因此，样本与反应液总量的比例一旦选定，就不能随意更改。

五、酶的质量测定

酶浓度严格来说是指酶分子的质量浓度，常用酶蛋白浓度来表示。人体体液中大多数酶的含量在 μg/L 水平，甚至更低，因此测定的难度较大。近年来，随着免疫学技术的发展，利用酶的抗原性，建立了一些直接测定酶蛋白质量的免疫化学方法。

（一）酶质量免疫化学测定法的原理

利用酶蛋白的抗原性，制备特异性抗体，然后用免疫学方法测定酶蛋白质量浓度，单位多以 ng/ml、μg/L 来表示。用于酶蛋白浓度测定的免疫化学法有免疫抑制法、免疫沉淀法、放射免疫法（RIA）、化学发光免疫分析法（CLIA）、酶免疫法（EIA）、荧光酶免疫法（FEIA）等。其中，前两种方法也可用于酶活性浓度测定，例如用免疫抑制法测定 CK-MB 的活性，用免疫沉淀（单向扩散）法测定超氧化物歧化酶（SOD）活性等。

RIA 是将放射性核素标记的酶分子与相应抗体作用产生沉淀，然后将沉淀分离并进行定量测定，如胰蛋白酶和弹性蛋白酶的质量测定就是用放射免疫法。此外，还可以用 CLIA 测定 CK-MB 的质量浓度，用酶联免疫分析（ELISA）测定神经元特异性烯醇化酶（NSE）的活性。

（二）酶质量免疫化学测定法的评价

与传统的酶活性测定法相比，免疫化学测定法的优点主要有：①灵敏度高，能测定样本中用原有其他方法不易测出的少量或痕量酶；②特异性高，几乎不受体液中其他物质，如酶抑制剂、激活剂等的影响；③能用于一些不表现酶活性的酶蛋白，如各种酶原或去辅基酶蛋白，或因遗传变异而导致合成无活性的酶蛋白的酶测定；④特别适用于同工酶的测定。

酶的免疫化学测定也有其局限性，主要表现在：①要制备足够量的提纯酶作为抗原和具有免疫化学性质的抗血清常常是很困难的，且工作量较大；②测定步骤多，操作烦琐；③测定成本高。

第三节 代谢物的酶法分析

酶法分析（enzymatic method）是利用酶的作用特性，以酶作为分析工具或分析试剂的主要成分进行反应体系中底物、辅酶、抑制剂和激活剂等成分含量测定的方法。随着蛋白质纯化技术的发展和自动生化分析仪的普遍应用，许多临床生化检验项目都利用工具酶建立了酶学分析方法。

酶法分析具有以下的优点：①酶作用的特异性高，成分复杂的血清或其他体液样本往往不需要预处理就能测定，使实验程序得以简化；②试剂酶的本质大多是蛋白质，无毒性，避免了化学品对环境的污染；③酶促反应的条件温和，商品化的试剂盒可用于自动化分析。因此，这一技术在临床生物化学检验中得到了广泛应用。

一、酶法分析的理论基础

由于酶作用的特异性，成分复杂的血清或其他体液样本往往不需要进行预处理，通过温和适宜的酶促反应条件，简单的实验程序，即可对各种代谢物浓度进行定量分析。许多工具酶已应用于多种代谢物检测试剂盒的制备及临床标本的自动化分析之中。

（一）工具酶

工具酶（reagent enzymes）是酶学分析中作为试剂用于测定其他化合物浓度或酶活性浓度的酶。在利用工具酶的反应中，一般将工具酶及其辅助底物设定为过量，而将待测化合物或待测酶设定为限速因素。工具酶纯度要求不高，从而降低了其作为试剂的成本，但对抑制剂、杂酶等的含量要有一定的限制，以保证工具酶有一定的比活性，避免或减少一些干扰测定的因素。

许多临床生化检验项目，如葡萄糖、胆固醇、甘油、尿酸、丙酮酸等的测定均使用了工具酶。按照基本原理的不同，代谢物浓度的酶法测定通常分为平衡法和速率法两大类。

（二）平衡法的理论基础

平衡法，也叫**终点法**（end-point method），指在代谢物酶促反应中，随着时间的延长，待测物浓度逐渐减少而产物逐渐增多，一定时间后反应趋于平衡，指示反应信号逐渐达到稳定，测定反应达到平衡后底物或产物变化的总量，计算出待测物浓度。由于该法的酶促反应并没有终止，而是达到了一个平衡状态，所以称平衡法更为合理。

根据酶促反应动力学原理，达到平衡所需的时间与 V_{max}、K_m 和待测物浓度 $[S_0]$ 有关，V_{max} 越大、K_m 越小、$[S_0]$ 越小则达到平衡所需的时间就越短。

如同时检测标准管，则不管反应进行至何种程度，只要标准管与测定管的反应时间（t）一致，它们的底物消耗量或产物生成量都成比例变化，与产物的吸光度（A_s 和 A_u）成正比。据此可以计算出待测物浓度。但只有当 $[S_0]-[S_t] \approx [S_0]$，即反应基本达到平衡时，$A_u$ 和 A_s 基本稳定不变，此时的测定误差最小。若测定管与标准管的反应明显存在基质效应，两者反应程度不一，就会存在误差。

采用平衡法应该注意：①工具酶的特异性要高；②工具酶中的杂酶应低于允许限；③酶的用量要足够大，以保证反应能在较短时间内（一般为 1～3 分钟）达到平衡；④在保证测定线性的前提下，K_m 要尽量小；⑤所用的底物对酶应构成零级反应；⑥试剂中的添加剂不应抑制酶的活性。

（三）速率法的理论基础

速率法（rate assay）又称**动力学法**，是根据酶促反应动力学，准确测定反应的初速度（v），采用标准浓度对照法求得待测物的浓度的方法。

根据米氏方程 $v = \dfrac{V_{max}[S]}{K_m + [S]}$，当 $[S] \ll K_m$ 时，则 $[S] + K_m \approx K_m$；若体系中酶量不变，酶促反应的最大速度 V_{max} 也不变，此时，酶促反应呈一级反应：

$$v = \frac{V_{max}[S]}{K_m} = K[S]$$

上式表明，当反应体系中酶量固定、底物浓度相对于酶的催化能力很小时，反应速度（单位时间内的底物减少或产物增加量）与初始底物浓度呈正相关，如同时检测测定管和标准管反应速度，即可计算出待测物浓度。

在酶促反应进程中，$[S]$ 越来越小，v 也越来越小。说明要使酶促反应速度与待测物浓度成正比例，必须做到测定速度是初速度，越偏离初速度，测定误差就越大。实际上，准确地测定酶促反应的初速度非常困难，在临床酶法分析中只要在此期间待测物消耗 < 5%，就可认为是初速度，只需测定两个固定时间点之间吸光度的差值，就可计算出待测物浓度。自动生化分析仪使得这项工作极易完成。

平衡法与速率法是相互联系的，平衡法在开始的一段时间内有可能遵循一级反应规律，而速率法只要给予足够的时间，也会趋于平衡。平衡法的关键是确定达到平衡所需的时间，速率法的关键是如何使酶促反应呈一级反应。

二、酶法分析的方法设计

根据设计原理的不同，酶法分析有单酶反应直接法、酶偶联法、酶循环法、激活剂和抑制剂测定法等几类。

（一）直接测定法

直接测定待测底物或产物理化性质的改变来进行定量分析的方法称为直接法。最简单的是单底物反应测定法。如胆红素在胆红素氧化酶（BOD）作用下生成胆绿素，使胆红素在 450nm 处的吸光度下降，据此来测定胆红素的浓度；尿酸经尿酸氧化酶（UAO）催化生成尿囊素，导致尿酸在 293nm 处的吸光度下降来测定尿酸的浓度都属于单底物直接测定法。

此外，还有双底物反应测定法。对于双底物反应，实验过程时往往将除待测物外的另一种底物浓度设计得相当大，即 $[S_2] \gg K_m$，此时酶促反应动力学可按单底物法处理，整个反应只与待测物浓度有关，表现为一级反应动力学。但在以 NADH 或 NADPH 为底物的终点法测定中，因 340nm 吸光度的限制，辅酶的用量不可能过高。由于该类反应是通过辅酶在氧化型与还原型之间转换进行，所以很容易用分光光度法测定 340nm 处吸光度的增减来进行定量，如丙酮酸和乳酸的测定就是这样。

（二）酶偶联法

与酶活性浓度测定相似，酶促反应的底物或产物如果没有可直接检测的特性，需将反应生成的某一产物偶联到另一个酶促反应中，从而达到检测目的，这种方法称酶偶联法（enzyme coupling method）。在酶偶联法中，一般把偶联的反应称为辅助反应（auxiliary reaction），所用试剂酶叫辅助酶（auxiliary enzymes），把指示终点的反应称为指示反应（indicator reaction），指示反应所用的试剂酶叫指示酶（indicator enzyme）。

偶联反应需设计为非限速反应，即偶联反应中所用的酶、辅酶等底物用量应过量。在指示酶用量固定后，反应速度应与第一步反应速度有关，因此辅助反应应设定为一级反应。如果辅助反应为双底物，在实验设计时也应将试剂中加入的另一种底物浓度设计得足够大，让整个反应只受待测物浓度的影响。

在临床生物化学检验中，最常用的酶偶联指示系统有两个，即脱氢酶指示系统和过氧化物酶指示系统。

1. 脱氢酶指示系统 该指示系统通过测定氧化型辅酶（NAD⁺或NADP⁺）在340nm处吸光度的增加来计算待测物的浓度。如己糖激酶法测定血清葡萄糖、尿素酶法测定血清尿素就是利用该指示系统。也可利用脱氢酶的逆反应，将还原型NAD(P)H变为氧化型NAD(P)⁺，测定340nm处吸光度的下降来计算待测物的浓度。选择NAD⁺还是NADP⁺应根据试剂酶的特性来决定，有的酶要求NAD⁺，有的酶要求NADP⁺，有的酶则两者均可。

2. 过氧化物酶指示系统 该指示反应最早是由Trinder等人提出，其原理是代谢物在酶催化反应中如能够生成H_2O_2，则过氧化物酶（peroxidase，POD）就可催化H_2O_2与4-氨基安替比林（4-AAP）和酚一起形成红色的醌类化合物，该化合物最大吸收峰为500nm，该反应被称为**Trinder反应**（Trinder reaction）。

除了酚之外，其他的生色基团也会发生类似的反应见表4-3。

表4-3 常用的Trinder反应生色基团

化学名	英文缩写	最大吸收峰（nm）
酚	P	500
2,4-二氯酚	2,4-DCP	510
N-乙基-N-(3-甲苯)-N-乙酰乙二胺	EMAE	555
N-乙基-N-(2-羟基-3-丙磺酰)间甲苯胺	TOOS	555
N-乙基-N-(3-丙磺酰)-3,5二甲氧基苯胺	ESPDMA	585

POD指示系统已广泛用于葡萄糖、胆固醇、尿酸、肌酐、甘油三酯等多个生物化学项目的测定。

（三）酶循环法

酶循环法（enzymatic cycling assay）是利用底物和辅酶的循环反应，使酶促反应产物不断扩增以利于测定的方法。该法使反应产物增加，减少了共存物质的干扰，提高了检测灵敏度和特异性，是酶法分析的发展和延伸。

根据试剂酶的结合方式和辅酶的用法，将酶循环法分为底物循环法和辅酶循环法。根据试剂酶的催化性质又将其分成氧化酶脱氢酶反应法和脱氢酶辅酶反应法等。

1. 产物循环-氧化酶-脱氢酶系统 该系统中氧化酶用于靶物质的氧化，脱氢酶使其回到还原状态，促使靶物质（或其衍生物）或靶物质的氧化产物作为底物循环。例如甘油浓度测定时，甘油在甘油激酶催化下活化生成3-磷酸甘油后，被甘油磷酸氧化酶氧化为磷酸二羟丙酮，磷酸二羟丙酮又被3-磷酸甘油脱氢酶还原为3-磷酸甘油，这样就形成了一个循环，同时伴有NADH向NAD⁺的转化。在反复循环中3-磷酸甘油和磷酸二羟丙酮的量不变，而产物H_2O_2随每次循环不断递增，NADH不断递减，使检测信号不断增强（图4-3）。

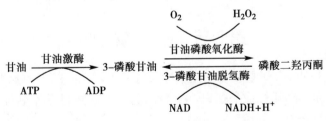

图4-3 底物循环法测定甘油原理

2. 脱氢酶-辅酶循环系统 该系统中靶物质（或衍生物）及其氧化产物作为底物进入循环，反应中用一种脱氢酶和两种不同性质的辅酶，即硫代氧化型辅酶Ⅰ（Thio-NAD⁺）和还原型辅酶Ⅰ（NADH），在395～415nm波长下测定反应中氧化型Thio-NAD⁺转为还原型Thio-NADH的速度。例如，血清胆汁酸测定时，3α-羟类固醇脱氢酶（3α-HSD）催化胆汁酸和3-酮类固醇之间的反应,正反应对辅酶硫代氧化型辅酶Ⅰ的亲和力远远大于辅酶Ⅰ,而逆反应对还原型辅酶Ⅰ的亲和力大于硫代还原型辅酶Ⅰ,在反应系统中有足够的硫代氧化型辅酶Ⅰ和还原型辅酶Ⅰ,只要有少量的胆汁酸就可生成少量的 3-酮类固醇,并在两者之间构成循环,不断产生硫代还原型辅酶Ⅰ(黄色),按要求控制好条件,反应速度与待测物胆汁酸成正比(图 4-4)。胆汁酸在体内的浓度只有微摩尔的水平,用此循环反应,灵敏度可增加数十倍。

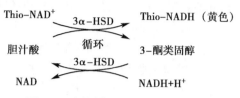

图 4-4　底物循环法测定胆汁酸原理

该循环反应要求以下条件:①酶对 Thio-NAD$^+$ 和 NADH 应有高度亲和力;② Thio-NAD$^+$ 和 NADH 二者的浓度配比达最适条件;③溶液 pH 和缓冲体系同时有利于双向反应(底物氧化和还原)。脱氢酶-辅酶循环系统还可应用于肉毒碱、同型半胱氨酸、高密度脂蛋白胆固醇和低密度脂蛋白胆固醇等的测定。

(四)酶激活与抑制测定法

酶的催化活性可被某种物质激活,也可被一些物质抑制。利用这一特性可测定多种生化物质。

1. 酶激活测定法　通过特定的机制使酶由无活性变为有活性或使酶活性增强的物质称为酶的激活剂(activator enzyme)。许多酶只有在激活剂的存在下才具有催化活性。如果将酶中关键的激活剂去除,就会失去催化活性。测定时无活性的酶与标本混合后,标本中的金属离子、微量元素或辅酶使该酶重新激活,恢复催化活性的程度可以反映这些物质的含量。

例如,用 EDTA 和乙二醇二乙醚二胺四乙酸(EGTA)两种金属离子螯合剂在适宜浓度下抑制 Ca^{2+},标本中 Mg^{2+} 通过恢复异柠檬酸脱氢酶(ICD)的活性,使 NADP$^+$ 还原增多,在 340nm 下吸光度增加,据此测定 Mg^{2+} 浓度。Zn^{2+} 能激活碱性磷酸酶(ALP)水解 4-硝基酚磷酸生成 4-硝基酚,通过检测 405nm 吸光度的上升速率,测定样本中 Zn^{2+} 的含量。此外,色氨酸酶法和丙酮酸激酶法测定 K$^+$、β-半乳糖苷酶法测定 Na$^+$、己糖激酶法测定 Mg^{2+}、淀粉酶法测定 Cl$^-$ 等都是利用酶激活法。

2. 酶抑制测定法　酶抑制剂(enzyme inhibitor)是能够使酶的催化活性下降而不引起酶蛋白构象发生变化的物质。检测时将抑制剂加入反应体系中,此时酶的部分活性被抑制,然后测定体系中剩余酶的活性,通过测定被抑制的酶活性即可以计算出标本中待测物的含量。

例如,有机磷是乙酰胆碱酯酶的抑制剂,将标准的乙酰胆碱酯酶与标本混合后在 37℃孵育 10 分钟,测定剩余的乙酰胆碱酯酶的活性,与对照比较,根据被抑制的乙酰胆碱酯酶的活性可以计算出标本中有机磷的含量。碱性磷酸酶法测定茶碱也是利用酶抑制法。

第四节　同工酶检测

利用同工酶等电点、分子量以及免疫学性质等的不同,常采用电泳、层析、免疫化学等技术,先分离后再测定酶活性或酶蛋白。少数情况也可直接利用各型同工酶的热稳定性、动力学性质等的不同进行检测。

一、按照理化性质不同进行检测

1. 电泳法　由于各种同工酶的氨基酸组成不同,等电点不同,电泳迁移率也就不同,据此可用电泳法分离鉴定。常用的电泳方法有醋酸纤维素薄膜电泳(CAE)、琼脂糖凝胶电泳(AGE)、聚丙烯酰胺凝胶电泳(PAGE)等。以 LDH 同工酶为例,H 亚基含酸性氨基酸比 M

亚基多，在 pH 8.6 的碱性缓冲溶液中带负电荷较多，电泳速度比 M 亚基快，故电泳时会出现五条同工酶条带，由正极向负极依次为 LDH$_1$、LDH$_2$、LDH$_3$、LDH$_4$、LDH$_5$。图 4-5 为不同疾病时血清 LDH 同工酶的 AGE 分离扫描图谱。

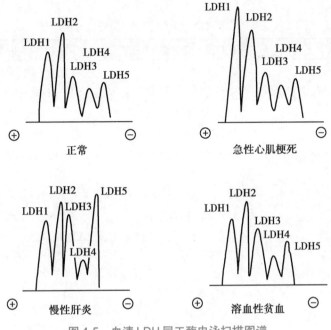

图 4-5 血清 LDH 同工酶电泳扫描图谱

用电泳法进行同工酶分析时，如显示的区带数与同工酶数不一致时，要特别注意巨分子酶的存在。另外，尚有免疫学结合电泳法，如将可疑血清先与抗人 IgG 或 IgA 的抗血清进行混合，置 4℃过夜，离心取上清液进行 CK 同工酶电泳。

电泳法分析同工酶简便，分离效果好，一般不会破坏酶的天然状态，使用最为广泛。但也有不足，如检测速度较慢，每批检测的标本数不灵活等。

2. 层析法 离子交换层析和亲和层析常用于同工酶的提纯与制备，也可用于临床实验室同工酶检测。例如，根据电荷量不同可以进行离子交换层析，根据免疫学特性和底物专一性不同可以进行亲和层析等。但由于该方法操作复杂，临床应用较少。

二、按照其他性质不同进行检测

1. 按照底物专一性不同 同工酶对底物专一性不同，K_m 值也不同。如果 K_m 值差别足够大，就可以通过测定 K_m 值加以鉴定。例如 AST 同工酶在用 L- 天门冬氨酸作底物时，胞浆 AST 的 K_m 值为 5.07mmol/L，线粒体 AST 的 K_m 值为 0.7mmol/L，两者差别很大，据此可通过测定 K_m 值加以鉴定。

2. 按照最适 pH 不同 如果同工酶最适 pH 之间的差别足够大，可以通过调节缓冲溶液的 pH 加以鉴定。例如 AST 的最适 pH 为 7.4，将 pH 调至 6.5 时，胞浆 AST 的活性明显降低，而线粒体 AST 仍旧保持足够活性。

3. 按照免疫学特性不同 如果同工酶的抗原性亦不同，可将其分离提纯后制备抗血清，进行同工酶的免疫沉淀或免疫抑制分析。免疫沉淀法就是向标本中加入特异性抗体，让其与相应的同工酶形成抗原 - 抗体复合物，离心沉淀后，其他同工酶仍旧保留在溶液中而被测定。免疫抑制法是向标本中加入特异性抗体，与该抗体结合的同工酶的活性受到抑制，其他同工酶活性则不受影响。

4. 按照耐热程度不同 由于各种同工酶的耐热性不同,据此可以对同工酶进行检测,例如在 ALP 同工酶中,ALP_4 耐热而其他同工酶都不耐热。将温度升高到 56℃保持 15 分钟,ALP_4 仍有足够活性,其他同工酶都被灭活,此时测定的就是 ALP_4 的活性。

临床常用同工酶的分析方法小结于表 4-4。

表 4-4 常用同工酶(或亚型)的分析方法

方法	同工酶(或亚型)的性质差异	同工酶、亚型
电泳法(区带电泳、等电聚焦)	电荷不同	所有同工酶、亚型
层析法(离子交换层析、亲和层析)	电荷不同	CK、LDH、ALP
免疫分析法	免疫化学性质不同	
免疫抑制法	特异性抗体反应性不同	CK、LDH、ACP
免疫化学测定法(RIA、EIA、FIA、CLIA)	特异性抗体反应性不同	CK、LDH、ACP、ALP、AMY
动力学分析法		
底物特异性分析法	底物 K_m、亲和力不同	ACP、CK、LDH(α- 羟丁酸)
抑制剂分析法	对小分子量的抑制剂的特异性抑制不同	LDH(草酸)、ACP(L- 酒石酸)、ALP(尿素和 L- 苯丙氨酸)、ChE(氟和可卡因)
pH 分析法	最适 pH 不同	AST
热失活分析法	热稳定性不同	ALP

(李平法 潘 卫)

本章小结

酶是具有催化作用的生物催化剂,其本质绝大多数是蛋白质。利用酶的作用特性可以进行酶或同工酶的活性测定,即通过测定酶促反应体系中单位时间内底物的消耗量或产物的生成量来计算标本中的酶活性。酶促反应进程包括延滞期、线性期和非线性期,酶活性测定应在线性期进行。

酶活性测定方法主要包括定时法和连续监测法。定时法用酶促反应过程中某一段时间内的平均速度代表待测酶的活性浓度,设备简单,操作方便,但难以确定选定的反应时间是否处于线性期。连续监测法是连续监测反应进程,明确找到反应的线性期后测定酶活性浓度,虽然对反应条件和仪器要求较高,但结果准确可靠,是目前常用的酶活性测定方法。

酶活性测定要在最适的底物和底物浓度、理想的缓冲液和离子强度、最适 pH 和最适反应温度、合适的辅因子、激活剂浓度等最适条件下才能准确,因此每一个反应体系都要对测定条件进行优化。此外,方法因素和检测系统也会影响测定结果。在同工酶分离和活性检测中,还要注意不同分离方法对酶活性的影响。

临床上还可利用酶的抗原性,通过免疫化学方法直接进行酶质量测定。

通常把酶学分析中作为试剂用于测定化合物浓度或酶活性的酶称为工具酶。代谢物浓度的酶法测定通常分为终点法和动力学法两大类。

同工酶的分析常用方法有电泳法、层析法、免疫分析法等。临床常规中以电泳法最常用。

第五章
自动生化分析技术

思考题：

1. 自动生化分析仪有哪些主要类型？其未来的发展趋势是什么？
2. 分立式自动生化分析仪的主要结构及各自的功能是什么？
3. 终点法的原理是什么？两点终点法有什么优点？固定时间法用来解决分析中的哪些问题？
4. 连续监测法的原理是什么？理论 K 值、实测 K 值和校准 K 值分别是什么含义？
5. 干式生化分析仪的检测原理及特点是什么？
6. 自动生化分析仪有哪些重要的参数？
7. 自动生化分析仪的校准包括哪些内容？
8. 自动生化分析仪有哪些主要的操作？怎样做好室内质控和报告审核？什么是危急值？

随着医学的发展，用于疾病诊断的生物化学指标越来越多，随着实验室的样本量大幅度增加，传统的手工法在检测速度和检测准确度、灵敏度方面远远不能满足临床需求。随着 1957 年第一台自动生化分析仪的问世，生化检验迈开了其自动化、智能化的步伐。经过近 60 年的发展，临床实验室已经逐步建立从采血管理、样本运输、样本准备到样本检测、结果计算、数据传输和处理、检验报告打印，再到检测后样本的保存和实验数据汇总分析等几乎所有环节的自动化，大大提高了工作效率，稳定了检验质量。

第一节　概　　述

最初的生化检验自动化分析只是用自动生化分析仪代替了人工加样、加试剂、保温、比色测定的工作，后来逐步向前期样本准备、受检者信息录入和后期检测数据分析处理等领域发展，这就对实验室管理提出了新的要求，实验室信息系统应运而生。所以，完整的生化自动化分析系统不仅包括各种自动化仪器，还包括实验室网络通讯和数据库技术。

一、自动生化分析技术的发展

（一）自动生化分析仪的主要类型

自动生化分析仪（automatic biochemical analyzer）是自动生化检测系统最重要的组成部分。第一台自动生化分析仪为单通道、连续流动式，只能以吸光度值形式报告结果，后来各种各样的生化分析仪竞相发展，又出现了分立式、离心式和干化学式自动生化分析仪。目前临床实验室主要使用分立式自动生化分析仪，干化学式分析仪普遍用于急诊等领域。近十余年，厂商还研制生产了分析前自动化处理模块和分析后自动化处理模块，对生化检验实现全程自动化。

（二）实验室信息系统

实验室信息系统（laboratory information system，LIS）是借助计算机技术、网络技术、数字化与智能化技术等现代技术手段，对临床实验室内样本信息和各种自动化仪器运行信息进行收集、处理、存储、输送、分析、应用的综合管理系统。LIS 使实验室各独立单元之间建立起联系，使各种信息在实验室内进行传输和共享，提高了实验室的综合效能。LIS 往往与医院信息系统（hospital information system，HIS）连接，它能够配合医生、护士工作站，完成检验申请、样本采集管理、样本核收、检验报告传输等功能，使实验室信息更好更快地服务于临床。

（三）自动生化分析技术带来的变革

1. 提高临床实验室技术和管理水平　充分发挥条形码技术及 LIS 的优势，减少人工操作环节，降低差错率；调整工作流程，既极大地减轻了劳动强度，提高工作效率，降低人力成本，又实现了检验过程的标准化，提高了检验结果的准确性；优化管理模式，实现对仪器设备、试剂耗材成本、数据资料等的全面监督和控制。

2. 降低实验室的生物安全风险　检验过程的自动化减少了检验技术人员与样本和试剂直接接触的频率，有效避免了对操作者污染的机会。样本和试剂在仪器内部吸取和操作也减少了对环境的污染。

3. 提升实验室的服务水平　可实施样本分杯来减少患者的用血量，同时也降低了传统多管检测的成本；检验速度大大提高，缩短了患者候诊时间；患者同等检验费用得到高质量的医疗服务。

（四）发展趋势

自动生化分析仪已经在全国大多数医院得到普及应用，基本实现了生物化学检验的自动化。但随着某些大型医院检验能力的提高，开展的检验项目种类繁多，样本量巨大，单个的仪器已经远远不能满足临床对分析速度和服务质量的要求。20 世纪 90 年代中期，仪器制造商推出模块式生化分析系统，将两台或两台以上的分析模块组合在一起，这些分析模块包含了分光光度法、离子选择电极法的生化分析模块和免疫比浊法、免疫化学发光法的免疫分析模块，各分析模块既有各自独立的控制系统又有共用的控制系统，样本通过传送带在各模块之间进行传递并完成所有项目的测定。目前，生化检验正向自动化程度更高的**全实验室自动化**（total laboratory automation，TLA）方向发展。TLA 将样本前处理系统、样本运送系统、样本分析系统（血细胞系统、凝血系统、生化系统、免疫系统等）串联起来，组成流水线，再加上 LIS 和计算机硬件，形成大规模的全检验过程的自动化。但建设 TLA 系统所需费用非常昂贵，对场地的要求也很高，且不同厂家的自动化仪器往往执行不同的电子、通信标准及机械界面协议，给 TLA 的系统整合带来诸多困难。美国临床实验室标准委员会（CLSI）和国际临床实验室标准委员会（ICCLS）正在致力于实验室自动化标准的研制。

由于自动生化分析技术的核心是自动生化分析仪，故本章的主要内容介绍自动生化分析仪的结构、原理、检测方法、校准程序和操作流程等。

二、分立式自动生化分析仪的结构与功能

分立式自动生化分析仪（discrete automatic biochemical analyzer）是按人工操作的方式编排程序，并以有序的机械操作代替手工操作，按程序依次完成加样、加试剂、搅拌、反应杯保温孵育、吸光度检测等各项操作。仪器由样本和试剂处理系统、反应系统、测定系统、清洗系统和计算机控制系统组成（图 5-1）。

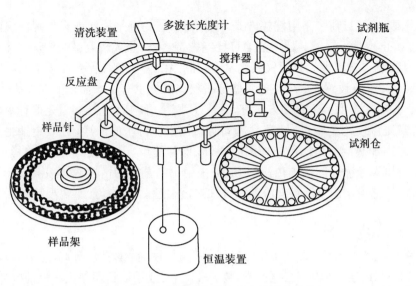

图 5-1　分立式自动生化分析仪的基本结构

（一）样本和试剂处理系统

1. 样本盘或样本架　仪器放置样本的方式有样本盘和样本架。样本盘为圆盘状，盘上有一圈或两圈放置采血管或样本杯的插孔，通过转动控制不同样本到特定位置取样。而样本架类似于试管架，放置样本后经传送带运送到特定位置进样。一台分析仪配有许多样本架，并可按颜色区分常规样本、急诊样本、校准样本等，方便使用。采血管或样本杯外壁可贴上包含样本信息的条形码，仪器即能读取样本信息如编号、患者资料、样本类型、检测项目等。

2. 试剂盘和试剂瓶　试剂盘跟样本盘一样为圆盘状，安装在具有冷藏功能的试剂仓内。试剂盘可放置一定形状的试剂瓶，不同分析仪试剂瓶的容量和形状不同。试剂盘转动使试剂瓶到达特定的位置吸取试剂。也有试剂仓按试剂架形式设计，放置大容量任意形状的试剂瓶，试剂瓶不能转动，但由每个试剂瓶内引出一条试剂管路及其喷嘴，因而不同试剂间无交叉污染。大型分析仪通常有第一和第二试剂仓，便于对同一检测项目添加两次试剂，个别分析仪还具有加入第三试剂的功能。

3. 取液装置　样本和试剂的吸取由带定量吸液器和样品针或试剂针的机械臂完成，根据计算机指令，机械臂转动到指定样本或试剂处，由吸液器准确吸取，加入到反应杯中。样品针和试剂针具有多种功能：液面感应功能，自动感应液面水平，调整试剂针和样品针下降的高度，还具有检测试剂瓶中试剂剩余量的作用；样本量不足时有些分析仪会报警，提示哪些项目未能检测。防撞功能，遇到障碍时自动停止运动并报警，避免损伤操作者和损坏机械臂。阻塞报警功能，当样品针遇到凝血块等物质阻塞时，仪器会报警、冲洗样品针，并跳过当前样本对下一个样本加样。取液系统采取空气隔绝、清洗剂清洗、化学惰性液和去离子水冲洗等措施防止交叉污染，以去离子水冲洗最多见。

（二）反应系统

1. 反应盘和反应杯　反应盘为搁置反应杯的圆盘状装置，检测过程中做恒速圆周运动，转动到特定位置时短暂停止，在反应杯中加入样本、试剂或进行搅拌混匀。反应杯由透光性好的石英玻璃、硬质玻璃或丙烯酸塑料制成，容量为 $80\sim500\mu l$ 不等，是样本与试剂进行化学反应的场所。反应杯同时用作比色杯，每完成一次比色分析后仪器自动反复冲洗、吸干、空白检测，空白吸光度合格的比色杯可循环使用，不合格时仪器自动报警，提示更换比色杯。

2. 混匀装置　在反应杯中加入样本与试剂后仪器自动混匀。混匀的方式有机械振动、搅拌和超声混匀等,目前多采用搅拌方式,搅拌棒形状为扁平棒状或扁平螺旋状,外表面的疏水材料能防止携带反应液。超声混匀可杜绝携带污染,极大程度减少泡沫产生。

3. 恒温装置　自动生化分析仪通过温度控制系统使比色杯保持在恒定的温度,生化反应一般按照人体温度设置在37℃,但某些分析仪也能提供有特殊需求的30℃和25℃,温度波动不大于±0.1℃。保持恒温的方式有三种:①水浴,即在比色杯周围充盈有水,加热器控制水温,优点是温度均匀稳定,缺点是需加防腐剂来保持水的洁净,并要定期更换和清洗;②空气浴,即由加热器加热比色杯周围的空气,保养简单,升温快,但温度的稳定性和均匀性不太好;③恒温液循环间接加热法,恒温液采用不易蒸发的惰性液体,比色杯与恒温液之间有极小的空气狭缝,恒温液将缝隙的空气加热,温度稳定、均匀,不需要特殊保养,但恒温液成本较高。

(三)测定系统

1. 光路系统　由光源、比色杯和分光元件(滤光片、棱镜或光栅)等组成。理想的光源应在检测波长范围内产生恒定强度的光,噪声低,不需预热,长期稳定。目前多数生化分析仪采用卤钨灯作为光源,工作波长为325～850nm,在部分紫外区和整个可见光范围内产生较强的连续光谱,噪声低,漂移小,但使用寿命较短,一般只有1000～1500小时。部分仪器采用氙灯,工作波长为285～750nm,因其为冷光源,寿命长,24小时开机可工作数年。比色杯(反应杯)光径为0.5～1cm,光径小的节省试剂、减少样本用量。分光元件(多采用光栅)将复合光分解为单色光,生化分析仪按生化检测项目的光谱分析要求,不同品牌的分析仪在340～850nm范围内选择10～16种固定的单色光。光栅分光方式有前分光和后分光两种,前分光的光路系统为:光源→分光元件→单色光→反应液→信号检测器。后分光光路系统为:光源→反应液→分光元件→单色光→信号检测器,分光后取该分析仪所有的固定单色光同时通过各自的信号传送通路(如光导纤维)传输到对应的信号检测器。目前仪器多采用后分光,其优点是可同时选用双波长或多波长进行测定,这样可降低杂散光的干扰,提高检测精度;同时,不需移动任何部件,减少故障率。

2. 信号检测器　光路系统产生的光信号由信号检测器接收,转换成电信号并加以放大,再通过模数转换电路将模拟信号转换成数字信号,传送到微处理器,后者按各测定项目的分析参数选择其中一个(单波长)或两个波长(双波长)的吸光度值,用于计算样本结果。

(四)清洗系统

在检测过程中,样品针、试剂针和搅拌棒在用于下一个样品、试剂或反应杯前都要进行清洗,多数为去离子水冲洗。在完成一批样本的检测后,则自动使用清洗剂彻底清洗。分析仪也有比色杯冲洗装置,反应杯在完成一次化学反应和吸光度检测后被清洗,具体步骤是:由废液针吸走反应杯内废液,加入清洗剂洗涤并抽干,再经数次去离子水冲洗、抽干,然后做该空白杯的吸光度检查,若通过检查则此反应杯可继续循环使用。每一步清洗都非常重要,其效果直接影响检测的准确度。

(五)计算机控制系统

自动生化分析仪配置的计算机具有多种处理功能,包括自动开关机、系统自检、样本和试剂识别、分析测定、结果计算、数据储存和输出、自动维护和保养等功能。部分操作系统固化了检测程序,所有参数均无法更改,也有部分操作系统采用开放式设计,用户可自行设置分析参数,故可根据自己的需求选择试剂,以及在分析仪上增加一些新项目。

三、干化学式生化分析仪的结构和功能

干化学式生化分析仪(dry chemistry automatic biochemical analyzer)与配套干片试剂组成一个检测系统,采用的是干化学分析技术,即将生化检测所需的试剂固定在具有多层复

合膜结构的载体上，形成固相试剂，称为干片试剂。在干片试剂上滴加液态样本，样本中的水将固化于载体上的试剂溶解，再与样本中的待测成分发生化学反应。

1. 干化学式生化分析仪主要结构 其主要结构包括取样装置、干片试剂、恒温装置、检测系统、计算机控制系统。仪器的检测原理多为反射光光度法、荧光反射光度法和差式电位法，灵敏度和准确性达到甚至优于分立式自动生化分析仪，在使用时不需配制试剂，而是使用厂家已经配备好的干片试剂，操作简便，速度快。

2. 干片试剂的基本结构 干片试剂最早只有简单的二层膜，后来改进为三层膜，目前发展至比较完善的多层膜。多层膜按检测原理分为三种类型：基于反射光度法的多层膜、基于差示电位法的离子选择电极多层膜、基于荧光技术和竞争免疫技术的荧光反射多层膜。多层膜的基本结构是：下层为支持层，为承载和支持功能；上层为扩散层，能使标本均匀分布，并过滤大分子，将溶血、脂血及胆红素血的干扰降到最低；中间各层根据检测原理不同分别固定多种试剂或荧光标记的抗体或抗原，或离子选择性电极及电极液等（图5-2）。

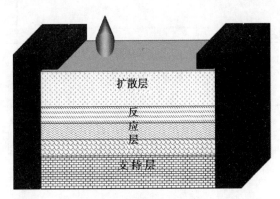

图 5-2 干片试剂模式图

3. 干化学式生化分析仪的独特性能 干化学式生化分析仪具有很多独特的性能。首先，一次性吸样头的使用有效避免湿化学中使用同一样品针带来的样本间携带污染，试剂固定在干片上避免因加样带来的试剂间的交叉污染，使检测结果更加准确可靠，并使所需硬件设施变得简单，不需使用去离子水，仪器还省去了装载试剂、比色杯、搅拌器、冲洗等装置，让管路系统变得简单，提高了分析速度。其次，干化学式生化分析仪由于结构较为简单，其保养维护工作也简单了很多；同时无废液排出，具有高环保节能效果。最重要的特性是能够消除可能干扰目标化学反应的物质，所有干片试剂都有滤出大分子蛋白质和脂质的能力，还有一些干片试剂增加了额外的过滤步骤，能消除维生素 C 等对化学反应的干扰。但是，由于干片试剂对环境要求比较高，尤其是空气的温度和湿度对检测结果影响很大，而且干化学试剂成本相对要高很多，因此，目前多用于大、中型医院的门诊和急诊。

第二节 自动生化分析仪常用分析方法

实验室普遍使用的分立式自动生化分析仪其分析方法仍然是基于常规生物化学实验室的基本方法。除离子选择电极模块外，化学模块的检测系统分别采用分光光度法和透射比浊法分析待测物浓度，其反应模式包括终点法（平衡法）和连续监测法，各自又可分为吸光度升高的正向反应和吸光度下降的负向反应，固定时间法可以看成终点法的特殊形式。

一、终 点 法

样本中待测物与试剂发生特定的化学反应生成系统可检测的产物，当反应达到平衡时产物不再增加,吸光度不改变,根据平衡点吸光度的大小即能算出被测物浓度,这种方法称为**终点法**(end assay)。图 5-3 是终点法的时间 - 吸光度曲线。多数化学反应利用产物在某一波长处具有很强的光吸收,随反应的进行吸光度升高,到终点时吸光度达到最大,称为正向终点法;少数被测物本身在某波长处具有光吸收,经化学反应后随着被测物的消耗吸光度下降,称为负向终点法,如氧化法测定血清胆红素。终点法参数设置简单,反应时间较长,精密度较好。

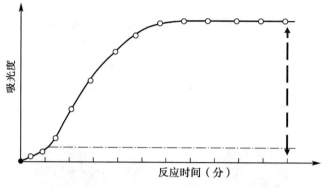

图 5-3 终点法时间 - 吸光度曲线

1. 一点终点法 一点终点法(one point end assay)在反应达到平衡时选择一个测光点的吸光度计算待测物浓度。例如,选取图 5-3 中反应达到平衡后的某点作为测光点,则待测物浓度的计算公式为:$Cu = Au \times Cs/As = Au \times K$,式中 Cu、Cs 分别为待测物和标准液(校准液)浓度,Au、As 分别为待测物和标准液终点吸光度值。K 为校准系数。临床常用于测定总蛋白、白蛋白等的浓度。

2. 两点终点法 两点终点法(two point end assay)常应用于具有双试剂的测定项目中。第一试剂(R_1)通常只含缓冲液等成分,它与样本一般不起特异性反应,因此在第二试剂(R_2)加入前,选择某个时间点作为第一个测光点,此时的吸光度相当于样本空白(A_m)。加入第二试剂后待测物开始反应,并经过一定时间反应达到平衡,此时选择第二个测光点测定吸光度(A_n),两个测光点吸光度之差用于计算待测物浓度,称为两点终点法,如图 5-4 所示。计算公式为

$$C = (A_n - a \times A_m) \times K \qquad (1)$$
$$a = (S_v + R_{1v})/(S_v + R_{1v} + R_{2v}) \qquad (2)$$

式(1)中 K 为校准系数。加入第二试剂后总体积不同,需根据体积进行校正,式(1)、(2)中 a 为体积校正因子,式(2)中 S_v、R_{1v}、R_{2v} 分别为样本、R1 和 R2 的体积。目前全自动生化分析仪均具有自动校正反应液体积的功能,不必手工进行校正。

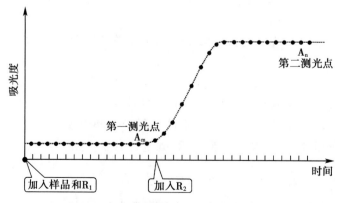

图 5-4 两点终点法时间 - 吸光度曲线

两点终点法能有效消除样本溶血（hemolysis）、黄疸（icterus）和脂浊（lipo-turbid）等造成的光吸收干扰。目前，大多数代谢物测定试剂盒为双试剂型，如酶法测定葡萄糖、总胆固醇、甘油三酯、尿酸、肌酐，以及化学法测定总蛋白、胆红素、钙、磷、镁、铁等；并且都能在加入 R_2 后的 2～5 分钟内达到平衡，因此可设定两点终点法。

二、固定时间法

终点法中有一种特殊情况称为固定时间法，指在时间 - 吸光度曲线上选择两个计算点，此两点既非反应初始吸光度亦非终点吸光度，这两点的吸光度差值用于结果计算，称为**固定时间法**（fixed-time assay）。计算公式：$C=(A_2-A_1)\times K$，K 为校准系数。

在样本中含有明显干扰待测物反应的物质时，固定时间法能有效去除这些干扰物，提高特异性。某些干扰物比待测物更快与试剂发生反应（称为快反应干扰物），还有一些干扰物在待测物反应完全后才开始发生反应（称为慢反应干扰物），分别选择快反应干扰物已完全消耗而待测物才刚刚开始反应的时间点作为第一测光点，选择待测物已经反应完全而慢反应干扰物刚刚开始反应的时间点作为第二测光点，两个测光点吸光度的差值即为待测物的吸光度，这样就能去除大部分的干扰物质，反应曲线见图 5-5。

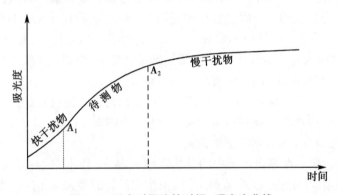

图 5-5　固定时间法的时间 - 吸光度曲线

在自动生化分析仪上，苦味酸法测定肌酐采用的即是固定时间法，丙酮酸、乙酰乙酸等快反应干扰物在 30 秒内绝大部分与碱性苦味酸发生反应；30～80 秒内碱性苦味酸主要与肌酐反应，且此段时间 - 吸光度曲线的线性较好（故也可用连续监测法测定肌酐）；在 80～120 秒及以后，碱性苦味酸可与蛋白质以及其他慢反应干扰物反应，故分析仪选择反应的30 秒和 80 秒为测光点。固定时间法还用于溴甲酚氯法测定血清白蛋白。白蛋白与溴甲酚绿染料结合的速度很快，在 10 秒时达到终点，而 α- 球蛋白、β- 球蛋白的结合缓慢，从 10 秒开始反应至 10 分钟结束，因此，白蛋白的测光点为 0 秒和 10 秒。

三、连续监测法

连续监测法（continuous monitoring assay）曾称**速率法**（rate assay），是在测定酶活性或用酶法测定代谢产物时，连续选取时间 - 吸光度曲线的线性期内（图 5-6 中阴影部分）4 个以上测光点测定吸光度，计算单位时间吸光度变化值 $\Delta A/min$，此即为酶促反应的初速度，其大小与被测酶活性成正比。也包括吸光度升高的正向连续监测法和吸光度下降的负向连续监测法。连续监测法也可用于测定呈线性反应的代谢物浓度，一般是采用酶法测定的代谢物。结果计算公式：酶活性（U/L）$=\Delta Au/min\times K$；代谢物浓度 $Cu=\Delta Au/min\times K$。

酶活性测定公式中的系数 K 包括理论 K 值、实测 K 值和校准 K 值三种。

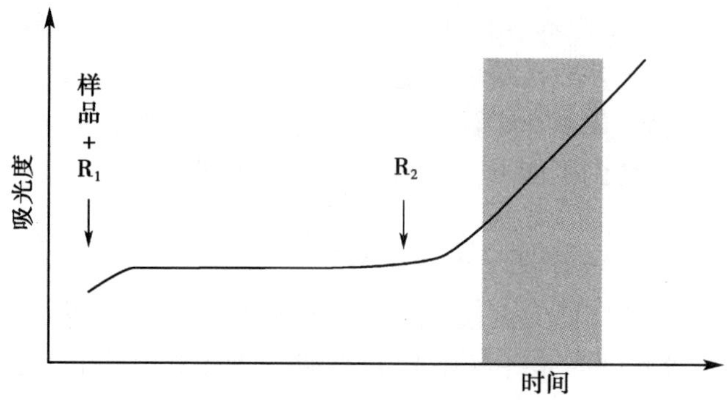

图 5-6　连续监测法的时间 - 吸光度曲线

1. 理论 K 值　若某酶活性测定没有可用的校准品,则计算酶活性的公式由酶活性的国际单位定义推算得出,即

$$酶活性(U/L) = \Delta A/min \times \frac{10^6 \times V_T}{\varepsilon \times V_S \times b}$$

式中 ε 为指示物质的摩尔消光系数, V_T、V_S 和 b 分别为反应液总体积、样本体积和比色杯光径,自动生化分析仪的 b 一般会自动校正为 1。常用指示物质 NADH(NADPH) 和对硝基酚类等在一定条件下 ε 已经被测定获知,试剂说明书中均会提供,依此可计算出理论 K 值,作为分析参数输入到分析仪中。因为酶校准品的制备和保存困难,故早期几乎所有酶活性测定项目均没有校准品,因而多采用理论 K 值。

2. 实测 K 值　ε 因波长和温度的不同有所不同,故由试剂说明书提供的 ε 可能与实际所用分析仪所测不同,因而有必要获得用户所用分析仪的实际 ε,再计算 K 值,此为实测 K 值。实测 K 值的测定较麻烦,而且需要适时测定。

3. 校准 K 值　酶活性测定过程中的分析条件如温度、样本、试剂以及吸光度检测等可发生波动或偏差,如同时进行校准品测定,根据校准品计算校准 K 值:校准 K 值 =(酶活性 U/L)s/(ΔA/min)s。校准 K 值通常优于理论 K 值和实测 K 值,但其依赖于优质的酶校准品,现在已有越来越多公认的酶校准品用于实验室,如 ALT、AST、CK、LDH、GGT、ALP、AMY 等。酶校准品应具有溯源性,并与所用试剂相配套。

四、比　浊　法

比浊法(turbidimetric assay)是通过测定微粒性物质对光的散射或透射强度来测定物质的浓度,主要用于测定能形成悬浮体的颗粒物质。当光线通过一浑浊溶液时,悬浮的颗粒物质一方面选择性地吸收一部分光能,另一方面向各个方向散射了一部分光线,使透过溶液的光强度减弱。比浊法也采用终点法尤其是两点终点法进行检测。比浊法可分为化学比浊法和免疫比浊法。

1. 化学比浊法　其基本原理是:待测物在一定条件下反应形成不可溶的微细沉淀(微粒),这些微粒的存在使透过的光减弱,通过检测透光强度,计算出样本中物质的浓度,如采用三氯乙酸、磺基水杨酸法测定尿液、脑脊液中蛋白质。该法灵敏度高,但影响浊度的因素很多,重复性较差。

2. 免疫比浊法　其基本原理是:抗原与抗体发生反应形成的可溶性免疫复合物,通过某种方法使其自液相析出,形成微粒,这些微粒具有对光的反射和折射能力,通过检测散射光或透射光的强度,计算样本中待测物的浓度(图 5-7)。免疫比浊法根据测定的光线不同分为免疫散射比浊法(immuno-scatter turbidimeter)、免疫透射比浊法(immuno-transmission turbidimeter），在自动生化分析仪上只能采用免疫透射比浊法，即在光源的光路方向测定透光强度，测定的光通量与待测物质的浓度成反比。该反应的待测物浓度与吸光度之间不成线性，需要做多点校准。免疫透射比浊法主要用于血清、脑脊液等体液中特种蛋白的测定，如 Apo A I、Apo B、前白蛋白（PA）、hs-CRP、β_2-MG，以及尿白蛋白（mAlb）等。

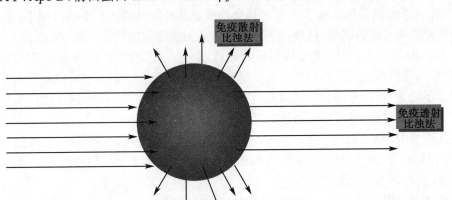

图 5-7　微粒对光的散射和透射示意图

使免疫复合物形成微粒的方法有促聚剂和交联剂。在抗原抗体反应的溶液中加入非离子性亲水多聚体如聚乙二醇，能促进免疫复合物的形成。另外，将待测物质相对应的抗体包被在直径为 15～60nm 的聚苯乙烯胶乳颗粒上，使抗原抗体结合物的体积增大，浊度增高，透射光和散射光的强度变化更为显著，从而提高敏感性，这种方法称为胶乳增强免疫比浊法。

免疫透射比浊法抗原不能过量，如果样本中待测物质浓度过高，免疫复合物微粒将会变小，而且易发生解离，其浊度反而下降，因此免疫比浊法需要比较分析过程中后两个吸光度的差别，如果后一点比前一点吸光度低，则表示抗原已过剩，需要稀释样本后重测。

第三节　自动生化分析仪的参数设置

分析参数是仪器工作的指令，自动生化分析仪在测定分析前，需要设置各项目的分析参数（analysis parameters），如样本和试剂用量、温度、反应时间、测定波长、检测方法等。某些分析仪使用配套试剂时，其分析参数已经固定在程序中，用户不能更改甚至不可见，这些分析项目称为封闭通道，而允许用户修改或设定分析参数的分析项目称为开放通道。

分析仪的分析参数分为基本分析参数（也称通用分析参数）和特殊分析参数（或称质量保证参数）。

一、基本分析参数

1. 项目名称　项目名称是测定项目标示符，常以项目的英文缩写来表示。

2. 样本量与试剂量　分析仪设置的样本量、第一试剂和第二试剂量，需按照各种分析仪的可加样或试剂体积范围、反应液总体积范围以及试剂样本体积比来确定。各种分析仪的最小反应液总体积 80～350µl 不等，样本量和试剂量由样本体积分数（sample volume fraction, SVF）来决定。SVF 是样本体积（V_s）与反应总体积（V_t）的比值，即 $SVF = V_s/V_t$。SVF 越大，灵敏度越高，但线性范围越窄。因此要将 SVF 设定在一个合适的值，不宜随意修改，否则会影响检测灵敏度和检测上限。

3. 试剂的选择　反应过程中一般加入一种或两种试剂，分别称为单试剂法和双试剂法。

（1）单试剂：把某种生化反应所需要的全部试剂科学地混合在一起，组合成一种试剂，检测时只需将样本加入试剂中混合，即可进行相应的生化反应，然后采用适当方法检测结果。

（2）双试剂：将某些生化检测项目所用到的试剂按照用途科学地分成两类，分别配成两种试剂（R_1、R_2）。通常加入 R_1 后，可起到全部或部分消除某些内源干扰的作用，R_2 为启动样本中待测物质反应的试剂，两种试剂混合后才共同完成被检测项目的生化反应。

样本和 R_1 加入时间通常固定在反应起始点，孵育一定的时间，在加入 R_2 前测定吸光度 A_1（此即样本空白吸光度），然后加入 R_2，混匀，反应时间根据分析方法是终点法或速率法进行设置。不同分析仪 R_2 的加入时间有所不同，某些分析仪只有一个固定时间，有些分析仪则有两个时间点可选，可根据待测物的时间 - 吸光度曲线确定。

在终点法中，单试剂抗干扰能力差，会带来分析误差，而双试剂消除了样本的内源性干扰（脂浊、溶血、黄疸等）和比色杯等光路带来的影响，提高了分析的准确度。同时，R_1、R_2分开保存，提高了试剂的稳定性。

4. 温度的选择　生化分析仪通常有 37℃，部分还有 30℃ 和 25℃，一般将温度设定在 37℃。

5. 分析方法选择　根据试剂说明书选择检验项目的分析方法为终点法或连续监测法。此外，相关的设置还包括：①终点法和连续监测法包括减试剂空白或不减试剂空白，多选择前者。色素原底物如发生自身水解，对反应体系产生的空白速率应在测定速率中减去，而某些内源性干扰引起的速率包含在待测物的速率中无法减掉，只能通过设置一定的延迟时间或恰当的主读数区间，加上双波长检测来尽量避免。②固定时间法需明确样本中干扰物的特性。另外，还需设定反应方向为正向反应还是负向反应。

6. 测定时间选择　生化反应的时间是某个检测项目所特有的，而且因所选用的分析方法不同而异。

（1）终点法：测定时间的选择要充分考虑到干扰问题。一点终点法通常根据时间 - 吸光度曲线设在反应刚完成时，过早会由于反应未达到终点而使检测结果偏低，过晚易受到其他物质的干扰。两点终点法通常将加入 R_2 前的时间点作为第一个测光点，第二个测光点的选择与一点终点法相同。

（2）连续监测法：需要设置延迟时间和监测时间。**延迟时间**（delay time）指在速率法中试剂与样本混匀开始到监测期第一个测光点之间的时间段。设定延迟时间是为了使比色杯中的混合溶液达到酶促反应所需的温度，使试剂中含有的工具酶充分激活，使内源性干扰物被消耗。延迟时间由被测物质浓度（或酶活性）、反应速度、酶促反应的级数和样本中干扰物质消除所需的时间决定。延迟期后酶促反应在过量底物存在的情况下以恒定的速度进行，此阶段为线性反应期，分析仪的**监测时间**（monitoring time）即选在此期，至少监测 90～120 秒之间的不少于 4 个测光点（3 个 ΔA）。

7. 波长选择

（1）波长大小的选择：测定波长的选择要兼顾待测物和干扰物，使待测物在该波长下光吸收最大，同时使常见的干扰物在该波长下光吸收最小。其确定方法是以波长为横坐标、吸光度为纵坐标作吸收光谱曲线。试剂盒说明书会提供波长参数。大多数检验项目的分析原理不同，所生成的产物也不同，所以需要设定不同波长。试剂盒往往将一些通用化学反应（如 Trinder 反应、指示酶、指示试剂）与之偶联，使产物的检测能适应仪器提供的单色光。

（2）单波长和双波长的选择：除了对波长大小的选择，分析仪还要设置单波长法或双波长法。**单波长法**（single wavelength method）是用一个波长检测物质的光吸收强度的方法，当测定体系中只含有一种组分或混合溶液中待测物的吸收峰与其他共存物质的吸收峰无重叠时,可选择该方法。**双波长法**(dual wavelength method)是指当干扰物有较大吸收峰或溶液浑浊时会出现光散射和非特异性光吸收,从而影响检测结果的准确性,需要采用两个不同的波长即测量波长(又叫**主波长**,primary wavelength)和参比波长(又叫**次波长**,second wavelength)同时测定。使用次波长的目的是:①消除噪声干扰,从光源到比色杯、单色器、检测器的整个光路系统中,均存在随时间发生变化的不稳定检测信号,即噪声。因为两种波长检测产生的噪声基本相同,所以能消除噪声干扰。②减少样本本身光吸收的干扰。当样本本身存在光吸收干扰如溶血、黄疸和脂浊时,采用双波长方式检测可部分消除这类干扰。③对浑浊溶液可减少杂散光影响。

主、次波长的选择有一定原则,主波长是被测物吸收峰所处的波长,应选择距被测物吸收峰最近处,尽量避开来自试剂光吸收等的干扰。次波长的选择原则是:使产物在主、次波长处的吸光度有较大差异,而干扰物在主、次波长处有尽可能相同的吸光度。

二、特殊分析参数的设置

1. 试剂吸光度检查

(1)试剂空白吸光度:是检查试剂质量的指标之一。每种试剂本身有一定吸光度(A_B),需在分析仪上设定 A_B 的范围,超出时仪器会报警,提示试剂变质。如有些试剂久置后变浑浊,Trinder 反应中酚类物质会逐渐氧化为醌类产物,使 A_B 升高;另外,试剂中 NADH 可逐渐氧化为 NAD^+,其 A_B 随时间延长而下降。

(2)试剂空白速率:**试剂空白速率**(rate of reagent blank)在反应温度下,某些试剂于检测过程的短时间内可能发生较为明显的自身分解等变化,使测定结果偏高或偏低,设置此参数便能在待测物反应的吸光度变化速率中减去试剂空白速率,从而消除或减少这类误差。如色素原底物在 37℃分解产生黄色产物,使测定结果出现正误差。又如胆红素对碱性苦味酸速率法测定肌酐有负干扰,原因是:胆红素在检测波长 505nm 有较高吸光度,但在碱性环境中胆红素被氧化其吸光度降低,因而在反应过程所测的光吸收呈下降趋势。若在加入 R_1 后一段时间内检测试剂空白速率,即为胆红素分解速率,加入 R_2 后的反应速率为肌酐和胆红素共同反应速率,两者相减,便可消除胆红素的负干扰。

2. 酶活性测定准确度的监测

(1)线性检查:用于连续监测法,设定一个非线性度对监测时间进行线性判断。通过将监测时间内的吸光度值进行线性回归,计算各点的方差,根据方差值的大小来判断该监测时间是否处于线性期。

(2)弹性速率设置:在酶活性测定中,当酶活性太高,在监测时间内已不呈线性反应时,有些仪器具有弹性速率功能可设置,即选择监测时间前的线性段吸光度值计算结果,使酶活性测定的线性范围得以扩大。

(3)底物消耗限值:在连续监测法的测定项目中,可设置化学反应后吸光度升高(正反应)或下降(负反应)的限值。超过此限值说明酶反应的底物消耗过多,已不足以维持底物的零级反应,则该检测结果不准确,仪器能自动提示。

3. 样本性状监测 样本的溶血、脂浊、黄疸等会对测定结果产生干扰,根据各自的光谱吸收特性,用双波长测定样本在 600nm/570nm、700nm/660nm 和 505nm/480nm 的吸光度比值来分别判断样本溶血、脂浊和黄疸程度,并可在检验报告单中显示这些信息。

4. 线性范围的选择 只有当反应吸光度处于线性区间时,检测结果才与吸光度变化成正比,因此需设定恰当的线性范围。设置线性范围后,检测结果若超过此范围,分析仪将提示,且某些分析仪可自动将样本减量或自动稀释后重新测定。

第四节 检测系统的校准和性能评价

测定一个检验项目除了涉及自动生化分析仪，还涉及仪器所使用的试剂、校准品、质控品和检测程序等，如有手工操作步骤，还应包括操作人员，这些要素组成的分析测定系统称为检测系统（testing system）。实验室在建好自己的检测系统后，以及在检测系统使用过程中，需定期进行校准，并对检测系统性能做出评价，在确保检验结果的准确性、精密度、灵敏度等符合要求后，才能用于临床标本的检测。

一、检测系统的校准

对于一个临床检验项目，如果所用检测系统中分析仪、试剂、校准品、质控品和检测程序中任何一个改变，都可能得到不同的检测结果。所以卫生部临床检验中心拟定的《临床实验室（定量测定）室内质控工作指南》中明确指出：对检测系统一定要进行校准，校准时要选择合适的（配套的）校准品；如有可能，校准品应能溯源到参考方法和（或）参考物质；对不同的分析项目要根据其特性确立各自的校准频率。

1. 校准的定义 校准（calibration）也称定标，是指在规定条件下，为确定测量仪器或测量系统所指示的值、实物量具或参考物质所代表的值与相对应的由标准所复现的量值之间关系的一组操作。按美国临床实验室改进修正案（Clinical Laboratory Improvement Amendment 88，CLIA88）可以简化校准的定义为：测试和调整分析仪器的输出，建立样本测量值（如吸光度）与样本实际浓度的相关关系的过程。

为了得到准确可靠的测定结果，并使测定结果在不同实验室之间具有可比性，必须建立标准的检测系统。很多仪器厂商为自己的生化分析仪提供配套的试剂、校准品和质控品，而且建立了完善的测定程序，但因为成本相对较高，目前国内大部分实验室使用的是自建的检测系统，必然会影响测定结果的准确性，阻碍了不同医院之间检验结果的互认。

2. 校准方法 如果实验室采用的是标准检测系统，其校准品和校准方法由厂商提供。如果是自建的检测系统必须建立校准方法，包括：①选择合适的校准品及校准品的数量、类型和浓度。如有可能，校准品应追溯到参考方法或已知值的参考物质。②确定校准验证的频度。根据不同检测项目在检测系统中的稳定性不同而确定不同的校准频度，如每日校准、每周校准、每月校准、每两月校准，甚至每六个月进行一次校准等。一般要求至少半年校准一次，但如果检测系统更换了重要部件、进行了大的维护，或者改变了试剂的种类、批号（如果实验室能说明改变试剂批号并不影响结果，则可以不校准），或质控反映出异常趋势或偏移，都需要及时校准。

生化分析仪的校准类型有单点校准、两点校准和多点校准。大多数检测项目的校准曲线呈直线且通过原点，用单个浓度的校准液即可；若校准曲线呈直线但不通过原点，则需要用两个浓度的校准液做两点校准，当校准曲线不呈直线而为曲线时，应做多点校准，并按其线形选择不同的曲线方程进行拟合，如双曲线、抛物线、幂函数、指数函数、对数函数等方程。多数生化分析仪已设置数种曲线方程，可将多点校准的结果自动进行数据处理，得到曲线拟合方程，样本的检测结果便可通过此方程计算。

3. 校准品 校准品（calibration material）或校准物，是含有已知量的待测物，用以校准检测系统的测定值。它与分析方法及试剂、仪器相关联。校准品的作用是为了给检测结果赋值，并减少或消除仪器、试剂等造成的系统误差。20世纪50年代都用标准液来校准，忽视了标本和标准液有完全不同的基质状态，使用标准液会产生基质效应，后来采用人血清基质制备的校准品，以减少基质效应造成的误差。在实际工作中要注意，不能用定值质控血清代替校准品用于校准，因为质控血清的定值远达不到校准品的要求。校准品具有专用性，它只能专用于指定的检测系统，如果用于其他检测系统，将会严重影响检验质量，使患者样本的检测结果不可靠，更不具有溯源性。目前临床对校准品专用性认识不足，所以校准品乱用现象十分普遍。对于自建检测系统的校准，最实用的方法是利用患者新鲜样本（其实是最佳校准品）和方法学比较为基础，实现标准转移，或者在自建检测系统校准后，将某批号校准品重新定值，然后用新靶值来做此检测系统的校准。

4. 酶活性测定的校准 以往临床上血清酶的测定广泛使用连续监测法、通过理论 K 值或实测 K 值计算酶活性。此方法具有快速、低成本等优点，但其最大的问题就是各实验室采用的检测系统不同，使酶活性测定的室间变异明显大于其他项目。为解决此问题，国际临床化学委员会（IFCC）先后提出了两种解决方案：①推荐统一的测定方法即标准检测系统；②用校准品对各检测系统进行统一校准。但酶的测定尚未建立标准检测系统，IFCC 提出使用公认的酶校准品来校准实验室的检测系统，采用校准 K 值计算样本中的酶活性，使血清酶测定结果更具有可比性。

目前采用人血清基质的二级校准品（有证参考物质，CRM）产量低，价格昂贵，只适合作为基准和研究用，一些厂家已研发出可溯源到 CRM 的临床校准品。在酶的检测中更要强调校准品的专一性，不同的检测系统的酶校准品不能混用。

二、检测系统主要的性能指标

一般来说，评价检测系统的性能即是评价生化分析仪的性能。当前，生化分析仪的生产厂商很多，规格和型号也很多，评价与合理选用这些仪器就显得格外重要。常用评价自动生化分析仪性能的指标是精密度和准确度、分析速度、实用性等。

1. 准确度和精密度 影响检测结果精密度和准确度的因素很多，除了环境和人为因素，主要与生化分析仪的硬件性能密切相关，各部件的精密度是准确度的前提，如取液系统的计量是否精准、反应温度控制是否稳定、光源的强度和稳定性是否得到保证等。样品针、试剂针、搅拌棒和反应杯的交叉污染是影响准确度和精密度的重要因素，清洗装置的冲洗效果也决定了分析仪的精密度和准确度。另外，仪器正确的参数设置、合理的校准方案也是保证精密度和准确度的必要条件。

2. 分析速度 分析速度是指 1 小时内完成的测试数（所有已测定样本的项目数之和），用 tests/h 来表示。分析速度与加样周期、测试循环周期和反应盘的大小有关。不同分析仪的分析速度可相差甚远。分析速度主要由加样周期和测试循环决定。

（1）加样周期：加样周期（sampling cycle）是指从样品针采集前一个样本开始到采集下一个样本开始所需的时间，加试剂周期与加样周期相应。加样周期决定了分析仪的工作速度，加样周期越短，分析速度越快。单针加样的分析仪，如加样周期为 10 秒，理论上每小时可取样 360 次，则其工作速度为 360tests/h；若加样周期为 4.5 秒，则理论工作速度为 800tests/h。采用双针加样、双圈反应盘的分析仪有两套阵列式光电检测器，能进行内、外圈反应杯同时加样。目前单个分析单元的常规项目理论测试速度已达到 2000tests/h。

（2）测试循环周期：测试循环是指反应杯从前一次使用开始到下一次使用开始所需的时间，与待测物和试剂的总反应时间有关，总反应时间越短，分析速度越快。

3. 实用性 生化分析仪实用性必须考虑几个方面：①检测能力，如分析仪能开展的检测项目的类型、通道数、开放程度、试剂瓶容量、批处理样本数、单色光个数；②便捷性，如最小加样量和比色杯最小反应液量越小则受检者的采血量越小，样本预稀释、急诊检验、复查功能等使操作变得方便，还要考虑程序软件的操作是否灵活、方便；③检测成本，如耗材消耗量、光源灯和比色杯寿命、用水量等，都是用户应该综合考虑的内容。

第五节 自动生化分析仪的操作流程

自动生化分析仪完成安装、参数设置、调试和评价后，即能用于临床检测。其日常操作由实验室制定的仪器标准操作规程（standard operate protocol，SOP）进行规定，操作人员必须熟悉仪器性能，严格按照 SOP 文件规范操作，并按实验室拟定的校准规则和性能检定程序定期进行校准和性能检定，才能尽可能得到准确的检验结果，也才能保证仪器长时间地保持良好的性能并延长仪器的使用寿命。生化分析仪的操作步骤包括仪器准备、质控品检测、样本检验、结果分析和报告审核、维护保养等。

一、仪 器 准 备

要使生化分析仪运行性能最佳，对工作环境、实验用水和操作人员素质都有相应要求，所以仪器运行前的准备工作很重要。要保证稳定的电压，环境温度在 18～25℃，实验用水一般要达到Ⅱ级纯水，酶活性测定和电解质分析等应选用Ⅰ级纯水。

生化分析仪开机前，操作人员首先检查实验用水、清洁液、稀释液等是否足量，盛废液的容器是否腾空，一切准备就绪后打开仪器电源。开机后仪器进行自检，通过仪器自带的多个传感器检测加样针、试剂针、比色杯、搅拌棒、冲洗台的位置和运动是否正常，加样针、试剂针是否需要特别清洁处理。随后要审查每种试剂可完成的测试数是否足够满足当天使用（这需要充分了解每个检验项目的日平均水平），不够的要补充或装载试剂，但不宜过多以免试剂残留时间过长导致试剂变质。

二、室内质控分析

影响检验质量的因素如操作人员、仪器、试剂、实验方法、环境等无时无刻不在变化，因而决定了检验结果具有变异性，这种变异超出一定的幅度范围（按质控规则判定）就不可接受。质量控制是保证检验结果可靠性的重要手段，室内质控（internal quality control，IQC）是各临床实验室为了监测和评价本室工作质量，以决定常规检验报告能否发出所采取的一系列检查、控制手段，主要目的是检测和控制本实验室常规工作的精密度，以提高本实验室常规工作中批间和日间样本检测结果的一致性。因此，实验室应该在每个分析批次中带上质控品同时检测，根据质控规则判断是否在控，确定每个质控项目在控后才能发出该批次的样本检验报告。

1. 设定均值和标准差 在开始室内质控前，首先要设定质控品的均值（$\bar{x}$）和标准差（s）。均值和标准差必须在实验室内使用自己现行的测定方法，作为样本进行检测后统计得出，不能给予特殊处理。临床上多使用非定值质控品，使用定值质控品时要明确，其标定值只能作为确定均值的参考。根据质控品的均值和标准差绘制 Levey-Jennings 控制图（单一浓度水平），或将不同浓度水平绘制在同一图上的 Z- 分数图，将原始质控结果记录在质控图上。

（1）质控图暂定均值和标准差的建立：在使用新批号质控品前为了确定均值，将新批号与当前使用的质控品一起进行测定。首先确定仪器状态良好，然后分批检测 20 次，获得至少 20 个数据。这 20 个数据可以是：20 天，一天一次测定；10 天，一天两次测定；5 天，一天四次测定。不可以少于 5 天。根据至少 20 次质控品测定结果，计算出均值（$\bar{x}$）和标准差（s）。对数据进行异常值检验，如果发现异常值（数据超出 $\bar{x}\pm3s$ 范围），需将此数据剔除，再重新计算余下数据的均值和标准差，以此暂定均值和标准差作为下一个月室内质控图的均值和标准差进行室内质控；一个月结束后，将该月的在控结果与前 20 个质控测定结果汇集在一起，计算累积平均数（第一个月），以此累积的平均数作为下一个月质控图的均值。重复上述操作过程,连续三至五个月。

（2）常用均值和标准差的建立：以最初计算暂定均值和标准差的质控数据和3~5个月在控数据汇集的所有数据累积计算结果作为质控品有效期内的常用均值和标准差,并以此作为该批次质控品的室内质控图的均值和标准差。对个别在有效期内浓度水平不断变化的项目则需不断调整均值。

2. 失控的处理程序 操作失误,试剂、校准品、质控品失效,仪器性能不良,以及采用太小的质控限范围和不恰当的质控规则等,都将导致某批次质控品失控。操作人员应记录失控结果和违背的质控规则,然后分析和查找失控原因。

分析失控原因及其处理的步骤为:①重新测定同一质控品,能查出人为误差和偶然误差。认真、规范操作后结果在控,说明为这一类误差;②新开一瓶质控品重测失控项目,如果正常,说明原来那瓶可能过期,或保存不当变质或被污染;③进行仪器维护或更换试剂,重测失控项目,如果在控,说明是试剂质量问题,要注意有时候仅仅是试剂位置放错;④用新的校准品重新校准分析仪,再测失控项目,以排除校准品的原因;⑤若所有的工作都做了,仍然失控,可能是更复杂的原因,只能联系仪器厂商提供技术支援。

3. 特殊质控项目的处理方法 对于某些不是每天开展的质控项目,20次测定完成之前有无失控难以发现,需要有一个能及时反映检测过程是否在控的方法,现在采用"即刻性"质控法即 **Crubbs 法**,只需连续测定三次,计算均值和标准差,再计算上限值 =（最大值 $-\bar{x}$）/s 和下限 =（$\bar{x}$ - 最小值）/s,二者在规定的范围内即判断在控,如果发现失控,应去掉该数据,再重新测定。

三、样 本 检 测

在生化分析仪完成准备工作后,即可开始对样本和质控品同时进行检测。

1. 项目录入 很多大中型医院安装了 HIS、LIS 系统,实现了对样本的条形码管理,门诊和住院患者的样本从采集开始其信息就已经进入信息系统,实验室在完成样本处理后可以直接上机,生化分析仪安装有读码器,通过条形码所携带的患者信息自动识别临床医生申请的检验项目。如果没有使用条形码,操作人员需要手工对每份样本按检验类型进行编号,并逐一录入样本的检验项目。生化分析仪还具有组合项目设置和输入功能,如肝功能、肾功能、电解质等项目组合（profile）,使录入更快捷;如果连续几个、几十个样本均为相同的检验项目,可以使用批量录入。

2. 样本上机及测定 将样本按编号顺序依次插入样本架,如果采用条形码可随意放置,但注意条形码粘贴要规范,并且不能遮蔽和污染。期间要注意观察样本状况,对重度溶血、抗凝样本出现凝集、样本量太少、采血管破损、用错真空采血管的样本要重新采集;但为减轻患者痛苦和临床负担,可以在实验室内部查找有没有该患者的同类样本。对脂浊、黄疸样本要特别注明,因为脂浊使样本呈乳白色浑浊、黄疸使样本颜色加深并可能干扰生化反应,给比色法和（或）比浊法带来干扰。对脂浊样本可以用生理盐水稀释法和高速离心法处理。多数全自动生化分析仪的操作非常方便,在开始测定界面输入该批第一个样本的样本号,分析仪即会自动逐个地对样本进行测定;具有条形码的样本不需输入起始样本号。

3. 急诊检验 为满足临床需求,几乎所有生化分析仪都具备"急诊优先"的功能,设有急诊样本的专用样本架、专用编号、专用分析通道。在急诊样本位置上放置了样本,并输入急诊检验项目后,分析仪就会中断对常规样本的测定,优先对急诊样本进行测定。实验室工作人员对申请单或样品管上标记有"紧急"或"急"字样的样本应在核收、登记、检验和报告的各个环节进行优先处理,尽可能缩短**样本周转时间**（turnaround time,TAT）,尽快发出检验报告,并及时通知临床医护人员领取报告。

4. 过程监控 在分析仪运行过程中，随时关注仪器状态，注意有没有出现报警、突然中断检测等情况。熟悉仪器各种警示符号的含义与作用，利用警示符提高发现问题和解决问题的效率。

四、检验报告审核

分析仪将检测结果输入 LIS 系统，与样本对应的被检者资料、申请者信息组合在一起，就形成一份检验报告。但这时不能立即发出报告单，应由实验室有经验的工作人员对检验报告的信息和数据进行审核。检验报告审核是被授权人员对一个检验报告的全部内容（患者信息、医嘱信息、样本情况、实验结果等）进行核对、分析和确认的过程。审核的内容包括：

1. 内容的完整性 被检者和申请者信息资料是否完整，有无漏项和错检。

2. 数据的有效性 生化分析仪均以数据报告检验结果，但不是所有的数据都是合理有效的。生物化学指标一般不可能出现负值和零值。如果出现蛋白或某些酶的检验结果为负值的情况，要查看异常样本记录，因为高度溶血、重度脂浊和高胆红素血会干扰这些指标的测定，有时候会出现异常降低的情况。还有一些数据是人体内无论生理还是病理情况下均不可能出现的，需分析其原因，比如可能是在输液同侧采集静脉血造成的。

3. 结果的符合性 审查检验结果与申请目的和临床诊断是否相符，与被检者以往的检验结果是否吻合，有协同性的指标之间（如总胆红素和结合胆红素）、同类指标之间（如 LDL-C 与 Apo B100）结果是否一致。当然，血糖和糖化血红蛋白、胰淀粉酶和脂肪酶虽是同类指标，但结果却并不总是一致，需要审核者熟悉这些生化标志物的特性和临床意义。

4. 结果的正确性 系统一般设置有高于（↑）或低于（↓）参考区间的标志，对明显异常的结果，要查找本项目的历史记录或与本项目相关的其他检验项目的检测结果，判断是否相符。如仍有疑问，可打电话向临床医生咨询。项目结果怀疑存在系统偏差趋势（例如，某项目连续一批检验结果高于或低于参考区间），立即查看室内质控记录，确认系统偏差是否存在，并在纠正偏差后重新测定。

5. 报告的时效性 注意检验报告的时效性。对已测出数据的样本要及时审核，审核通过的报告要及时发放，如果不能及时报告给临床医生或被检者，必然延误诊断和治疗。

五、检验危急值

危急值（critical value）是指某项或某类检验结果异常升高或降低，一旦出现这样的检验结果，表明患者可能正处于有生命危险的边缘状态，需要立刻报告给临床医生，以便其立即采取相应的治疗措施，否则将会因为错过最佳的治疗时机而使患者的生命安全受到威胁。对检验危急值，按照国家卫生和计划生育委员会（简称卫计委）临床检验中心《危急值报告制度建立和实施的相关建议》，要求医院和实临床验室必须特别重视，采取核对、复查等措施进行确认，并经特殊的程序报告给临床，及时对患者施救。

1. 危急值项目 由于每个医院收治的患者人群存在差异，目前危急值项目及其界值还没有统一规定，除必须纳入卫生部所颁布的《患者安全目标》中明确规定的生化检验项目血钙、血钾、血糖、血气（pH、pO_2、pCO_2）外，各医院应根据临床科室需要，由实验室、临床科室、医务科一起研究决定，通常还包括尿素、胆红素、淀粉酶等。

2. 危急值的处理步骤 首先核对样本，防止张冠李戴；查看样本状态，如果血钾显著增高，注意样本是否存在溶血或错误使用 EDTA 钾盐抗凝剂，如果出现血糖危急值，要注意样本是否被稀释，是否因护士可能在患者输液端采血。对这类错误要求对患者重新采集样本。如果样本无误，又没有相关检验结果予以支持，应立即复查，复查结果与原始结果一致，致电临床医生询问其是否与病情相符，不符，再核对临床有无采错样本。排除样本和实验室出错的可能性后,立即报告患者所在的科室。实验室要做好相关记录,除了患者信息、检验结果(原始结果和复查结果)、通知临床的时间等,还要记录由谁报告、报告给谁。

六、仪器的维护保养

生化分析仪的维护保养对确保检验结果的准确性、延长仪器的使用寿命和保证日常工作的顺利进行都是至关重要的。自动生化分析仪一般均能在操作过程中进行主要部件的自动清洗。为保证仪器的正常运行,还需严格按操作手册做一些定期维护。

1. 每日维护 用消毒水擦拭仪器表面,以防止灰尘对仪器的干扰;擦拭样品针、试剂针、搅拌器(用蘸 70% 的酒精的干净纱布擦拭,再用蘸蒸馏水的干净纱布擦拭);每日实验结束后用清洗剂对加样针做冲洗保养,对管路执行自动清洗程序,保持各液路系统管道通畅。

2. 每周维护 执行比色杯清洗程序对比色杯进行清洗;对比色杯进行空白吸光度检测,了解比色杯经一段时间使用后透光性的变化情况;清洗恒温水池、换水等。

3. 每月维护 包括对清洗装置本身、纯水桶、供水过滤器、散热器、过滤网等的清洗。

4. 不定期维护 对一些易磨损的消耗部件进行检查与更换:①检查进样注射器是否漏水、各冲洗管路是否畅通、各机械运转部分是否工作正常;②清洗比色杯和比色盘,检查比色杯是否需要更换;③检查光源灯强度和稳定性,是否需要更换;④更换样品针和试剂针、搅拌棒;⑤更换电极、蠕动泵管等。

(邢 艳 陈筱菲)

本章小结

自动生化分析技术高速发展并日臻完善,已经建立了样本准备、检测分析和结果处理的自动化,并与实验室信息系统(LIS)整合,实现了实验室管理的智能化。自动生化分析技术带来了临床实验室的巨大变革,提高了临床实验室技术和管理水平,降低了实验室的生物污染,提升了医疗服务质量。作为生化检验自动化分析技术的核心——自动生化分析仪,其主要类型包括流动式、离心式、分立式和干化学式4种,而全实验室自动化是实验室自动化的发展趋势。

目前临床实验室普遍使用分立式自动生化分析仪,干化学式分析仪由于成本较高多用于急诊等领域。分立式自动生化分析仪采用终点法、连续监测法及免疫透射比浊法的原理进行测定。由生化分析仪及其配套的试剂、校准品、检测程序构成了检测系统,检验质量的保证与优质的试剂、校准品和科学的检测方法和检测程序密不可分。要保证生化检测系统优良的质量和稳定的性能,不仅需要熟悉仪器结构和原理、正确设置各项分析参数、正规操作,还必须做好检测系统校准、性能评价、维护和保养。

影响检验质量的因素如操作人员、检测系统、环境等无时无刻不在变化,决定了检验结果具有变异性,室内质控(IQC)是监测和评价这种变异(精密度)、保证检验结果可靠性的重要手段,质控规则是判断检验结果是否合格的标准,只有质控在控后才能发出样本的检验报告。但是,实验室不能将分析仪传入 LIS 系统的原始数据和信息作为检验报告直接发放给医生和受检者,尚需有操作经验和专业知识的人员对结果进行审核,包括报告内容的完整性、数据的有效性、结果的正确性和符合性,确认每份报告正确、完整,然后及时发放给临床。其中,危急值更要特别重视,发现危急值的情况立即采取核对、复查等措施进行确认,并经特殊的程序尽快报告给临床,及时对患者施救。

第六章

血浆蛋白质与含氮化合物的生物化学检验

思考题：

1. 血浆蛋白质有哪些功能？
2. 何为急性时相反应蛋白？有什么临床价值？
3. 血清总蛋白、尿液总蛋白和胸腹水总蛋白分别适合采用什么方法测定？为什么？
4. 测定血清白蛋白有哪些临床意义？
5. 试述血清白蛋白的检测原理及其方法性能。
6. 试述测定血清特定蛋白质的方法原理，采用什么参考物质。
7. 试述体液氨基酸的检测方法。
8. 高尿酸血症的主要病因有哪些？

本章主要介绍血浆蛋白质以及非蛋白含氮化合物中氨基酸和嘌呤核苷酸的代谢紊乱，并叙述体液中相关指标的检测方法。其他非蛋白含氮化合物如胆红素、氨、尿素、肌酐等分别在第十二章和第十三章中介绍。

第一节　血浆蛋白质的生物化学检验

蛋白质是血浆成分中含量最多的物质，其种类约有一千种以上。大部分血浆蛋白质由肝脏合成并通过肝血窦和中央静脉进入血液，血浆中的免疫球蛋白来源于浆细胞，这些均属于血浆固有蛋白质，在血浆中起生理作用。此外，细胞膜蛋白可脱落入血浆，细胞浆包括细胞器蛋白在细胞病变时也可释放入血浆。血浆中固有蛋白质的含量变化以及组织细胞蛋白质出现于血浆，可能是疾病的标志。

一、概　　述

（一）血浆蛋白质的功能和分类

大多数血浆蛋白质的功能主要包括两个方面。一方面，许多蛋白质直接在血液中发挥生理作用，包括：①在血浆中维持血浆胶体渗透压、运载弱水溶性的物质、组成血液 pH 缓冲系统；②参与凝血与纤维蛋白溶解；③一些血浆酶在血浆中起催化作用，如卵磷脂胆固醇酰基转移酶、假性胆碱酯酶等。另一方面，某些血浆蛋白质在需要时进入组织中发挥作用，包括：①对组织蛋白起修补作用的营养蛋白如白蛋白和前白蛋白；②组成体液免疫防御系统的免疫球蛋白和补体；③抑制组织蛋白酶的蛋白酶抑制物如 α_1- 抗胰蛋白酶等；④参与代谢调控作用的蛋白质和肽类激素。虽然不同血浆蛋白质具有其独特的作用，但许多血浆蛋白质均具有运输载体、营养修补、维持胶体渗透压、缓冲酸碱物质的功能，表 6-1 可以大致概括血浆蛋白质的功能及分类。

表 6-1 中的凝血和纤溶蛋白、免疫球蛋白和补体分别在血液学检验、免疫学检验中介绍,脂蛋白、激素和酶将在本书后续章节中介绍,本章介绍运输载体类和蛋白酶抑制物中的一些蛋白质及其检验。

表 6-1 血浆蛋白质的功能及分类

功能及分类	功能特征
运输载体	运载、维持胶体渗透压、组成 pH 缓冲系统、组织修补
脂蛋白	运输甘油三酯、胆固醇酯、胆固醇、磷脂等
白蛋白	运输游离脂肪酸、激素、无机离子、胆红素、药物等
转铁蛋白	运输铁
结合珠蛋白	结合血红蛋白
血色素结合蛋白	结合血红素
铜蓝蛋白	结合铜
视黄醇结合蛋白	结合视黄醇
甲状腺素结合球蛋白	特异性高亲和力结合甲状腺激素
皮质素结合球蛋白	特异性高亲和力结合皮质醇
类固醇激素结合球蛋白	特异性高亲和力结合类固醇激素
凝血与纤溶蛋白	
纤维蛋白原,凝血酶原,凝血因子 V、Ⅶ、Ⅸ、Ⅺ、Ⅻ、ⅩⅢ,前激肽释放酶,HMW 激肽原,抗凝血酶Ⅲ,纤维蛋白溶酶原等	参与血液凝固、抗凝血、纤维蛋白溶解
免疫球蛋白和补体蛋白	
Ig:G、A、M、D、E	排除外来抗原
补体:C_1q、C_1r、C_1s、C_2、C_3、C_4、C_5、C_6、C_7、C_8、C_9、B 因子、D 因子、备解素等	参与机体的防御效应和自身稳定
蛋白酶抑制物	
包括 α_1- 抗胰蛋白酶、α_1- 抗糜蛋白酶、α_2- 巨球蛋白等 6 种以上	抑制组织蛋白酶活性
蛋白类激素	
胰岛素、胰高血糖素、生长激素等	调节代谢作用
酶	
卵磷脂胆固醇酰基转移酶、假性胆碱酯酶等	代谢作用

(二)重要的血浆蛋白质和血清蛋白质电泳

各种血浆蛋白质浓度差异甚大,最重要和含量最多的血浆蛋白质列于表 6-2,包括载体蛋白、蛋白酶抑制物、抗体、补体和凝血成分,其中大部分已作为临床检验指标。表 6-2 中含量最多的十二种蛋白质总和占血浆蛋白质总量的 95% 以上,其中白蛋白超过总量的 50%。血浆蛋白质可采用电泳方法加以分离和分类,醋酸纤维素薄膜或琼脂糖凝胶电泳可将其分为 5～6 个组分,从快到慢分别为白蛋白、α_1- 球蛋白、α_2- 球蛋白、β_1- 球蛋白、β_2- 球蛋白(有时只显示一条 β- 球蛋白)、γ- 球蛋白。表 6-2 中从上到下的各蛋白质按照其电泳位置从快到慢排列,前白蛋白因含量少,电泳图谱中不能显示。

各电泳区带中多个蛋白质组分可有重叠、覆盖,两个区带之间也有少量蛋白质,如 IgA 通常存在于 β 和 γ 带之间。某些蛋白质组分染色很浅,如脂蛋白和 α_1 酸性糖蛋白,是因其中的脂类或糖类不能被蛋白染料着色。血清蛋白电泳各组分含量通常采用各区带含量的百分比(%)表示。在疾病情况下血清蛋白质可以出现多种变化,根据它们在电泳图谱上的异常特征，可将其进行分型，有助于临床疾病的判断，见表6-3；其中，肾病综合征、肝硬化、急性炎症等的图谱特征比较典型，见图6-1。

表6-2　各电泳区带的主要血浆蛋白质

电泳区带	主要蛋白质	成人参考值 （g/L）	半寿期 （天）	分子量 （kD）	等电点
前白蛋白	甲状腺素转运蛋白	0.2～0.4	2	55	4.7
	视黄醇结合蛋白		0.5	21	
白蛋白	白蛋白	35～52	15～19	66.3	4.7～4.9
α_1-球蛋白	α_1-抗胰蛋白酶	0.9～2.0	4	51.8	4.8
	α_1-酸性糖蛋白	0.5～1.2	5	40	2.7～4
	高密度脂蛋白	1.7～3.25		200	
	甲胎蛋白	3×10^{-5}		69	
α_2-球蛋白	结合球蛋白	0.3～2.0	2	85～400	4.1
	α_2-巨球蛋白	1.3～3.0	5	720	5.4
	铜蓝蛋白	0.2～0.6	4.5	132	4.4
β_1-球蛋白	转铁蛋白	2.0～3.6	7	79.6	5.7
	低密度脂蛋白	2.5～4.4		300	
	C4	0.1～0.4		206	
β_2-球蛋白	C3	0.7～1.5		185	
	β_2-微球蛋白	0.001～0.002		11.8	
	纤维蛋白原	2.0～4.0	2.5	340	5.5
γ-球蛋白	IgA	0.7～4.0	6	～160	
	IgG	7.0～16.0	24	144～150	6～7.3
	IgM	0.4～2.3	5	970	
	C-反应蛋白	<0.05		115	6.2

表6-3　异常血清蛋白质电泳图谱的分型及其特征

图谱类型	TP	Alb	α_1	α_2	β	γ
低蛋白血症型	↓↓	↓↓	N↑	N	↓	N↑
肾病型	↓↓	↓↓	N↑	↑↑	↑	↓N↑
肝硬化型	N↓↑	↓↓	N↓	N↓	β-γ↑（融合）	
弥漫性肝损害型	N↓	↓↓	↑↓			↑
M蛋白血症型	在α-γ区带中出现M蛋白区带					
慢性炎症型		↓	↑	↑		↑
急性时相反应型	N	↓N	↑	↑		N
高α_2（β）-球蛋白血症型		↓		↑↑	↑	
妊娠型	↓N	↓	↑		↑	N
蛋白质缺陷型	个别区带出现特征性缺乏					

正常血清蛋白电泳图谱上色浅且宽的γ区带主要成分是Ig，包括IgG、IgA和IgM等，由多株（克隆）浆细胞所产生。Ig增多可表现为多克隆、单克隆或寡克隆，多克隆性增多见于反复或慢性感染、自身免疫性疾病、肝细胞疾病或寄生虫感染，γ区带呈弥散性升高。发生浆细胞病时，尤其是恶性浆细胞病（包括骨髓瘤、原发性巨球蛋白血症、重链病、原发性淀粉样变性等），异常浆细胞克隆增殖，产生大量单克隆免疫球蛋白或其轻链或重链片段，患

者血清和（或）尿液中可出现结构单一的 **M 蛋白**（monoclonal protein），电泳图谱上呈现一个色泽深染的窄区带，见图 6-1。

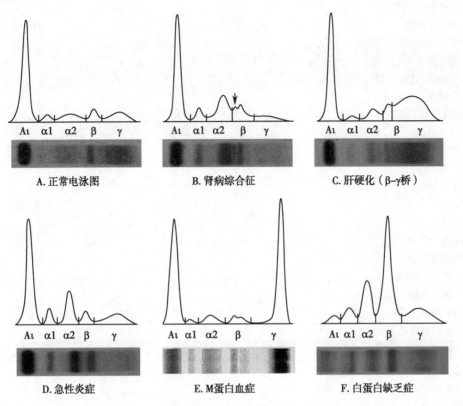

图 6-1 几种典型血清蛋白质电泳图谱及其扫描曲线

（三）急性时相反应蛋白

急性的全身或系统性炎症包括感染、组织损伤（如创伤、手术、心肌梗死、恶性肿瘤等）、炎症性疾病（如自身免疫性炎症）等情况下，肝脏对多种血浆蛋白质合成量发生变化，血浆中 $α_1$- 抗胰蛋白酶、$α_1$- 酸性糖蛋白、结合珠蛋白、铜蓝蛋白、C4、C3、纤维蛋白原等浓度增加数倍，C- 反应蛋白、降钙素原和血清淀粉样蛋白 A 则显著增加，可升至原浓度的 1000 倍，而血浆前白蛋白、白蛋白、转铁蛋白等浓度则出现相应下降，这些变化的血浆蛋白质统称为**急性时相反应蛋白**（acute phase reactants，APRs），增加的蛋白质称为正向 APRs，下降的蛋白质称为负向 APRs（表 6-4）。

急性损伤部位组织释放的细胞因子，包括白介素、肿瘤坏死因子 α 和 β、干扰素、血小板活化因子等，引发肝细胞中上述蛋白质合成量的改变。推测在复杂的炎症过程中，正向 APRs 是机体防御机制的一个部分，尤其是活化补体、蛋白酶抑制物对组织蛋白酶活性的抑制、结合珠蛋白对被破坏红细胞释放的 Hb 的保护作用，以及淀粉样蛋白在组织的沉积。而作为营养蛋白的负向 APRs 此时合成减少，可为合成正向 APRs 提供更多的氨基酸原料。

不同 APR 以不同速率增加，CRP、PCT 和 SAA 首先增加，12 小时后，AAG 增加，24～48 小时后，AAT、Hp、C4 和 Fg 增加，最后是 C3 和 Cp。在炎症损伤 2～5 天内所有 APR 达到最大值，然后以相同的顺序逐渐下降。测定具有最大浓度变化的 CRP、PCT 和 SAA 等，可用于监测炎症反应的发生和进展以及对治疗的反应。细胞沉降率（ESR）也是炎症指标，Fg 浓度被认为是决定 ESR 的主要因素，因此 ESR 与 Fg 的变化呈大致相关的关系。CRP 是最重要的 APR，将在本节第二部分叙述。

降钙素原（procalcitonin，PCT）也是评估急性时相反应的重要血浆蛋白。PCT 为 116 个

表6-4　急性时相反应蛋白

正向APRs
C-反应蛋白（CRP）
降钙素原（PCT）
血清淀粉样蛋白A（SAA）
α_1-酸性糖蛋白（AAG）
α_1-抗胰蛋白酶（AAT）
α_1-抗糜蛋白酶（ACT）
抗凝血酶Ⅲ（ATⅢ）
C3、C4和C9
C1抑制物
C4b-结合蛋白
铜蓝蛋白（Cp）
因子B
铁蛋白
纤维蛋白原（Fg）
结合珠蛋白（Hp）
血红素结合蛋白
脂多糖结合蛋白（LBP）
甘露糖结合蛋白
纤维蛋白溶解酶原

负向APRs
白蛋白（Alb）
载脂蛋白Aα_1
载脂蛋白B
α_2-HS糖蛋白
胰岛素样生长因子-1
前白蛋白（PA）
视黄醇结合蛋白（RBP）
甲状腺素结合蛋白（TTR）
转铁蛋白（Tf）

氨基酸的多肽，是由甲状腺C细胞分泌的降钙素的前体。炎症反应时，其他组织如肝、肾、胰腺也合成降钙素原，并且不进行裂解，使其血浆浓度从一个非常低的基线浓度迅速增加，增加速度远高于其他APRs。目前PCT在临床已得到较多应用。细菌感染时APRs的变化比病毒感染时明显，新生儿或复杂的成人疾病时，可测定PCT或其他APRs，以利于在细菌培养结果出来之前作出细菌感染的判断，确定是否采取抗生素治疗。婴儿PCT浓度很低，对发热婴儿确定细菌感染的临界值为0.12ng/mL；重症监护室的成人患者，若其PCT浓度低于临界值上限0.5ng/mL，表示其脓毒症的风险低。

二、血浆蛋白质的生物化学检验项目与检测方法

血浆是除血细胞之外的液体部分，血浆蛋白质是生理状态下的蛋白质，除某些指标如凝血和纤溶蛋白等之外，临床检验中常采用血清标本来检测包括蛋白质在内的大部分生化指标，其检验结果与其血浆中水平相当。

（一）血清总蛋白

1. 检验项目

【项目检测依据】　血清总蛋白（total protein，TP）是血浆中所有蛋白质含量的总体反映，

与肝脏合成蛋白功能以及免疫球蛋白合成情况有关，尤其是结合血清白蛋白浓度，能大概反映血清免疫球蛋白的含量。

【临床意义】　①血清 TP 浓度下降：常见于血清白蛋白含量下降，少数由免疫球蛋白含量的明显下降引起；其他血清蛋白质减少，一般不能在 TP 浓度中得到反映。②血清 TP 浓度增高：主要见于慢性炎症等所致的多克隆免疫球蛋白增多，以及浆细胞病时单克隆免疫球蛋白的显著增多。

【应用评价】　血清总蛋白的常规测定方法准确特异，又简单价廉，是临床上最常检验的生化指标之一。与血清白蛋白同时检测，能计算球蛋白浓度。

2. 检测方法　体液总蛋白测定方法很多，血清 TP 常采用双缩脲法测定，凯氏定氮法可作为血清总蛋白二级标准品的定值方法。其他测定方法可用于尿液、脑脊液、胸腹腔积液、组织提取液或纯化蛋白等样品中蛋白质总量的测定。

【检测原理】

(1) 双缩脲法：蛋白质中的两个相邻肽键（—CO—NH—）在碱性溶液中能与二价铜离子（Cu^{2+}）作用产生稳定的紫红色络合物。此反应与双缩脲（$H_2N—OC—NH—CO—NH_2$，为两个尿素分子缩合后生成）在碱性溶液中与 Cu^{2+} 作用形成紫红色的反应相似，故称为双缩脲法（biurea method）。

(2) 凯氏定氮法：因蛋白质中含氮量为较恒定的 16%，即 1 克氮相当于 6.25g 蛋白质，因此测定样品中的含氮量，可推算出样品中的蛋白质含量。凯氏定氮法（Kjeldahl method）将蛋白质用硫酸加热分解，在有催化剂存在的条件下，其中的氮生成硫酸铵，后者与浓碱作用生成 NH_4OH，再用蒸馏法将氨蒸馏并被硼酸吸收，将硼酸铵用标准盐酸滴定。根据标准酸的消耗量可算出总氮量，再折算成蛋白质含量。

(3) 染料结合法：在酸性环境下，蛋白质带正电荷，可与染料阴离子反应而产生颜色改变。目前临床上最多用的是邻苯三酚红钼（pyrogallol red molybdate，PRM）法，在酸性介质中，邻苯三酚红 - 钼酸盐与样品中蛋白质形成复合物，使其最大吸收峰从 467nm 转移至594nm，在 600nm 处的吸光度与蛋白质浓度成正比。

(4) 比浊法：某些酸如三氯醋酸、磺基水杨酸等能与蛋白质结合而产生微细沉淀，由此产生的悬浮液浊度大小与蛋白质的浓度成正比，称为比浊法（turbidimetry assay）。苄乙氯铵在碱性条件下与蛋白质形成沉淀，其悬浮液稳定，可在 660nm 处进行浊度测定。

(5) 酚试剂法：蛋白质中酪氨酸和色氨酸使磷钨酸和磷钼酸还原为钨蓝和钼蓝，显色物的蓝色程度与蛋白质浓度成正比，称为酚试剂法（phenol reagent method）。Lowry 将酚试剂法进行了改良，先用碱性铜溶液与蛋白质反应，再将铜 - 肽键络合物中的酪氨酸和色氨酸与酚试剂反应，产生最大吸收在 745～750nm 的颜色，呈色灵敏度更为提高，达到双缩脲法的100 倍左右，有利于检出较微量的蛋白质。

(6) 直接紫外吸收法：根据蛋白质分子中芳香族氨基酸在 280nm 处的紫外吸收值，计算蛋白质含量。因生物样品常混有核酸，核酸最大吸收峰为 260nm，在 280nm 也有较强的光吸收，因而测得的蛋白质浓度可采用两个波长的吸光度予以校正，即蛋白质浓度（g/L）= $1.45A_{280nm} - 0.74A_{260nm}$。

【方法学评价】

(1) 双缩脲法：①对蛋白质特异性很高，因至少含两个—CONH—基团才能与 Cu^{2+} 络合，故氨基酸及二肽无反应，三肽以上才能反应，体液小分子肽含量极低，对蛋白质来说可忽略不计；②呈色强度与肽键数量即蛋白质含量成正比，因此各种蛋白质呈色强度基本相同，为目前所有 TP 测定方法中最好；③本法线性范围为 10～120g/L，灵敏度不高，但很适合血清TP 浓度测定；④胸腹腔积液 TP 一般在 4.5～50g/L，而双缩脲法测定胸腹水 TP 的检测低限为 0.47g/L，生物检测限为 1.33g/L，因此能采用该法测定。对蛋白质浓度很低的脑脊液和尿液，则该法不是合适的定量方法。

（2）凯氏定氮法：于 1883 年建立，是经典的蛋白质测定方法，定量准确性好，精密度高，灵敏度高，并适用于任何形态的样品测定，至今仍被认为是测定许多生物样品中蛋白质含量的参考方法。但操作复杂、费时，不适合临床常规测定。样品中各种蛋白质含氮量有少许差异，尤其在疾病状态下差异可能会变大。对于非蛋白含氮化合物较高的血清样品，则还要测定无蛋白血滤液中非蛋白氮含量并将其扣除。

（3）染料结合法：PRM 法灵敏度高，线性下限为 10～20mg/L，线性上限为 2g/L，因此适合于蛋白质浓度较低的尿液和脑脊液测定，不适合血清蛋白质测定。该试剂不吸附比色杯，可用于自动生化分析仪中。不足之处仍然是试剂与各种蛋白质的呈色程度有所不同，球蛋白约为白蛋白的 70%。试剂中加入适量的十二烷基磺酸钠，可使球蛋白反应性有所升高。

考马斯亮蓝 G250 可用于尿液、脑脊液等样品的总蛋白测定，优点是简便、快速、灵敏，但比色杯对染料有吸附作用，在自动生化分析仪中无法很好地清洗（手工清洗常采用乙醇）。

（4）比浊法：操作简便、灵敏度高，适合于测定尿液、脑脊液等 TP。传统上临床实验室常采用磺基水杨酸比浊法，需手工法测定，该法影响浊度大小的因素较多，包括加入试剂的手法、混匀技术、反应温度等，且各种蛋白质形成的浊度亦有较大差别。目前临床上也有采用苄乙氯铵法，该法是比浊法中较好的方法，其灵敏度、准确度以及对白蛋白和球蛋白的反应一致性都优于其他比浊法，检测范围较广，可用于自动化分析，但其精密度仍不够理想。

（5）酚试剂法：酚试剂法由 Folin 在 1921 年首创，早期用于酪氨酸和色氨酸测定，后由吴宪用于蛋白质定量。该法虽灵敏度较高，但各种蛋白质中酪氨酸和色氨酸的含量不同，如白蛋白含色氨酸 0.2%，而球蛋白含色氨酸 2%～3%，因此不适合测定混合蛋白质，只适合测定较单一的蛋白质如组织中某一蛋白质抽提物。该法还易受还原性化合物的干扰，如带—SH 的化合物、糖类、酚类等，因此特异性不高。

（6）直接紫外吸收法：其准确性受蛋白质分子中芳香族氨基酸的含量影响甚大，而且尿酸和胆红素在 280nm 附近有干扰，所以不适合血清、尿液等组成复杂的体液蛋白质测定，常用于较纯的酶、免疫球蛋白等测定。本法中标本不加任何试剂和不做处理，可保留制剂的生物活性及回收全部蛋白质。

【参考区间】　成人 65～85g/L（中华人民共和国卫生行业标准，2013 年）。血清 TP 随年龄增大有所增高，60 岁后则稍有下降，卧床比直立状态低。新生儿为 46～70g/L，数月到 1 岁为 51～73g/L，1～2 岁 56～75g/L，3 岁及以上为 60～80g/L，成人直立行走者为 64～83g/L，卧床者为 60～78g/L（*Tietz Fundamentals of Clinical Chemistry*，6th Edition）。

（二）血清白蛋白

1. 检验项目

【项目检测依据】　白蛋白（albumin，Alb）是 585 个氨基酸组成的单链多肽，不含糖，分子量 66.3kD，正常时每天肝脏合成 11～14.7g，血浆 Alb 半寿期约 18～20 天。Alb 占血浆 TP 的 50% 以上，若其含量下降，生理功能明显受影响：①是最重要的血浆营养蛋白；②是重要的血浆载体蛋白，Alb 在生理 pH 环境中为负离子，每分子可以带有 200 个以上负电荷，高度溶于水，能运载许多疏水分子，其运输的物质包括胆红素、长链脂肪酸、胆汁酸盐、前列腺素、类固醇激素、无机离子（如 Ca^{2+}、Cu^{2+}、Ni^{2+}）、药物（如阿司匹林、青霉素）等。与 Alb 结合的激素或药物可不表现活性，故当血浆 Alb 含量或血液 pH 等变化时，这些激素和药物的游离型含量随之变化，可使其生理活性增强或减弱；③维持血浆胶体渗透压的最重要成分，血浆 Alb 浓度下降时可出现水肿、腹水等症状；④蛋白质是两性电解质，具有缓冲酸碱物质的能力。

【临床意义】　血清 Alb 增高仅见于严重失水时，没有重要的临床意义。许多病理情况下会出现低 Alb 血症，血清 Alb 测定有助于这些疾病的诊断及其病情判断，叙述如下：

（1）肝功能下降：慢性肝病如慢性肝炎、肝硬化以及重症肝炎早期等。

（2）白蛋白丢失：见于：①Alb 由尿中丢失如肾病综合征、慢性肾小球肾炎、糖尿病肾病、系统性红斑狼疮性肾病等；②胃肠道蛋白质丢失，如肠道炎症性疾病时因黏膜炎症坏死等丢失；③皮肤丢失如烧伤及渗出性皮炎等。

（3）白蛋白分解代谢增加：见于组织损伤如外科手术和创伤以及组织分解增加如感染性炎症疾病等。

（4）白蛋白的分布异常：门静脉高压时大量蛋白质尤其是 Alb 从血管内漏入腹腔；肝硬化导致门脉高压时，由于 Alb 合成减少和大量漏入腹水的双重原因，使血浆 Alb 显著下降。

（5）无白蛋白血症：是极少见的遗传性缺陷，血浆 Alb 含量常低于 1g/L。但可以没有水肿等症状，部分原因可能是血管中球蛋白含量代偿性升高。

（6）蛋白质营养不良或吸收不良：血浆 Alb 受饮食中蛋白质摄入量影响，可作为个体营养状态的评价指标，其评价标准是：>35g/L 时正常，28～34g/L 为轻度缺乏，21～27g/L 为中度缺乏，<21g/L 则严重缺乏。当 Alb 低于 28g/L 时，会出现组织水肿。但体内 Alb 总量多、生物半寿期长，早期缺乏时不易检出。

此外，妊娠者血清 Alb 浓度下降，是因其血容量增大以及胎儿生长所需。

【应用评价】　Alb 是临床生化中检测频度非常高的指标之一。因常用于辅助肝脏疾病的诊断和病情判断，以及为其他目的的肝功能评估中，所以该指标多组合在肝功能检验中。当然，正如其临床意义中所述，血清 Alb 下降的病理情况较多，虽其检测意义广泛，但均具有较好的临床价值。

血清 TP 减去 Alb 为血清球蛋白（globulin，G）含量，白蛋白与球蛋白的比值称为白/球（A/G）比值，慢性肝病以及其他慢性炎症性疾病时，因 Alb 下降和 Ig 升高，可引起该比值下降甚至倒置。

2. 检测方法　血清 Alb 定量方法包括免疫化学法和染料结合法。前者包括免疫比浊法和放射免疫法等，这类方法特异性好、灵敏度高，较适合于尿液和脑脊液等低浓度 Alb 的测定。血清中 Alb 浓度很高，以染料结合法最多用。

【检测原理】

（1）溴甲酚绿法：阴离子染料溴甲酚绿（bromcresol green，BCG）能与 Alb 结合，产物为蓝绿色复合物，最大吸收峰在 630nm 波长，其吸光度与 Alb 浓度成正比。球蛋白与 BCG 仅有弱结合。

（2）溴甲酚紫法：阴离子染料溴甲酚紫（bromcresol purple，BCP）能与 Alb 结合，产物为绿色复合物，在 603nm 波长处有吸收峰。球蛋白不结合 BCP。

【方法学评价】

（1）溴甲酚绿法：①操作简便、重复性好、能自动化；②血清中 α 和 β 球蛋白也能与 BCG 发生较弱的反应，但该非特异性反应为慢反应，Alb 与 BCG 在 30 秒内已能反应完全，因此常采用缩短反应时间来避免此非特异性反应，自动化分析仪能在反应 30 秒内进行吸光度检测，使 BCG 法成为很实用的方法，为国内大多数临床实验室所采用；③线性范围为 5～60g/L，比 BCP 法线性略宽，临床应用更为方便；④临床上胸腹腔积液中 Alb 在 1.5～35g/L 之间，BCG 法测定胸腹水 Alb 的检测低限为 0.44g/L，生物检测限为 0.98g/L，因此宜用该法。尿液和脑脊液 Alb 定量则不适宜采用该法。

（2）溴甲酚紫法：① BCP 与 Alb 为即时完全反应，对 Alb 特异性好，无球蛋白的非特异性干扰，是一种较为理想的方法；② BCP 试剂与牛、猪等动物血清 Alb 的反应性比人 Alb 反应程度低，若质控血清采用动物血清，则限制其应用；③线性范围为 5～50g/L，上限较低，大于 50g/L 需减量或稀释重做。

【参考区间】 血清 Alb 40～55g/L，球蛋白 20～40g/L，A/G 比值（1.2～2.4）：1（中华人民共和国卫生行业标准，2013 年）。血清 Alb 随年龄有所变化，0～4 天为 28～44g/L，4 天～14 岁为 38～54g/L，此后下降；成人为 35～52g/L，>60 岁为 32～46g/L；走动者比卧床者平均高 3g/L（*Tietz Fundamentals of Clinical Chemistry*, 6th Edition）。

（三）血清前白蛋白

前白蛋白与以下叙述的其他血浆蛋白质的测定方法，目前均采用免疫化学法尤其是免疫比浊法，其原理和方法学性能相似，因此将其检测方法包括校准品合并在所有检验项目后一起叙述。

【项目检测依据】 前白蛋白（prealbumin, PA）即甲状腺素转运蛋白（transthyretin, TTR），正常情况下，50%～70% 的 TTR 与视黄醇结合蛋白（retinol-binding protein, RBP）组成复合体。由于 TTR 电泳位置在 Alb 之前，故名其为 PA，PA 和 TTR 名称可以通用。TTR 和 RBP 均由肝脏合成，为运载和营养蛋白。

TTR 分子量为 55kD，四亚基，半寿期 2 天。其必需氨基酸含量很高，可作为组织修补材料。TTR 能转运甲状腺素和三碘甲腺原氨酸，大约结合血 10% 的甲状腺激素（甲状腺素结合球蛋白约结合 75%，Alb 结合其余部分）。

RBP 是分子量仅为 21kD 的单体多肽链，携带视黄醇（维生素 A 的一种形式），半寿期 12 小时。RBP 将视黄醇从肝脏转运到各种靶组织，保护其不被氧化损伤。血浆中 RBP 与 TTR 以 1:1 比例结合，可避免小分子 RBP 从肾小球滤过。在靶细胞，随 TTR-RBP 复合物的降解，视黄醇被摄入细胞，循环中无视黄醇的 RBP 载体蛋白与 TTR 无亲和性，被肾小球滤出，然后被肾近端小管细胞重吸收并在其中降解。当肾小管细胞损伤时，重吸收 PA 减少，尿液中 RBP 增加，故尿 RBP 排泄量可作为肾脏近端小管损伤的标志物。

【临床意义】 ① PA 下降是肝功能不全的灵敏指标；②低水平的 PA 还可指示蛋白质营养不良，正常 PA 血清浓度 200～400mg/L，100～150mg/L 为轻度缺乏，50～100mg/L 为中度缺乏，<50mg/L 则严重缺乏；③ PA 是负性 APR。

【应用评价】 PA 浓度下降可灵敏地反映出肝功能下降和蛋白质营养不良，白蛋白和转铁蛋白虽也有类似意义，但临床灵敏度较低。测定 PA 浓度需采用特异性抗体，价格较高，但可自动化，临床应用方便。

【参考区间】 0.2～0.4g/L。

（四）血清 α₁- 酸性糖蛋白

【项目检测依据】 α_1- 酸性糖蛋白（α_1-acid glycoprotein, AAG）又称血清类黏蛋白，是血清中黏蛋白的主要成分。黏蛋白是含糖量高、能被高氯酸和其他强酸沉淀的一组蛋白质。AAG 主要由肝实质细胞合成，在脓毒血症时粒细胞和单核细胞也可合成。AAG 分子量 35～40kD，含糖约 45%，其中包括 11%～20% 的唾液酸，其糖链结构和电荷量随炎症而变化。血浆 AAG 的半寿期约为 3 天。

AAG 是脂质运载蛋白，能结合黄体酮等类固醇激素和许多药物（如普萘洛尔、奎尼丁、氯丙嗪、可卡因和苯二氮䓬类）。除运载功能外，AAG 还具有许多功能，包括下调免疫反应、抑制白细胞吞噬、抑制血小板聚集、抑制有丝分裂、抑制病毒和寄生虫、作为脂蛋白脂酶的辅因子等。AAG 是主要的 APR，在急性炎症和组织损伤时增高，与免疫防御功能有关。当急性炎症反应引起的 AAG 明显升高时，因 AAG 结合状态的药物增加而游离状态减少，此时需要增加药物剂量。

【临床意义】　AAG 升高：①急性时相反应中，在风湿病、心肌梗死等炎症或组织坏死时 12 小时后浓度迅速增高，3～5 天时出现高峰，一般增加 3～4 倍，例如 AAG 是反映溃疡性结肠炎活动性的指标；②糖皮质激素增加可引起 AAG 升高，包括库欣综合征和外源性泼尼松、地塞米松等药物治疗时。

AAG 下降：①肾病综合征时 AAG 从尿液丢失，以及胃肠道疾病时从肠道丢失；②雌激素可减少 AAG 合成。

【应用评价】　AAG 的主要应用是监测急性时相反应，以及由 AAG 血清浓度评估药物结合的状态。AAG 和 Hp 的急性时相反应和激素效应类似，因此测定 AAG 有助于解释活动性溶血时 Hp 的变化（溶血时 AAG 不发生变化）。

【参考区间】　0.5～1.2g/L。

（五）α₁- 抗胰蛋白酶

【项目检测依据】　α₁- 抗胰蛋白酶（α₁-antitrypsin，α₁AT 或 AAT）是血浆中主要的蛋白酶抑制物（proteinase inhibitor，Pi），含量虽比另一蛋白酶抑制物 α₂- 巨球蛋白低，但 AAT 占血清中抑制蛋白酶活力的 90% 左右，因此按其作用能力常将 AAT 称为 Pi。AAT 能抑制胰蛋白酶、糜蛋白酶、胶原蛋白酶以及白细胞起吞噬作用时释放的溶酶体蛋白水解酶，形成不可逆的酶 - 抑制物复合体。AAT 分子较小，可透过毛细血管进入组织液。AAT 电泳位置在 α₁ 球蛋白区带，约占区带显色程度的 90%。该区带 AAG 和 α₁- 脂蛋白含量很高，但 AAG 含糖量很高，α₁- 脂蛋白含脂类非常高，因而染色均很浅。

AAT 有 394 个氨基酸，含糖，分子量 51.8kD，由肝脏合成。AAT 的遗传变异多达 75 种以上，具有正常功能的是 PiMM 型，约有 10% 个体的 AAT 为变异型，如 Z 型、S 型等，但通常只有两个等位基因均变异才造成临床疾病。若将 PiMM 的蛋白酶抑制能力作为 100%，则 PiMS、PiMZ、PiSS、PiSZ 和 PiZZ 相对活力分别为 80%、60%、60%、35% 和 15%。AAT 缺陷者可发生疾病，比如 90% 的 PiZZ 型个体在 20～40 岁时发生肺气肿，PiSZ 型的肺部疾病危险性小于 PiZZ 型。当吸入尘埃和细菌，引起肺部多形核白细胞活跃吞噬，溶酶体弹性蛋白酶释放；如果 M 型 AAT 蛋白缺乏，蛋白水解酶可作用于肺泡壁的弹性纤维而导致肺气肿发生。AAT 缺陷也与肝脏疾病有关，包括新生儿胆汁淤积症、肝炎、肝硬化和肝癌，大约 10% 的 PiZZ 型婴儿有持续性的阻塞性黄疸，2% 在幼年时进展为肝功能衰竭。AAT 缺陷者的肝损伤可能与 AAT 在肝细胞内的聚集有关。

【临床意义】　血清 AAT 下降：①见于 AAT 缺陷，年轻肺气肿患者要注意检测 AAT，新生儿和幼儿肝脏疾病也可能由于 AAT 缺陷所致。两者因 PiM 型缺失或减少，故采用 PiM 抗体所测得的 AAT 减少。②肾病综合征时从尿液丢失，以及胃肠道疾病时从肠道丢失。

血清 AAT 增高：①作为急性时相反应，急性炎症后约 24 小时 AAT 开始升高，3～4 天达到峰值。肝细胞炎症时 AAT 也可相应增高，但其他 APR 不增高。② AAT 受雌激素刺激而合成，晚期妊娠和雌激素治疗时 AAT 升高。

【应用评价】　慢性阻塞性肺疾病全球计划推荐，具有家族史且 45 岁前发病的慢性阻塞性肺病患者，需要检测 AAT。α₁ 球蛋白区带的显色成分主要是 AAT，若 α₁ 区带减少，建议要做 AAT 定量检测。AAT<0.7g/L 应做 AAT 基因型检测；PiZZ 型通常在 0.1～0.5g/L。美国食品药品管理局推荐当 <0.56g/L 时采用每周输注一次 AAT 的替代治疗。

【参考区间】　0.9～2.0g/L。

（六）α₂ 巨球蛋白

【项目检测依据】　α₂ 巨球蛋白（α₂-macroglobulin，α₂-MG 或 AMG）主要由肝实质细胞合成，分子量约为 720kD，是血浆中最大的蛋白质。AMG 也是主要的蛋白酶抑制剂，能结合并抑制各种类型的蛋白酶,包括作用于激肽、补体、凝血、纤溶途径中的蛋白酶,不作用于丝氨酸蛋白酶。

【临床意义】 血清 AMG 增高:①雌激素使 AMG 增加,育龄期女性 AMG 水平比同龄男性较高;②婴幼儿 AMG 是成人水平的 2～3 倍,可能是由于婴幼儿暴露于感染和细菌的机会较多,以及白细胞蛋白酶水平较高,增加的 AMG 具有保护作用;③低白蛋白血症尤其是肾病综合征时,血浆 AMG 含量可显著增高,可能是一种代偿机制以保持血浆胶体渗透压,以及作为小分子蛋白酶抑制剂丢失的代偿。急性时相反应时 AMG 变化不明显。

血清 AMG 下降:①急性胰腺炎时 AMG 和抗凝血酶Ⅲ显著下降,其他蛋白酶抑制物正常或增加;②晚期前列腺癌患者治疗前 AMG 下降,治疗有效时恢复正常。

【应用评价】 AMG 的临床应用并不多。肾病综合征等患者的白蛋白显著下降,其常规血清蛋白电泳能显示 α_2 球蛋白区带明显增高。

【参考区间】 1.3～3.0g/L。

(七)铜蓝蛋白

【项目检测依据】 铜蓝蛋白(ceruloplasmin,Cp)是由肝实质细胞合成的单链多肽,含糖 8%～9.5%,肽链和碳水化合物总分子量平均为 132kD,电泳在 α_2 球蛋白区带。每分子 Cp 含 6～8 个铜原子,由于含铜而呈蓝色;血浆铜 95% 存在于 Cp 中,另 5% 呈可扩散状态,在血液循环中 Cp 可视为铜的没有毒性的代谢库。当 Cp 显著增加(例如妊娠时),或者正常的血浆黄色变浅时,血浆可能显浅绿色。Cp 主要参与氧化还原反应,根据其他物质的性质,它既作为氧化剂又能作为抗氧化剂。Cp 具有铁氧化酶作用,能将 Fe^{2+} 氧化为 Fe^{3+},Fe^{3+} 可结合到转铁蛋白上,对铁的转运和利用非常重要。在有遗传性铜蓝蛋白缺乏症的患者中大多数组织有铁的沉积。同时,Cp 具有抑制膜脂质氧化的作用。

【临床意义】 ①主要作为 Wilson 病的辅助诊断指标。Wilson 病是一种常染色体隐性遗传病,因血浆 Cp 减少,血浆游离铜增加,游离铜沉积在肝可引起肝硬化,沉积在脑基底核的豆状核则导致豆状核变性,因而该病又称为肝豆状核变性。但该病的原因不全是 Cp 减少,因为有一小部分患者 Cp 水平正常;可能是铜掺入 Cp 时所需的携带蛋白减少,从而导致 Cp 结合铜减少。大部分患者可有肝功能损害并伴有神经系统症状,肝受损者中有 80% 血浆 Cp 低于 100mg/L,而 20% 不低于 300mg/L。如果不及时治疗,此病是进行性和致命的,因此宜及时诊断,并可用铜螯合剂 - 青霉胺治疗。患者其他相关指标变化包括血清总铜降低、游离铜增加和尿铜排出增加。②原发性的 Cp 遗传性缺陷在临床上显示为血色病,由于铁不能掺入到转铁蛋白,患者组织中储存铁增加而血浆铁减少。③急性时相反应蛋白时 Cp 增加,但为弱和迟发的。另外,在营养不良、严重肝病及肾病综合征时 Cp 往往下降。雌激素使 Cp 水平显著增加。

【应用评价】 血清 Cp 对 Wilson 病具有较好的鉴别诊断价值,但该病发病率低,检测频度低,使其试剂使用周期长,影响了临床实验室对该指标的开展。Wilson 病患者血清总铜下降,尿铜排出增加。

Cp 在储存期间可能会发生氧化或蛋白降解,影响其免疫化学法测定,对其校准品、质控品和患者样品均有影响。血液采集后应尽快分离血清或血浆,立即检测或适当储存(4℃保存 3～4 天,-70℃可长期保存)。

【参考区间】 0.2～0.6g/L。

(八)结合珠蛋白

【项目检测依据】 结合珠蛋白(haptoglobin,Hp)在电泳中位于 α_2 区带,为 $\alpha_2\beta_2$ 四聚体,有三种不同表型,即 Hp 1(1-1)、Hp 2-1 和 Hp 2(2-2),分子量在 85～400kD,因后两者的四聚体又可再形成聚合体。Hp 能结合红细胞溶解过程释放的血红蛋白,并运输到肝脏单核 -

吞噬细胞系统迅速降解，其氨基酸和铁可被机体再利用。每分子 Hp 可结合两分子 Hb，能防止 Hb 从肾脏丢失而为机体有效地保留铁，并避免 Hb 对肾脏的损伤。Hp-Hb 复合物不可逆，故溶血后其含量急剧降低，血浆浓度多在一周内由再生而恢复。

【临床意义】 血清 Hp 下降：①溶血性疾病，如溶血性贫血、输血反应、疟疾等，血浆 Hp 含量明显下降；因其参考区间较宽，故一次测定价值不大，连续观察可用于监测溶血是否处于进行状态。溶血性疾病的生化组合试验包括血浆 Hp、乳酸脱氢酶和游离血红蛋白；血管外溶血可使后两者增高，Hp 则不会变化。②雌激素使 Hp 合成减少，多数急慢性病包括急性病毒性肝炎和肝硬化患者，由于雌激素分解代谢减少，以及红细胞破坏增加，使血浆 Hp 降低。

血清 Hp 增高：①烧伤和肾病综合征时 Alb 大量丢失，大分子 Hp 可代偿性明显增加，但在 Hp 1-1 个体，选择性蛋白尿者其血浆 Hp 通常下降；②在急性时相反应时，Hp 浓度会在 48 小时内增加 3 倍。

【应用评价】 该指标对急性溶血性疾病有一定的鉴别诊断价值，但临床需求频度较低，因而可导致其试剂使用周期过长。

【参考区间】 推荐成人为 0.3~2.0g/L。但不同基因型的 Hp 参考区间不同：Hp 1-1 为 0.57~2.27g/L，Hp 2-1 型为 0.44~1.83g/L，Hp 2-2 型为 0.38~1.50g/L。

（九）转铁蛋白

【项目检测依据】 转铁蛋白（transferrin，Tf）主要由肝细胞合成，是分子量为 79.6kD 的糖蛋白，电泳位置在 β 区带，半寿期 10.5 天。Tf 能可逆地结合多价阳离子，包括铁、铜、锌、钴等，但已知其对铁的结合具有临床重要性，血浆中 Tf 在胃肠道和铁储存器官如肝、脾、骨髓等组织间转运铁。Cp 正常时，每一分子 Tf 可结合两个 Fe^{3+}。来自于细胞铁蛋白的 Fe^{2+} 被 Cp 氧化为 Fe^{3+}，再被 Tf 的载体蛋白结合。机体各种细胞表面都有 TRF 受体，此受体对 $Tf\text{-}Fe^{3+}$ 复合物比对 Tf 的载体蛋白亲和力高得多；与受体结合后，$Tf\text{-}Fe^{3+}$ 复合物被摄入细胞，从而将大部分 Fe^{3+} 运输到骨髓，用于 Hb 合成，小部分则运输到各组织细胞，用于合成肌红蛋白、细胞色素等，以及形成组织铁蛋白。血浆 Tf 浓度受食物铁供应的影响，缺铁时血浆 Tf 上升，经铁剂有效治疗后恢复到正常水平。

【临床意义】

（1）血清 Tf 增加：①缺铁性低血红蛋白贫血时，Tf 代偿性合成增加；同时，因血浆铁含量低，结合铁的 Tf 少，所以铁饱和度下降（正常参考区间为 30%~38%）。而再生障碍性贫血时，血浆 Tf 正常或低下，而此时红细胞对铁的利用障碍，使铁饱和度增高。在铁负荷过量时（例如血色病），Tf 水平正常，但饱和度可超过 50%，甚至达 90%。因此血清 Tf 常用于贫血的鉴别诊断和铁缺乏的治疗监测。②妊娠和应用雌激素时则增高。

（2）血清 Tf 下降：① Tf 是负性急性时相反应蛋白；②肾病综合征时 Tf 减少；③先天性低转铁蛋白血症者，Tf 水平很低，表现为严重的低色素性贫血，需要持续性铁治疗。

【应用评价】 作为缺铁性贫血的鉴别诊断指标，血清铁和总铁结合力的测定更为简便价廉，Tf 的检测优势不很明显，一般临床实验室较少开展。

【参考区间】 2.0~3.6g/L。

（十）β_2-微球蛋白

【项目检测依据】 β_2-微球蛋白（β_2-microglobulin，β_2-MG）为单链多肽，分子量仅 11.8kD，存在于各种有核细胞表面。β_2-MG 是 HLA 的轻链或 β 链。β_2-MG 可从细胞表面尤其是淋巴细胞和肿瘤细胞表面脱落到血浆中，β_2-MG 分子小，能从肾小球滤过，但正常时被肾近端小管重吸收和分解。

【临床意义】 血清 β_2-MG 增高：见于肾衰竭、炎症、肿瘤，尤其是与 B 淋巴细胞相关的肿瘤。尿液 β_2-MG 排泄量增加：可反映肾小管功能损害。

【应用评价】　临床上血清和尿液 β_2-MG 均为较常检测的指标。

【参考区间】　0.001～0.002g/L。

（十一）C- 反应蛋白

【项目检测依据】　在急性炎症患者血清中出现的可以结合肺炎球菌细胞壁 C- 多糖的蛋白质，1941 年命名为 C- 反应蛋白（C-reactive protein，CRP）。CRP 由肝细胞合成，血浆中主要形式是 115kD 的五聚体。电泳分布在慢 γ 区带，有时可延伸到 β 区带，其电泳迁移率易受一些因素影响，如钙离子及缓冲液的成分。在钙离子存在下，CRP 不仅结合多种细菌、真菌及原虫等体内的多糖物质，还可以结合卵磷脂和核酸；结合后的复合体具有对补体系统的激活作用，引发对侵入病原体的免疫调理和吞噬，表现为炎症反应。CRP 也能识别和结合由损伤组织释放的内源性毒性物质，然后将其去毒或从血液中清除，同时 CRP 自身降解。

【临床意义】　血清 CRP 测定主要意义在于其浓度增高。

（1）作为急性时相反应的极灵敏指标：CRP 是第一个被认识的急性时相反应蛋白，血浆中 CRP 浓度在急性心肌梗死、创伤、感染、炎症、外科手术、恶性肿瘤等时迅速显著地增高，心肌梗死后 6～12 小时即升高，可达正常水平的 2000 倍。血浆浓度 >5mg/L 可作为明显的炎症信号或是急性时相反应引发阶段。浓度在 1～5mg/L 可能表明慢性低程度的炎症或者急性时相反应的开始。CRP 是非特异性指标，主要用于结合临床监测疾病：①筛查微生物感染；②评估炎症性疾病的活动度；③监测系统性红斑狼疮、白血病和外科手术后并发的感染（血清中浓度再次升高）；④新生儿败血症和脑膜炎的监测（此时做细菌培养可能较困难）；⑤监测肾移植后的排斥反应等。脐血中 CRP 浓度很低，仅 10～350μg/L，当宫内感染时，可升高到 260mg/L。

（2）血浆 CRP 低浓度增高：可作为心血管疾病的独立危险因子，不过必须采用比常规 CRP 测定更灵敏的方法才能显示其增高，通常称为超敏 CRP，<1mg/L 为低风险。

【应用评价】　是最为常用的 APR，目前临床实验室已广泛开展。作为 APR，其临界值为 <5mg/L。大多健康成年人血浆 CRP<1mg/L，正常 CRP 浓度的中位数是 0.8mg/L，其中 75%<1.3mg/L，90%<3mg/L，99%<10mg/L。

【参考区间】　<0.05g/L。

（十二）血清特定蛋白质的检测方法

体液中的蛋白质因为都是由氨基酸组成，性质相似，除白蛋白等极少数蛋白质因有某种特性可利用，而能使用染料结合法等测定外，其他都需制备特异性抗体，采用免疫化学方法测定，包括免疫比浊法、发光免疫法、放射免疫法、酶免疫法等。这些方法灵敏度均很高，适用于血、尿、脑脊液等大部分标本，目前以免疫比浊法最多用。

【检测原理】　通常采用免疫比浊法，该法利用各种蛋白质的特异性抗体与血清等体液中的特定蛋白质，在特殊缓冲液中快速形成抗原抗体复合物，使反应液出现浊度。当反应液中保持抗体过量时，形成的复合物随抗原量增加而增加，反应液的浊度亦随之增加，与一系列浓度的校准品对照，即可计算出样品中该种蛋白质的含量。

【方法学评价】　免疫比浊法包括透射比浊法和散射比浊法，透射比浊法检测反应终点或一定时间后的吸光度值，能在自动生化分析仪中测定。散射比浊法检测入射光遇到复合物后呈一定角度散射的光量，常测定浊度形成的速率，通常需要专用的免疫散射比浊仪，后者也称特定蛋白分析仪。

免疫比浊法检测限为 10～20mg/L，精密度较好，批内变异系数（CV）通常小于 5%。由于免疫复合物在几分钟到几小时才形成可见的复合物，故需加入促聚剂加速大的免疫复合物形成,目前多用聚乙二醇,浓度约为 4%。抗原或抗体量大大过剩时易出现可溶性复合物,造成测定误差,由此可影响该法的检测范围。浊度法受血脂影响,尤其是低稀释度时,脂蛋白的小颗粒可形成浊度,使测定值假性升高。

特定蛋白校准品 CRM-470(Certified Reference Material)是特定蛋白质的有证参考物质,由欧洲共同体的标准局(Bureau Communitaire de Reference,BCR)制备和提供,在美国由美国病理学会(CAP)提供,以保证各种检测系统中测定结果的一致性。参考实验室按照 IFCC 规定的具有详细操作程序以及统计学方法的定值方案,统一使用指定的各特定蛋白纯化标准为初级标准品。目前 CRM-470 已包含 15 种已定值的蛋白质,即 Alb、PA、AAT、AAG、HAP、AMG、CER、TRF、CRP、IgG、IgM、IgA、C3、C4 和 α_1 抗糜蛋白酶。

CRM-470 通常只提供给生产厂商,不直接用于一般实验室。厂商在定值其产品校准品即进行数值传递时,实验方案须和 CRM-470 定值方案一致。有较多厂商都已签署认可了 CRM-470 作为他们公司的校准品(二级校准品),推动了这些公司用户结果的可比性。近年来,其他非签署公司要对自己的校准品定值时,亦采用上述公司的特定蛋白检测系列(仪器、试剂、校准品),按照数值传递实验程序,对本公司校准品定值,然后再以患者样品和认可的上述公司检测系统做方法学比较,确认传递的可靠性,再将产品系列推向市场。

第二节　氨基酸代谢紊乱的生物化学检验

一、概　　述

(一)体内氨基酸代谢

机体氨基酸(amino acid,AA)来源于消化道吸收、体内合成和组织蛋白质分解。氨基酸主要作用是合成蛋白质,并可转变为其他含氮的生物活性物质。氨基酸分解代谢的主要途径是脱氨基生成氨和相应的 α- 酮酸,80%~90% 的氨合成尿素;20 种氨基酸相应的 α- 酮酸由各自的酶系进行氧化分解,途径各异,最后氧化成 CO_2 和 H_2O,释放能量;α- 酮酸也可转变为糖类、脂肪。小部分氨基酸可在专一性很高的氨基酸脱羧酶的催化下,生成相应的胺和 CO_2。有些氨基酸还有其特殊的代谢途径,并具有重要的生理意义。

(二)氨基酸代谢紊乱的种类

在某些疾病情况下,以上氨基酸代谢也可发生变化。

1. 遗传性氨基酸代谢紊乱　为遗传性氨基酸代谢酶缺陷引起,种类很多,为相关基因突变所致,至今已发现 70 余种,绝大多数疾患罕见,而病情却严重,如果诊断足够早,某些疾患可以治疗。当酶缺陷发生在氨基酸代谢途径起点时,其催化的氨基酸将在血液循环中增加;当酶缺陷发生在代谢途径中间时,则此酶催化反应前的中间代谢物便在体内堆积;有时由于正常降解途径受阻,氨基酸可通过旁路途径代谢,该途径中的产物便增多。氨基酸、或其中间代谢物、或其旁路代谢物在血液中增高称为氨基酸血症(Aminoacidemia),如酪氨酸血症、组氨酸血症、精氨酸血症等。

血浆中增高的氨基酸及其代谢物均可从肾小球滤过,若超出肾小管的重吸收能力则从尿中排出,称为氨基酸尿症(Aminoaciduria),其尿液中浓度经常比血浆更高。血浆和尿液氨基酸增多可同时存在,某些氨基酸血症或氨基酸尿症的名称是由于传统习惯而得。肾小管细胞膜上存在与氨基酸吸收有关的几种载体转运蛋白,当某种载体缺乏时,相应氨基酸从尿中排出增加,发生特殊的氨基酸尿症,而血浆中这些氨基酸浓度可在正常范围或偏低。表 6-5 列举了一些遗传性氨基酸血症和氨基酸尿症的缺陷酶或载体转运蛋白及血和尿中增高的氨基酸等成分。

表 6-5　遗传性氨基酸代谢紊乱的缺陷酶及其血和尿中增高的成分

疾病名称	患病率	缺乏的酶或载体	血浆中增高的成分	尿液中增高的成分
苯丙酮酸尿症	1:10 000	苯丙氨酸羟化酶	苯丙氨酸	苯丙氨酸、苯丙酮酸
Ⅰ型酪氨酸血症	1:100 000	延胡索酸乙酰乙酸酶	酪氨酸、甲硫氨酸	酪氨酸、对-羟苯丙酮酸等
尿黑酸尿症	1:250 000	尿黑酸氧化酶	尿黑酸(轻度)	尿黑酸
同型胱氨酸尿症	1:200 000	胱硫醚合成酶	同型胱氨酸、甲硫氨酸	同型胱氨酸、甲硫氨酸
组氨酸血症	1:20 000	组氨酸酶	组氨酸、丙氨酸	咪唑、丙酮酸、其他组氨酸代谢物
甘氨酸血症	1:150 000	甘氨酸氧化酶	甘氨酸	甘氨酸
支链酮酸尿症	1:250 000	支链酮酸氧化酶	缬氨酸、亮氨酸、异亮氨酸、相应的酮酸	
甲基丙二酸血症	1:20 000	甲基丙二酰辅酶 A 变位酶	甘氨酸、甲基丙二酸	甘氨酸、甲基丙二酸
胱硫醚尿症	1:70 000	胱硫醚酶	胱硫醚	胱硫醚
Ⅰ型高脯氨酸血症	1:300 000	脯氨酸氧化酶	脯氨酸	脯氨酸、羟脯氨酸
精氨酸琥珀酸尿症	1:75 000	精氨酸琥珀酸酶	精氨酸琥珀酸、瓜氨酸	精氨酸琥珀酸、瓜氨酸
精氨酸血症	罕见	精氨酸酶	精氨酸	精氨酸、胱氨酸
胱氨酸尿症	1:13 000	肾小管碱性氨基酸载体		胱氨酸、精氨酸、赖氨酸、鸟氨酸
色氨酸代谢综合征	1:18 000	肾小管中性氨基酸载体		所有中性氨基酸
二羧基氨基酸尿症	罕见	肾小管酸性氨基酸载体		谷氨酸、天冬氨酸
亚氨基甘氨酸尿症	1:12 000	肾小管亚氨基载体		脯氨酸、羟脯氨酸、甘氨酸

2. 继发性氨基酸代谢紊乱　若与氨基酸代谢有关的器官出现严重病变,也可发生某种氨基酸血症或氨基酸尿症,见于肝脏和肾脏疾患以及蛋白质营养不良、烧伤等。如肝功能衰竭时,主要在肝脏降解的芳香族氨基酸(aromatic amino acids,AAA)包括色氨酸、苯丙氨酸和酪氨酸,因降解减少故血浆浓度增高;而此时主要在肌肉、肾及脑中降解的支链氨基酸(branched chain amino acids,BCAA)即异亮氨酸、亮氨酸、缬氨酸,非但分解没有减少,反因肝脏降解胰岛素减少致血浆胰岛素含量增高,胰岛素促进 BCAA 进入肌肉而降解增多,导致血浆 BCAA 浓度降低。因此出现支链氨基酸/芳香族氨基酸比值(BCAA/AAA 比值)下降。继发性肾性氨基酸尿是由于肾小管损害、肾近曲小管功能障碍,使氨基酸重吸收减少而引起,见于肾中毒、急性肾小管坏死等。

二、氨基酸代谢紊乱的生物化学检验项目与检测方法

遗传性氨基酸代谢紊乱可以从三个水平上诊断:①异常的 DNA 检测;②产前筛查和产后检测酶缺陷;③血清和尿液氨基酸检测。对血清或尿液中某种氨基酸的定性或定量检测,是遗传性氨基酸代谢紊乱最常用的生物化学诊断手段。

(一)体液氨基酸过筛试验

包括氨基酸薄层层析、尿氨基酸颜色试验和 Guthrie 微生物试验。

1. 检验项目

【项目检测依据】　遗传性氨基酸代谢紊乱时血清和尿液中某种氨基酸常明显或显著增高。例如,苯丙酮酸尿症(phenyl ketonuria,PKU)是因苯丙氨酸羟化酶遗传性缺陷,导致苯

丙氨酸不能正常转变成酪氨酸而蓄积，并可经转氨基作用生成苯丙酮酸等代谢产物。该酶缺乏时血中苯丙氨酸极度升高，可超过 1200μmol/L（正常仅为 120μmol/L 以下），苯丙酮酸可达 100～500μmol/L；正常人尿液苯丙酮酸仅痕量，PKU 时显著增高。

【临床意义】　定性检测氨基酸血症和（或）氨基酸尿症，但只能作为过筛试验。

【应用评价】　因这类氨基酸过筛试验的结果不太容易判断，多数临床实验室已不开展。目前，国外仅有极少数较小的老实验室还在做薄层层析法和尿氨基酸颜色试验，国内少数中等医院检验科仍在采用 Guthrie 微生物试验筛查 PKU，但均逐渐趋于淘汰。

2. 检测方法

【检测原理】　薄层层析法：将混合氨基酸标准液、待检样品和质控样品点加在醋酸纤维素薄膜片上，将其放置在合适的溶剂系统中进行层析展开，继之干燥和染色显示层析图谱。大多数氨基酸与茚三酮反应呈紫色；呈黄色反应的脯氨酸和羟脯氨酸则较难辨别，若与靛红反应，呈蓝色，则较容易判断。

尿氨基酸颜色试验：利用某些化学试剂能与某种氨基酸产生一定的颜色反应，从而进行光度法的定性试验。

Guthrie 微生物试验：细菌生长需要氨基酸，在琼脂培养基中加入能特异针对某种待检氨基酸的竞争性抑制剂，该抑制剂的结构与待检氨基酸相似。将枯草芽胞杆菌的芽胞加到培养基中，血清或尿液样品点到滤纸片上，并放到培养基琼脂表面，琼脂板孵育后观察细菌生长。若样品中有高浓度的待检氨基酸存在，则氨基酸抑制剂的作用将减弱或被克服，便能观察到菌株生长圈。

【方法学评价】　薄层层析法只能手工检测，单向层析的斑点定性较难，双向层析则更为费时，也根据氨基酸斑点大小和颜色深度判断结果，较为主观。尿氨基酸颜色试验也是定性的过筛试验，不同氨基酸的颜色反应可能相似，且可受其他非氨基酸类物质干扰。Guthrie 微生物试验的菌株生长圈及其大小不是很清晰，有时判断较困难。

【参考区间】　薄层层析法结果是与正常浓度的标准氨基酸液进行斑点大小和颜色深度进行比较和判断。正常尿氨基酸颜色试验为阴性。Guthrie 微生物试验中，将系统设计成待检氨基酸超过其诊断界值上限时细菌能够生长，则可确定标本中氨基酸浓度已增加到此限值以上，以此来判断氨基酸血症。

（二）体液氨基酸定量

定量检测氨基酸可采用基于高效液相色谱（HPLC）的离子交换色谱法，更好的方法是高效液相色谱 - 串联质谱技术。

1. 检验项目

【项目检测依据】　直接定量检测体液中某种氨基酸或者所有 20 种氨基酸，能明确是否存在某种氨基酸血症和（或）氨基酸尿症，以及反映机体氨基酸代谢的整体情况。

【临床意义】　对遗传性氨基酸代谢紊乱有较好的诊断价值；对继发性氨基酸代谢紊乱的诊断以及某些疾病时氨基酸代谢的研究，均能提供有价值的信息。

【应用评价】　国内中等及以下医院的临床实验室，大多不具备定量分析氨基酸的仪器，且体液氨基酸检测的频度不高，故中、小医院一般不开展。但大的综合医院和儿童医院有必要开设，尤其对诊断新生儿遗传性氨基酸代谢紊乱意义很大。PKU 是发病率相对较高的遗传性氨基酸代谢紊乱，该病危害大，可造成患儿智力发育障碍，但早期治疗效果好。

2. 检测方法

【检测原理】

（1）HPLC 法：体液尤其是血清样品需先经前处理，包括沉淀蛋白质、萃取氨基酸等，然后将样品经离子交换色谱柱分离氨基酸，流出的氨基酸溶液与茚三酮或荧光指示剂进行反应；也可进行柱前衍生反应。颜色或荧光反应产物经过光谱仪或荧光仪等检测，与标准参考物质比较保留时间，并通过流出峰面积来定量各种氨基酸。茚三酮法能检出纳摩尔（nmol）水平的氨基酸；采用邻苯二醛等荧光试剂，可检出皮摩尔（pmol）水平的氨基酸。

（2）HPLC-串联质谱法（LC-MS/MS）：血清等样本先经去蛋白等处理，上清液中氨基酸经高效液相色谱柱分离后，进入离子源，结构性质不同的氨基酸电离成各种不同质荷比（m/z）的分子离子和碎片离子，带有样品信息的离子碎片被加速进入质量分析器，不同的离子在质量分析器中被分离并按质荷比大小依次抵达检测器，经记录即得到按不同质荷比排列的氨基酸谱。与标准参考物质的质荷比以及峰面积比较来定量各种氨基酸（图6-2）。

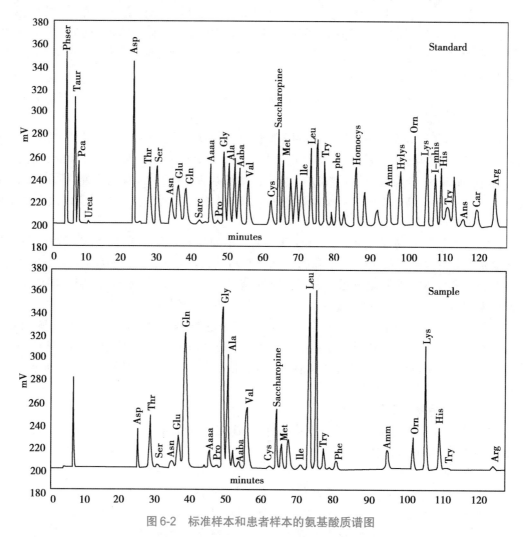

图6-2　标准样本和患者样本的氨基酸质谱图

【方法学评价】　传统的离子交换色谱法分析速度非常慢，分析一个样品至少需要数小时，HPLC法将分析时间缩短至数十分钟，因此可应用于临床体液氨基酸测定。一些公司生产专用于定量氨基酸的HPLC法的氨基酸分析仪，使检测较方便。但样品前处理过程比较费时，若萃取氨基酸不佳，一些类似物可能会影响氨基酸种类的确定。该法基本上能判断遗传性氨基酸代谢紊乱造成的某种氨基酸血症和（或）氨基酸尿症。

LC-MS/MS法对氨基酸的鉴定更加准确，定量灵敏度也较HPLC法高。质谱法有各种仪器类型，其分辨率和灵敏度不同，良好的仪器对各种氨基酸定量的分析精密度可达2.0%～5.0%，回收率多数在90%～110%，线性良好。

【参考区间】　见表6-6。

表6-6 血清和尿液氨基酸参考区间

名称	血清 (µmol/L)	尿 (mmol/d)	尿 (mmol/mol Cr)	名称	血清 (µmol/L)	尿 (mmol/d)	尿 (mmol/mol Cr)
甘氨酸	120~554	785~3918	18.2~163	酪氨酸	22~87	66~304	0~14.2
丙氨酸	210~661	85~541	28.8~195	色氨酸	20~95	25~191	<16.5
缬氨酸	141~317	21~102	1.9~5.9	组氨酸	32~107	470~2843	1~103
亮氨酸	75~175	20~62	0~6.8	精氨酸	21~138	<288	0~2.7
异亮氨酸	37~98	38~183	0.8~4.4	赖氨酸	83~238	39~75	3.2~9.2
丝氨酸	65~193	129~1387	0~50.8	天冬氨酸	<24	<197	0.1~3.7
苏氨酸	79~193	120~392	0~27	天冬酰胺	30~69	34~100	1.8~8.6
半胱氨酸	33~117	<317	1.9~131	谷氨酸	14~192	<230	1.5~4.7
蛋氨酸	6~40	<63	0~7.2	谷氨酰胺	396~711	300~1040	2~60
苯丙氨酸	48~109	<100	1.3~6.9	脯氨酸	102~336	痕量	痕量

第三节 嘌呤核苷酸代谢紊乱的生物化学检验

核苷酸是组成核酸的基本成分,核苷酸代谢紊乱多发生在嘌呤核苷酸,其合成和分解中最多见的代谢紊乱是高尿酸血症,并可由此导致痛风。

一、概 述

(一)嘌呤核苷酸的正常代谢

嘌呤核苷酸包括腺苷酸(AMP)和鸟苷酸(GMP),其合成有两条途径。从头合成途径的主要原料是5-磷酸核糖、氨基酸、一碳单位等,经一系列酶促反应合成次黄嘌呤核苷酸(IMP),IMP迅速转变为AMP和GMP。第二条补救途径是利用体内游离的嘌呤或嘌呤核苷合成嘌呤核苷酸。分解代谢是从嘌呤核苷酸逐步分解为嘌呤核苷、嘌呤,然后氧化为黄嘌呤,最后氧化为终产物尿酸(uric acid, UA),见图6-3。

(二)高尿酸血症

目前,高尿酸血症(Hyperuricemia)的发病率很高,其病因可分为原发性和继发性两类,以前者为多,是由于遗传性嘌呤代谢紊乱和(或)尿酸排泄障碍引起,原发性高尿酸血症中多数是由多基因遗传缺陷所致,病因尚不十分明确,而与代谢综合征也关系密切。由高嘌呤饮食、肾脏疾病、血液病及药物等原因引起者为继发性高尿酸血症。高尿酸血症的主要发生机制叙述如下。

1. 嘌呤代谢紊乱 在原发性高尿酸血症的病因中约占10%,主要原因是嘌呤代谢酶缺陷,其中大多数属多基因遗传缺陷,机制不明。由单酶缺陷引起者仅占1%~2%,包括:①次黄嘌呤-鸟嘌呤磷酸核糖转移酶(HGPRT)完全或部分缺陷,使PRPP蓄积,嘌呤向尿酸迅速转化使尿酸大量生成;② PRPP合成酶亢进,导致嘌呤核苷酸合成增多,进而其分解产物尿酸增多;③葡萄糖-6-磷酸酶(G6Pase)缺陷(即Ⅰ型糖原贮积症),可使葡萄糖-6-磷酸增多,并沿磷酸戊糖代谢途径转化成较多的PRPP,促进嘌呤核苷酸合成增多。

2. 尿酸排泄障碍 原发性高尿酸血症中80%~90%具有尿酸排泄障碍。此类患者肾脏功能大多正常,仅存在尿酸排泄障碍,研究表明为多基因遗传性疾病,其易感基因和发病机制尚不明确。肾脏对尿酸盐的排泄有四个阶段,肾小球滤过血浆中的全部尿酸盐、滤液中大部分尿酸盐被近曲小管重吸收、近端小管再分泌尿酸盐、髓袢降支被动重吸收尿酸盐,最终随尿排出的尿酸盐只占滤过量的6%~10%,总量约为2.4~3.0mmol/d。肾脏尿酸排泄

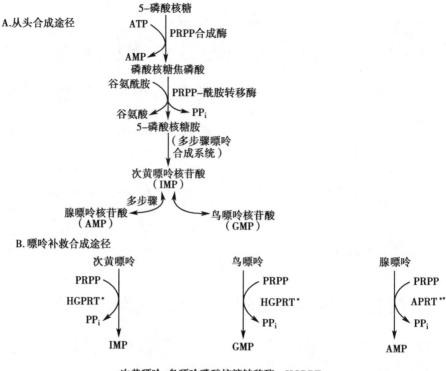

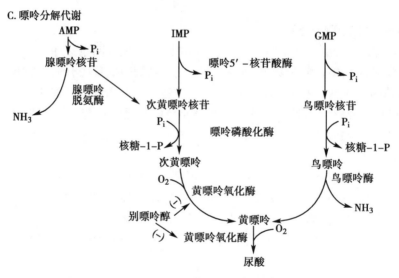

图6-3　嘌呤核苷酸合成和分解代谢途径

障碍涉及肾小球尿酸滤过减少、肾小管重吸收增多、肾小管尿酸分泌减少以及尿酸盐结晶在泌尿系统的沉积。尿酸盐为极性分子，滤过后在肾脏的排泄需要一系列转运蛋白参与，以及与其他有机、无机阴离子的交换。已知与肾脏排泄尿酸相关的转运子包括人尿酸盐转运子、人尿酸盐阴离子交换子、人有机阴离子转运子1和人有机阴离子转运子3，任何一个转运蛋白基因表达或功能障碍都会引起尿酸排泄减少。

3. 代谢综合征与高尿酸血症　越来越多的报告表明原发性高尿酸血症与肥胖、原发性高血压、血脂异常、糖尿病、胰岛素抵抗关系密切。可以认为，高尿酸血症是代谢综合征的一个组成部分，肥胖和高甘油三酯血症是高尿酸血症的相关因素。但血液尿酸和甘油三酯等之间相互作用的机制仍不清楚，代谢综合征相关基因中某些被认为与高尿酸血症有关，包括 5′, 10′- 亚甲基四氢叶酸还原酶基因、载脂蛋白基因、β₃ 肾上腺素能受体基因和瘦素基因等。

4. 高嘌呤饮食 短时间内从饮食中摄入大量含有嘌呤的食物时，嘌呤不能被组织利用，经氧化生成大量尿酸，超过肾脏排泄能力，导致血液尿酸升高，尤其是对那些肾脏排泄能力本身就存在缺陷的患者。各类荤菜中都含有一些嘌呤成分，尤其是各种动物内脏和海鲜，如脑、肝、肾、心、蛤蜊、凤尾鱼、沙丁鱼、肉汁等嘌呤含量极高；嘌呤含量较高的蔬菜有菠菜、韭菜、扁豆、豌豆、大豆及豆制品等；咖啡、浓茶含有一定量的嘌呤；啤酒引发痛风的可能性最大，烈性酒次之，而葡萄酒基本上不存在这种危险。鸡蛋和牛奶含丰富的蛋白质而含嘌呤较低，水果中嘌呤含量很少。

5. 各种肾脏疾病 如慢性肾小球肾炎、肾盂肾炎、多囊肾、高血压晚期等，因肾小球滤过功能等减退使尿酸排泄减少。慢性铅中毒可造成肾小管损害使尿酸排泄受抑制。某些药物如双氢克尿噻、依他尼酸、呋塞米、吡嗪酰胺、小剂量阿司匹林等均可竞争性抑制肾小管分泌尿酸；血液中乳酸或酮酸等有机阴离子浓度增高时，肾小管对尿酸的分泌受到竞争性抑制而排出减少，可出现一过性高尿酸血症。

6. 细胞破坏增多 骨髓增生性疾病如白血病、淋巴瘤、红细胞增多症等，体内核酸合成增加和周转加速；恶性肿瘤的化疗和放疗后细胞核破坏过多；溶血性贫血、系统性红斑狼疮、牛皮癣、心肌梗死、肺结核等细胞组织的破坏，均使尿酸生成增加。

二、体液尿酸的检验

1. 检验项目

【项目检测依据】 高尿酸血症和痛风被认为是同一疾病的不同阶段，高尿酸血症是痛风的前期，但并非所有的高尿酸血症最终都会发展为痛风，很多人一生中只处于无症状高尿酸血症期，仅 5%～12% 的高尿酸血症最终可发展为痛风。

血清尿酸浓度超过参考值上限称为高尿酸血症，即男性和绝经后女性大于 420μmol/L，绝经前女性大于 350μmol/L。血液尿酸浓度增高到 480μmol/L 以上时，可出现尿酸盐结晶形成和沉积，并引起特征性急性关节炎、痛风石、慢性关节炎、关节畸形、慢性间质性肾炎和尿酸性尿路结石，即为痛风。血浆 α_1、α_2 球蛋白减少、组织局部 pH 降低、局部体温降低、运动和饮酒可诱发痛风。

【临床意义】

（1）血清尿酸测定目的主要在于发现高尿酸血症，后者的主要危害是引起痛风。

（2）尿液尿酸测定有助于分析高尿酸血症是生成过多型还是排泄减少型或是混合型。

1）尿酸排泄量：若普通饮食时尿液中 >4800μmol/24 小时或低嘌呤饮食 >3600μmol/24 小时，则为生成过多型。

2）尿酸清除率（Cua）：可留取 24 小时尿液，然后测定血清和血液尿酸浓度，也可准确收集 60 分钟尿，留尿中间采血测定尿酸。通过肾清除值公式来计算得出［Cua＝（Uua×V）/Sua。其中 Uua 为尿尿酸浓度，V 表示尿液 ml/min，Sua 为血清尿酸浓度］。参考区间为 6.6～12.6mL/min，Cua 下降属排泄减少型，Cua 升高属生成过多型。

3）尿酸清除率与肌酐清除率比值（Cua/Ccr）：Cua/Ccr＝（Uua/Sua）/（Ucr/Scr）×100%：若 >10% 属生成过多型，<5% 属排泄减少型，介于 5%～10% 属混合型。随意尿与 24 小时尿的 Cua/Ccr 呈显著正相关，故可采用简便的一次尿测定法。

4）随意尿的尿酸 / 肌酐比值：若 >1 属生成过多型，<0.5 属排泄减少型。

【应用评价】 目前高尿酸血症和痛风病的发病率较高，且仍在增长，其诊断主要依赖于血清尿酸测定，尿液尿酸浓度有助于对高尿酸血症进行分型及其病因诊断。

2. 检测方法

【检测原理】 目前临床上常采用的方法是尿酸酶 - 过氧化物酶法。尿酸酶氧化尿酸，生成尿囊素和 H_2O_2，后者在过氧化物酶催化下，使 2, 4- 二氯酚和 4- 氨基安替比林缩合生成红色醌类化合物，最大吸收峰在 500nm。

【方法学评价】 尿酸酶 - 过氧化物酶法第一步反应特异性高，但过氧化物酶催化反应特异性较差，若标本中存在维生素 C、胆红素等还原性物质时，对尿酸测定结果有负干扰。人体血清尿酸浓度在数百微摩尔水平及以下，远低于血糖、总胆固醇等浓度，因此，胆红素等对其负干扰较容易被观察到。若在尿酸测定试剂中加入胆红素氧化酶，则能消除胆红素干扰，但大多数公司生成的试剂未采取抗干扰措施。该法可用于血清和尿液的尿酸测定，但检测上限约为 700μmol/L，远低于尿液尿酸浓度，因此应将尿液稀释测定。

【参考区间】 血清尿酸：男性 210～420μmol/L，女性 150～350μmol/L。

尿液尿酸：膳食嘌呤含量对尿酸排出量影响很大。无嘌呤膳食：男性 <2480μmol/d，女性稍低；低嘌呤膳食：男性 <2830μmol/d，女性 <2360μmol/d；高嘌呤膳食：<5900μmol/d；均衡膳食：1480～4430μmmol/d。

（陈筱菲　张　彦）

本章小结

　　血浆蛋白质含量高、种类多，在血浆中既有共同功能，又具各自独特功能。琼脂糖凝胶电泳可将其分为白蛋白、α_1- 球蛋白、α_2- 球蛋白、β_1- 球蛋白、β_2- 球蛋白、γ- 球蛋白六个组分，含量最多的 12 种蛋白质总量占 95% 以上，白蛋白超过总量的 50%，本章叙述主要血浆蛋白质的检测依据、临床意义以及检测方法等，包括前白蛋白、白蛋白、α_1-抗胰蛋白酶、α_1- 酸性糖蛋白、结合珠蛋白、α_2- 巨球蛋白、铜蓝蛋白、转铁蛋白、β_2- 微球蛋白和 C- 反应蛋白。测定血浆的 APRs 尤其是 CRP、降钙素原等对急性炎症如感染等具有较好的诊断和监测价值。血清总蛋白通常采用双缩脲法测定，白蛋白采用 BCG 或 BCP 法测定，其他血清特定蛋白质通常采用免疫比浊法测定，CRM-470 是特定蛋白质的有证参考物质。遗传性氨基酸代谢紊乱种类多，但发病率低，其定性检测可采用 Guthrie 微生物试验、尿氨基酸颜色试验和氨基酸薄层层析，但这类过筛试验均已趋于淘汰。各氨基酸的定量检测应采用 HPLC 法和质谱法。高尿酸血症由嘌呤代谢紊乱和（或）尿酸排泄障碍引起，测定血清尿酸可加以确定，测定尿液尿酸有助于分析高尿酸血症的类型，常采用的尿酸测定方法是尿酸酶 - 过氧化物酶法。

第七章
糖代谢紊乱的生物化学检验

思考题：

1. 糖尿病的生物化学诊断指标有哪些？
2. 血糖的测定方法有哪些？各自的测定原理和方法学评价如何？
3. 糖化血红蛋白的检测方法有哪些？各自的检测原理及方法学评价如何？
4. HbA$_{1c}$检测的金标准方法是什么？其检测原理是什么？
5. 糖尿病代谢紊乱的生物化学检测指标有哪些？
6. 什么是OGTT试验？检测目的是什么？结果如何分析？
7. 哪些指标能反映机体对血糖调节的能力？如何检测？
8. 糖尿病相关的自身抗体有哪些？特点及应用如何？

糖既是体内重要的能量来源，也是构成机体的重要组成部分。糖代谢紊乱主要指血糖浓度过高或过低，还包括一些糖代谢过程中由于酶先天性缺陷所导致的单糖或糖原在体内的累积。临床常见的是糖尿病，本章将重点阐述糖尿病及其相关代谢紊乱的生物化学检验。

第一节 概 述

血糖（blood glucose）是指血液中的葡萄糖。在体内多种因素的调节下血糖浓度维持着相对恒定，当血糖浓度超过参考区间上限时称为高血糖症（hyperglycemia），血糖浓度低于参考区间下限时为低血糖症（hypoglycemia）。糖尿病是糖代谢紊乱的最常见、最重要的表现形式。

一、血糖浓度的调节

血液中的葡萄糖来源于：①食物中碳水化合物的消化吸收；②糖原分解；③非糖物质（蛋白质或脂）的异生。血糖根据机体需要进行代谢：①氧化供能；②当超过能量需求时，转化为脂肪或糖原贮存起来；③转化为其他非糖物质如氨基酸、乳酸、甘油等；④当血糖浓度超过肾糖阈值（8.9～10mmol/L）时，葡萄糖会出现在尿液中形成尿糖。血糖还通过血-脑脊液屏障进入脑脊液中，作为大脑活动的能量来源。

正常情况下成人空腹血糖浓度相对恒定在3.89～6.11mmol/L范围内，这是在多种因素（主要是激素）的调节下，血糖的来源和去路保持动态平衡的结果。降低血糖的主要激素是胰岛素（insulin），胰岛素样生长因子（insulin-like growth factor, IGF）也能使血糖降低；升高血糖的激素有胰高血糖素（glucagon）、肾上腺素（epinephrine）、皮质醇（cortisol）和生长激素（growth hormone）等，甲状腺素、生长抑素等激素能影响糖的代谢，从而也影响血糖水平。

除激素外,血糖的浓度也会受到其他各种生理因素如饮食、运动、睡眠、月经周期、妊娠及药物等的影响。

二、糖　尿　病

糖尿病(diabetes mellitus)是一组糖代谢异常引起的代谢性紊乱,由于葡萄糖的利用减少而导致了高血糖症。糖尿病的典型症状为"三多一少",即多食、多饮、多尿和体重减轻。一些患者会出现酮症酸中毒或高渗性昏迷等急性并发症。随着疾病的进展,患者发生慢性并发症的危险性增大,这些并发症包括视网膜病变(导致失明)、肾衰竭、神经病变、动脉粥样硬化(导致卒中、坏疽、冠状动脉疾病等)等。

(一)分型及发病机制

根据病因糖尿病可分为四大类型,即 1 型糖尿病(type 1 diabetes mellitus,T1DM)、2 型糖尿病(type 2 diabetes mellitus,T2DM)、其他特殊类型糖尿病(other specific types of diabetes)和妊娠期糖尿病(gestational diabetes mellitus,GDM)。患者中 5%～10% 为 T1DM,90%～95% 为 T2DM。四型糖尿病的病因见表 7-1。

表 7-1　糖尿病的分型及其病因

类型	病因
1 型糖尿病 　免疫介导性糖尿病 　特发性糖尿病	胰岛 β 细胞破坏,导致胰岛素绝对不足
2 型糖尿病	病因不明确,包括胰岛素抵抗伴胰岛素相对不足、胰岛素分泌不足伴胰岛素抵抗等
其他特殊类型糖尿病	
β 细胞功能遗传缺陷糖尿病	①成人型糖尿病:12 号染色体 HNF-1α(MODY3)基因突变、7 号染色体葡萄糖激酶(MODY2)基因突变、20 号染色体 HNF-4α(MODY1)基因突变等;②线粒体糖尿病:线粒体基因突变
胰岛素作用遗传性缺陷糖尿病	A 型胰岛素抵抗、矮妖精貌综合征(Leprechaunism)、脂肪萎缩性糖尿病、Rabson-Mendenhall 综合征、假性肢端肥大(pseudoacromegaly)等
胰腺外分泌性疾病所致糖尿病	胰腺炎、外伤及胰腺切除、肿瘤、囊性纤维化病、血色病、纤维钙化性胰腺病变等
内分泌疾病所致糖尿病	肢端肥大症、库欣病、胰高血糖素瘤、嗜铬细胞瘤、甲状腺功能亢进、生长抑素瘤、醛固酮瘤等
药物和化学品所致糖尿病	吡甲硝苯脲(vacor)、喷他脒(pentamidine)、烟酸(nicotinic acid)、糖皮质激素、甲状腺素、二氮嗪(diazoxide)、β 肾上腺素受体激动剂、噻嗪类利尿剂、苯妥英钠(dilantin)、α 干扰素等
感染所致糖尿病	风疹病毒、巨细胞病毒、柯萨奇病毒感染等
少见的免疫介导性糖尿病	抗胰岛素受体抗体、Stiffman 综合征等
其他遗传综合征伴糖尿病	Down 综合征、Turner 综合征、Klinfelter 综合征、Wolfram 综合征、Friedreich 共济失调症、Huntington 舞蹈病、Laurence-Moon-Biedel 综合征、强直性肌营养不良、Prader-Willi 综合征、卟啉病等
妊娠期糖尿病	高龄妊娠、肥胖、种族、不良生育史和糖尿病家族史

空腹血糖受损(impaired fasting glucose,IFG)和糖耐量减退(impaired glucose tolerance,IGT)是正常糖代谢与糖尿病之间的中间状态,统称为糖尿病前期,也是发展为糖尿病及心血管病变的危险因子和标志。

（二）主要代谢紊乱

糖代谢：肝、肌肉和脂肪组织对葡萄糖的利用减少，糖原合成减少，而肝糖原分解和糖异生增多，导致血糖升高。

脂肪代谢：脂肪组织摄取葡萄糖及从血浆清除甘油三酯减少，脂肪合成减少；脂蛋白脂肪酶活性降低，血浆甘油三酯浓度升高；脂肪酸 β 氧化增强，大量乙酰辅酶 A 致肝脏胆固醇合成增加，血总胆固醇增高；当胰岛素极度不足时，脂肪组织大量动员分解产生大量酮体，当超过机体对酮体的氧化利用能力时，酮体堆积形成酮症，进一步发展为酮症酸中毒。

蛋白质代谢：蛋白质合成减弱，分解代谢加速，可导致机体出现负氮平衡、体重减轻、生长发育迟缓等现象，另外抗体合成减少是糖尿病时容易发生感染的重要原因。

三、其他糖代谢紊乱

（一）低血糖症

低血糖症（hypoglycemia）指血糖浓度低于空腹血糖的参考水平下限，也有人建议 2.78mmol/L 为低血糖症的临界值。低血糖的临床症状因人而异，缺乏特异性，主要是交感神经兴奋症状如出汗、神经质、颤抖、无力、眩晕、心悸、饥饿感，以及中枢神经系统症状如意识混乱、行为异常、视力障碍、木僵、昏迷和癫痫等。导致这些症状发生的血糖水平有明显个体差异。不同类型低血糖及其病因见表 7-2。

表 7-2　低血糖的类型与病因

类型	病因
新生儿低血糖	早产、母体糖尿病、GDM 和妊娠子痫、呼吸窘迫综合征、其他（冷应激，红细胞增多症等）
婴幼儿低血糖	遗传性代谢缺陷、酮性低血糖、先天性酶缺乏、半乳糖血症
成人空腹低血糖	①内分泌性：胰岛素或胰岛素样物质过多、升高血糖激素缺乏等；②肝源性：严重肝脏疾病、重度心衰伴肝淤血、肝酶异常等；③过度消耗、摄入不足：高热、慢性腹泻、长期饥饿、过度饮酒、肾性糖尿、严重营养不良等；④先天性代谢病：如糖原贮积病等
餐后低血糖	原因不明的功能性低血糖、T2DM 早期、胃肠手术后、大量摄入半乳糖或果糖等
糖尿病性低血糖	胰岛素或降糖药使用过多

（二）先天性糖代谢障碍

糖代谢的先天性障碍是由于糖代谢相关酶类发生先天性异常或缺陷，导致某些单糖或糖原在体内贮积。多数为常染色体隐性遗传，患者症状轻重不等，可伴有血糖水平降低。先天性糖代谢障碍的分型及其病因见表 7-3。

表 7-3　先天性糖代谢障碍的类型与病因

类型	病因
半乳糖代谢紊乱	1-磷酸半乳糖尿苷酰基转移酶、尿苷二磷酸半乳糖 4-异构酶、半乳糖激酶缺乏
果糖代谢紊乱	果糖激酶、1-磷酸果糖醛缩酶、1, 6-二磷酸果糖酶缺乏
戊糖代谢紊乱	
饮食性戊糖尿	大量进食樱桃、李子或梅干等水果后
原发性戊糖尿	L-木酮糖还原酶缺乏
糖原贮积病	
Ⅰ型	葡萄糖-6-磷酸酶缺乏
Ⅱ型	酸性 α-葡萄糖苷酶缺乏

续表

类型	病因
Ⅲ型	淀粉 -1, 6- 葡萄糖苷酶缺乏
Ⅳ型	分枝酶缺乏
Ⅴ型	肌肉磷酸化酶缺乏
Ⅵ型	肝磷酸化酶或磷酸化酶激酶缺乏
Ⅶ型	肌肉磷酸果糖激酶缺乏

第二节 糖代谢紊乱的生物化学检验项目与检测方法

糖代谢紊乱相关的生物化学检验指标在糖尿病的诊断、分型、病情监控、疗效评估以及并发症的诊断和鉴别中都有重要的意义。目前糖代谢紊乱相关的生物化学检验项目包括反映体内血糖水平的体液葡萄糖测定，反映机体对糖负荷的调节能力的餐后 2 小时血糖水平、口服葡萄糖耐量试验、内源性血糖调节物的测定，反映血糖控制情况的糖化蛋白质测定，反映机体代谢状态的酮体、乳酸、丙酮酸测定，以及糖尿病早期诊断及筛查的相关自身抗体检测等。

一、体液葡萄糖

（一）检验项目

【项目检测依据】 在机体的糖代谢中，葡萄糖居于主要地位，其他单糖所占比例小，且主要进入葡萄糖途径中进行代谢。糖代谢紊乱的生物化学表现主要为血糖浓度异常。

【临床意义】 空腹血糖（fasting plasma glucose，FPG）是在隔夜空腹（至少 8～10 小时未进任何食物，饮水除外）后，早餐前采血所测定的葡萄糖浓度，为糖尿病最常检测的指标，反映胰岛 β 细胞功能，代表基础胰岛素的分泌功能。随机血糖（random blood sugar，RBS）则是指任意时间抽取血液作为样本所测定的葡萄糖浓度。

在 30 岁至 60 岁期间，血浆葡萄糖浓度随年龄增大而升高，空腹血糖浓度每 10 年增高约 0.11mmol/L，餐后血糖浓度每 10 年增高 0.22mmol/L，60 岁以后空腹血糖水平不会显著升高。

FPG 是诊断糖尿病最主要的依据，若两次重复测定 FPG 都≥7.0mmol/L，即可确诊为糖尿病，大多数糖尿病患者是依据此标准进行诊断的。

糖尿病血糖浓度高于肾糖阈时能导致糖尿。另外，各种因素如神经性疾病（血管意外、神经肿瘤、颅骨骨折、脑炎、癫痫等）、药物（长期使用肾上腺皮质激素、咖啡因、苯丙胺类）、肾脏疾病（慢性肾炎、肾病综合征等）以及妊娠等，都可以影响血糖的生成及代谢，从而使血糖增高，并引起糖尿。

【应用评价】 临床上可以检测血液、尿液与脑脊液等体液中葡萄糖浓度，反映机体即时的糖含量，是临床最常用的了解体内葡萄糖水平的检验项目。

值得注意的是在 T2DM 中，空腹血糖浓度增高是相对较晚才产生的，因此仅用 FPG 这个标准将延误诊断，并会对糖尿病人群的流行估计过低。

脑脊液葡萄糖浓度是血浆葡萄糖浓度的 60%，且需要同时测定血糖浓度后脑脊液葡萄糖浓度才有临床意义。

尿糖的测定是快速、便宜、非侵入性的，能用于大量样本的筛选。但在血糖浓度低于肾阈值的情况下，尿糖的监测缺乏灵敏度和特异性。

（二）检测方法

【样本的收集与贮存】 由于葡萄糖可自由透过红细胞膜，使红细胞水相中葡萄糖浓度与血浆中葡萄糖浓度相同，但由于血浆含水量（93%）比全血含水量高 11% 左右，对正常血细胞比容的患者而言，空腹全血葡萄糖浓度比空腹血浆葡萄糖浓度低大约 10%～12%，因此大多数的实验室都采用血浆或血清作为样本来检测葡萄糖浓度，而自我监测血糖浓度时会采用全血作为样本，使用相应的适宜全血检测的方法。禁食期间，毛细血管血糖浓度仅比静脉血糖高 0.11～0.28mmol/L，但在糖负荷以后，会比同时检测的静脉血糖高出 1.11～3.89mmol/L（平均约 1.67mmol/L）。

室温下糖酵解会使未分离血清的血液样本中的葡萄糖以每小时 5%～7%（0.28～0.56mmol/L）的速度下降。体外糖酵解的速度会因白细胞增多或细菌污染而增快。在未溶血的无菌的血清中，血糖浓度可以在 25℃ 条件下稳定 8 小时，或在 4℃ 条件下稳定 72 小时。经离心后去除了细胞的无菌的血浆，仍可能残留白细胞，消耗葡萄糖。

在样本中加入氟化钠或碘乙酸钠后，糖酵解被抑制，血糖浓度可在室温下稳定 3 天。氟离子由于能和 Mg^{2+}、有机磷形成离子复合物，从而阻碍了烯醇酶（需要 Mg^{2+}）与底物的相互作用，因此氟离子能通过抑制烯醇化酶而防止糖酵解，同时氟离子能结合钙离子，也是一个弱的抗凝剂，但凝血现象仍可能在几个小时后发生，因此建议使用氟化物 - 草酸盐混合物，如在每毫升血液中加 2mg 草酸钾（$K_2C_2O_4$）和 2mg 氟化钠，以阻止后期凝血现象的出现。其他一些抗凝剂，如 EDTA、枸橼酸盐、肝素等，都可以用于血糖检测样本的采集。但高浓度氟离子会抑制脲酶和某些酶活性，因而样本不宜再用于脲酶法测定尿素，也不适合某些酶的直接测定。草酸钾会使细胞水分外渗，导致血浆稀释，这种样本不能用于测定其他物质。虽然氟离子能使血糖长时间保持稳定，但样本在采集后 1 小时内血糖的下降速度是不变的，在日常检验工作中如果血浆已同血细胞分离或样本采集后 60 分钟内检测，则不必非采用氟离子抗凝和抑制酵解。在白细胞计数大大增多的患者的样本中，必须抑制糖酵解，有抑制剂和无抑制剂的样本在 1～2 小时内血糖含量的差异值可达 3.61mmol/L。

脑脊液中可能含有细菌或其他细胞，因此需要在样本采集后立即检测葡萄糖含量。如果必须延迟检测，则样本需要离心后于 4℃ 或 −20℃ 贮存。

收集 24 小时尿液，需要预先在容器中加入 5ml 冰醋酸，使尿液 pH 介于 4～5 之间，从而抑制细菌生长；另外，也可以在 24 小时尿液中加入 5g 苯甲酸钠或氯己定、0.1% 硝酸钠（$NaNO_3$）与 0.01% 苄索氯铵。同时，整个样本收集期间尿液都需要存储于 4℃ 条件下，若置于室温，24 小时后尿液样本中葡萄糖含量的丢失可达 40%。

1. 己糖激酶法

【检测原理】 己糖激酶法（hexokinase methods）是利用己糖激酶和葡萄糖 -6- 磷酸脱氢酶（glucose-6-phoaphate dehydrogenase，G-6-PD）偶联进行测定。

$$葡萄糖 + ATP \xrightleftharpoons{己糖激酶} 葡萄糖 \text{-6-} 磷酸 + ADP$$

$$葡萄糖 \text{-6-} 磷酸 + NADP^+（NAD^+）\xrightleftharpoons{葡萄糖 \text{-6-} 磷酸脱氢酶} 6\text{-} 磷酸葡萄糖酸 + NADPH（NADH）+ H^+$$

如上所示，第一步反应中，在 HK 及 Mg^{2+} 的存在下，葡萄糖被 ATP 磷酸化成为葡萄糖 -6- 磷酸（glucose-6-phosphate），后者被葡萄糖 -6- 磷酸脱氢酶氧化成为 6- 磷酸葡萄糖酸，同时 $NADP^+（NAD^+）$被还原为 $NADPH（NADH）+ H^+$。

在 340nm 波长下检测 NADPH（或 NADH）生成导致的吸光度升高速率，与样本中葡萄糖含量呈正相关。本方法中若使用的 G-6-PD 来源于酵母，以 $NADP^+$ 作为辅因子；若来源于细菌，则以 NAD^+ 作为辅因子。

基于上述反应原理,建立了血糖测定的参考方法。在参考方法中,血清或血浆需要加入 $Ba(OH)_2$ 和 $ZnSO_4$ 以去除蛋白质,然后上清液才与含有 ATP、NAD^+、HK 及 G-6-PD 的试剂混合,孵育于 25℃直至反应完成,NADH 被检测。标准品和空白也同样完成整个检测过程,包括去蛋白步骤。

【方法学评价】　本法的准确度、精密度都非常高,线性范围可达 33.31mmo/L,平均回收率为 100.5%,日内变异系数(coefficient of variation,CV)为 0.6%～1.0%,日间 CV 为 1.3%。

无论血清或血浆都能作为样本,NaF、EDTA、肝素、草酸盐、枸橼酸盐都对本法无干扰。由于超过 0.3mmol/L 的血红蛋白以及红细胞释放的磷酸酯等能干扰检测,故溶血样本不适合用于血糖的测定。一些药物、胆红素及脂血等都能对检测结果产生干扰(甘油三酯≥5.65mmol/L 能导致正干扰)。

2. 葡萄糖氧化酶法

【检测原理】　葡萄糖氧化酶法(glucose oxidase methods)是利用葡萄糖氧化酶催化葡萄糖的氧化生成葡萄糖酸和 H_2O_2,并偶联过氧化物酶催化的成色反应进行检测,反应式如下:

$$葡萄糖 + 2H_2O + O_2 \xrightarrow{葡萄糖氧化酶} 葡萄糖酸 + 2H_2O_2$$

$$4\text{-}氨基安替比林 + 酚 + H_2O_2 \xrightarrow{过氧化物酶} 红色醌类化合物 + H_2O$$

葡萄糖氧化酶法对 β-D-葡萄糖有高度特异性,由于溶液中的葡萄糖 36% 是 α-型、β-型占 64%,因此需要将 α-型变旋为 β-型后才能完全反应。一些商品化的葡萄糖氧化酶试剂中含有变旋酶,能加速变旋过程,若无,则需要延长孵育时间使之自然转化。

在干化学检测中,也可采用本法进行葡萄糖含量测定。

【方法学评价】　葡萄糖氧化酶法适合用于血液和脑脊液中葡萄糖含量的测定。若尿液中含有大量可干扰过氧化物酶反应的物质如尿酸等,则会使结果假性降低,故本法不适合用于尿液样本的检测。也可以采用离子交换树脂去除尿液中所有干扰物质后再用本法进行测定。

第二步反应中使用了过氧化物酶,故特异性远远低于第一步的葡萄糖氧化酶反应。多种物质如尿酸、维生素 C、胆红素、血红蛋白、四环素、谷胱甘肽等都能抑制该反应(与色原物竞争结合 H_2O_2),导致结果偏低。一些葡萄糖氧化酶制剂中有过氧化氢酶污染,降低有色物质的生成,从而导致结果偏低。可采用氧电极直接测定第一步反应消耗的氧来进行定量,摒弃了特异性不高的第二步反应。为了防止一些葡萄糖氧化酶试剂中污染的过氧化氢酶催化 H_2O_2 生成 O_2,可通过两个反应除去体系中存在的 H_2O_2:

$$H_2O_2 + C_2H_5OH \xrightarrow{过氧化氢酶} CH_3CHO + 2H_2O$$

$$H_2O_2 + 2H^+ + 2I^- \xrightarrow{钼酸盐} I_2 + 2H_2O$$

氧电极检测法适用于尿糖的定量测定,但由于血细胞会消耗氧,故本法不适合全血葡萄糖的测定。

干化学法样本量小、不使用液体试剂、具有较长保质期、稳定性好的特点。

3. 葡萄糖脱氢酶法

【检测原理】　葡萄糖脱氢酶法(glucose dehydrogenase methods)是利用葡萄糖脱氢酶催化葡萄糖的氧化,生成葡萄糖酸内酯,反应式如下:

$$葡萄糖 + NAD^+ \underset{葡萄糖脱氢酶}{\rightleftharpoons} 葡萄糖酸内酯 + NADH + H^+$$

在 340nm 波长下检测 NADH 生成导致的吸光度升高速率,NADH 的生成量与葡萄糖浓度呈正相关。体系中还加入了变旋酶,以加速反应达到平衡。

【方法学评价】　本法对葡萄糖高度特异,常规抗凝剂和血清中的常见物质都不会对本法产生干扰,其检测结果与己糖激酶法的检测结果有很好的一致性。

【参考区间】　虽然葡萄糖的测定方法有多种、但各方法的参考区间却没有显著的差异,不同年龄段及不同样本中空腹葡萄糖浓度参考区间见表7-4。

表7-4　体液空腹葡萄糖浓度的参考区间

体液空腹葡萄糖浓度的参考区间	
血浆/血清	
成人	3.89～6.11mmol/L
儿童	3.5～5.5mmol/L
早产新生儿	1.1～3.3mmol/L
足月新生儿	1.7～3.3mmol/L
全血	3.6～5.3mmol/L
脑脊液	
儿童	2.8～4.5mmol/L
成人	2.5～4.5mmol/L
尿液	
24小时尿液	0.1～0.8mmol/L

二、餐后2小时血糖

(一)检验项目

【项目检测依据】　餐后2小时血糖(2-hour postprandial blood glucose)是在口服75g葡萄糖或100g馒头餐后,从进食第一口的时间开始计算,抽取2小时的血液作为样本进行测定,了解胰岛的储备功能。影响餐后血糖的因素有很多,餐后胰岛素第一时相的分泌、胰高血糖素的分泌、肌肉和肝脏及脂肪组织对胰岛素的敏感性、餐前血糖水平、进食的种类和时间、胃肠道的消化和吸收功能、餐后运动、情绪等都会对餐后血糖有影响。

【临床意义】　餐后2小时血糖适用于监测空腹血糖已获良好控制但仍不能达到治疗目标者。对于糖尿病患者,餐后2小时血糖是一个非常有价值的监测指标:①反映胰岛β细胞的储备功能,即进食后胰岛β细胞分泌胰岛素的能力。若胰岛β细胞的储备功能良好,周围组织对胰岛素作用敏感,则餐后2小时血糖值应降到7.8mmol/L以下。如果胰岛β细胞的储备功能良好,甚至高于正常水平,但存在明显的胰岛素抵抗,或胰岛素抵抗不明显,但胰岛β细胞功能已较差,则餐后2小时血糖可明显升高。②若餐后2小时血糖>11.1mmol/L,则易发生糖尿病性眼、肾、神经等慢性并发症。对于中年以下和病情不重者,要严格控制餐后2小时血糖值在7.8mmol/L以下;对于老年糖尿病患者或并发症较重者,餐后2小时血糖可适当放宽至7.8～11.1mmol/L。③餐后2小时血糖能较好地反映进食量及使用的降糖药是否合适,这是仅查空腹血糖所不能替代的。④餐后2小时血糖测定是诊断糖尿病的另一种重要方法。临床上有不少患者,空腹血糖不高,但餐后2小时血糖明显增高。

餐后2小时血糖升高是心血管疾病死亡的独立危险因素:当餐后血糖值在7.8～11.1mmol/L时已经存在大血管病变,血糖值越高,病变的危险性越大。

餐后2小时血糖值是HbA_{1c}的主要决定者,二者高度相关,严格控制餐后血糖将更有利于HbA_{1c}控制达标,使血管内皮细胞的结构和功能得到更好的保护,降低心血管并发症的死亡率。

【应用评价】　很多T2DM患者FPG不高,而餐后血糖很高,若只测FPG很容易漏诊,当餐后血糖≥11.1mmol/L时,诊断的敏感性更高、漏诊率更低。

餐后 2 小时血糖实际上是一种简化的葡萄糖耐量试验。由于这种方法较口服葡萄糖耐量实验抽血次数少，简单易行，易为患者接受，所以是临床上用于筛选和发现空腹血糖低于糖尿病诊断界值的糖尿病患者的最常用方法。

餐后 2 小时血糖检查的缺点是：有些糖尿病患者服糖后血糖高峰不在 2 小时，而是在 1 小时后，到 2 小时的时候血糖高峰已下降，这样的患者易被漏诊。所以，对餐后 2 小时血糖可疑升高的患者，宜在餐后 1 小时和 2 小时各抽血一次为好，或者直接做糖耐量试验。

（二）检测方法

项目的【检测原理】与【方法学评价】同"血糖的测定"。

【参考区间】 ≤7.8mmol/L。

三、葡萄糖耐量试验

（一）检验项目

【项目检测依据】 葡萄糖耐量试验（glucose tolerance test，GTT）是经口服或静脉给予受试者一定负荷量的葡萄糖后，通过测定不同时间的血糖浓度，了解受试者的血糖调节能力，包括口服葡萄糖耐量试验（oral glucose tolerance test，OGTT）和静脉葡萄糖耐量试验（intravenous glucose tolerance test，IGTT），常用前者。

【临床意义】 OGTT 主要用于下列情况：①诊断 GDM；②诊断 IGT；③有无法解释的肾病、神经病变或视网膜病变，其随机血糖 <7.8mmol/L，可用 OGTT 了解糖代谢状况，在此时如 OGTT 异常，不代表有肯定因果关系，还应该排除其他疾病；④人群筛查，以获取流行病学数据。

30～60 岁期间 OGTT 结果每 10 年增高 0.44～0.72mmol/L，60 岁以后虽然 FPG 水平不会显著升高，但 OGTT 结果基本上都会增高。

中年人腹部肥胖被认为与葡萄糖耐量减低有关。

【应用评价】 OGTT 在糖尿病的诊断中并非必须，因此不推荐临床常规应用。大多数糖尿病患者会出现 FPG 水平增加，除 GDM 外，FPG<5.6mmol/L 足可排除糖尿病的诊断，所以临床上首先推荐测定 FPG。

虽然 OGTT 比 FPG 更灵敏，但它受多种因素影响且重复性差。除非第一次 OGTT 结果明显异常，否则应该在不同时间做两次 OGTT 测定以判断是否异常。

IGTT 的适应证与 OGTT 相同，对某些不宜作 OGTT 的患者（如不能承受大剂量口服葡萄糖、胃切除后及其他可致口服葡萄糖吸收不良的患者），为排除葡萄糖吸收因素的影响，应按 WHO 的方法进行 IGTT。

（二）检测方法

【试验方法】 WHO 推荐的标准化 OGTT：试验前 3 天受试者每日食物中含糖量不低于 150g，且维持正常活动，影响试验的药物应在 3 天前停用。试验前应空腹 10～16 小时，坐位取血后 5 分钟内饮入 250ml 含 75g 无水葡萄糖的糖水（妊娠妇女用量为 100g；小孩按 1.75g/kg 体重计算，总量不超过 75g）。之后，每隔 30 分钟取血 1 次，共 4 次，历时 2 小时（必要时可延长血样本的收集时间，可长达服糖后 6 小时）。采血同时，每隔 1 小时可留取尿液做尿糖测定。整个试验过程中不可吸烟、喝咖啡、喝茶或进食。根据 5 次血糖水平（空腹时为 0 时间）绘制糖耐量曲线。

【结果判断】 不同人群 OGTT 试验结果见图 7-1。

OGTT 结合 FPG 可协助诊断糖尿病及相关状态：

（1）FPG 正常（<6.1mmol/L），且 2 小时 PG<7.8mmol/L 为正常糖耐量。

（2）FPG 介于 6.1～7.0mmol/L 之间，2 小时 PG<7.8mmol/L 为 IFG。

（3）FPG＜7.0mmol/L，2 小时 PG 介于 7.8～11.1mmol/L 为 IGT。

（4）FPG≥7.0mmol/L，和（或）2 小时 PG≥11.1mmol/L 为糖尿病性糖耐量。

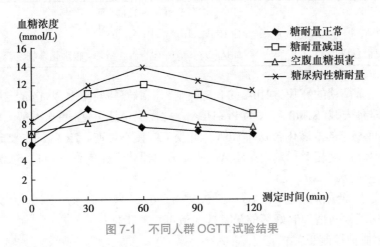

图 7-1　不同人群 OGTT 试验结果

四、糖化蛋白质

血液中的葡萄糖会通过非酶促反应将糖基加到蛋白质的氨基酸基团上，形成糖化蛋白质（glycated protein），合成的速率与血糖的浓度成正比，直到蛋白质降解后才释放，故能持续存在于该蛋白质的整个生命中。由于不同蛋白质的半寿期不同，因此通过测定不同的糖化蛋白质可以了解糖尿病治疗过程中的血糖水平，以及估计血管合并症发生的危险度。

血红蛋白、白蛋白、晶状体蛋白、胶原蛋白等都可发生糖基化反应，糖化后的蛋白可变性，是引起糖尿病慢性并发症的原因之一。

（一）糖化血红蛋白

1. 检验项目

【项目检测依据】　糖化血红蛋白（glycated hemoglobin，GHb）是在长时间、高浓度血糖存在的条件下，血红蛋白与葡萄糖进行非酶促反应结合的产物，它们的糖基化位点是血红蛋白 β 链 N 末端的缬氨酸残基，其生成是一个缓慢的、不可逆的过程，生成量与血糖浓度、高血糖存在的时间以及红细胞寿命相关。

成人血红蛋白（Hb）通常由 HbA（97%）、HbA_2（2.5%）和 HbF（0.5%）组成。HbA 由四条肽链组成，包括两条 α 链和两条 β 链。对 HbA 进行色谱分析发现了几种次要血红蛋白，即 HbA_{1a}、HbA_{1b} 和 HbA_{1c}，统称为 HbA_1，或快速血红蛋白（因它在电泳时迁移比正常血红蛋白快得多）或 GHb。糖基化也可以发生在血红蛋白 β 链的其他位点，如赖氨酸残基或 α 链上，所生成的糖化蛋白称为 HbA_0，不能用根据电荷不同的方法而将其与普通血红蛋白分离。表 7-5 显示了不同糖化血红蛋白及其糖化位点。

表 7-5　糖化血红蛋白的命名

名称	组成
HbA_0	糖基化发生在 β 链的其他位点如赖氨酸残基或 α 链上
HbA_{1a1}	1, 6- 二磷酸果糖结合在 HbA 的 β 链 N 末端上
HbA_{1a2}	6- 磷酸葡萄糖结合在 HbA 的 β 链 N 末端上
HbA_{1a}	由 HbA1a1 和 HbA_{1a2} 组成
HbA_{1b}	丙酮酸结合在 HbA 的 β 链 N 末端上
HbA_{1c}	葡萄糖结合在 HbA 的 β 链 N 末端缬氨酸残基上

续表

名称	组成
Pre-HbA$_{1c}$	HbA$_{1c}$ 中存在不稳定的希夫碱
HbA$_1$	由 HbA$_{1a}$、HbA$_{1b}$、HbA$_{1c}$ 组成
总的糖化血红蛋白	HbA$_{1c}$ 及其他所有的血红蛋白 - 碳水化合物复合物

HbA$_{1c}$ 是由葡萄糖的醛基与 HbA 的 β 链氨基末端缬氨酸残基缩合而成，先形成一种不稳定的醛亚胺（即希夫碱，Schiff 碱），为 Pre-HbA$_{1c}$，此反应迅速可逆，希夫碱解离或经 Amadori 分子重排而形成稳定的酮胺化合物即 HbA$_{1c}$，此反应缓慢不可逆。HbA$_1$ 的主要成分是 HbA$_{1c}$，约占 70%～90%，浓度相对稳定，因 HbA$_{1c}$ 是真正的葡萄糖化的血红蛋白，故测定 HbA$_{1c}$ 能更好地反映血糖的水平。

【临床意义】 糖尿病患者 HbA$_{1c}$≥6.5%，5.7%～6.4% 属于糖尿病前期。作为血糖控制的指标，是糖尿病近期病情控制好坏的最有效和最可靠的指标：

4%～6%：血糖控制正常。

6%～7%：血糖控制比较理想。（多数非妊娠成人合理的控制目标为 <7%，无明显低血糖或其他治疗副作用的患者，建议更严格的控制目标如 <6.5%）

7%～8%：血糖控制一般。

8%～9%：控制较差，需注意饮食结构及运动，在医生指导下调整治疗方案。

>9%：血糖控制很差，是慢性并发症发生发展的危险因素，可能引发糖尿病性肾病、动脉硬化、白内障等并发症，并有可能出现酮症酸中毒等急性并发症。

一些研究提示 HbA$_{1c}$ 为糖尿病患者心血管事件的独立预测危险因素，HbA$_{1c}$ 水平每增高 1%，对 T1DM 患者而言发生冠心病的相对危险增加 32%，对 T2DM 患者而言危险性增加 18%。

【应用评价】 GHb 的形成是不可逆的，其浓度与红细胞寿命（平均 120 天）和该时期内血糖的平均浓度有关，不受每天葡萄糖波动的影响，也不受运动或食物的影响，所以 GHb 反映的是过去 6～8 周的平均血糖浓度，这可为评估血糖的控制情况提供可靠的实验室指标。而血糖浓度急剧变化后，在起初两个月 HbA$_{1c}$ 的变化速度很快，在 3 个月之后则进入一个动态的稳定状态。

2. 检测方法 GHb 的测定方法有多种：①根据电荷差异：可采用离子交换层析、常规电泳和等电聚焦电泳等方法；②根据结构差异：可采用亲和层析和免疫测定法；③化学分析技术：可采用比色法、分光光度法；④质谱。选择检测方法时需考虑样本体积、样本数量以及成本等因素。

（1）离子交换层析法

【检测原理】 血红蛋白链 N 末端缬氨酸糖化后所带电荷不同，在偏酸溶液中总糖化血红蛋白（GHb）及 HbA 均具有阳离子的特性，因此经过阳离子交换层析柱时，可被偏酸的缓冲液平衡过的树脂吸附，但二者吸附率不同：GHb 所带正电荷较少吸附率较低，HbA 所带正电荷较多吸附率较高。用不同 pH 的磷酸盐缓冲液可以分次洗脱出 GHb（HbA$_1$ 的各种组分，包括 HbA$_{1c}$）和 HbA，得到相应的 Hb 层析谱，其横坐标是时间，纵坐标是百分比，HbA$_{1c}$ 值以百分率来表示。

常见的离子交换层析法（ion-exchange chromatography）主要包括阳离子交换树脂微柱法，低压液相层析（Low Pressure Liquid Chromatography，LPLC）和高效液相层析（high Performance Liquid Chromatography，HPLC）。

【方法学评价】 离子交换 HPLC 法是 HbA$_{1c}$ 检测的金标准，是目前精密度、准确性最高的方法，分析时间短，CV < 3.5%，但本法仪器昂贵。LPLC 与 HPLC 原理相同，但对 HbA_1c 的分辨率较 HPLC 低，容易把不能分辨的异常血红蛋白归为 HbA_1c，造成假阳性。阳离子交换树脂微柱法，微柱可重复使用多次，价格低廉，适合大量样本的检测，但层析时间和微柱质量都不易控制，重复性欠佳且干扰因素多，对 pH 及温度的变化敏感。

（2）电泳法

【检测原理】 琼脂糖凝胶电泳（agarose gel electrophoresis）是利用在酸性（pH 6.0）缓冲液中，GHb 和非糖化血红蛋白向负极泳动，泳动速度取决于它们的电荷以及对凝胶的吸附情况：含糖基最少的 HbA_{1a} 和 HbA_{1b} 泳动最快、HbA_{1c} 处于中间、HbA_0 迁移速度最慢。通过电泳将各组分分离开。由于 GHb 本身带红色，因此可以在不染色的条件下直接被光密度计定量。

等电聚焦电泳（isoelectric focusing electrophoresis, IEFE）是在聚丙烯肽凝胶薄板中加入载体两性介质，形成从阳极到阴极递增的 pH 梯度，当样本通过薄板时，全血中各组分移动到各自等电点的 pH 位置上。经分辨率高的微量光密度仪扫描，准确测定出各组分含量。

【方法学评价】 琼脂糖凝胶电泳法样本用量少、分辨率高、不受温度及 HbF 影响。本法需成批样本进行分析，速度较慢，自动化程度较差。

等电聚焦电泳法的分辨率比一般的电泳更高，能分辨出一级结构不同的各类血红蛋白，不受各种物质干扰，但仪器昂贵。

（3）亲和层析法

【检测原理】 硼酸阴离子能可逆地结合糖化血红蛋白上葡萄糖分子中的顺位二醇基。商品化的 m- 氨基苯硼酸琼脂糖亲和柱已用于微柱分析检测，将血样本中的血红蛋白加到层析柱后，所有的糖化血红蛋白与硼酸结合，而非糖化血红蛋白直接流出层析柱并被测量，再加入高浓度的含顺位二醇基的多羟基复合物（如山梨醇）后，糖化血红蛋白被替换，从硼酸柱上洗脱下来，测量后计算比值。

【方法学评价】 本法操作简便易行、快速准确、试剂稳定、结果可靠，对经翻译后修饰的血红蛋白和除 HbS、HbC 之外的病理血红蛋白的影响相对不敏感，不受温度、HbF 等干扰。本法仅能测定总糖化血红蛋白，但允许用经验算法从总糖化血红蛋白值计算出"标准的 HbA_{1c}"。

（4）免疫化学法

【检测原理】 多种免疫化学方法都是以血红蛋白 β 链糖化 N 末端的 4~8 个氨基酸残基作为抗体识别位点，制备单克隆抗体，利用抗原抗体结合反应而建立的：①离子捕获法：GHb 与相应抗体结合后，联结荧光标记物，形成复合物，再联结带负电荷的多聚阴离子复合物，而在反应孔中的玻璃纤维预先包被了高分子的四胺合物，使纤维表面带正电荷，前述的反应复合物被吸附于纤维表面，经过一系列清洗测定其荧光强度，从而得到 GHb 的浓度。②胶乳凝集免疫比浊法：在样本中加入特制的抗 HbA_{1c} 抗体缓冲液，HbA_{1c} 与抗 HbA_{1c} 抗体结合形成可溶性的抗原抗体复合物后，再加入多聚半抗原缓冲液，与反应液中多余的抗 HbA_{1c} 抗体反应，形成不溶性的抗原抗体复合物，用比浊法测定 HbA_{1c} 含量，同时在另一通道中测定 Hb，计算求得 HbA_{1c} 百分含量。③胶乳凝集抑制法：合成载有数个 HbA_{1c} 抗原决定簇的聚集物作为凝集素，抗 -HbA_{1c} 抗体连接于乳胶颗粒上，二者发生结合后，形成的凝集产物为不溶性的三维免疫复合物，能产生光散射，造成吸光度值增高。而样本中的 HbA_{1c} 能竞争性结合乳胶颗粒上的抗 -HbA_{1c} 抗体，抑制凝集物的生成，造成吸光度值下降。④酶免疫法。⑤放射免疫法。

【方法学评价】 离子捕获法自动化和灵敏度高、特异性和重复性好、回收率高、交叉污染率低、适于批量样本检测；胶乳凝集免疫比浊法具有良好的精密度和线性、能进行自动化分析；胶乳凝集抑制法具有高度特异性和准确性、样本用量少、快速省时、适用于大样本量的常规检测；酶免疫法只识别酮胺和特异的氨基酸序列，不能识别糖化血红蛋白的不稳定的中间产物，以及 HbA$_{1a}$ 或 HbA$_{1b}$、HbF、HbA$_2$、HbS 等；放射免疫法不受各干扰因素影响，成本低廉、精密度高、特异性强、可批量测试，但抗体的制备较困难，试剂盒有待商品化。

（5）酶法

【检测原理】　第一步：在蛋白酶的作用下，切断糖化血红蛋白的 β 链 N 末端的糖化甘氨酰谷氨酰胺，通过测定 600nm 与 800nm 的吸光度差，求出 Hb 的浓度；第二步：果糖基氨基酸氧化酶（FPOX）作用于糖化甘氨酰谷氨酰胺，在过氧化物酶的存在下，生成的过氧化氢与显色剂产生显色反应，通过吸光度求出 HbA$_{1c}$ 的浓度，进一步计算得出 HbA$_{1c}$（%）。

$$糖化血红蛋白 \beta 链 \xrightarrow{蛋白酶} N 端 - 糖化甘氨酰谷氨酰胺$$

$$糖化甘氨酰谷氨酰胺 \xrightarrow{FPOX} H_2O_2$$

【方法学评价】　本法有三个特点：①利用了特异蛋白内切酶特异性酶解血液中的糖化血红蛋白产生糖基氨基酸，血浆中的其他蛋白，如白蛋白、球蛋白等对结果不能产生干扰；②利用果糖基氨基酸氧化酶，只与果糖基氨基酸反应；③用过氧化物酶替代过氧化氢酶，避免了后者分解色素原引起的副反应。此法提供了一个快速、均一的反应系统，有很好的精密度，CV 为 1%，测定结果与常规 HPLC 法和免疫法的测定值有很好的相关性，适于在全自动生化分析仪上使用，且具有快速、操作简单和成本低的特点。

【参考区间】　HbA$_{1c}$ 4.0%～6.0%（HPLC 法）。

（二）糖化白蛋白

1. 检验项目

【项目检测依据】　除了血红蛋白，血液中的葡萄糖也可与血清蛋白的 N 末端发生非酶促的糖基化反应，形成高分子酮胺（ketoamine）化合物，其结构类似果糖胺（fructosamine），总称为糖化血清蛋白。由于 90% 以上糖化血清蛋白是糖化白蛋白（glycated albumin，GA），即葡萄糖与白蛋白链内赖氨酸残基上的 ε- 氨基结合生成，因此 GA 可以反映糖化血清蛋白的总体水平。

【临床意义】　①白蛋白在体内半寿期较短（约 20 天），且白蛋白与葡萄糖结合的速度比血红蛋白快，故 GA 可用于评价短期血糖控制情况。②辅助鉴别应激性高血压：急性应激如外伤、感染以及急性心脑血管事件等发生时，非糖尿病会出现高血糖，与糖尿病难以区分。GA 与 HbA$_{1c}$ 联合测定有助于判断高血压的持续时间，可作为既往糖尿病病史的辅助诊断。③ GA≥17.1% 可以筛查出大部分未经诊断的糖尿病患者，同时测定 FPG 和 GA 可提高糖尿病的筛查率。

【应用评价】　反映 2～3 周前血糖的平均水平，是一个短期血糖控制的评价指标，也是自我血糖监测和长期血糖监测指标 HbA$_{1c}$ 的有效补充，不受血红蛋白代谢异常的影响。但在评估伴有白蛋白异常的疾病如肾病综合征、肝硬化、甲状腺功能异常等的糖尿病患者的 GA 时需慎重。

2. 检测方法　
按原理分为三类：①基于所带电荷不同：阳离子交换层析法和电泳法；②基于糖化基团结构不同：亲和层析法和免疫学方法；③化学分析技术：比色法和酶法。常用的是硫代巴比土酸法和酮胺氧化酶法。

（1）硫代巴比土酸法

【检测原理】　通过水解作用将 GA 中葡萄糖和白蛋白共价结合的桥梁结构 5- 羟甲基糠醛（5-HMF）分离出来，从而使 5-HMF 与硫代巴比土酸（thiobarbituric acid，TBA）发生反应，以此测定 GA 含量。

【方法学评价】 本法中 5-HMF 不耐热,且游离的葡萄糖会产生干扰。

(2)酮胺氧化酶法

【检测原理】 用蛋白酶将 GA 分解生成糖化氨基酸,再利用酮胺氧化酶(ketoamine oxidase, KAOD,又称糖化氨基酸氧化酶),将糖化氨基酸分解为葡萄糖酮醛、氨基酸和 H_2O_2,而后 H_2O_2 在色素原 TODB[N, N, -bis(4-sulfobutyl)-3-methylaniline, disodium salt]和 4- 氨基安替比林(4-AAP)及过氧化物酶作用下,生成蓝紫色色素,通过测定吸光度值来定量 GA;同时采用溴甲酚绿法测定血清总白蛋白的含量,从而计算出糖化白蛋白占总白蛋白的百分比。反应式如下:

$$GA \xrightarrow{\text{蛋白酶}} \text{糖化氨基酸}$$

$$\text{糖化氨基酸} + O_2 + H_2O \xrightarrow{\text{酮胺氧化酶}} \text{葡萄糖酮醛} + \text{氨基酸} + H_2O_2$$

$$H_2O_2 + 4\text{-}AAP + TODB \xrightarrow{\text{过氧化物酶}} \text{蓝紫色色素} + H_2O$$

【方法学评价】 本法可运用于自动化生化分析仪上,简便快捷、精密度高、准确性好、胆红素对其干扰较小。

【参考区间】 10.8%～17.1%(引自 2011 年《中国血糖监测临床应用指南》)。

(三)晚期糖基化终末产物

1. 检验项目

【项目检测依据】 晚期糖基化终末产物(advanced glycation end products, AGEs)是还原性糖(如葡萄糖)与机体的长寿蛋白质、脂质、核酸等大分子物质的游离氨基端通过一系列复杂的非酶促反应形成的结构多样的不可逆聚合物,饮食也是 AGEs 的来源之一。

AGEs 的生物化学特性包括:呈棕褐色;具有荧光特性,有特殊的吸收光谱;具有交联性;不可逆性;广泛存在;结构异质性;对酶稳定,不易被降解;与多种细胞膜特异性受体结合发挥生物学效应。

【临床意义】 随着年龄增长,AGEs 在血清、组织中生成、积累,即使高血糖得到纠正,它也不会转变为正常物质。AGEs 通过影响蛋白质和细胞外基质的功能,促进糖尿病的微血管和大血管病变,参与糖尿病慢性并发症、动脉粥样硬化、尿毒症、阿尔茨海默病、白内障等多种疾病和衰老的发生、发展。

【应用评价】 检测体内 AGEs 对监测长期血糖水平、评估糖尿病并发症的程度以及指导糖尿病治疗等有重要意义:AGEs 与 HbA_{1c} 存在线性关系,随血糖改变的变化速率比后者低 23%,提供了一种比 HbA_{1c} 更长期的糖尿病控制指标。检测体内 AGEs 对研究上述疾病,尤其是糖尿病慢性并发症具有重要意义。

2. 检测方法 多种方法可以检测血清、血浆或组织中 AGEs,包括免疫荧光法(immunofluorescence)、色谱法、酶联免疫吸附法(enzyme linked immunosorbent assay, ELISA)以及荧光分光光度法(fluorescence spectrophotometry)等。

【检测原理】 免疫荧光法采用荧光标记抗 AGEs 抗体或抗原,检测组织细胞中相应的抗原或抗体,利用荧光检测技术对其进行分析;ELISA 根据抗原抗体的特异性反应生成复合物,利用复合物上偶联的酶将无色底物分解产生有色产物,根据呈色深浅对 AGEs 进行定量分析;荧光分光光度法利用 AGEs 具有受激后发出荧光的特性,采用高压汞灯或氙灯发出的紫外光和蓝紫光,经滤光片照射到样本池中,激发样本中的 AGEs 发出荧光,荧光经过反射后,被光电探测器所接受,然后以图形或数字的形式显示出来,该荧光值可反映 AGEs 的水平。

【方法学评价】 免疫荧光法特异性强,敏感性高,但操作复杂,费时费力,且由于荧光测定中的本底较高等问题,使定量测定有一定困难;ELISA 敏感度高、特异性好,但对时间和操作（如加样、温育等）要求严格，较费时；荧光分光光度法灵敏度高、选择性强、操作简单，但对溶剂要求严格，要求溶剂适当且足够纯，此外润滑油、橡皮塞、软木塞、去污粉、洗液、滤纸及微生物等因素易造成荧光污染，影响观察结果。

【参考区间】 20～500ng/L（ELISA法）。

五、血糖调节物

（一）胰岛素及相关检测

1. 检验项目

【项目检测依据】 胰岛素（insulin）是调节血糖浓度的重要激素，糖尿病患者由于胰岛素绝对或相对不足，导致血糖升高。

胰岛素是胰岛β细胞所产生的多肽激素，主要作用是促进肝、骨骼肌和脂肪组织对葡萄糖的摄取，促进葡萄糖转换成糖原或脂肪储存，抑制肝脏的糖异生、刺激蛋白质合成并抑制其分解，总效应是降低血糖。

胰岛β细胞在内源性或外源性物质如葡萄糖（glucose）、乳糖（lactose）和胰高血糖素（glucagon）等刺激下，由粗面内质网的核糖蛋白体合成前胰岛素原（preproinsulin），很快被酶切去信号肽后，生成胰岛素原（proinsulin），贮存在高尔基复合体的分泌小泡内，最后被蛋白水解酶水解成活性胰岛素（51个氨基酸残基）和含31个氨基酸残基的无活性的C肽（C-peptide）。

正常人体中胰岛素呈脉冲式分泌，基础分泌量约1U/h，每天总量约40U。健康人在葡萄糖的刺激下，胰岛素呈二时相脉冲式分泌：静脉注射葡萄糖后的1～2分钟内是第一时相，10分钟内结束，呈尖而高的分泌峰，代表贮存胰岛素的快速释放；紧接着为第二时相，持续60～120分钟，直到血糖水平回到正常，代表了胰岛素的合成和持续释放能力。因此，采用胰岛素释放试验/C肽激发试验（Insulin release test and / C peptide stimulation test），即患者空腹时口服定量葡萄糖（或馒头），使血糖升高刺激胰岛β细胞释放胰岛素/C肽，可反映基础状态和葡萄糖刺激下的胰岛素释放功能。

胰岛素相对分子量为5.8kD，分泌入血后在体内的生物半寿期为5～10分钟，主要为肝脏摄取并降解，少量由肾小球滤过后在近曲小管重吸收和降解。

C肽分子量为3.6kD，没有生物活性，但对保证胰岛素的正常结构却是必需的。虽然胰岛素和C肽等摩尔数分泌入血，但由于C肽的半寿期更长（约35分钟），因此在禁食后血浆C肽的浓度比胰岛素高5～10倍。C肽主要在肾脏中降解，部分以原形从尿液排出。

【临床意义】 胰岛素测定主要的临床用途是：①对空腹低血糖症患者进行评估；②预测T2DM的发展并评估患者状况，预测糖尿病易感性；③测定血胰岛素浓度和胰岛素抗体来评估胰岛素抵抗机制。

C肽测定的主要用途：①主要用于评估空腹低血糖，某些β细胞瘤患者，尤其是存在间歇性胰岛素分泌过多时，胰岛素检测可正常但C肽浓度都升高；②当注射胰岛素导致低血糖发生时，胰岛素水平会很高而C肽降低，这是因为药用胰岛素中没有C肽存在，且外源性胰岛素会抑制胰岛β细胞的分泌功能；③监测胰腺手术效果：在全胰腺切除术后检测不到血清C肽，而在胰腺或胰岛细胞移植成功后其浓度应该增加。

当需要连续评估β细胞功能或不能频繁采血时，可测定尿C肽。24小时尿C肽（非肾衰竭者，因肾衰竭可使C肽浓度上升）与空腹血清C肽浓度相关性好，与葡萄糖负载后连续取血样本的C肽浓度相关性也很好。

胰岛素释放试验/C肽激发试验的意义在于：①在确诊T1DM之前，大部分患者的胰岛β细胞已发生自身免疫性破坏，导致基础和葡萄糖刺激下的胰岛素/C肽分泌均减少，即无反应,该类患者需要胰岛素治疗而且很可能发生微血管病变;② T2DM 患者胰岛 β 细胞功能进行性损坏,常常表现为外周胰岛素抵抗,对葡萄糖刺激反应的第一时相分泌减少,因而可出现空腹血糖正常而餐后血糖升高的情况,最终餐后血糖水平可达到非糖尿病的生理状态时的 4 倍,并且在进餐后血糖升高持续数小时,大多数 T2DM 仍保留第二时相的反应,该类患者发生微血管并发症几率较小,能够靠饮食控制。

【应用评价】 测定 C 肽比胰岛素有更多优势:①由于肝脏的代谢可以忽略,与外周血胰岛素浓度相比,C 肽浓度可更好地反映 β 细胞功能;②不受外源性胰岛素干扰且不与胰岛素抗体反应。但 C 肽对糖尿病患者的常规监测作用不大。

C 肽主要通过肾脏排泄,肾病时,血中 C 肽浓度会升高,但尿 C 肽浓度的个体差异大,限制了其作为评价胰岛素分泌能力的价值。

用外源性胰岛素治疗的患者会产生抗胰岛素抗体,可与免疫法使用的抗体竞争。内源性抗体和它结合的胰岛素可被聚乙二醇(PEG)沉淀,再测定游离胰岛素。用盐酸洗脱抗体结合的胰岛素,PEG 沉淀抗体可测定总胰岛素。

胰岛素释放试验 /C 肽激发试验在鉴别糖尿病类型上更特异和敏感。

2. 检测方法 胰岛素和 C 肽的检测方法主要分为 2 类:免疫法包括放射免疫分析(RIA)、酶联免疫分析(EIA)、化学发光免疫分析(CLIA)以及电化学发光免疫分析(ECLIA),非免疫法包括同位素稀释法(IDA)和高效液相色谱法(HPLC)等,但目前还没有高度准确、精密和可靠的测定方法。

胰岛素释放试验 /C 肽激发试验常与 OGTT 试验同时进行:禁食至少 8 小时后,次日清晨空腹采血,口服 75g 无水葡萄糖(或 100g 标准面粉制作的馒头),分别于 0.5 小时、1 小时、2 小时、3 小时取血,检测空腹及服糖后的血浆胰岛素 /C 肽水平。

【方法学评价】 免疫学相关方法都是采用了不同的标记物、利用了抗原抗体特异性反应进行检测:RIA 法准确灵敏、技术成熟、仪器试剂成本较低,但批内及批间 CV 值较大、试剂盒使用寿命短、放射污染较强;ELISA 法的试剂易保存,但酶标记易受显色反应限制,重复性和稳定性较差;CLIA 和 ECLIA 法均采用发光剂标记,检测敏感性高、测量范围宽、试剂稳定、自动化程度高。

所有免疫学检测方法均受到多种因素影响,常见的影响因素包括:血液样本质量、溶血、抗胰岛素抗体、胰岛素原、胰岛素原代谢片段、C 肽、外源性胰岛素等,它们都能与试剂中的抗体产生交叉反应。

IDA 和 HPLC 能区分内源性与外源性胰岛素、测定结果也接近真值,但二者仪器昂贵、样本预处理较困难。

【参考区间】 空腹胰岛素(CLIA 法):4.0～15.6U/L。空腹胰岛素(ECLIA 法):17.8～173.0pmol/L。C 肽(ECLIA 法):250.0～600.0pmol/L。

正常人胰岛素分泌常与血糖值呈平行状态,服糖后高峰在 30～60 分钟,通常为空腹值的 5～10 倍,180 分钟后回落至接近空腹水平。葡萄糖刺激胰岛素分泌的动态试验有利于糖尿病类型鉴别(图 7-2)。

(二)胰岛素原

1. 检验项目

【项目检测依据】 胰岛素原(proinsulin)是胰岛素的前体和主要储存形式,其生物活性仅相当于胰岛素的 10%。正常情况下仅少量的胰岛素原(占胰岛素的 3%)进入血液循环。但肝脏清除它的能力仅为清除胰岛素能力的 25%,导致前者的半寿期比后者长 2～3 倍,约为 30 分钟,因此在禁食后血浆胰岛素原浓度可达血浆胰岛素浓度的 10%～15%。在病理情况下,胰岛 β 细胞释放胰岛素原增多,血中水平升高。

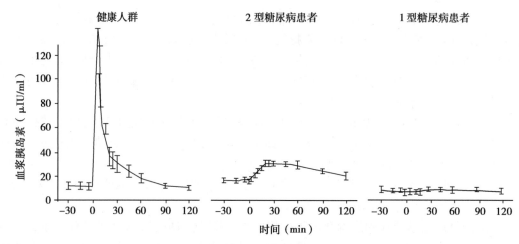

图 7-2　葡萄糖刺激胰岛素分泌的动态试验

【临床意义】　胰岛素原浓度增加见于：① T1DM 由于胰岛素合成和分泌极度下降，刚合成的胰岛素原在未转变为胰岛素的情况下即释放入血，造成血浆胰岛素原升高；② T2DM 患者，胰岛素原比例和胰岛素原转化中间体都会增加，并且与心血管危险因子关联；③妊娠期糖尿病（GDM）存在明显高浓度水平的胰岛素原及其裂解产物——32、33 位氨基酸断裂的胰岛素原；④大多数 β 细胞瘤患者都有胰岛素、C 肽和胰岛素原浓度的增加，部分患者只有胰岛素原升高。尽管胰岛素原生物学活性很低，高浓度胰岛素原仍可能导致低血糖；⑤罕见的家族性高胰岛素原血症，其原因是胰岛素原转化为胰岛素的能力减弱；⑥存在能与抗体起交叉反应的胰岛素样物质；⑦慢性肾衰竭、肝硬化和甲状腺功能亢进患者也可见胰岛素原浓度增加。

【应用评价】　胰岛素原浓度在除糖尿病外的多种疾病中都有升高，在评价胰岛素抵抗及糖尿病病情上具有一定作用，同时胰岛素原在胰岛素样物质中所占的比率增加可作为妊娠期糖尿病筛查预测指标，比年龄、肥胖和高血糖更好。

2. 检测方法　胰岛素原的检测主要采用免疫学方法：RIA、ELISA 和 ECLIA。

【方法学评价】　RIA 法具有放射性，操作烦琐，周期较长；ELISA 灵敏度高，但胰岛素原抗体易与胰岛素和 C 肽产生交叉反应；ECLIA 特异性高，灵敏度好，检测速度快，无放射性污染。

作为胰岛素的前体和主要储存形式，胰岛素原的检测仍较困难，其原因是：①血浆中胰岛素原浓度低，难获得纯品，故抗体制备困难；②不易获得胰岛素原参考品；③多数抗血清与胰岛素和 C 肽有交叉反应（两者浓度都较高），同时胰岛素原转化中间体也会干扰检测结果。

【参考区间】　正常人空腹胰岛素原参考区间是 1.11～6.9pmol/L（也有报道为 2.1～12.6pmol/L），各实验室需建立自己的参考值。

六、糖尿病并发症相关检测

(一)酮体

1. 检验项目

【项目检测依据】　酮体（ketone bodies）为乙酰乙酸、丙酮和 β- 羟丁酸的统称，主要来源于游离脂肪酸在肝脏的氧化代谢的中间产物。正常人血液中酮体浓度较低，其组成比例为：乙酰乙酸占 20%、丙酮占 2%、β- 羟丁酸约占 78%。

当糖代谢发生障碍时，脂肪分解代谢加速，不能充分氧化，产生大量酮体，大量酮体可导致酸中毒乃至昏迷。过多的酮体从尿中排出，称为酮尿。体内酮体含量反映了机体代谢和酸碱平衡的状态。

【临床意义】 在未控制的糖尿病中，由于胰岛素缺乏导致血浆中游离脂肪酸增加；同时胰高血糖素/胰岛素比率增加使得脂肪酸在肝脏中的氧化作用增强，故酮体生成增加。

糖的来源减少（饥饿或频繁呕吐）或糖的利用下降（如糖尿病、糖原贮积病等）可导致酮体形成过多。对于糖尿病酮症酸中毒，血中酮体的检测比检测尿中酮体更为准确。由于检测更方便，尿酮体已被纳入尿常规试条检验项目，用于 T1DM 的病情监测。

尿酮体阳性还见于饥饿、高脂饮食、呕吐、腹泻、脱水、妊娠中毒血症、甲状腺中毒症、消化吸收障碍等。

【应用评价】 由于多数检测方法都只测定或检测乙酰乙酸，而糖尿病酮症时体内酮体是以 β- 羟丁酸为主，这样就会出现一些矛盾的情况，例如患者最初发现有酮症酸中毒，但酮体测定却仅为弱阳性，经过治疗后，β- 羟丁酸生成为乙酰乙酸，但实验室检测结果却显示酮症更为严重，故需要监测 β- 羟丁酸的含量才能得到酮症的真实情况。需要注意的是，即使临床病情已经改善，也不能放松监测。

2. 检测方法 目前没有一种临床常用方法能同时检测出血清或尿液中酮体的三种组分。

（1）尿酮体的定性和半定量检测：常采用硝普钠进行定性或半定量的检测，其原理及方法学评价详见《临床基础检验学技术》。

（2）血液 β- 羟丁酸检测

【检测原理】 采用 β- 羟丁酸脱氢酶分解底物生成乙酰乙酸从而测定。

$$\beta\text{-羟丁酸} + NAD^+ \xrightarrow{\beta\text{-羟丁酸脱氢酶}} 乙酰乙酸 + NADH$$

340nm 波长下检测 NADH 所致的吸光度增加速度，可反映 β- 羟丁酸的浓度。

【参考区间】 糖代谢正常时血液和尿液中酮体为阴性。

空腹血清中 β- 羟丁酸为 0.02～0.27mmol/L。

长时间运动后血液中酮体含量可达 2.0mmol/L。

（二）体液乳酸和丙酮酸

1. 检验项目

【项目检测依据】 乳酸（lactic acid）是糖代谢的中间产物，由丙酮酸还原而成，主要来源于骨骼肌、脑、皮肤、肾髓质和红细胞。

正常人乳酸/丙酮酸比值为 10:1，处于平衡状态。糖尿病患者由于胰岛素的绝对和相对不足，机体组织不能有效地利用血糖，丙酮酸大量还原为乳酸，导致体内乳酸堆积。

【临床意义】 一般认为乳酸浓度超过 5mmol/L 以及 pH 小于 7.25 时，提示有明显的乳酸性酸中毒。剧烈运动后乳酸浓度会急剧升高，甚至卧床患者活动腿部也会导致乳酸含量显著升高。不管采用哪种检测方法，血浆乳酸浓度都比全血浓度高 7%。脑脊液中乳酸浓度通常与全血浓度相同，但中枢神经系统疾病时 CSF 中含量会发生改变。

丙酮酸（pyruvate）的检测对评估血液乳酸浓度异常升高的先天性代谢异常患者有重要价值：若乳酸/丙酮酸比值 <25，提示糖异生缺陷；若比值 ≥35，则提示缺氧导致的胞内代谢降低。先天异常伴有乳酸/丙酮酸比值升高常见于丙酮酸羧化酶缺乏症及氧化磷酸化缺陷。丙酮酸也常用于评估心肌缺血再灌注状态。

【应用评价】 乳酸/丙酮酸比值是一个重要参数，反映了糖代谢中酵解和三羧酸循环的比值，也反映了机体的代谢状态，在糖尿病酸中毒的诊断中具有一定的敏感性和特异性。

2. 检测方法 目前采用酶法对乳酸和丙酮酸进行检测。

（1）全血乳酸

【样本收集和储存】 在血液样本采集前后都必须严格遵循样本的收集和处理程序，以防止乳酸浓度的改变。受试者需要禁食，并完全静息至少 2 小时，以保证血液乳酸浓度达到稳定状态。

抽取静脉血的时候不能使用压脉带或使用压脉带后立即采血，需在穿刺后解开压脉带，待血流恢复正常数分钟后再抽血。为了避免静脉血样本的上述缺陷，也可用动脉血作样本，患者只需要在采血前和采血中避免手部和手臂的活动。

静脉血或动脉血都必须使用肝素抗凝，立即加入相应量的预冷的蛋白沉淀剂如三氯醋酸、偏磷酸、高氯酸等。离心后分离出的上清液，可在 4℃ 下稳定 8 天。样本的制备需要准确、小心。若血液不经上述处理，乳酸会因为糖酵解而快速增加：25℃ 温度下，3 分钟之内会增加 20%，30 分钟之内增加 70%。该样本采集与处理方法，同样适用于丙酮酸的检测样本。

如果需要血浆作为样本，每毫升血液用 10mg NaF 和 2mg $K_2C_2O_4$ 抗凝，样本需立即冷却，15 分钟内分离出血浆。一旦血浆与血细胞分离后，乳酸浓度可稳定。

【检测原理】　在 NAD^+ 存在的条件下，乳酸被乳酸脱氢酶（lactate dehydrogenase）氧化生成丙酮酸，340nm 波长下检测反应中生成 NADH 导致的吸光度增高速度，以反映乳酸含量。反应式如下：

$$L\text{-}乳酸 + NAD^+ \xrightleftharpoons[pH\ 9.0\sim9.6]{乳酸脱氢酶} 丙酮酸 + NADH + H^+$$

一般情况下反应的平衡是偏向生成乳酸的，但在缓冲液 pH 介于 9.0 与 9.6 之间、体系中存在过量 NAD^+、用肼捕获反应产物丙酮酸等条件下时，反应平衡会偏向生成丙酮酸。可利用丙氨酸氨基转移酶催化丙酮酸与 L- 谷氨酸反应，以达到去除丙酮酸的目的。

另外也可采用乳酸氧化酶（lactate oxidase）将乳酸氧化为丙酮酸，利用反应过程中生成的 H_2O_2 氧化色原物质，经 540nm 波长下测定有色物质的吸光度值，间接反映出样本中乳酸含量（每摩尔乳酸能氧化 0.5mol 的色原物质。）

【方法学评价】　本法特异性高、灵敏度高。也可采用气相色谱、光度测定等。

【参考区间】　不同样本中乳酸浓度的参考区间见表 7-6。

表 7-6　不同样本中乳酸浓度的参考区间

样本	乳酸浓度	乳酸浓度
静脉血		
静息时	0.5～1.3mmol/L	5～12mg/dl
住院患者	0.9～1.7mmol/L	8～15mg/dl
动脉血		
静息时	0.36～0.75mmol/L	3～7mg/dl
住院患者	0.36～1.25mmol/L	3～11mg/dl
24 小时尿液	5.5～22mmol	49.5～198mg

注：住院患者的血乳酸浓度参考区间变化范围较大

（2）全血丙酮酸

【样本收集和储存】　丙酮酸在血液中不稳定，其样本处理方法同上述"全血乳酸检测"。

【检测原理】　检测丙酮酸所利用的反应是检测乳酸所采用反应的逆反应。

$$丙酮酸 + NADH + H^+ \xrightleftharpoons[pH\ 7.5]{乳酸脱氢酶} 乳酸 + NAD^+$$

在 pH 7.5 的条件下，反应平衡偏向生成乳酸。本方法特异性高，α- 酮戊二酸、草醋酸盐、乙酰乙酸、β- 羟丁酸盐等物质都不会产生干扰。

【方法学评价】　丙酮酸很不稳定，在采血后 2 分钟内就可出现明显的下降，应利用高氯酸等制备无蛋白滤液测定丙酮酸。在偏磷酸滤液中,丙酮酸室温下可稳定 6 天,4℃可稳定 8 天。丙酮酸标准物也需新鲜制备。

【参考区间】 不同样本中丙酮酸浓度的参考区间见表 7-7。

表 7-7 不同样本中丙酮酸浓度的参考区间

样本	丙酮酸浓度	丙酮酸浓度
安静状态下		
空腹静脉全血	0.03～0.10mmol/L	0.3～0.9mg/dl
动脉全血	0.02～0.08mmol/L	0.2～0.7mg/dl
脑脊液(CSF)	0.06～0.19mmol/L	0.5～1.7mg/dl
24 小时尿	≤1mmol	≤8.81mg

(三)尿白蛋白

【项目检测依据】 尿白蛋白(urinary albumin,UA)是指在尿中出现的白蛋白,反映了肾脏(kidney)异常渗漏蛋白质。糖尿病患者有很高的肾脏损害风险。约 1/3 的 T1DM 患者最终发展为慢性肾衰,T2DM 发展为糖尿病性肾病的概率不及 T1DM,但因其人数众多,占整个病例的 60%。

【临床意义】 尿白蛋白作为一个敏感的指标,其升高早于糖尿病及其高血压、心血管病变、神经性病变等并发症出现之前。有研究显示:尿常规检查中尿蛋白阴性的糖尿病患者,其中 2/3 已发生白蛋白尿,虽然无任何肾脏病变的体征,但已经是糖尿病肾病早期。尿白蛋白增加对预报 T1DM 患者发生糖尿病肾病有重要价值:对 T1DM 和 T2DM 患者,尿白蛋白排泄率(urinary albumin excretion rate,UAE)持续 >20μg/min,说明发展为明显肾脏疾病的危险将增加 20 倍;持续性尿蛋白定性阳性(相当于 UAE≥200μg/min),提示已有明显的糖尿病肾病。在 T2DM 患者,尿白蛋白增加可预报渐进性肾脏疾病、动脉粥样硬化和心血管病死亡率。另外尿白蛋白是高血压、心血管疾病的独立危险因素。

【应用评价】 尿白蛋白被公认为是一种灵敏、简便、快速的早期肾脏损伤的检测指标,易于在常规实验室中广泛应用,对早期肾损害的诊断远远优于常规的定性或半定量试验。

尿白蛋白的【检测原理】、【方法学评价】及【参考区间】详见本书第十三章相关内容。

七、糖尿病自身抗体

(一)检验项目

【项目检测依据】 T1DM 是遗传易感个体通过自身抗原介导的免疫反应,引起胰岛 β 细胞破坏的自身免疫性疾病。多个自身抗体已用于临床诊断和筛查。

抗胰岛细胞抗体(islet cell autoantibodies,ICA)是针对胰岛细胞内多种抗原的一组抗体,又称抗胰岛细胞胞浆抗体(islet cell cytoplasmic autoantibodies),对所有胰岛内分泌细胞的胞浆成分都有作用,其主要靶抗原是胞浆中谷氨酸脱羧酶(glutamic acid decarboxylase,GAD)和酪氨酸磷酸酶(IA-2)。

GAD 是人及动物体内神经递质 γ- 氨基丁酸的合成酶,被认为是糖尿病自身免疫反应的始动靶抗原,有 GAD65 和 GAD67 两种形式,T1DM 患者血清中的抗谷氨酸脱羧酶抗体(glutamic acid decarboxylase antibody,GADA)绝大部分为抗 GAD65 抗体,它和抗酪氨酸磷酸酶 -2 抗体(protein tyrosine phosphatase antibody,IA-2A)是 ICA 的主要成分。

抗胰岛素自身抗体(anti-insulin antibody,IAA)主要为 IgG,有两种:一种与糖尿病发生有关,在糖尿病发病前就存在,属于自身抗体;另一种是外源胰岛素治疗后诱导产生的抗体。

【临床意义】 自身抗体的检测对 T1DM 的预测、鉴别诊断和胰岛素治疗效果监测有重要的参考价值。

ICA 阳性：①预示胰岛 β 细胞的自身免疫损害，早于 T1DM 发病 8 年前可被检测出，是糖尿病的高危指标；②新发现的 T1DM 中，其阳性率可达 70%～90%。大部分 T1DM 患者的 ICA 在发病 2 年后消失，ICA 持续阳性超过 2～3 年者，仅占 T1DM 的 10%；高滴度的 ICA（大于 20～40JDF 单位）预示疾病进展的高危险性。

GADA 阳性：①预测 T1DM，新发现的 T1DM 患者中 70%～80% 可检测出 GADA；②从 T2DM 中鉴别成人隐匿性免疫性糖尿病（latent autoimmune diabetes in adult，LADA），ICA 和 GADA 是诊断该病的两个重要指标；③GADA 可于发病前十年检测出，呈持续高滴度状态，可作为普查指标，用于筛查和发现 T1DM 的高危人群和个体。

新发现的 T1DM 中 IA-2A 阳性率为 55%～75%，且阳性率受多种因素的影响，但 IA-2A 特异性强，较少存在于不伴有 T1DM 的自身免疫疾病患者中。

IAA 阳性：①在未曾使用过外源性胰岛素的患者体内检测出 IAA 更具有诊断意义，其产生与 T1DM 的发生有显著相关性，在新发现的 T1DM 中≤4 岁患者的阳性率为 40%、成人为 4%。② IAA 水平与 T1DM 发生的速度相关，高滴度者发病快。③为改进糖尿病治疗方案提供重要依据。IAA 的产生与胰岛素制剂的免疫原性有关，亦与患者的个体差异相关；接受胰岛素治疗后，IAA 一般在 3～6 个月出现，9～12 个月达高峰。该抗体的大量产生可导致患者对胰岛素不敏感。④是评价药用胰岛素质量（免疫原性和纯度）的可靠指标。

【应用评价】 上述抗体的联合检测对 T1DM 有高度诊断敏感性（可达 98%）和特异性（可达 99.6%），而单一检测的敏感性仅为 39%～68.8%，因此对糖尿病多种自身抗体的联合检测能够对患者进行有效的诊断和指导治疗。

ICA 和 GAD 或 IAA 同时阳性，这类患者发生 T1DM 的危险性是仅 ICA 阳性的患者的 3～5 倍。

（二）检测方法

采用免疫学方法检测：组织样本可采用免疫荧光法、组织化学染色法、免疫沉淀化学法等，血液样本可采用化学发光法、ELISA、RIA 等。

【样本收集和储存】 采用组织或血液样本进行检测。尽量采用新鲜血液样本，若需保存，可于 2～8℃冷藏 48 小时或 −20℃避光冻存 4 周，并避免反复冻融。不能采用溶血、脂血或浑浊样本。样本中不能加入抗凝剂、保护剂或防腐剂，以免影响检测结果。如需要运输样本，也要保持 2～8℃或冻存状态。

【检测原理】及【方法学评价】 详见《临床免疫学检验技术》。

【参考区间】 正常时自身抗体为阴性。

第三节　临床生物化学检验项目在糖代谢紊乱诊治中的应用

糖尿病的实验室检测指标在糖尿病及其并发症的筛查、病因分类、临床诊断和鉴别诊断、疗效评估、病情监测以及病理机制探讨等方面具有重要价值。

一、临床生物化学检验项目在糖尿病诊治中的应用

（一）糖尿病的早期筛查

糖尿病的早期筛查指标包括：①免疫学标志物（包括 ICA、IAA、GADA 和 IA-2A 等）；②基因标志物，如 HLA 的某些基因型；③胰岛素分泌，包括空腹分泌、脉冲分泌和葡萄糖刺激分泌；④血糖，包括 FPG 和 2 小时血糖。

这些指标不是全部都用，对于 T1DM 而言，由于检查成本昂贵且尚无有效的治疗方案，故不推荐使用免疫学标志物进行常规筛查，只有下述几种情况下才进行该项检查：①某些最初诊断为 T2DM，却出现了 T1DM 的自身抗体并发展为依赖胰岛素治疗者；②准备捐赠肾脏或部分胰腺用于移植的非糖尿病家族成员；③评估妊娠期糖尿病妇女演变为 T1DM 的风险；④从儿童糖尿病患者中鉴别出 T1DM，以尽早进行胰岛素治疗。

对于 T2DM，由于在临床诊断时，30% 已存在糖尿病并发症，说明至少在临床诊断的 10 年前疾病就已经发生了，因此推荐对有关人群进行 FPG 或 OGTT 筛查（表 7-8），并对糖尿病高危人群进行诊断（表 7-9）。

表 7-8 无症状患者中筛查糖尿病

1. 无症状成人，若超重或肥胖（BMI* ≥25kg/m²）并有一个或以上其他糖尿病危险因素，应该从任何年龄开始筛查糖尿病和糖尿病前期。对于没有这些危险因素的人群，应从 45 岁开始筛查
2. 如果检查结果正常，至少每 3 年复查一次
3. 可使用 HbA_{1c}、FPG 或 75g OGTT2 小时血糖水平筛查糖尿病或糖尿病前期
4. 对糖尿病前期人群，应该进一步评估并治疗其他心血管疾病（CVD）危险因素

*BMI 为身体质量指数（body mass index），BMI = 体重（kg）/ 身高（m）的平方

表 7-9 糖尿病高危人群确定标准

1. 年龄 ≥45 岁；BMI≥24；以往有 IGT 或 IFG 者；HbA1c 在 5.7%～6.5% 之间
2. 有糖尿病家族史
3. 有 HDL 低（<0.9mmol/L）和（或）TG>2.8mmol/L 者
4. 有高血压（成人血压≥90/140mmHg）和（或）心脑血管病变者
5. 年龄≥30 岁的妊娠妇女有妊娠期糖尿病病史者；曾有分娩大婴儿（≥4kg）；有不能解释的滞产者；有多囊卵巢综合征的妇女
6. 常年不参加体力活动
7. 使用如糖皮质激素、利尿剂等
8. 糖尿病高危人群至少每年 2 次采用 C 肽激发试验检查胰岛功能，早诊断早治疗

（二）糖尿病的生物化学诊断

目前糖尿病和妊娠期糖尿病的诊断主要取决于生物化学检验结果，其诊断标准见表 7-10 和表 7-11。另外，空腹血糖受损和糖耐量减低作为糖尿病进程中的两种病理状态，也有相应的诊断标准，见表 7-12。

表 7-10 糖尿病的诊断标准

1. HbA_{1c}≥6.5%，试验需采用美国糖化血红蛋白标准化计划组织（NGSP）认证的方法进行，并与糖尿病控制和并发症研究（DCCT）的检测进行标化。或
2. 空腹血浆葡萄糖浓度（FPG）≥7.0mmol/L（空腹指至少 8 小时无热量摄入）或
3. 口服 75g 葡萄糖耐量试验（OGTT）2 小时血浆葡萄糖浓度（2h-PG）≥11.1mmol/L（200mg/dl）或
4. 有高血糖典型症状或高血糖危象的患者，随机血糖浓度≥11.1mmol/L（200mg/dl）
5. 无糖尿病症状者，应另日重复检测以确诊

表 7-11 妊娠期糖尿病的筛查和诊断

1. 在有危险因素的个体，首次产前就诊时用标准的诊断方法筛查未诊断的 2 型糖尿病
2. 在无糖尿病病史的妊娠妇女，妊娠 24～28 周用 75g OGTT 筛查妊娠期糖尿病（GDM）
3. 妊娠期糖尿病的妇女在产后 6～12 周用 OGTT 及非妊娠期糖尿病诊断标准筛查永久性糖尿病
4. 有妊娠期糖尿病病史的妇女应至少每 3 年筛查是否发展为糖尿病或糖尿病前期
5. 若发现有妊娠期糖尿病病史的女性为糖尿病前期，应接受生活方式干预或二甲双胍治疗以预防糖尿病

表 7-12　糖尿病前期的诊断标准

HbA$_{1c}$ 为 5.7%～6.4%
空腹血糖浓度为 5.6～6.9mmol/L，为 IFG
OGTT 2 小时血糖浓度为 7.8～11 mmol/L，为 IGT
或 IFG、IGT 并存

注：表 7-8 到表 7-11 引自美国糖尿病学会《糖尿病诊疗指南》，2014

（三）糖尿病治疗效果评价

糖尿病是一个长期存在的疾病，因此必须对其进行监控，以观察疗效和疾病进程。HbA$_{1c}$、GA 等可反映不同时间段内血糖的控制情况。

GA 反映的是糖尿病患者测定前 2～3 周的血糖平均水平，HbA$_{1c}$ 反映的是过去 6～8 周的平均血糖浓度，而 AGEs 则是更长期的糖尿病控制指标。当人处于应急状态时，如外伤、感染及急性心血管事件等病变发生时，非糖尿病患者出现的高血糖，很难与糖尿病鉴别，而 GA 和 HbA$_{1c}$ 的联合测定，有助于了解高血糖的持续时间，从而鉴别高血糖是糖尿病还是单纯的应激状态。

（四）糖尿病并发症的生物化学诊断

糖尿病酮症酸中毒的诊断要点是体内酮体增加和代谢性酸中毒，如尿、血酮体明显强阳性，后者定量多大于 5mmol/L；血 pH 和 CO_2 结合力降低，碱剩余负值增大，阴离子间隙增大；但血浆渗透压仅轻度上升。

高渗性非酮症糖尿病性昏迷的诊断要点是体内的高渗状态，实验室检查结果为"三高"，即血糖特别高（≥33.3mmol/L）、血钠高（≥145mmol/L）、血渗量高（≥350mOsm/kg H$_2$O）；尿糖呈强阳性，血清酮体可稍增高，但 pH 大多正常。

乳酸酸中毒糖尿病性昏迷的诊断要点为体内乳酸明显增加（血乳酸浓度＞2mmol/L），pH 降低，乳酸 / 丙酮酸比值＞10 并排除其他酸中毒原因时可确诊。

糖尿病慢性并发症的实验室监测指标包括：①血糖与尿糖；②糖化蛋白（包括 GHb 及 GA 等）；③尿白蛋白；④其他并发症评估指标，如肌酐、胆固醇、甘油三酯等；⑤胰腺移植效果评估指标如 C 肽和胰岛素等。

二、临床生物化学检验项目在低血糖诊治中的应用

1. 新生儿低血糖　新生儿血糖浓度远低于成人，平均约 1.94mmol/L，并在出生后由于肝糖原耗尽而迅速下降。因此，在无任何低血糖临床表现的情况下，足月新生儿的血糖可低至 1.67mmol/L，早产儿可低至 1.11mmol/L。

2. 成人低血糖　低血糖合并低血糖的体征或症状，就可诊断为低血糖紊乱，仅有低血糖不能确诊。一般而言，当血糖浓度＜3.0mmol/L 时，开始出现低血糖有关症状，血糖浓度＜2.78mmol/L 时，开始出现脑功能损伤。检测低血糖紊乱的经典诊断试验是 72 小时禁食试验。

3. 餐后低血糖　餐后低血糖为一种临床病症，患者在日常生活中有餐后低血糖症状，并且血糖浓度低于 2.78mmol/L，升高血糖后症状即减轻。

4. 糖尿病性低血糖　T1DM 和 T2DM 患者在药物治疗期间经常发生低血糖，称糖尿病性低血糖。

其诊断标准为：①有糖尿病病史；②有中枢神经系统症状或交感神经系统症状；③血糖浓度＜2.78mmol/L（这是常用的低血糖标准，接受药物治疗的糖尿病患者血糖浓度＜3.9mmol/L 即为低血糖）；④给予葡萄糖治疗后症状好转。

（张　彦　陈筱菲）

本章小结

　　糖是人体的主要能量来源，也是构成机体结构物质的重要组成成分。

　　糖在人体内主要以葡萄糖的形式进行代谢。血糖是指血液中的葡萄糖。血糖浓度的相对恒定是通过体内激素等多种因素的共同调节，使血糖的来源和去路达到动态平衡的结果。

　　糖代谢紊乱是一类糖代谢异常的疾病，其中最常见的是糖尿病。

　　糖尿病是一组由于胰岛素分泌不足和(或)胰岛素作用低下而引起的代谢性疾病，体内糖、脂、蛋白质的代谢均显著异常，高血糖是其特征。根据病因将糖尿病分为四大类型，即 1 型糖尿病、2 型糖尿病、其他特殊类型糖尿病和妊娠期糖尿病。

　　糖尿病的生物化学检验项目在糖尿病的病因分类、临床诊断、疗效评估和糖尿病并发症的鉴别诊断等方面具有重要价值，包括：体液葡萄糖(了解机体葡萄糖水平，其中空腹血糖是常用指标，也是糖尿病诊断的主要依据)、餐后 2 小时血糖(反映了胰岛 β 细胞的储备功能)、口服葡萄糖耐量试验(了解受试者的血糖调节能力)、糖化蛋白质(反映了一段时间以来血糖的控制情况，其中糖化白蛋白反映了 2~3 周血糖的平均水平，糖化血红蛋白反映了过去 6~8 周的平均血糖浓度，而糖基化终末产物提供了一种比 HbA_{1c} 更长期的糖尿病控制指标)、胰岛素 /C 肽、胰岛素释放试验 /C 肽激发试验和胰岛素原(了解机体自身的胰岛素分泌状态)、酮体、全血乳酸和全血丙酮酸(反映机体的代谢状态、诊断糖尿病并发症)、尿白蛋白(提示了糖尿病患者的肾脏损害风险)、糖尿病自身抗体(ICA、IAA、GADA 和 IA-2A 对 TIDM 的筛查、预测、鉴别诊断有意义)等。

　　低血糖症是指空腹血糖低于参考区间下限，可由多种原因引起，其诊断主要依据血浆葡萄糖浓度测定和其他相关指标。

第八章
血浆脂蛋白代谢紊乱的生物化学检验

思考题：

1. 简述脂蛋白的基本结构和主要功能。
2. 简述载脂蛋白的种类、结构特点及其生理功能。
3. 高脂血症的定义及如何分型？
4. 外源性和内源性脂蛋白代谢的主要途径是什么？
5. 脂质检测在心血管疾病中如何应用？
6. 简述脂代谢紊乱主要指标的临床意义及应用评价。
7. 血脂检测在健康体检评估中有何作用？

血浆脂类简称血脂，其含量与血浆有机成分相比只占其小部分，然而其代谢却相当活跃，包括胆固醇、甘油三酯、磷脂和游离脂肪酸等。由于脂类水溶性低，故脂类均与溶解度较大的载脂蛋白结合成复合形式在血液循环中运输。血脂总量约在 4.0～7.0g/L，降解和合成不断进行，维持动态平衡，各血脂成分的含量变动也稳定在一定的范围内，血脂测定可反映机体脂类代谢状况。

第一节 概 述

脂质对于维持机体正常生理活动，特别是在能量代谢和膜构成中具有重要意义。血脂异常已被证实为缺血性心血管疾病发生的独立危险因素，血脂检测对血脂异常的诊断提供量化依据，同时在代谢性疾病的三级预防中发挥重要作用。

一、脂及脂蛋白相关的概念

（一）脂和脂蛋白

血脂是指血浆中总胆固醇（total cholesterol，TC）、甘油三酯（triglyceride，TG）、磷脂（phospholipid，PL）、游离脂肪酸（free fatty acid，FFA）等的总称。脂类水溶性差，不便于运输，故外周循环中的脂类以复合体形式存在，无论外源性或内源性脂类都与蛋白质结合成水溶性较高的复合体，称为**脂蛋白**（lipoprotein，LP）。

一般认为脂蛋白都具有类似的基本结构，呈球状，以不溶于水的甘油三酯和胆固醇酯为核心，位于球状结构内部，表面覆盖有少量胆固醇、极性的蛋白质和磷脂，故具有亲水性；磷脂的极性部位于脂蛋白的表层，非极性部分可与脂蛋白内的脂类结合，维持脂蛋白的结构并保持其水溶性。血浆脂蛋白的构成不均一，难以根据单一的理化性质分类，目前主要依据脂蛋白的电泳迁移率及水化密度的不同进行分类。

电泳法是根据脂蛋白表面电荷量、分子构象及分子量的不同，在电场中迁移速率不同而分离的。以此可将血浆脂蛋白分为乳糜微粒（chylomicron，CM）、β-脂蛋白、前β-脂蛋白和α-脂蛋白四种（见彩图8-1）。

超速离心法是根据各种脂蛋白在一定密度的介质中进行离心时，因漂浮速率不同而进行分离的方法。通常可将血浆脂蛋白分为乳糜微粒、极低密度脂蛋白（very low density lipoprotein，VLDL）、中间密度脂蛋白（intermediate density lipoprotein，IDL）、低密度脂蛋白（low density lipoprotein，LDL）和高密度脂蛋白（high density lipoprotein，HDL）。血浆脂蛋白的特征如表8-1所示。

表8-1 脂蛋白的特征

分类	密度（g/ml）	颗粒直径（nm）	电泳位置	主要脂质	来源	功能
CM	<0.95	>70	原点	外源TG	小肠合成	小肠摄入的脂类转运至其他组织
VLDL	0.95~1.006	27~70	前β	内源TG	肝脏合成	转运TG至外周组织
IDL	1.006~1.019	22~24	β和前β间	TG、CH	VLDL中的TG经脂酶水解	属LDL前体
LDL	1.019~1.063	19~23	β	CH	VLDL和IDL中的TG经脂酶水解	胆固醇主要载体，经LDL受体介导外周组织利用
HDL	1.063~1.210	4~10	α	PL	肝脏小肠合成	外周CH逆向转运回肝脏或组织再分布
Lp(a)	1.040~1.130	27~30	前β	CH、PL	肝脏合成后与LDL形成复合物	可能与冠心病有关

CH：胆固醇；Lp(a)：脂蛋白a

脂蛋白由不同比例的脂质和蛋白质构成，即使同一种脂蛋白各成分比例也不完全一样，表中给出各类脂蛋白的平均比例，见表8-2。

表8-2 脂蛋白中脂质和蛋白质构成（%）

分类	胆固醇	表面成分		内部脂质	
		磷脂	载脂蛋白	甘油三酯	胆固醇酯
CM	2	7	2	86	3
VLDL	7	18	8	55	12
IDL	9	19	19	23	29
LDL	8	22	22	6	42
HDL$_2$	5	33	40	5	17
HDL$_3$	4	25	55	3	13

（二）载脂蛋白

载脂蛋白（apoprotein，apo）为脂蛋白中的蛋白部分，载脂蛋白种类很多，一般分为5～7类，其氨基酸序列大多数已阐明，载脂蛋白种类的命名是按1972年Alaupovic建议的命名方法，用英文字母顺序编码，即ABC顺序，每一大类还可有亚类。

脂蛋白中的载脂蛋白多以不同比例存在，apoAI主要存在于高密度脂蛋白中，apoCⅠ、CⅡ、CⅢ和apoE存在各类脂蛋白中，低密度脂蛋白中仅含apoB-100一种。载脂蛋白具有三个主要生理功能：①激活脂蛋白代谢途径的酶；②维持脂蛋白复合体的结构完整性；③识别细胞表面的脂蛋白受体,促进脂蛋白摄取进入细胞。此外,脂蛋白与大量血浆蛋白也有较弱的结合,但机制目前还未完全阐明。人血浆主要载脂蛋白的分类与特征见表 8-3 所示。

表 8-3　人血浆主要载脂蛋白的特征

apo	分子量	基因定位	构成的脂蛋白	合成部位	功能
A I	29 016	11q23-q 末端	HDL, CM	肝、小肠	LCAT 辅因子
A II	17 414	1q23	HDL, CM	肝、小肠	激活 HTGL,抑制 LCAT
A IV	44 465	11q23-q 末端	HDL, CM	肝、小肠	活化 LCAT
B100	512 723	2p24-p23	VLDL, IDL, LDL	肝、小肠	转运 TG、TC 识别 LDL 受体
B48	240 800	2p24-p23	CM	小肠	转运 TG
C II	8900	19q13.2	CM, HDL, VLDL	肝	LPL 辅因子
C III	8800	11q23-q 末端	CM, HDL, VLDL	肝	抑制 C II 与 LPL 活性
E	34 145	19q13.2	CM, HDL, VLDL	肝、巨噬细胞	促进 CM 残粒和 IDL 摄取
a	187 000~662 000	6q26-q27	Lp(a)	肝	抑制纤溶酶活性

LCAT:卵磷脂胆固醇酰基转移酶;HTGL:肝脂酶;LPL:脂蛋白脂肪酶

二、脂及脂蛋白的代谢

脂蛋白是血液中脂质的运输形式,脂质通过在体内外与组织间再分布维持动态平衡,主要体现在各类脂蛋白的合成与分解、转运与逆向转运的进行。据脂蛋白中携带脂质的来源不同,将代谢分为外源性脂质代谢(膳食来源)和内源性脂质代谢(肝源性与其他组织来源),还包括细胞内低密度脂蛋白受体途径和高密度脂蛋白逆向转运途径。肝脏为脂代谢的中心器官。参与脂代谢的主要关键酶有脂蛋白脂肪酶、肝脂酶、卵磷脂胆固醇脂酰转移酶、3- 羟基 -3- 甲基戊二酰辅酶 A 还原酶(HMGCoA reductase)。参与脂类代谢的特殊蛋白质有胆固醇酯转移蛋白(cholesterol ester transfer protein,CETP)、LDL 受体相关蛋白质(LDL receptor related protein,LRP)、微粒体甘油三酯转移蛋白(microsomal triglyceride transfer protein,MTTP)和胆固醇调节元件结合蛋白(sterol regulatory element binding proteins,SREBPs)等。

(一)外源性脂质代谢

从食物中摄取的脂类,在肠内被胰腺分泌的脂肪酶水解成脂肪酸和甘油一酯(MG),由肠黏膜吸收进入后重新合成 TG。外源性的 TG 与少量的胆固醇、磷脂、apoA、apoB48 构成巨大分子 CM,从淋巴管经胸导管进入血液循环。进入血液中,与 HDL 进行成分交换,获得 apoC 和 apoE,使脂蛋白表面的蛋白成分增加而磷脂成分减少,转化为成熟型。CM 中的 TG 被血管上皮细胞分泌的 LPL 水解产生甘油及脂肪酸,多被脂肪组织与肌肉组织摄取,表面载脂蛋白部分重新转移给高密度脂蛋白,剩下的残留物被称为 CM 残粒(CM remnant),随血液进入肝脏迅速被代谢。CM 是由食物而来的外源性脂质进入末梢组织的运输载体,如图 8-2 所示。

(二)内源性脂质代谢

内源性甘油三酯、胆固醇及载脂蛋白等在肝脏中重新装配成 VLDL 释放进入血液循环。同 CM 一样,VLDL 中的 TG 在血液中经血管壁的脂肪酶水解被组织利用,同时从其他的脂蛋白得到胆固醇,当脂蛋白中 TG 和胆固醇含量相等时,称为 IDL。IDL 的去向有两条代谢途径:一是直接经肝脏 apoE 受体结合摄取进入肝细胞代谢;二是再经 HTGL 作用转变成以 apoB100 和胆固醇为主要成分的 LDL,经末梢组织的 LDL 受体结合进入细胞内进行代谢。

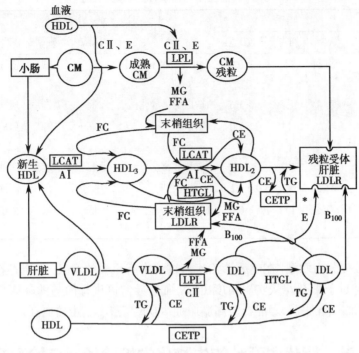

图 8-2　脂蛋白代谢图

（三）HDL 逆向转运代谢

HDL 是含有 apoA I、A II、磷脂和胆固醇的小型脂蛋白颗粒。在肝脏和小肠合成，属于未成形的 HDLn（nascent HDL），获取 LDL 等脂蛋白分解代谢产生的磷脂和 apoA I 生成 HDL，逐渐变为圆盘状。从末梢组织细胞膜获得游离胆固醇（FC），再经结合于 HDL 中的 LCAT 作用后，与 apoA I 结合生成 CE，进入 HDL 内部形成 HDL_3；而后接受细胞膜 FC，再经 LCAT 作用后生成的 CE 进入内部，变成富含 CE 的球形 HDL_2，一部分经肝受体摄取。另外，HDL_2 在 CETP 介导下，与 VLDL、LDL 进行 CE 交换，同时也转运 TG，以 VLDL、LDL 形式经肝脏摄取，最终使末梢组织的游离胆固醇输送到肝脏（胆固醇逆转运）。HDL_2 中的 TG 经肝脏的 HTGL 作用，再变成 HDL_3，这一相互转变（HDL_2，HDL_3），使 HDL 在逆转运中再利用。

三、脂蛋白代谢紊乱

脂蛋白代谢是血中脂质、脂蛋白、载脂蛋白及其受体和酶相互作用的代谢过程。脂蛋白代谢紊乱的常见现象是血中 TC 或 TG 升高，或者是各种脂蛋白水平异常增高。高脂蛋白血症（hyperlipoproteinemia）是指血浆中 CM、VLDL、LDL、HDL 等脂蛋白有一种或几种浓度过高的现象。一般根据血浆（血清）外观、血 TC 和 TG 浓度进行高脂蛋白血症分型。根据脂蛋白代谢紊乱的原因可分为原发性和继发性两大类。原发性是遗传缺陷所致，如家族性高胆固醇血症。继发性是继发于多种疾病，如糖尿病、肾病等可继发引起高脂血症。除高脂蛋白血症外，临床还可以见到低脂蛋白血症。

原发高脂蛋白血症分型

1967 年 Frederickson 等用改进的电泳法分离血浆脂蛋白，将高脂血症分为五型，即 I、II、III、IV 和 V 型。1970 年世界卫生组织（WHO）以临床表型为基础分为六型，将原来的 II 型又分为 IIa 和 IIb 两型，如表 8-4 所示。

表 8-4　高脂蛋白血症 WHO 分型及特征

类别	脂蛋白变化	脂质			病因	冠心病风险	出现频率	血清静置试验
		TC	TG	TC/TG				
Ⅰ型	CM↑↑	正常或↑	↑↑↑	<0.2	LPL 缺失；apoCⅡ缺失	低	低	上层乳浊下层透明
Ⅱa型	LDL↑	↑↑↑	正常	>1.6	LDL 受体异常	高	较高	透明
Ⅱb型	LDL↑ VLDL↑	↑↑	↑↑	>1.0	不明	高	较高	偶有浑浊
Ⅲ型	IDL↑	↑↑	↑↑	～1	apoE 异常	较高	较低	浑浊偶有乳浊
Ⅳ型	VLDL↑	正常或↓	↑↑	0.6～1.6	不明	中等	高	浑浊
Ⅴ型	CM↑ VLDL↑	正常或↑	↑↑↑	<0.6	LPL 缺失	低	低	上层乳浊下层浑浊

高脂蛋白血症分为六型，在临床诊治疾病过程中有重要的意义，但也存在不足之处，其最明显的缺点是过于繁杂。从实用角度出发，血脂异常可进行简易的临床分型：①高胆固醇血症；②高甘油三酯血症；③混合型高脂血症；④低高密度脂蛋白血症。

第二节　脂代谢紊乱的生物化学检验项目与检测方法

血脂和脂蛋白是临床生物化学检验的常规测定项目，血脂检测在早期发现高脂蛋白血症，辅助诊断动脉粥样硬化症，评估心脑血管疾病如冠心病、脑梗死危险度，预防代谢性疾病如糖尿病、肥胖，监测评价健康饮食与药物治疗效果等方面有重要价值。目前临床常规检测的有血清、血浆 TC、TG、HDL-C、LDL-C、Lp（a）、apoAⅠ、apoB。近年来研究和临床应用发现 FFA、LCAT 等项目具有越来越重要的参考价值；以 apoE 基因型分析为代表的血脂基因分析也具有重要的协助诊断价值。

一、血　　脂

（一）总胆固醇

1. 检验项目

【项目检测依据】　总胆固醇（Total Cholesterol，TC）是指血液中各脂蛋白所含胆固醇之总和，分为酯化型胆固醇（cholesterol ester，CE）和游离型胆固醇（Free cholesterol，FC）其中 CE 占 60%～70%，FC 占 30%～40%，两种类型的比例在个体内或个体间是基本恒定的。游离胆固醇在卵磷脂胆固醇脂酰转移酶作用下，可分别与亚油酸（43%）、油酸（24%）、软脂酸（10%）、亚麻油酸（6%）、花生四烯酸（6%）、硬脂酸（3%）等脂肪酸结合成胆固醇酯。血清中胆固醇在 LDL 中最多，其次是 HDL 和 VLDL，CM 最少。

【临床意义】　TC 浓度增高，冠心病等心血管疾病发生的危险性增高。但由于 TC 主要由 LDL 和 HDL 两种脂蛋白转运，而两者在脂类疾病发病机制中作用相反，故胆固醇值并非越低越好。人体 TC 水平变化：①新生儿 TC 很低，哺乳后很快接近成人水平，之后常随年龄而上升，但到 70 岁后不再上升或略有下降。女性中青年期前略低于男性，绝经后 TC 水平较同年龄男性高；②长期高胆固醇、高饱和脂肪酸摄入可造成 TC 升高；③脂蛋白代谢相关酶或受体基因发生突变，也是引起 TC 显著升高的原因之一。

【应用评价】　TC 检测的是血液中各脂蛋白所含胆固醇的总和，代表总体水平，只能反映人体内胆固醇的总体趋势，临床中需要结合其他检验项目进行评估。

2. 检测方法

【样本的收集与贮存】 ①一般要求空腹12小时以上，TC检测也可以不禁食进行（美国胆固醇计划建议TC与HDL-C初筛时可以非空腹样本，但血脂临床往往成套检测，建议空腹）。②采血前必须保持安静坐位至少5分钟（最好20分钟以上）；除卧床不起者外，采血时必须取坐位：站立5分钟血脂增高约5%，站立15分钟血脂增高约16%。③如果使用止血带，止血带使用时间必须小于1分钟；抽血时必须松开止血带；静脉阻滞5分钟，可使TC升高10%～15%。④样本采集后应尽快进行检测，放置时间不得大于3小时，24小时内不能完成测定，可密封置于2～8℃保存1周。

【检测原理】 临床常规方法推荐为酶法，常用COD-PAP法，即以胆固醇酯酶（CEH）水解血清胆固醇酯为胆固醇，以胆固醇氧化酶（COD）氧化胆固醇生成4-烯胆甾烷酮和过氧化氢，检测胆固醇氧化产物以测定胆固醇含量。应用最广的检测反应是特林德尔（Trinder）的过氧化氢显色反应，在过氧化物酶（POD）的作用下，使4-氨基安替比林（4-AAP）与酚（三者合称PAP）发生氧化、缩合反应，产生最大吸收波长为470～550nm的醌亚胺类化合物。在一定浓度范围内，醌亚胺类化合物的浓度与吸光度符合比尔定律，与总胆固醇浓度成正比。反应公式如下：

$$胆固醇酯 + H_2O \xrightarrow{CEH} 胆固醇 + 脂肪酸$$

$$胆固醇 + O_2 \xrightarrow{COD} 胆甾烯酮 + H_2O_2$$

$$H_2O_2 + 4\text{-}AAP + 酚 \xrightarrow{POD} 苯醌亚胺 + 4H_2O$$

【方法学评价】 在终点法中血红蛋白高于2g/L时引起正干扰；胆红素高于0.1g/L时有明显负干扰；血中维生素C与甲基多巴胺浓度高于治疗水平时，会使结果降低，若采用速率法测定可减小干扰；自动化检测方法的CV值要求≤3%；卫生部推荐的总胆固醇检测参考方法是高效液相色谱法。

【参考区间】 人群血脂水平主要取决于生活因素，各地区参考值高低不一，国际上目前以显著增加冠心病风险的TC水平（医学决定水平）作为划分界限；本书参考2007年《中国成人血脂异常防治指南》，并结合《全国临床检验操作规程》第3版给出建议水平。

合适水平：<5.18mmol/L；边缘性升高：5.18～6.19mmol/L；升高：>6.22mmol/L。

（二）甘油三酯

1. 检验项目

【项目检测依据】 临床上所测定的甘油三酯（triglyceride，TG）是血浆中各脂蛋白所含甘油三酯的总和。甘油三酯受饮食和时相的影响较大，同一个体多次测定时，甘油三酯也可能有较大变异。甘油三酯是一组化合物，而不是分子组成和结构固定的单一化合物，血清中约90%～95%是甘油三酯，5%～10%为甘油二酯和甘油一酯，甘油三酯中结合的脂肪酸近似比例为油酸44%、软脂酸26%、亚油酸16%和棕榈油酸7%。

【临床意义】 TG在临床主要有三个方面的意义：

（1）生理性改变：甘油三酯受生活条件和饮食方式、年龄、性别等影响。如高脂肪饮食后甘油三酯升高，一般餐后2～4小时达高峰，8小时后基本恢复空腹水平；运动不足、肥胖可使甘油三酯升高；成年后随年龄上升甘油三酯水平上升（中青年男性高于女性，50岁后女性高于男性）。人群中血清甘油三酯水平呈明显的正偏态分布。

（2）病理性改变：轻至中度升高者，即2.26～5.63mmol/L，患冠心病的危险性增加；重度升高者，即≥5.63mmol/L时，常可伴发急性胰腺炎。

（3）低甘油三酯血症：TG<0.56mmol/L。原发性见于遗传性无β脂蛋白血症和低β脂

蛋白血症；继发性见于继发性脂质代谢异常，如消化道疾病（肝肠疾病、吸收不良综合征）、内分泌疾患（甲状腺功能亢进、慢性肾上腺皮质功能不全）、癌症晚期、恶病质及肝素等药物的应用。

【应用评价】 甘油三酯水平受环境与遗传等多种因素影响，人血清甘油三酯的个体内生物学变异在 30% 左右，个体间生物学变异达到 50% 左右，因此不能笼统地指定所谓"正常值及正常范围"，需要长期的监测。甘油三酯水平划分方案应根据流行病学资料及临床经验制定。当高 TG 同时伴有 TC、LDL-C 增高，HDL-C 减低，并同时存在冠心病其他危险因子（冠心病家族史、饮酒、吸烟、肥胖等）时，对动脉粥样硬化和冠心病诊断更有意义；多项研究结果发现，TG 水平与胰岛素抵抗有关，是糖尿病的独立危险因子。

2. 检测方法

【样本的收集与贮存】 ①必须空腹 12 小时以上；②24 小时内不能完成测定，可密封置于 2~8℃保存 3 天；其他要求同"胆固醇检测的样本的收集与贮存"。

【检测原理】 常规多采用 GPO-PAP 法，即脂肪酶先水解甘油三酯生成甘油和脂肪酸，其中的甘油部分可采用多种方法测定，进而计算出甘油三酯的水平。最常用甘油测定方法：甘油激酶和三磷酸腺苷（ATP）将甘油磷酸化，生成磷酸甘油或二磷酸腺苷（ADP），以磷酸甘油氧化酶（GPO）氧化 3- 磷酸甘油，在过氧化物酶（POD）的作用下，使 4- 氨基安替比林（4-AAP）与酚（三者合称 PAP）发生反应。多数情况下测定的结果是总甘油，即包括甘油三酯、甘油二酯、甘油一酯和游离甘油总和。

$$TG + 3H_2O \xrightarrow{LPL} 甘油 + 3 脂肪酸$$

$$甘油 + ATP \xrightarrow{GK, 镁离子} 3- 磷酸甘油 + ADP$$

$$3- 磷酸甘油 + 2H_2O + O_2 \xrightarrow{GPO} 2H_2O_2 + 磷酸二羟丙酮$$

$$H_2O_2 + 4-APP + 4 氯酚 \xrightarrow{POD} 苯醌亚胺 + 2H_2O + HCl$$

若需要除去游离甘油时，常用以下两种方法：①外游离甘油空白法：分别用含脂肪酶和不含脂肪酶的试剂分析样本，以测定样本的总甘油和游离甘油，自总甘油中减去游离甘油得甘油三酯；②内游离甘油空白法，常用方法：将试剂中的脂肪酶与其他试剂成分分开，样本先与不含脂肪酶的试剂混合，温育后测定吸光度，加入脂肪酶并温育后再测定吸光度，用两吸光度之差计算甘油三酯浓度，多见于使用 NAD/NADH 氧化还反应的方法；

【方法学评价】 甘油三酯水平也是测的总水平，酶法测定的是甘油水平，所以包括甘油二酯、甘油一酯和游离甘油，测得值略高于真实值，如果游离甘油水平过高，可以去除游离甘油后再测定；自动化检测方法的 CV 值要求≤5%；血液中甘油三酯的检测：美国疾病控制中心甘油三酯参考测量方法推荐二氯甲烷提取 - 硅酸吸附 - 变色酸显色甘油三酯测定法；国家卫生计生委推荐的 TG 检测参考方法是同位素稀释气相色谱串联质谱法（ID-GC/MS），测定总甘油来反应；临床常规方法为酶法。

【参考区间】 合适水平：<1.7mmol/L（150mg/dl）；边缘性升高：1.7~2.25mmol/L（150~199mg/dl）；升高：≥2.26mmol/L（200mg/dl）。

（三）游离脂肪酸

1. 检验项目

【项目检测依据】 游离脂肪酸（free fatty acid，FFA）是指血清中未与甘油、胆固醇等酯化的脂肪酸，主要是长链脂肪酸，又称非酯化脂肪酸（non-esterified fatty acid，NEFA）。正常情况下，血清中含量少，约占总脂肪酸含量的 5%~10%，游离脂肪酸主要包括月桂酸、豆蔻酸、软脂酸、硬脂酸、软油酸、油酸、亚油酸、花生四烯酸、二十碳五烯酸等。游离脂肪酸是血液中能直接参与代谢的脂质,被骨骼肌、心肌、脑和其他组织吸收和利用,为供能的物质来源,是最活跃的代谢物,同时参与细胞增殖、炎症反应、激素调控等,也是一种具有多种生理功能的信号分子。游离脂肪酸在生命活动中是一个非常重要的角色,系列研究发现糖尿病、肥胖、动脉粥样硬化、心脑血管等众多疾病与游离脂肪酸的浓度变化有密切关系,一些重要的游离脂肪酸(如棕榈油酸等不饱和脂肪酸)含量的异常变化是病情发展的重要依据,而近年来发现游离脂肪酸对于某些肾脏疾病、胎儿的发育,乃至癌症均有影响。

【临床意义】　游离脂肪酸目前在临床仅作为一些疾病评估的风险因素。水平变化可见于以下情况:①生理性改变。饮食、运动、应激情况均可发生游离脂肪酸水平变化。②病理性升高。甲状腺功能亢进、未经治疗的糖尿病患者(可高达 1.5mmol/L),注射肾上腺素或去甲肾上腺素及生长激素后;任何能使体内激素(甲状腺素、肾上腺素、去甲肾上腺素、生长激素等)水平升高的疾病;药物如咖啡因、磺胺丁脲、乙醇、肝素、烟酸、避孕药等。③病理性降低。甲状腺功能低下、胰岛素瘤、垂体功能减低、艾迪生病及用胰岛素或葡萄糖后的短时间内、某些药物如阿司匹林、氯贝丁酯、烟酸和普萘洛尔等。

【应用评价】　临床上游离脂肪酸检测近年才逐渐展开,游离脂肪酸水平体外受多种因素的影响,个体内变异相当大,需要规范检测方法,同时其与疾病的关系需进一步阐明,便于在临床推广,提高检测的价值。

2. 检测方法

【样本的收集与贮存】　①采血后 4℃分离血清或血浆,否则游离脂肪酸浓度升高;②分离血清或血浆应 4 小时内测定,否则游离脂肪酸浓度升高,可于 −20℃保存 2 周;③不能用肝素作为抗凝剂,肝素可使样本内的甘油三酯进一步释放游离脂肪酸;其他要求同"胆固醇检测的样本的收集与贮存"。

【检测原理】　目前临床上的 FFA 检测方法为酶法(ACS-ACOD 法),又称为 ACS-ACOD法。其原理是 FFA 首先在辅酶 A(CoA)与腺苷三磷酸(ATP)的作用下,乙酰辅酶 A 合成酶(ACS)的催化下变为脂酰辅酶 A,然后脂酰辅酶 A 在脂酰辅酶 A 氧化酶(ACOD)的催化下产生过氧化氢,过氧化氢与显色剂进行反应后产生有色物质,可以吸收一定波长(视显色剂选择而定)的光,从而可以通过比色法进行 FFA 浓度的测定。

【应用评价】　FFA 水平易受各种因素影响,应动态观察;推荐自动化检测方法的 CV值≤5%;血液中游离脂肪酸的检测,美国标准与技术研究所(NIST)的参考方法是色谱或质谱(GC-MS)测定总游离脂肪酸;我国游离脂肪酸尚无参考测定方法,目前临床常规方法为酶法。

【参考区间】　0.4～0.9mmol/L;建议建立实验室参考区间。

二、血浆脂蛋白

(一)高密度脂蛋白胆固醇及亚类

1. 高密度脂蛋白胆固醇

(1)检验项目

【项目检测依据】　高密度胆固醇(HDL-C)检测指经超速离心法后密度在 1.063～1.21g/ml 间的一类高密度脂蛋白。然而,HDL 与 Lp(a)密度存在重叠(表 8-1),所以在高 Lp(a)浓度的患者、超速离心法测得值略高于真正的 HDL 浓度。HDL 在胆固醇逆向转运中将外周组织多余沉积的胆固醇带回肝脏,调节再分布。

【临床意义】　HDL-C 被证实是动脉粥样硬化和心血管疾病的保护因子,一般认为随着HDL-C 水平降低,缺血性心血管病发病危险增加,HDL-C<1.04mmol/L 与 HDL-C≥1.55mmol/L

的人群相比，缺血性心血管病风险增加约 50%。HDL-C 对于冠心病的二级预防、风险评估和指导预后具有重要作用。影响 HDL-C 水平的因素很多，主要有：①年龄和性别：儿童时期男女 HDL-C 水平相同；青春期男性开始下降，至 18～19 岁达最低点，以后男性低于女性，女性绝经后与男性接近。②饮食：高糖及素食时 HDL-C 常降低。③肥胖：肥胖者常有 TG 升高，同时伴有 HDL-C 降低。④饮酒与吸烟：饮酒可使 HDL-C 升高，而吸烟可使 HDL-C 减低。⑤运动：长期足量的运动可使 HDL-C 升高。⑥药物：睾酮等雄性激素、降脂药中的普罗布考（丙丁酚）、β 受体阻滞剂（普萘洛尔）、噻嗪类利尿药等，使 HDL-C 降低；雌激素类药物、烟酸和苯氧乙酸类降脂药、洛伐他汀、苯妥英钠等，可使 HDL-C 升高；

【应用评价】　高密度脂蛋白是血清中颗粒最小密度最大的一组脂蛋白，被视为人体内具有抗动脉粥样硬化的脂蛋白，同时大量的流行病资料表明，血清 HDL-C 水平与冠心病发病呈负相关，因而 HDL-C 被称为"好的胆固醇"。高密度脂蛋白检测在血脂检测中占较为常见，特别是在评估心血管发病风险中具有重要参考价值。

（2）检测方法

【检测原理】　匀相法不需沉淀、离心等样本处理，可直接用血清（浆）进行 HDL-C 分析，故又称直接法。匀相法有多种，最常用方法原理为：在镁离子和 α- 环状葡聚糖硫酸盐的存在条件下，选择封闭其他脂蛋白，然后聚乙二醇修饰的胆固醇酯酶和氧化酶选择性作用于 HDL 产生过氧化氢，后续测定同一般酶法测定；其他方法还包括多聚物、多聚阴离子、抗载脂蛋白 B 抗体和表面活性剂等遮蔽其他脂蛋白，使胆固醇酶试剂只作用于 HDL。

常规方法原理：

（1）CM、VLDL 和 LDL＋α- 环状葡聚糖硫酸盐＋Mg^{2+} ——→可溶性聚合物

（2）HDL-C＋PEG 修饰的 CEH 和 COD ——→胆甾烯酮＋H_2O_2

（3）酚衍生物＋$2H_2O$＋4-APP＋POD ——→苯醌亚胺色素

抗体遮蔽法原理：

（1）CM、VLDL 和 LDL＋抗 ApoB 抗体——→聚合物

（2）HDL-C＋PEG 修饰的 CEH 和 COD ——→胆甾烯酮＋H_2O_2

（3）酚衍生物＋$2H_2O$＋4-AAP＋POD ——→苯醌亚胺色素

【方法学评价】　匀相法相对于沉淀和超速离心的优势在于操作简单、不需要样本的处理和所需样本的量小，便于现代化的自动化检测；不足在于匀相法已被证明缺乏特异性，尤其在患者的样本不寻常的脂蛋白分布情况下。目前临床常规方法为匀相法，自动化检测方法的 CV 值应≤4%。

【参考区间】　男性：1.16～1.42mmol/L；女性：1.29～1.55mmol/L。

合适水平：＞1.04mmol/L（40mg/dl）；升高：＞1.55mmol/L（60mg/dl）；降低：＜1.04mmol/L（40mg/dl）。

2. HDL 亚类　高密度脂蛋白是在形状、密度、颗粒大小、电荷和理化特性等方面都具有较大异质性的脂蛋白，包括多个亚类 α-HDL（HDL_{2a}、HDL_{2b}、HDL_{3a}、HDL_{3b}、HDL_{3c}）、β-HDL（前 $β_1$-HDL、前 $β_2$-HDL、$β_3$-HDL）。新生小颗粒及盘状的前 β-HDL 含少量的 apoA I 和极性脂质，主要介导细胞胆固醇的流出，成熟大颗粒及球状的 HDL_2 则含较多的 apoA I 和胆固醇酯，与细胞胆固醇的酯化、转运及清除有关。

体内代谢：前 $β_1$-HDL ——→前 $β_2$-HDL ——→前 $β_3$-HDL ——→HDL_3 ——→HDL_2

随着各亚组分功能的不断发现，目前认为单纯检测总 HDL 水平已经不能满足临床检测需求。HDL 的两个重要功能抗炎抗氧化和抗动脉粥样硬化，都可能主要通过某些亚类发挥作用，而不是全部 HDL 均发挥作用，特别是通过 HDL_2 和 HDL_3 发挥作用。目前 HDL_2 和 HDL_3 的主要作用：①HDL_2 和 HDL_3 作为评估 AS 的危险因素，与冠心病密切相关，较总 HDL

有更好的预测作用；② HDL_3 在抗氧化抗炎方面的重要作用，如增强对氧磷酶（PON1）的活性；③ HDL_2 在胰岛素抵抗和肝硬化中的发挥重要作用，研究发现 HDL_2/HDL_3 比例在胰岛素抵抗和肝炎性肝硬化中升高。

HDL 亚类检测在临床上存在分歧，国际上仍未得到统一认识，目前也缺乏简易、适于自动化的分析检测方法，但是随着技术的进步 HDL 亚类的临床检测将成为可能。目前分离亚组分的方法较多，多偏于物理学方法，操作复杂，不便于临床的常规检测，主要方法包括：①超速离心法；②聚丙烯酰胺圆盘电泳；③化学沉淀法分离亚组分，酶法测定亚组分含量；④免疫印迹检测法；⑤微流控芯片电泳；⑥双向电泳和层析结合等。

（二）低密度脂蛋白胆固醇

1. 检验项目

【项目检测依据】　低密度脂蛋白胆固醇（LDL-C）指经超速离心法后密度在 1.019～1.063g/mL 间的一类脂蛋白。然而，在最常用的测定方法中，将 IDL-C（1.006～1.019g/mL）与部分脂蛋白 a（1.040～1.130）也包括在 LDL-C 内。LDL-C 在体内主要将内源性脂质转运到外周组织利用，LDL-C 水平更能反映个体的血脂水平。

【临床意义】　LDL-C 为富含胆固醇的脂蛋白，是导致动脉粥样硬化的主要脂类危险因素。LDL-C 水平与缺血性心血管病发生相对危险及绝对危险上升趋势及程度与 TC 相似。LDL-C 水平增高还见于家族性高胆固醇血症（TC 增高，LDL-C 增高，伴有 HDL-C 减低），Ⅱa 型高脂蛋白血症（TC 增高，LDL-C 增高，TG 正常或轻度增高）。

【应用评价】　与 HDL 测定相同，高脂血症对 LDL-C 检测可产生干扰，影响 HDL-C 测定的因素也很多，包括年龄、性别、种族、遗传、饮食、疾病等。故 LDL-C 水平的高低要结合流行病和临床综合评估。

2. 检测方法

【检测原理】　目前 LDL-C 的检测分为间接法与直接法。间接计算：Friedewald 公式计算：LDL-C = TC − HDL-C − （TG）/5；LDL-C 均相法直接测定方法类似 HDL-C 的检测：基本原理均是通过特异性试剂封闭或者沉淀其他类别的脂蛋白，然后特异性的测定 LDL-C 的浓度。

增溶法（sol 法）：

（1）CM、VLDL 和 HDL 由表面活性剂和糖化物封闭

（2）LDL-C + 表面活性剂 + CEH + COD ⟶ 胆甾烯酮 + H_2O_2

（3）酚衍生物 + $2H_2O$ + 4-AAP + POD ⟶ 苯醌亚胺色素

【方法学评价】　间接法计算时，若甘油三酯浓度高于 400mg/dl 或含有大量 CM（未空腹样本），样中可能含 CM、CM 残粒和 VLDL 残粒，按常规的比例 TG/5 计算会假性增高 VLDL-C 的比例，最终计算出的 LDL-C 低于真实值。Friedewald 方程在 TG < 200mg/dl 时适用。匀相法相对于沉淀和超速离心明显的优势在于不需要样本的处理和所需样本的量小，便于现代化的自动化检测。然而，匀相法已被证明缺乏特异性，尤其当患者的样本存在不寻常的脂蛋白分布时，因而匀相法不适用于这样的患者或研究调查；目前临床常规方法为匀相法，自动化检测方法的 CV 值应 ≤4%。

【参考区间】　LDL-C 水平随年龄上升，中、老年人平均 2.7～3.1mmol/L。

合适水平：<3.37mmol/L（130mg/dl）；边缘性升高：3.37～4.12mmol/L（130～159mg/dl）；升高：>4.14mmol/L（160mg/dl）。

（三）脂蛋白（a）

1. 检验项目

【项目检测依据】　Lp（a）和 LDL-C 结构相似，除含有载脂蛋白 B（apoB）外，还含有一

个特异的与纤维蛋白溶酶原结构相似的 apo(a)。apo(a)多肽链中 Kringle Ⅳ 2 有 3～40 个不等的拷贝数,形成 apo(a)的多态性,相对分子质量在 187 000～662 000 之间变动。血清 Lp(a)浓度与 apo(a)多态性大小成反比,密度介于 HDL 和 LDL 之间。apo(a)的生理功能尚不清楚,可能是转运脂质到组织细胞。

【临床意义】　Lp(a)已公认为动脉粥样硬化性心、脑血管性疾病的独立危险因素,测定 Lp(a)水平可用于评估该类疾病发生的危险性。

(1)生理性改变:一般认为 Lp(a)对同一个体相当恒定,但个体间差异很大,波动范围在 0～1.0mg/L。Lp(a)水平高低主要由遗传因素决定,受性别、年龄、饮食、营养和环境影响较小。

(2)Lp(a)病理性增高:①缺血性心、脑血管疾病;②心肌梗死、外科手术、急性创伤和急性炎症时,Lp(a)和其他急性时相蛋白一样增高;③肾病综合征和尿毒症;④除肝癌以外的恶性肿瘤;⑤糖尿病肾病。Lp(a)病理性减低:肝脏疾病(慢性肝炎除外),因为 Lp(a)合成于肝脏。

【应用评价】　Lp(a)是利用免疫方法发现的一类特殊的脂蛋白,其分型不是根据经典的超速离心法。Lp(a)的脂质成分类似于 LDL,但其所含的部分除一分子 apoB100 外,还含有一分子 apo(a),虽然生理机制还未完全阐明,但 Lp(a)已被公认为动脉粥样硬化性心脑血管性疾病的独立危险因素。

2. 检测方法

【样本的收集与贮存】　样本宜尽快检测,如当日不能完成,在 4℃保存不超过 4 天,−20℃下可保存 6 个月,−70℃保存时间更久,避免反复冻融,长期冰冻可引起 Lp(a)测定结果升高;血浆测定结果高于血清;其他要求同"胆固醇检测样本的收集与贮存"。

【检测原理】　免疫透射比浊测定:抗原、抗体在反应体系中快速形成抗原抗体复合物,使反应液中浊度增加。当一定波长的光线通过反应样本时被免疫复合物反射、吸收而减弱。在一定范围内,透射光被吸收的量与免疫复合物量呈正相关,而复合物量与抗原和抗体的量亦呈函数关系。

酶免疫吸附测定:也是利用抗原 - 抗体的免疫学反应和酶的高效催化功能的特点,具有生物放大作用,反应灵敏。酶与抗体(或抗原)交联后,再与结合在固相支持物表面的相应抗原或抗体反应,形成酶标记抗体 - 抗原复合物,与酶底物反应出现颜色反应,液体显色的强弱和酶标记抗体 - 抗原复合物的量成正比,借此反映出待检测的抗原或抗体量。

【方法学评价】　目前临床常规方法的基本原理基于免疫抗原抗体反应,而不是传统意义的生化分析的方法,自动化检测方法的 CV 值应≤4%。

【参考区间】　血清 Lp(a)<300mg/L。

三、血浆载脂蛋白

血浆载脂蛋白(apolipoprotein, apo)包括 apo AⅠ、AⅡ、AⅣ、B100、B48、CⅡ、CⅢ、E 和 apo(a),血清中 apo 均结合于脂蛋白中,测定时要加用解链剂,使脂蛋白中 apo 暴露再进行测定。

目前测定血浆中 apo 的含量的方法是利用相应特异抗体试剂进行测定,现有羊抗人 apo AⅠ、AⅡ、B100、B48、CⅡ、CⅢ、E 和 Lp(a)等抗体试剂。目前临床测定的主要方法是免疫比浊法,用于临床批量检测。

(一)载脂蛋白 AⅠ的检测

1. 检验项目

【项目检测依据】　载脂蛋白 AⅠ(apolipoprotein, apo AⅠ)主要存在于高密度脂蛋白(HDL)

中，在 CM、VLDL 和 LDL 中也有少量存在。其主要的生理功能是组成脂蛋白并维持其结构的稳定与完整性。apo A I 可通过激活 LCAT，再催化胆固醇酯化，将多余的酯化型胆固醇（CE）转运至肝脏处理。因此，apo A I 具有清除脂质和抗动脉粥样硬化的作用。虽然 apoA 有 A I、A II、A IV，但 apo A I 的意义最明确，且含量最高。因此，apo A I 为临床常用检测指标。

【临床意义】　血清 apo A I 水平反映血液中 HDL 的数量，与 HDL-C 呈明显正相关，与冠心病发生危险性呈负相关。冠心病患者、脑血管病患者 apo A I 水平降低。apo A I 缺乏症血清中 apo A I、HDL-C 极低。此外，糖尿病、慢性肝病、肾病综合征等都可以出现血清 apo A I 降低。apo A I 升高主要见于妊娠、雌激素疗法、饮酒等。

【应用评价】　研究显示，apo A I 水平降低，冠心病发病率升高，且男性高于女性。病理状态下 HDL 亚类与组成往往发生变化，则 apo A I 的含量不一定与 HDL-C 成比例，同时测定 apo A I 与 HDL-C 对病理状态的分析更有价值。

2. 检测方法　采用免疫透射比浊法检测。

【检测原理】　血清中的载脂蛋白 A I 与试剂中的特异性羊（或兔）抗人载脂蛋白 A I 抗体相结合，形成不溶性免疫复合物，使反应液产生浑浊，浊度高低反映血清样品中载脂蛋白 A I 含量，最后载脂蛋白 A I 含量可由校准血清所作剂量 - 响应曲线算出。

$$apo\ A\ I\ 抗原 + 抗\ apo\ A\ I\ 抗体 \longrightarrow 抗原抗体复合物$$

【方法学评价】　免疫透射比浊法为检测载脂蛋白 A I 常规方法。测定时的干扰主要来血清中的大分子物质如脂蛋白、内源性化合物、聚合物等，而且每份标本干扰程度不一，手工或半自动操作，在测定中应以双试剂去除标本空白以消除非特异性浊度。为检测大批样本，用自动生化分析仪时在加入抗血清后用两点法测定。自动分析：批内 $CV \leq 3.0\%$，批间 $CV \leq 5.0\%$；手工测定时：批内 $CV \leq 5.0\%$，批间 $CV \leq 10.0\%$。

【参考区间】　apo A I 正常水平：$1.20 \sim 1.60g/L$。女性略高于男性，年龄变化不明显。

（二）载脂蛋白 B 的检测

1. 检验项目

【项目检测依据】　载脂蛋白 B（apoliporotein B，apoB）可分为两个亚类，即 apo B48 和 apo B100。前者主要存在于乳糜微粒（CM）中，参与外源性脂质的消化、吸收和运输；后者存在于低密度脂蛋白（LDL）中，参与极低密度脂蛋白（VLDL）的装配和分泌，在血液中，VLDL 可代谢转化为富含胆固醇的 LDL。

【临床意义】　apoB 是 LDL 的主要结构蛋白，血清 apoB 水平反映血液中 LDL 的数量。血清 apoB 浓度升高与冠心病发生危险性呈明显正相关。apoB 升高主要见于冠心病、高脂血症、糖尿病、肾病综合征等。apoB 降低主要见于肝硬化、药物疗法及感染等。

【应用评价】　研究显示，apoB 水平升高，冠心病发病率升高，且男性高于女性。apoB 水平的上升对于冠心病发病率及冠脉粥样硬化的严重性有非常强的预示能力，优于 LDL-C 的上升。因而临床检测 apoB 的浓度主要用于心脑血管疾病危险性的预测。

2. 检测方法　采用免疫透射比浊法检测。

【检测原理】　血清中的载脂蛋白 B 与试剂中的特异性羊（或兔）抗人载脂蛋白 B 抗体相结合，形成不溶性免疫复合物，使反应液产生浑浊，浊度高低反映血清样品中载脂蛋白 B 含量，最后载脂蛋白 B 含量可由校准血清所作剂量 - 响应曲线算出。

$$apoB\ 抗原 + 抗\ apoB\ 抗体 \longrightarrow 抗原抗体复合物$$

【方法学评价】　免疫透射比浊法为测定 apoB 的常规方法。其方法学评价同 apoA1 免疫透射比浊测定法。自动分析：批内 $CV \leq 3.0\%$，批间 $CV \leq 5.0\%$；手工测定时：批内 $CV \leq 5.0\%$，批间 $CV \leq 10.0\%$。载脂蛋白 B 有 apo B100 与 B48 之分，因为 B48 是 B100 分子氨基末端的部分，所以用多克隆抗体只能测总载脂蛋白 B，除非已证明所用抗血清对载脂蛋白 B48 无交叉反应。

【参考区间】 apoB 水平不论男女均随年龄上升，70 岁以后不再上升或开始下降。中青年平均水平：0.80～0.90g/L，老年人平均水平：0.95～1.05g/L。

（三）载脂蛋白 E 的检测

1. 检验项目

【项目检测依据】 载脂蛋白 E（apolipoprotein E，apoE）存在于多种脂蛋白颗粒中，是正常人血浆脂蛋白中重要的 apo 成分，主要功能为运输并介导某些脂蛋白与相应的受体。apoE 主要由肝脏产生，其他组织如脑、脾、肾上腺等组织和单核 - 吞噬细胞也可合成 apoE（为总量的 10%～20%），在中枢神经系统中，apoE 主要由星形胶质细胞及小胶质细胞合成和分泌。apoE 的基因位点具有遗传多态性，其多态性与个体血脂水平及动脉粥样硬化的发生发展密切相关。同时 apoE 是 LDL 受体的配体，也是肝细胞 CM 残粒受体的配体，它与脂蛋白代谢密切相关。

【临床意义】 apoE 等位基因型影响血浆脂质浓度，血液中的 apoE 存在三种异构体（apoEε2、ε3 和 ε4）。携带 ApoEε2 等位基因者，其血液中 apoE 浓度高，apoB 浓度低，胆固醇含量也低，对动脉粥样硬化有防护作用；而携带 apoEε4 等位基因者，则血液中 apoE 浓度低，apoB 浓度高，胆固醇及甘油三酯含量也高，是动脉粥样硬化的潜在危险因素。近年来研究发现，apoE 及其单核苷酸多态性与高脂血症、冠心病、Alzheimer 病以及肝病、人类长寿等有关。

【应用评价】 apoE 是一种在临床上非常重要的多态性蛋白质，具有重要的生理功能和临床意义。apoE 的浓度、表型以及基因多态性检测在脂代谢紊乱疾病中有十分重要的意义。

2. 检测方法 apoE 浓度测定常规方法为免疫透射比浊法。apoE 表型的测定方法常用等电聚焦电泳（isoelectric focusing electrophoresis，IEFE）。

【检测原理】 免疫透射比浊法原理是血清或血浆中的载脂蛋白 E 与试剂中的特异性羊（或兔）抗人载脂蛋白 E 抗体相结合，形成不溶性免疫复合物，使反应液产生浑浊，浊度高低反映血清样品中载脂蛋白 E 含量。

$$apoE 抗原 + 抗 apoE 抗体 \longrightarrow 抗原抗体复合物$$

等点聚焦电泳方法的原理是在电泳介质中放入两性电解质载体，通入直流电时使电解质载体形成一个 pH 梯度，当血浆或血清中的蛋白质进入这个环境，不同表型的蛋白质带上不同性质和数量的电荷，向一定方向移动，迁移到与其相同的等电点位置上停留下来而得以分离。

【方法学评价】 免疫透射比浊法测定 apoE 含量，自动分析：批内 CV≤3.0%，批间 CV≤5.0%；手工测定时：批内 CV≤5.0%，批间 CV≤10.0%。等电聚焦电泳检测 apoE 表型需要高度特异的抗体，以免影响结果的判断。

【参考区间】 健康人血浆 apoE 浓度为 0.03～0.06g/L，apoE 的浓度与其表型关系密切。

（四）TC/HDL-C、TG/HDL-C、apoA I /apoB、LDL-C/HDL-C 比值

TC/HDL-C 比值比非 HDL-C 更能预示冠心病的危险。有研究表明 TG/HDL-C 比值可以成为一个有效的指标，以测量血脂异常，高血压和代谢综合征。apoA I 、apoB 分别为 HDL、LDL 主要成分，由于病理情况下的胆固醇含量可发生变化，因而 HDL 和 LDL 不能代替 apoA I 、apoB。因此，可用 apoA I /apoB 代替 HDL/LDL 比值作为判断动脉硬化的指标。资料表明 apoA I /apoB、TC/HDL-C、TG/HDL-C、LDL-C/HDL-C 比值比单项血脂检测更具临床意义，而 apoA I /apoB 可能是其中最具说服力的指标。

笔记

四、血浆脂代谢相关酶

（一）卵磷脂 - 胆固醇酰基转移酶

1. 检验项目

【项目检测依据】　卵磷脂 - 胆固醇酰基转移酶（lecithin-cholesterol acyltransferase，LCAT）由 416 个氨基酸残基组成，相对分子质量为 63 000。由肝合成释放入血液，以游离或与 HDL 脂蛋白结合的形式存在，作用是催化 HDL 中的游离胆固醇转变成胆固醇酯，磷脂转变成溶血卵磷脂；参与 ChE 的逆向转运和组织中过量 ChE 的清除。其中 apoA I 为其主要激活剂。血浆胆固醇几乎 70%～80% 是胆固醇酯，均是 LCAT 催化生成所致。LCAT 常与 HDL 结合在一起，在 HDL 颗粒表面活性很高并起催化作用，对 VLDL 和 LDL 的颗粒几乎不起作用。

【临床意义】　病理性降低见于急性肝炎、重症肝炎、肝癌（liver cancer）、肝硬化（cirrhosis）、先天性卵磷脂胆固醇酯酰转移酶缺乏症、无 β- 脂蛋白血症、阻塞性黄疸（jaundice）、尿毒症（uremia）、甲状腺功能减退症（hypothyroidism）、心肌梗死（myocardial infarction）、Tangier 病、鱼眼病、低胆固醇血症、吸收不良综合征（malabsorption syndrome）。病理性升高见于原发性高脂血症（hyperlipemia）、脂肪肝（fatty liver）、胆汁淤积症（cholestasis）初期、肾病综合征（nephrotic syndrome）。

【应用评价】　LCAT 通常以与 HDL 结合的形式存在，其活性值也和 HDL 变动相关。家族性 LCAT 缺乏患者，血浆 CE 含量下降，TC 增加，HDL 内除游离胆固醇外各种脂类含量下降，V LDL 及 LDL 中脂类含量增加，血浆 LCAT 活力严重下降。

另外，肝病患者 LCAT 活性增高，LCAT 的测定可在协助评估肝脏功能和肝脏疾病诊断方面有一定价值。

2. 检测方法　卵磷脂胆固醇脂酰转移酶的检测方法主要有酶法、放射免疫分析法（RIA）、共同基质法及自身基质法等。其中酶学方法快速、灵敏、简便，较适合国内实际应用。

【参考区间】　5.19～7.05mg/L（RIA 法）；262～502U/L（共通基质法，37℃）；58～79U/L（核素标记自身基质法）。

（二）脂蛋白脂肪酶

1. 检验项目

【项目检测依据】　脂蛋白脂肪酶（lipoprotein lipase，LPL）主要由脂肪细胞、心肌细胞、骨骼肌细胞、乳腺细胞以及巨噬细胞等实质细胞合成和分泌，相对分子质量为 60 000。LPL 是催化血浆中 TG 分解的关键酶。apoC II 是 LPL 的激活剂，而 apoC III 则是 LPL 的抑制剂。活性 LPL 以同源二聚体形式存在，LPL 可以催化 CM 和 VLDL 核心的 TG 分解为脂肪酸和单酸甘油酯，也分解磷脂如磷脂酰胆碱、磷脂酰乙醇胺，并促使 LP 之间转移胆固醇、磷脂及磷脂蛋白，其代谢产物游离脂肪酸为组织提供能量，或再酯化为 TG，储存在脂肪细胞中。此外，LPL 还具有增加 CM 残粒结合到 LPL 受体上的能力，促进 CM 残粒摄取。LPL 主要存在于脂肪组织，循环血液中仅有微量的无活性的 LPL 存在。经肝素静脉注射入血后，LPL 从脂肪组织中游离到血浆中，再进行血浆 LPL 活性检测。

【临床意义】　LPL 显著降低或完全缺乏，见于 I 型高脂血症，也即家族性高乳糜微粒血症、家族性高甘油三酯血症。

【应用评价】　LPL 与高脂血症、糖尿病以及脂肪肝等代谢疾病有密切关系，LPL 活性测定在动脉粥样硬化的发病机制的研究中也有重要意义。

2. 检测方法　酶法和酶免疫分析（Enzyme Immunoassay，EIA）法是目前常用的检测 LPL 方法。

【检测原理】 酶法原理是以酶催化的基质减少量进行定量,此时将血浆的肝脂酶(HTGL)经 SDS 或抗体抑制其活性。酶免疫分析(EIA)法是以酶标记的 LPL 单克隆抗体作为主要试剂,根据抗原抗体反应的特异性和酶催化底物反应的高效性和专一性原理检测。

【方法学评价】 检测血浆 LPL 活性时,一定要静脉注射肝素,使 LPL 从内皮细胞表面释放入血。血浆中 LPL 呈现活性型的游离状态,发挥催化作用,此血浆称为肝素静脉注射入血浆,血浆中同时有 LPL 和 HTGL 两种脂肪水解酶。通常按每公斤体重 10 单位的量静脉注射,10 分钟后采静脉血得到血浆再测 LPL 活性。该方法的实用性受到一定的限制。

【参考区间】 成人 LPL>150mg/L,低于 40mg/L 属于 LPL 纯合子缺乏者,40~150mg/L 属于杂合子缺乏者。

第三节 临床生物化学检验项目在脂代谢紊乱诊治中的应用

脂质相关的临床生化检验项目在脂代谢紊乱包括高脂血症、低脂血症和代谢综合征的诊治、高脂血症疗效评估和动脉粥样硬化性心血管疾病风险评估以及健康体检中具有十分重要的临床应用价值。

一、临床生物化学检验项目在高脂血症诊治中的应用

脂代谢紊乱是临床上十分常见的一类疾病,其中最多见的是高脂血症。血脂水平异常是高脂血症诊断和分型的依据。对于遗传性高脂血症,分子诊断能够从基因水平确定改变的基础。对继发性高脂血症,难点在于确定高脂血症与原发疾病的关系,因此往往需要根据疾病改变选择合适检测指标。

高脂血症有多种分类方法,其诊断主要依靠实验室检查,实验室一般采用血浆外观观察、电泳法、血浆 TC、TG、HDL-C 和 LDL-C 测定等方法用于诊断各种类型的高脂血症,除此之外,还可开展 Lp(a)、apo A、apo B、游离脂肪酸、脂蛋白受体、LPL、脂代谢相关酶甚至脂代谢相关基因分析,为临床高脂血症的诊断和分型、鉴别诊断、治疗方案选择、预后判断等提供准确而重要的信息,在临床诊治疾病过程中有重要的意义。

二、临床生物化学检验项目在低脂血症诊治中的应用

除高脂血症外,临床还可以见到低脂血症,血脂低于正常下限即为低脂血症。按是否继发于全身性疾病分为原发性和继发性低脂血症。低脂血症的诊断一般是血浆 TC、TG、LDL-C、HDL-C 等常规生化检验项目。另外如载脂蛋白 apo B、apo A、LCAT 酶活性等检测则是无或低 β- 脂蛋白血症、家族性 α- 脂蛋白和 LCAT 缺乏症等引起低血脂的疾病诊断的重要依据。

三、临床生物化学检验项目在代谢综合征诊治中的应用

高胰岛素血症、高 TG 血症、低 HDL-C 和高血压等四要素同时出现称为代谢综合征(metabolic syndrome),也称为高脂血症并发症。2002 年美国全民胆固醇教育计划(NCEP)ATPⅢ,提出代谢综合征的诊断标准如:符合以下 3 个或 3 个以上:①中心性肥胖,男性腰围 >102cm、女性腰围 >88cm;②高甘油三酯,≥150mg/dl(1.69mmol/L);③低 HDL-C,男性 <40mg/dl(1.04mmol/L)、女性 <50mg/dl(1.29mmol/L);④空腹血糖,≥110mg/dl(6.1mmol/L);⑤高血压,≥130/85mmHg。2004 年中华医学会糖尿病分会提出了中国人代谢综合征诊断标准的工作定义,即 CDS 标准为具备以下 4 项组成成分中的 3 项或全部者:①超重和(或)肥胖:BMI≥25.0kg/M2;②高血糖:FPG≥6.1mmol/L(110mg/dl)和(或)2hPG≥7.8mmol/L

（140mg/dl），和（或）已确诊糖尿病并治疗者；③高血压：收缩压≥140mmHg 和（或）舒张压≥90mmHg，和（或）已确诊高血压并治疗者；④血脂紊乱：空腹血 TG≥1.7mmol/L（110mg/dl）和（或）空腹血 HDL-C<0.9mmol/L（35mg/dl）（男），<1.0mmol/L（39mg/dL）（女）。

血脂检测是代谢综合征的实验室诊断中最重要依据之一。

四、高脂血症疗效评估和动脉粥样硬化性心血管疾病风险评估

（一）中国血脂异常防治指南

2007 年，中华心血管病学会组织专家制订了《中国成人血脂异常防治指南》，认为血脂异常防治着眼于冠心病的同时也着眼于脑卒中，在我国人群中血清总胆固醇升高不仅增加冠心病（CHD）发生的危险程度，也增加缺血性脑卒中的发病危险，提出用"缺血性心血管病"（冠心病和缺血性脑卒中）危险，来反映血脂异常及其他心血管病主要危险因素的综合致病危险。与仅使用冠心病发病危险相比，这一新指标使得高 TC 对我国人群心血管健康绝对危险的估计上升至原来的 3～5 倍，更恰当地显示了血清胆固醇升高对我国人群的潜在危害。

根据 2007 年中国血脂异常防治指南，血脂水平分层标准和我国高脂血症开始治疗标准和治疗目标值划分建议如表 8-5、表 8-6 所示。

表 8-5 血脂水平分层标准表（mmol/L）

分层	TC	LDL-C	HDL-C	TG
合适范围	<5.18	<3.37	≥1.04	<1.70
边缘升高	5.18～6.19	3.37～4.12		1.70～2.25
升高	≥6.22	≥4.14	≥1.55	≥2.26
降低			<1.04	

表 8-6 高脂血症患者开始治疗标准和治疗目标值（mmol/L）

		饮食疗法 开始标准	药物治疗 开始标准	治疗 目标值
AS 疾病（-）	TC	>5.70	>6.21	<5.70
（其他危险因素，-）	LDL-C	>3.64	>4.14	<3.62
AS 疾病（-）	TC	5.20	>5.70	<5.20
（其他危险因素，+）	LDL-C	>3.10	>3.64	<3.10
AS 疾病（+）	TC	>4.70	>5.20	<4.70
	LDL-C	>2.60	>3.10	<2.60

（二）美国国家胆固醇教育计划

1988 年美国 NIH 的国家胆固醇教育计划（National Cholesterol Education Program，NCEP）公布了成人治疗组Ⅰ（ATPⅠ）指南，教育患者和医师治疗高胆固醇血症的重要性，预防和减少动脉粥样硬化（AS）疾病的发生，此计划引起了国际重视。通过动物实验、实验室观察、流行病学调查和高胆固醇血症的遗传方式的研究表明，LDL-C 值的升高是引起 CHD 的一个主要原因。1993 年实施的 ATPⅡ计划中，LDL-C 最适值为 3.36mmol/L 以下，HDL-C 为0.9mmol/L 以上；2001 年实施的 ATPⅢ计划，LDL-C 最适值降至 2.6mmol/L 以下，HDL-C 升至 1.0mmol/L 以上。ATPⅢ计划加大对 LDL-C 的降低力度，可预防动脉粥样硬化疾病的发生，减少 CHD 的危险性。ATPⅢ采用的 LDL-C 划定值如表 8-7 所示。

表 8-7 血浆 LDL-C、HDL-C、TC 的评估值（mmol/L）

	LDL-C	TC	HDL-C
最适值	<2.6	<5.17	
接近最适值	2.6～3.3		
边缘临床界高值	3.36～4.11	5.17～6.18	
高值	4.13～4.89	≥6.20	≥1.55
极高值	>4.9		
低值			<1.0

（三）高甘油三酯血症治疗目标值

近年来，高甘油三酯血症与动脉粥样硬化关系的研究越来越被重视，前瞻性的研究认为，高甘油三酯是 CHD 的一个独立危险因素，富含甘油三酯的脂蛋白如 VLDL 部分降解成残粒（残粒脂蛋白），因此，血 VLDL-C 的检测可用于了解 VLDL 残粒的脂蛋白含量，从而认为 VLDL-C 可反映降胆固醇治疗的效果。高 TG 血症划分为 4 种水平，即：正常水平为 1.7mmol/L 以下；临界水平为 1.7～2.25mmol/L；高水平为 2.26～5.64mmol/L；极高水平为 ≥5.65mmol/L。

将 LDL-C 与 VLDL-C 之和定义为非高密度脂蛋白（non-HDL cholesterol），它的值等于 TC 减去 HDL-C 值。因为 VLDL-C 正常水平为 0.78mmol/L，因此，高 TG 患者（≥2.25mmol/L）治疗目标值比原设定的 LDL-C 的 2.6mmol/L 高至 3.36mmol/L。ATPⅢ中提出这一指标作为第二治疗目标，表明对高 TG 的重视。

根据脂质相关检验项目对高脂血症的疗效进行评估，在高脂血症的治疗中具有重要意义，有助于预防和减少动脉粥样硬化性心脑血管疾病的发生风险。

（四）美国心脏学会心血管风险评估指南

2013 年，美国心脏学会 / 美国心脏病学学会（AHA/ACC）联合发布了 4 项心血管相关疾病预防指南，这 4 项新的指南分别为《2013ACC/AHA 心血管风险评估指南》、《2013ACC/AHA 降低心血管风险之生活方式管理指南》、《2013ACC/AHA 降低成人动脉粥样硬化性心血管疾病风险之血胆固醇治疗指南》和《2013AHA/ACC/TOS 成人超重和肥胖管理指南》。这些指南虽然针对西方人群所制定，但对我国人群的血脂异常管理与动脉粥样硬化性心血管疾病（ASCVD）的防治具有很好的参考价值。

2013 年 AHA/ACC 降低成人动脉粥样硬化性心血管疾病（ASCVD）风险之血胆固醇治疗指南采用随机对照试验（RCT）研究指出：降低 ASCVD 事件是来自于最大耐受剂量他汀强化治疗，而不是特定 LDL-C 或非 HDL-C 目标值，因此主张不设定 LDL-C 或非 HDL-C 目标值。更注重一级预防的总体风险评估，新的 ASCVD 风险评估模式同时评估冠心病和卒中风险，评估的风险因素与 Framingham 评分相比增加了种族和糖尿病，旨在通过更精确地识别高风险他汀治疗人群，使最有可能从他汀治疗中获益的人群得到合适的治疗。新指南确定了四类受益人群：①临床出现动脉粥样硬化性心血管疾病（ASCVD）；②初次评估时 LDL-C 水平≥190mg/dl；③年龄在 40～75 岁的糖尿病患者 LDL-C 水平在 70～189mg/dl；④临床无 ASCVD 和糖尿病的患者 LDL-C 水平在 70～189mg/dl，且 10 年 ASCVD 评估风险≥7.5%。

新指南强调对于患者进行整体评估，以患者为中心，以减少 ASCVD 事件为目的，而非仅关注 LDL-C 的降低及动脉粥样硬化的减少。在临床治疗中，医生通过风险评估工具判断哪些患者可以从他汀治疗中获益，而不单纯依赖血胆固醇水平。

新指南推荐血脂检测管理模式为：开始他汀治疗后 4～12 周进行第二次血脂检查，以后每 3～12 个月评估一次，进行 LDL-C 的监测观察患者对药物的依从性和变异性，一般来说，高强度的他汀会使 LDL-C 从未经治疗的基线水平平均降低≥50%，中强度他汀会使 LDL-C 从未经治疗的基线水平平均降低 30%～50%。

五、脂质检测在健康体检中的应用原则及作用

心血管病已成为我国城市和乡村人群的第一位死亡原因，而且目前以动脉粥样硬化为基础的缺血性心血管病（包括冠心病和缺血性脑卒中）发病率正在升高。我国流行病学研究资料表明：血脂异常是冠心病发病的危险因素，其作用强度与西方人群相同；我国人群血清总胆固醇水平增高不仅增加冠心病发病危险，也增加缺血性脑卒中发病危险。TC 或 LDL-C 升高是冠心病和缺血性脑卒中的独立危险因素之一。将血脂异常防治着眼于冠心病的同时也着眼于脑卒中，在我国人群中有重要的公共卫生意义。为此，对血脂异常的防治必须及早给予重视，对健康人群进行体检，指导人们增强健康意识，提倡健康生活方式，注意合理膳食，加强体育锻炼，从而达到控制血脂水平、降低心脑血管疾病的发生率。

（一）血脂检测在健康体检中的应用原则及作用

一般人群的常规健康体检是血脂异常检出的重要途径。为了及时发现和检出血脂异常，建议 20 岁以上的成年人至少每 5 年测量 1 次空腹血脂，包括 TC、LDL-C、HDL-C 和 TG 测定。对于缺血性心血管病及其高危人群，则应每 3～6 个月测定 1 次血脂。对于因缺血性心血管病住院治疗的患者应在入院时或 24 小时内检测血脂。

1. 项目选择 血脂的基本检验项目为 TC、TG、HDL-C 和 LDL-C，其他血脂项目如 apoA I、apoB、Lp（a）等的检测属于研究项目，不在临床基本检验项目之列。对于任何需要进行心血管危险性评价和给予降脂药物治疗的个体，都应进行此 4 项血脂检测。有研究结果提示，TC/HDL-C 比值可能比单项血脂检测更具临床意义，但相关的临床研究结果报道并不多，尚需进行更多的研究，尤其是需要直接比较 TC/HDL-C 比值与 LDL-C 或 HDL-C 单项检测的临床预测价值。

2. 血脂检查的重点对象

（1）已有冠心病、脑血管病或周围动脉粥样硬化病者。

（2）有高血压、糖尿病、肥胖、吸烟者。

（3）有冠心病或动脉粥样硬化病家族史者，尤其是直系亲属中有早发冠心病或其他动脉粥样硬化性疾病者。

（4）有皮肤黄色瘤者。

（5）有家族性高脂血症者。建议 40 岁以上男性和绝经期后女性应每年均进行血脂检查。

3. 干预的强度选择原则 干预强度根据心血管病发病的综合危险大小来决定，是国内外相关指南所共同采纳的原则。因此，全面评价心血管病的综合危险是预防和治疗血脂异常的必要前提。我国人群流行病学长期队列随访资料表明，高血压对我国人群的致病作用明显强于其他心血管病危险因素。建议按照有无冠心病及其等危症、有无高血压、其他心血管危险因素的多少，结合血脂水平来综合评估心血管病的发病危险，将人群进行危险性高低分类，此种分类也可用于指导临床开展血脂异常的干预，如表 8-8 所示。

根据血脂异常的类型和危险程度决定治疗目标和措施，同时加大对健康人群体检的普及范围，倡导健康的生活方式，调整饮食结构，加强体育锻炼，严格控制血脂水平，降低心脑血管疾病的发生风险。

（二）儿童血脂水平的监测

1. 血脂水平 动脉粥样硬化可始发于胎儿。随着我国生活水平的提高，肥胖儿童逐渐增多，对儿童血症的定期监测应引起足够的重视。在儿童高脂血症管理中，血清 TC 最佳

表8-8 血脂异常危险分层方案

危险分层	TC 5.18～6.19mmol/L（200～239mg/dl）或 LDL-C 3.37～4.12mmol/L（130～159mg/dl）	TC≥6.22mmol/L（240mg/dl）或 LDL-C≥4.14mmol/L（160mg/dl）
无高血压且其他危险因素数<3	低危	低危
高血压或其他危险因素≥3	低危	中危
高血压且其他危险因素数≥1	中危	高危
冠心病及其等危症	高危	高危

注：其他危险因素包括年龄（男≥45岁，女≥55岁）、吸烟、低HDL-C、肥胖和早发缺血性心管病家族史

值为<4.4mmol/L，临界值为4.4～5.1mmol/L，≥5.2mmol/L属于高值；血清LDL-C最佳值为<2.8mmol/L，临界值为2.8～3.3mmol/L，≥3.3mmol/L属于高值。

2. 监测方法 有高脂血症（含双亲中有一人血清TC>6.2mmol/L）或动脉粥样硬化家族史的儿童应从2岁开始监测。监测方法是：①若血清TC<4.4mmol/L，5年内再监测一次；②若血清TC在4.4～5.1mmol/L范围，应间隔一周在同一实验室再测定一次，求其两次监测结果的均值；③如TC≥4.4mmol/L，则应空腹12小时，再检测血清TC、HDL-C、LDL-C等，若LDL-C<2.8mmol/L，可于5年内再检测血清TC；④若血清LDL-C在2.8～3.3mmol/L，应进行改善生活方式的教育和饮食治疗，若血清LDL-C≥3.4mmol/L，再继续检测，必要时对其家族全体成员进行血脂监测，查明是继发性的还是遗传性的，必要时要进行药物治疗，治疗最低目标值为LDL-C 3.4mmol/L，理想目标值应为<2.8mmol/L。

（涂建成 李贵星）

本章小结

血浆中脂类包括胆固醇、甘油三酯、磷脂以及游离脂肪酸等，多与蛋白质复合成脂蛋白形式存在。超速离心法将脂蛋白分为CM、VLDL、IDL、LDL、HDL。CM主要运输外源性TG和TC，VLDL主要转运内源性TG，LDL主要将肝脏合成的内源性胆固醇运转至肝外组织，而HDL则参与胆固醇的逆向转运。载脂蛋白是脂蛋白中的蛋白部分，是构成和稳定脂蛋白结构的重要组成部分，修饰并参与脂蛋白代谢有关的活性，作为脂蛋白的受体的配体参与脂蛋白代谢。

人体脂类代谢是以肝脏为中心，以外源性脂类代谢和内源性脂类代谢形式进行，维持人体的脂类正常代谢。脂蛋白代谢紊乱主要表现为高脂蛋白血症和AS。WHO（1990）以临床表型为基础将高脂蛋白血症分为六型，这种分型有助于临床选择治疗对策。

血脂异常与多种疾病相关，目前主要集中在心血管疾病和代谢性疾病中。目前引起人们关注的与AS有关的脂蛋白有脂蛋白残粒、变性LDL、B型LDL和Lp（a）。抗AS因素有HDL，HDL的抗AS作用主要表现为促进细胞胆固醇外流，使胆固醇酯逆转运至含ApoB的脂蛋白，再运至肝脏，最后使胆固醇通过转变成胆汁酸从胆道排出，维持血中胆固醇的正常水平。HDL在巨噬细胞的抗泡沫化和脱泡沫作用中起有重要的作用。

高脂蛋白血症，特别是高LDL血症在AS形成中起重要作用。可以通过改善生活方式，包括减少热量摄入，减少TC的摄入，增加不饱和脂肪酸和富含纤维性食物摄入量，增加运动量，减少肥胖，特别是缩小肥胖者腰围，以达到降低血TC、LDL-C的水

平。必要时才考虑药物治疗，目前推荐抑制 HMGCoA 还原酶制剂为治疗药物。高脂蛋白血症和 AS 的基因诊断和基因治疗，也是目前科学家的研究热点，参与脂蛋白代谢有关 apo 的等位基因均有多态性，健康人、家族性高脂血症或 AS 者，同一等位基因分布频率有一定差异，检测其基因型或等位基因频率分布对研究 AS 发病机制和诊断有一定价值。为了人类的身体健康，预防 AS 应从娃娃抓起。

第九章
电解质与酸碱平衡紊乱的生物化学检验

思考题：

1. 水平衡的调节机制是什么？
2. 水平衡紊乱有哪些类型？其产生的原因是什么？
3. 钠离子的正常代谢途径及调节机是什么？钠平衡紊乱的类型及原因是什么？
4. 钾离子的正常代谢途径及调节机是什么？钾平衡紊乱的类型及原因是什么？
5. 血液中的气体如何运输？机体如何调节气体的运输？
6. 酸碱平衡的概念是什么？正常情况下机体如何调节酸碱平衡？
7. 酸碱平衡紊乱有哪些类型？各型的原因、特点及机体调节机制是什么？
8. 反映酸碱平衡紊乱的指标有哪些？其代表的意义是什么？

体液（body fluid）是指机体内存在的液体，包括水和溶解于其中的物质。人体的细胞、组织和器官发挥正常生理功能依赖于其所处体液环境的正常和稳定。在生命活动过程中，机体通过神经和体液的精细调控，使机体各内环境之间不断地进行水、电解质和其他物质的交换，以保持机体的体液容量、电解质、渗透压和酸碱度的相对稳定，为机体保持正常生理状态及发挥正常生理功能提供重要条件。

第一节　概　　述

正常情况下，机体的内环境相对稳定。但在病理情况下，当致病因素的作用超过机体的调控能力时，引起体液容量、组成和酸碱度发生改变，造成水、电解质和酸碱平衡紊乱，从而影响组织器官的正常生理功能，甚至危及患者生命。因此，水、电解质和酸碱平衡的生物化学检验已成为临床许多疾病诊断、治疗评估和预后判断的重要依据。

一、水　平　衡

机体的水分布以细胞膜为界，分为细胞内液（intracellular fluid，ICF）和细胞外液（extracellular fluid，ECF）。细胞外液根据存在部位不同又分为血管内液和组织液。各部位体液之间受机体生理机制的调节处于动态平衡。

水平衡是指每天进入机体的水，经机体代谢在体液间转移交换，最后等量地排出体外，使各部分体液保持动态平衡的过程。机体水来源由摄入水、体内物质氧化产生水及肾小管重吸收水三部分组成，而水去路包括由尿液排出、呼吸排出、皮肤蒸发排出以及肠道排出四部分组成。

机体的总体水（total body water，TBW）约 2/3 分布在 ICF，1/3 存在于 ECF，ECF 又被毛

细血管内皮分隔为 3/4 的组织液和 1/4 的血管内液。临床实验室常以血液为检测对象,包括血管内液(血浆或血清)和全血,组织液(包括脑脊液、胸腹水、关节液、胃液等)以及排出体外的液体(如尿液)也常作为分析样本。

二、电解质平衡

体液中电解质具有维持体液渗透压、保持体内液体正常分布的作用,其中主要的阳离子有钠(Na^+)、钾(K^+)、钙(Ca^{2+})和镁(Mg^{2+}),主要阴离子包括氯离子(Cl^-)、碳酸氢根(HCO_3^-)、磷酸根(HPO_4^{2-}、$H_2PO_4^-$)、硫酸根(SO_4^{2-})等,各部分体液中阳离子当量总数和阴离子当量总数相等,保持电中性。临床工作中常将体液中的无机离子称为电解质。

细胞外液的阳离子主要是 Na^+,阴离子主要是 Cl^-,其次是 HCO_3^-。细胞内液的阳离子主要是 K^+,其次是 Mg^{2+},阴离子以无机磷酸根为主。细胞外液中阳离子主要是 Na^+ 而细胞内液中阳离子主要是 K^+,这种分布主要依赖于细胞膜上钠钾泵的主动转运功能,钠钾泵将 Na^+ 从细胞内泵出到胞外,同时将细胞外的 K^+ 泵入胞内,因此,钠钾泵在维持细胞内、外液电解质的平衡中起着重要的作用。

(一)钠平衡

正常成人钠的来源主要是食物中的 NaCl,随食物进入消化道的 NaCl 几乎全部以离子形式被人体吸收,每日 NaCl 需要量约为 4.5~9.0g。Na^+ 主要通过肾脏排泄,少量通过汗液排出。

Na^+ 是细胞外液主要阳离子,在维持细胞外液容量、酸碱平衡、渗透压和细胞生理功能方面起重要作用。钠的主要生理功能有:①参与酸碱平衡的调节;②维持体液容量,维持细胞外液渗透压;③维持肌肉、神经的应激性。Na^+ 的平衡主要通过细胞外液量和血浆钠的浓度变化进行调节,当细胞外液容量减少或血浆钠浓度降低时,可通过激活肾素-血管紧张素-醛固酮系统,促使近曲小管重吸收 $NaHCO_3$,Na^+ 排泄即减少;当细胞外液容量增加时,心房和心室压力增大,分泌利钠肽增多,减少肾髓质集合管重吸收 Na^+,使钠排泄增加并引起尿量增加,促进水的排出。

成人血清钠为 135.0~145.0mmol/L。细胞外液 Na^+ 浓度的改变可由钠、水任一含量的变化而引起,因此钠平衡紊乱常伴有水平衡紊乱。

(二)钾平衡

人体 K^+ 主要来自食物。果品、蔬菜、肉类均含丰富的 K^+。成人每日约需 2~3g K^+。人体中的 K^+ 98% 存在于细胞内,细胞外液 K^+ 仅占 2%。正常情况下血清钾浓度为 3.5~5.5mmol/L,细胞内液中 K^+ 浓度为 150.0mmol/L,二者相差约 40 倍,维持这种梯度平衡,主要依赖于细胞膜上的"钠-钾泵"的作用。体内钾的主要生理功能有:①参与酸碱平衡的调节;②维持细胞内液的渗透压;③维持肌肉、神经的应激性;④参与细胞内物质的合成代谢。

钾主要在消化道以离子的形式吸收,而体内钾的主要排出途径是经肾脏从尿中排出。肾对钾的排泄受多种因素的影响,如酸碱紊乱可影响肾脏对钾的排泄:碱中毒时,尿钾排泄减少;酸中毒时,尿钾增多。另外,肾脏排 K^+ 量受 K^+ 的摄入量、远端肾小管钠浓度、血浆醛固酮和皮质醇的调节。一般情况下,K^+ 的摄入与排出在量上保持一致,但在无 K^+ 摄入时,仍有部分 K^+ 将从尿中排出。因此,长期禁食患者或 K^+ 的摄入不足,容易出现低钾血症。

钾平衡紊乱与否,要考虑钾总量和血钾浓度,由于血钾总量的 98% 存在于细胞内,血浆钾浓度并不能反映体内总量情况。血浆钾浓度要比血清低 0.5mmol/L 左右,因为血液凝固时,血小板及其他血细胞中钾释放一部分到血清中。由于血清或血浆钾比细胞内钾容易测定,实际临床工作中常用血清钾浓度来反映机体的钾水平,因此,要特别注意总体钾含量不变,而钾离子在体液的不同部位发生转移对血钾浓度的影响。影响血钾浓度的因素有:

①血液酸碱紊乱造成细胞内外的H^+-K^+交换,从而影响血钾浓度。酸中毒时血清钾升高,碱中毒时血清钾降低。②细胞外液受稀释时,血钾降低;浓缩时,血钾增高。③手术患者输注葡萄糖,当葡萄糖进入细胞时,钾离子伴随葡萄糖进入细胞中,造成血钾降低。

(三)氯平衡

氯是细胞外液的主要阴离子,具有调节机体渗透压和酸碱平衡的功能,并参与胃液中胃酸的生成。

氯主要来源于食物中的NaCl,而肾脏是氯的主要排出途径。氯在体内的变化基本与钠一致,但血清氯水平多与碳酸氢盐水平呈相反关系,因为氯和碳酸氢盐是细胞外液中的两种主要阴离子,机体为了重吸收和再生更多的碳酸氢盐,就必须从尿中排出较多的氯以维持电解质平衡。

第二节 水和电解质平衡紊乱的生物化学检验项目与检测方法

一、水平衡紊乱

机体内的水通过来源和去路间的平衡维持恒定,两者的平衡通过神经-体液的共同调控来实现。当两者平衡失调,水平衡被打破,发生紊乱。水平衡紊乱包括脱水(water loss/dehydration)和水过多(water excess)或水中毒(water intoxication)三种。同时也包括总体水变化不大,但水分布有明显差异,即细胞内水减少而细胞外水增多,或细胞内水增多而细胞外水减少。水平衡紊乱往往伴随体液中电解质的改变及渗透压的变化。

(一)脱水

机体总体水量减少称为脱水,包括水来源减少或水排出过多两种主要机制。临床上常见的失水原因有:①消化道丢失,如呕吐、腹泻等丢失大量体液。②肾脏丢失,如尿崩症、肾小管疾病、糖尿病等增加尿液排出量。③肺脏丢失,如呼吸道、神经系统疾病造成的呼吸加快、加深,从而排出水分增多。④皮肤丢失,如高热、剧烈运动大量出汗排出水分增加;烧伤、烫伤、电击伤等造成大范围皮肤受损,使水分从创面渗出丢失。⑤各种原因造成的水摄入不足。

根据细胞外液中水和电解质(主要是Na^+)丢失的比例和性质,临床上将脱水分为高渗性脱水(hyperosmotic dehydration)、等渗性脱水(isotonic dehydration)和低渗性脱水(hypotonic dehydration)三种。

1. 高渗性脱水 细胞外液中水丢失多于Na^+丢失,使细胞外液渗透压升高,多见于水摄入不足,或水从肾脏丢失、皮肤和呼吸道丢失增加等。水从细胞内液向细胞外液转移,使细胞内液减少,表现出细胞内脱水。临床表现因失水程度而异,通常为口渴、体温上升、尿少及各种神经症状,进而出现体重下降。高渗性失水特点为:①细胞外液量和细胞液量均减少,尿量减少;②血液中电解质浓度增加,血浆$[Na^+]>150mmol/L$。

2. 等渗性脱水 细胞外液中丢失的水和电解质基本平衡,表现为细胞外液的丢失而细胞内液量不变。等渗性脱水常见于大面积烧伤、消化液丢失、胸腔积液或腹水的引流等。等渗性脱水特点为:①细胞外液量减少,细胞内液正常,血浆渗透压正常;②血浆Na^+浓度为$130\sim150mmol/L$;③由于细胞外液量减少,造成有效循环血容量减少和循环障碍,表现出尿少、口渴、严重者血压下降等临床表现。

3. 低渗性脱水 细胞外液中电解质丢失多于水的丢失,造成细胞外液的渗透压降低,细胞外液中水分向细胞内转移,表现出细胞内水肿。低渗性脱水常见于过量使用排钠性利尿剂等。该型脱水的患者因细胞内水肿,表现出恶心、呕吐、四肢麻木、无力以及神经精神症状。低渗性脱水的特点为：①血浆[Na^+]<130mmol/L；②严重者因循环血量急剧减少易发生肾衰竭。

（二）水过多和水中毒

当机体摄入水过多或排出减少，使体液中水增多、血容量增多以及组织器官水肿，若过多的水进入细胞内，导致细胞内水过多则称为水中毒。一般水增加使体液超过体重 10% 以上时，可出现水肿症状。引起水过多和水中毒的原因有：① ADH 分泌过多，包括垂体肿瘤和异源性 ADH 分泌综合征；②充血性心力衰竭；③肾功能障碍；④肝硬化等。

二、体液钠、钾、氯

（一）体液钠

1. 检验项目

【项目检测依据】　Na^+ 是细胞外液中的主要阳离子。每升血浆中无机阳离子为 154mmol，其中 Na^+ 占到约 90%，维持血浆的一半晶体渗透压，因此，Na^+ 在维持水的正常分布和细胞外液渗透压中发挥了重要作用。成年男性日常饮食中一般含有 3～6g 的 Na^+（7～14g NaCl），来源于食物中的 Na^+ 几乎完全从胃肠道吸收（90～250mmol），人体每天需求量仅为 1～2mmol。肾脏是 Na^+ 最终调节器官，多余 Na^+ 由肾脏排出。

钠在肾小球自由滤过，滤液中 70%～80% 的 Na^+ 在近端小管伴随 Cl^- 和水进行主动重吸收。另外 20%～25% 在髓袢随着 Cl^- 和更多的水被动重吸收。在远端肾小管，滤液中剩余的 5%～10% Na^+ 受肾上腺素、醛固酮与 Na^+-K^+ 和 Na^+-H^+ 交换系统共同调节。醛固酮可以作用于远端肾小管上皮细胞，增加该部上皮细胞管腔侧 Na^+、K^+ 通透性以及 Na^+-K^+ATP 酶活性，使 Na^+ 重吸收增加，K^+ 排出增加，达到保钠排钾的作用。

【临床意义】

（1）高钠血症：当血清 Na^+ 浓度大于 145.0mmol/L，称为高钠血症（hypernatremia）。高钠血症可因摄入钠增多或体液中水丢失增多引起。根据发生的原因和机制，高钠血症分为浓缩性高钠血症和潴留性高钠血症两种。浓缩性高钠血症最常见，临床上主要见于水排出过多而无相应的钠丢失，如尿崩症、水样泻、换气过度、大汗以及糖尿病患者。高钠血症使细胞外液渗透压增高，出现口渴，并因细胞内水向细胞外转移，导致细胞内脱水。

（2）低钠血症：当血清中 Na^+ 浓度小于 135.0mmol/L，称为低钠血症（hyponatremia）。低钠血症可由水增多或钠减少引起，临床上常见于水增多引起的低钠血症，根据病因可分肾性和非肾性原因两大类：①肾性原因，肾排钠过多所致低钠血症见于肾上腺功能低下、渗透性利尿、肾素生成障碍以及急、慢性肾衰竭等。②非肾性原因，常见于循环血容量减少继发 ADH 大量分泌导致水潴留引起的稀释性低钠血症，如肝硬化腹水患者；另外心衰患者、肝硬化腹水患者等使用排钠性利尿剂也常发生低钠血症；其他如腹泻、大量出汗、出血、呕吐、肠瘘和烧伤等患者，当体液大量丢失可仅仅补充水分等。低钠血症患者因细胞外液渗透压降低，导致水由细胞外向细胞内转移，出现细胞水肿，严重者可出现脑水肿。

【应用评价】　红细胞中所含 Na^+ 仅为血浆中的十分之一，因此溶血不会引起血清或血浆中的 Na^+ 检测结果的显著误差。脂血样本应超速离心后取下层清液分析，使用直接离子电极选择法时例外。

2. 检测方法　Na^+ 检测方法包括：①原子吸收分光光度法（AAS）；②火焰发射分光光度法（FES）；③ ISE；④分光光度法。其中离子选择电极方法是迄今为止最常用的方法。Na^+、K^+ 检测方法基本相同，故在 K^+ 检测方法中一并介绍。

【样本的收集与处理】　血清、血浆和尿液样本在 4℃ 下储存或者冷冻保存。粪便和胃肠液样本需要进行预处理后分析。

测定血钠时，血清、血浆样本可以在 2～4℃或冰冻存放，红细胞中钠的含量仅为血浆中的 1/10，即使溶血对钠浓度测定影响也不会太大。

【参考区间】 血清钠参考区间为 136～145mmol/L，48 小时内的早产儿为 128～148mmol/L，而足月新生儿脐带血约为 127mmol/L。

（二）体液钾

1. 检验项目

【项目检测依据】 K^+ 是细胞内液中主要的离子。在组织细胞中，K^+ 浓度为 150mmol/L，而在红细胞中，K^+ 的浓度为 105mmol/L。钠 - 钾泵消耗能量持续将 K^+ 逆浓度梯度泵入细胞内以此维持细胞内 K^+ 高浓度状态。离子浓度梯度是神经冲动传导和肌肉收缩的基础，而钠 - 钾泵在维持和调节离子浓度梯度中起着至关重要的作用。当产生 ATP 的葡萄糖消耗殆尽，或者存在与离子泵竞争 ATP 的其他耗能的细胞活动，或者由于细胞代谢减慢时，离子泵活动性下降，使得 K^+ 扩散到细胞外液和血浆中。

人体每天 K^+ 的需求量是 60～120mmol（2.4～4.4g）。K^+ 通过消化道迅速吸收入血，少量被细胞摄取，大部分由肾脏排出体外。肾小球滤过的 K^+ 在近端小管几乎完全被重吸收，接着在醛固酮的作用下于远端小管与 Na^+ 进行离子交换（保钠排钾）。肾脏对高钾的调节非常迅速，在短时间摄入大量 K^+ 后，尿液中 K^+ 浓度可达 100mmol/L。与之相比，肾脏对低钾的调节非常迟缓，从正常的尿钾 50～100mmol/L 降至 5～10mmol/L，肾脏调节需要 1 周的时间。

调节远端小管排钾的因素包括钠、钾摄入量，盐皮质激素浓度以及酸碱平衡。由于肾脏保钾作用缓慢，因而钾摄入不足或者丢失过多（如腹泻）的早期便会出现低钾，在慢性肾衰中，远端小管流量减少也是保钾能力下降的一个重要因素。另外，肾小管酸中毒、代谢性和呼吸性酸碱中毒均能影响肾脏对 K^+ 排泄的调节。

【临床意义】

（1）高钾血症：血清钾浓度高于 5.5mmol/L 时，称为高钾血症（hyperkalemia）。临床上引起高钾血症的原因有：①钾输入过多，多见于钾溶液输入过快或过量，服用含钾丰富的药物、输入大量库存血等引起。②钾排泄障碍，如肾小管酸中毒，肾小管分泌钾离子障碍。酸中毒时，肾小管 H^+-Na^+ 交换增加，Na^+-K^+ 交换减少使钾排泄减少。③钾由细胞内向细胞外转移，常见于大面积烧伤、挤压伤等组织细胞大量破坏，细胞内钾释放入血；代谢性酸中毒时，作为酸碱平衡调节的一部分，血浆 H^+ 转移往细胞内，细胞内钾交换到细胞外。

高钾血症时，临床上出现一系列神经肌肉症状，如震颤、肌肉酸痛、感觉异常、软弱、苍白和肢体湿冷等一系列类似缺血现象。神经及神经肌肉联接处兴奋性抑制及心肌膜电位改变，可导致心内传导阻滞，出现心动过缓、心室纤颤等心律不齐，引起循环功能衰竭，最后，心脏停搏于舒张期。

（2）低钾血症：血清钾浓度低于 3.5mmol/L 时，称为低钾血症（hypokalemia）。临床上引起低钾血症的原因有：①钾摄入不足，如术后长时间进食不足，每日钾的摄入量 <3g，并持续 2 周以上，导致体内缺钾发生低钾血症。②钾排出增多，常见于严重呕吐、腹泻、胃肠减压和肠瘘等，因消化液丢失造成低钾。肾上腺皮质激素有排钾保钠作用，当长期使用时，可致低钾血症。③钾由细胞外进入细胞内，如输入过多葡萄糖，尤其是加用胰岛素促进葡萄糖进入细胞合成糖原时，钾也进入细胞内；大量输入碱性药物或代谢性碱中毒时，H^+ 从细胞内移至细胞外中和碱性，伴有细胞外钾进入细胞内，均可致低钾血症。④血浆稀释，如细胞外液水潴留时，血钾浓度相对降低，而体内总钾量和细胞内钾正常，常见于水过多和水中毒，或过多过快补液而未及时补钾时。

低钾血症由于改变了细胞内外 K^+ 的比例而影响了神经、肌肉的兴奋性，以及 K^+ 对细胞膜的功能和酶活性的影响，使患者出现相应低钾血症的临床症状。低钾血症的临床表现与低钾的程度和发生速度有关。肌无力为突出表现，腱反射减弱或消失，严重者呼吸肌麻痹。可出现精神异常、昏迷、心率增快、期前收缩、心力衰竭、心搏骤停、恶心、呕吐、腹胀甚至肠麻痹等。

【应用评价】　全血和血浆中 K^+ 浓度会比血清中低 $0.1\sim0.7mmol/L$，这是因为血浆在析出血清时，血小板在凝固时破裂释放出 K^+ 造成的。因此使用不同的样本类型进行分析其结果不一致，测定血钾时要求记录所用样本的类型，并选择正确的参考区间。

检测 K^+ 浓度的血清或血浆样本，都必须把溶血降至最低。因为每当有 0.5% 的红细胞发生溶血时，K^+ 浓度将会上升 $0.5mmol/L$。当溶血使血红蛋白达 $10mg/dl$ 而 K^+ 上升 0.6%，因此发生轻微溶血（$Hb=50mg/dl$）时，K^+ 浓度会升高约 3%，显著溶血（$Hb=200mg/dl$）时上升 12%，严重溶血（$Hb=500mg/dl$）时上升 30%。尽管可以通过几个校正因子来计算 K^+ 的实际浓度，但在临床工作中，并不推荐这样做。因此，在临床工作中，检测 K^+ 浓度的样本发生溶血时，需要对样本进行标注，最后重新采血进行分析，保证结果的准确性。

临床上，样本若未经正确处理，常会产生显著的分析前误差。细胞内外的 K^+ 浓度梯度的维持依靠耗能的 Na^+-K^+ ATP 酶，若样本在离心前保存在 $4\sim25℃$，糖酵解能力降低，从而引起 Na^+-K^+ ATP 酶活性下降无法维持细胞内外 K^+ 浓度梯度，细胞中的 K^+ 会溢出引起 K^+ 浓度假性升高。在 $25℃$ 保存条件下，样本 K^+ 浓度上升速度为 $0.2mmol/(L·1.5h)$，而在 $4℃$ 下会迅速增高至 $0.5mmol/(L·h)$。而样本未经离心保存在 $37℃$，会因糖酵解以及 K^+ 进入细胞而导致 K^+ 假性降低。另外，严重的白细胞增多症也会引起假性降低，降低的程度与白细胞数量、温度以及葡萄糖浓度有关，可达 $0.7mmol/L$。这种效应具有两面性，早期血浆 K^+ 由于糖酵解而下降，在糖耗尽之后，K^+ 又从细胞中溢出，从而导致假性高钾血症。测定血钾的推荐方法：将待测样本采集于肝素抗凝采血管中，1 小时内在非冷却的条件下离心分离血浆，从而使分析前的误差降到最小。另外，骨骼肌活动也会使 K^+ 从肌肉细胞中流入血浆，并可能导致在血浆中 K^+ 上升。

2. 检测方法

（1）火焰发射分光光度法

【检测原理】　该法又称火焰发射光谱法，所用仪器由光源、分光系统及检测记录系统三部分组成。光源包括喷雾器、燃烧器、燃料气体和助燃气体及调节装置，其作用是将样本溶液雾化后与助燃气体及燃料气体混合燃烧形成火焰，利用火焰热能使样本蒸发为气态，再转化为气态原子，并激发发光。分光系统为一组滤光片或棱镜等，从光源发出的复合光中分离出待测元素的共振发射线。检测记录系统负责接收、转换信号，计算待测元素含量。含有 Na^+ 或 K^+ 等离子的溶液，雾化燃烧后原子获得能量，由基态原子转变为激发态原子。激发态原子不稳定，回到基态时发出各自特有的波长谱线（Na^+：$589nm$，K^+：$768nm$），由于信号强度与样本中 Na^+、K^+ 浓度成正比，检测系统通过测定信号强度可以计算出样本中 Na^+、K^+ 含量。

【方法学评价】　火焰分光光度法仪器结构简单，方法简便迅速，特异性好，取样量较少。

（2）离子选择电极法

【检测原理】　离子选择电极法是利用电极电位和离子活度的关系来测定待测离子活度的一种检测技术。钠电极是一种含铅硅酸钠的玻璃膜电极，由特殊玻璃毛细管等组成，对 Na^+ 具有高度选择性响应，对 Na^+ 选择性比 K^+ 高数千倍，产生的电位与 Na^+ 浓度成比例。钾电极为缬氨霉素和聚氯乙烯等组成的膜电极，利用 K^+ 与缬氨霉素的强络合力而达到高选择性响应。离子选择电极法又分为直接法、间接法和多层膜干片法。

【方法学评价】　①直接法：血清等样本不需要稀释，直接进入仪器与电极接触测量离子活度。优点是可采用全血测定，迅速方便，结果准确，不会因样本中水体及所占比例改变而影响结果。②间接法：样本与一定离子强度缓冲液稀释后，与电极接触进行检测。与直接法相比，间接法样本用量少，由于样本预先进行了稀释，不易堵塞管道，也降低了血脂、不溶性蛋白质对电极的污染，从而降低对电极的损耗，使其寿命延长。③多层膜干片法：该法采用了样本间相互独立的干式离子敏感卡片测定各种离子，具有快速无交叉污染、操作灵活、携带方便等特点，而且不存在电极寿限及保养带来的消耗，更适合在急救中心和基层医院使用。

电解质排斥效应（electrolyte exclusion effect）：血浆中固体物质部分（血脂和蛋白质）约占总体的 7%，水相占 93%，电解质均在水相中存在，因固体物质改变，引起水相改变，使电解质测定结果不真实的情况称为电解质排斥效应。临床检测时，正常情况下如将血浆看作 100 份，水相只占 93 份，电解质只是溶解在 93 份的水相当中，实际上只测定了 93 份水相中的电解质，而结果表述为 100 份血浆中电解质的浓度，无形中样本进行了稀释。因此，测定结果与真实值相比偏低。在病理状态下，如多发性骨髓瘤，血浆总蛋白等固体组分比例增加时，此种影响将会更加明显。使用直接离子选择电极法测定时，不需要稀释样本，血清样本直接接触电极表面而进行测定，因其活度浓度直接与水相中浓度相关，该种分析考虑到了水相在血浆中的比例，也就是考虑到了电解质排斥效应，其结果真实可靠。而间接法使用了高离子强度的稀释液来稀释样本，这种稀释液可以控制粒子的活度系数，使之成为一个常数。间接法测定结果与参考方法火焰光度法高度一致（二者存在相同的电解质排斥效应）。要保证直接法测定结果与火焰法或间接法等同，直接法测定的浓度乘以 0.93（总体血浆中水的平均分数）。

【参考区间】 血清中 K^+ 浓度参考区间比血浆高 0.2～0.5mmol/L。血浆 K^+ 参考区间：3.5～5.5mmol/L。

（三）体液氯

1. 检验项目

【项目检测依据】 Cl^- 是细胞外液中主要的阴离子，其在细胞外液中浓度为 103mmol/L，红细胞内浓度为 45～54mmol/L，而在其他组织细胞内浓度仅为 1mmol/L。与 Na^+ 相似，Cl^- 在维持细胞外液渗透压，水平衡以及酸碱平衡中起着重要作用，同时也是胃肠道分泌液中的含量最多的阴离子。Cl^- 几乎在消化道完全吸收，在肾小球处滤过后，在近端小管伴随 Na^+ 被动重吸收，而在髓袢升支粗段由氯泵作用主动转运。袢利尿剂如呋塞米或依他尼酸可以抑制氯泵功能。

【临床意义】 正常血清氯为 96～108mmol/L。血清氯增高常见于高钠血症、高氯性代谢性酸中毒、过量注射生理盐水等；而血清氯减低在临床上较为多见，常见原因为氯化钠的摄入不足或丢失增加。

【应用评价】 Cl^- 检测常见样本为血浆或血清、尿液、汗液。血浆和血清中 Cl^- 很稳定，即使发生严重溶血也不会对检测结果造成明显影响，因为红细胞中 Cl^- 浓度仅为血浆的一半。Cl^- 极少与蛋白质结合，因此体位改变、是否静止、使用止血带对血浆 Cl^- 浓度检测几乎没有影响。粪便中 Cl^- 的检测有助于诊断高氯性腹泻以及先天低氯性碱中毒，这两种疾病时样本中 Cl^- 浓度可达 180mmol/L，而在尿中几乎检测不到 Cl^-。

2. 检测方法 Cl^- 的测定方法主要有：①库仑滴定法；②硫氰酸汞比色法；③离子选择电极法；④酶法。其中最为常见的是离子选择电极法。

（1）离子选择电极法

【检测原理】 基本原理与 Na^+、K^+ ISE 法相似。

【方法学评价】 ISE 法是目前测定 Cl^- 最常用的方法，具有简便、快速、准确等优点。氯电极由氯化银、氯化铁 - 硫化汞等模型材料制成的固体膜电极，对样本中 Cl^- 有特殊响应。样本中溴离子和碘电离子有一定干扰，因量少可以忽略不计。ISE 法测定 K^+、Na^+ 和 Cl^- 的电极常制备在一起，组成离子选择电极分析仪，是临床上最常用的方法。

（2）酶法

【检测原理】 Cl^- 是淀粉酶的激动剂，可以使无活性的淀粉酶活化，活化的淀粉酶作用于 2- 氯 -4- 硝基酚 -α- 半乳糖基麦芽糖苷，使之水解生成 2- 氯 -4- 硝基酚，在 405nm 处检测产物生成速率可计算出 Cl^- 含量。

【方法学评价】 酶法测定血清中 Cl^-，反应温和无污染，特异性、精密度和线性范围均较好，测定结果与库仑滴定法和离子选择电极法均有较好的相关性。

【参考区间】 血清或者血浆中 Cl^- 浓度一般为 98～108mmol/L，新生儿较之成人稍高，高限可达 113mmol/L。正常人脊髓液中 Cl^- 浓度一般比血清 Cl^- 浓度高 15%，而尿液中 Cl^- 浓度因人而异，与饮食有关，大多在 110～250mmol/L 范围内，粪便中一般为 2.5～3.9mmol/L。

第三节　血气分析与酸碱平衡紊乱的生物化学检验项目与检测方法

细胞发挥正常生理功能有赖于稳定的内在环境，如 pH、渗透压、电解质等条件必须相对稳定，以保证不同酶系发挥催化作用和物质代谢的正常进行。正常人细胞外液的 pH 始终保持在一定的水平，变动范围很小，如血液的 pH 在 7.35～7.45 之间。机体通过各种调节机制将体液酸碱度维持在一定范围内，称为酸碱平衡。酸碱度超出正常范围，机体即处于酸碱平衡紊乱状态，包括酸中毒（acidosis）或碱中毒（alkalosis）。

一、血液中的气体及运输

血液中的气体主要是指血液中的 O_2 和 CO_2。有机体与外界环境进行气体交换的过程称为呼吸。在呼吸过程中有机体从外界环境摄取氧气，并将代谢过程中产生的二氧化碳排出体外。血液的功能是将肺吸入的 O_2 运至组织，同时将代谢过程中产生的 CO_2 运至肺部而排出体外。

氧在血液中以化学结合和溶解的两种方式进行运输。其中主要以与血红蛋白（hemoglobin，Hb）化学结合的方式，占血液中总氧量的 98.5%；物理溶解在血液中的氧量极少，约占血液总氧量的 1.5%，氧分压（PO_2）取决于该部分的氧。在肺泡和组织进行 O_2 交换时，均需首先溶解在血液中，再与 Hb 结合或释放，而且血液中 PO_2 的改变将直接影响 Hb 与 O_2 结合。

血液中 O_2 主要以 HbO_2 形式运输，氧结合量是全部 Hb 可结合的 O_2 量；氧含量是实际与 Hb 结合的 O_2 量。血氧饱和度是血液中 HbO_2 量与 Hb 总量之比。

$$血氧饱和度(\%) = \frac{氧含量}{氧结合量} \times 100\% = \frac{HbO_2}{HbO_2 + HHb}$$

血液中 CO_2 由物质代谢产生，在血液中三种存在形式：①物理溶解（占总量的 8.8%）；② HCO_3^- 形式（占总量的 77.8%）；③与 Hb 结合成氨基甲酸血红蛋白（占总量的 13.4%）。CO_2 从组织进入血液后溶解于血浆中，其中少量 CO_2 与水作用生成 H_2CO_3（血浆中无碳酸酐酶），大部分 CO_2 向红细胞内扩散。进入红细胞中的 CO_2 有两种代谢方式：①在碳酸酐酶（carbonic anhydrase，CA）作用下，与 H_2O 反应生成 H_2CO_3，H_2CO_3 再迅速解离成 H^+ 和 HCO_3^-。HCO_3^- 通过红细胞膜进入血浆，它是血液运输 CO_2 的最主要形式。②与 Hb 结合成氨基甲酸血红蛋白（HbNHCOOH）。

二、酸碱平衡的调节

正常人体血液 pH 能够恒定地维持在 7.35～7.45 之间，这依赖于人体有一整套完善的调节酸碱平衡的机制,以维持血液中酸性和碱性物质按一定的比例构成体内缓冲体系。酸碱平衡的调节体系主要包括血液缓冲体系、呼吸和肾脏调节机制,体内其他器官也有一定的调节作用如肌肉组织、肝脏、骨骼组织等。

(一)血液的缓冲作用

血液中存在多种缓冲对,血浆中有 $NaHCO_3/H_2CO_3$、Na_2HPO_4/NaH_2PO_4 等;红细胞中有 $KHbO_2/HHbO_2$、KHb/HHb、K_2HCO_3/H_2CO_3、K_2HPO_4/KH_2PO_4 等。其中以 $[HCO_3^-]/[H_2CO_3]$ 缓冲体系最重要,其理由是:① HCO_3^- 的含量较其他缓冲体系高;② HCO_3^- 浓度与 H_2CO_3 浓度比值为 20/1,缓冲酸的能力远远比缓冲碱的能力大;③ HCO_3^- 与 H_2CO_3 的浓度易于通过肾和肺调节。

(二)肺的调节作用

当 pH 下降、PCO_2 上升、PO_2 降低时,通过颈动脉窦、主动脉弓等感受器刺激呼吸中枢,促使呼吸加深加快,排出更多的 CO_2,降低血液中酸的含量。当 pH 上升、PCO_2 下降时,通过使呼吸减慢减少 CO_2 排出,升高血液中酸的含量。因 H_2CO_3 能通过肺以 CO_2 气体形式排出体外,故被称为挥发性酸;而其他不能通过肺排出体外的酸被称为固定酸,如 H_2SO_4、$H_2PO_4^-$、乳酸等有机酸。

(三)肾的调节作用

肾对酸碱的调节作用主要通过以下几个方面:①肾小管分泌 H^+(在尿液中与固定酸根结合而排出),回收 Na^+(重吸收 $NaHCO_3$);②肾小管分泌 NH_3,NH_3 在尿液中与 H^+ 形成 NH_4^+ 而排出;③当 HCO_3^- 浓度超过肾阈值(28mmol/L)时,肾可直接排出多余的 HCO_3^-。因此肾的作用主要是调节 HCO_3^- 及排泄固定酸。成人每天通过肾可以排出 70~100mmol 可滴定酸、非挥发性酸(主要为硫酸盐和磷酸盐)。

三、血气分析样本的采集

血气分析的样本为全血,通过血气分析仪测定 pH、PCO_2 和 PO_2。临床上常用动脉血作为分析样本,样本的采集和处理对分析结果影响较大。

血气分析样本为全血,采血部位可选用桡动脉、肱动脉、股动脉和足背动脉,以桡动脉最常用,静脉血一般在动脉血采集困难时才使用。血气分析时,动脉血与静脉血的 PO_2 有明显的差异。静脉血因 O_2 已被组织所利用,PO_2 较低,PCO_2 要高 2~8mmHg,pH 要低 0.02~0.05。

采集血气样本时,患者应处于安静舒适状态,要求患者处于静息状态 30 分钟后采血。穿刺时要尽量减轻患者的紧张感和疼痛感,因为短暂的急促呼吸或屏气都会使测定结果发生改变。当患者正进行氧吸入而不能停止吸氧时,要注明氧气流量,以便计算该患者每分钟吸入的氧量,而对于可暂停吸氧的患者,在停止吸氧后 20 分钟再进行采血。

血气样本收集采用无菌的、含肝素的 1~5ml 注射器,推荐使用玻璃注射器,避免塑料注射器通过管壁进行气体互换。要保证抗凝剂的量(每毫升血中 0.05mg 肝素),可以用足够的液体肝素(500U/ml 或 5mg/ml)吸入注射器,尽可能湿润注射器整个内表面,然后排出液体肝素,只留下注射器死区的肝素(约 0.1ml)即可。收集样本时应避免血液与大气接触。大气中的 PCO_2 大约 0.25mmHg,比血液中(40mmHg)少得多,血液暴露在空气中会降低 CO_2 含量和 PCO_2,pH 会升高。大气中的 PO_2(155mmHg)要比动脉血高 60mmHg,比静脉血高 120mmHg。样本暴露到空气中,PO_2 可以升高,而当患者以氧治疗时,可能会使实际 PO_2 降低。

全血采集后,因血细胞继续进行代谢,O_2 不断被消耗,CO_2 不断地产生,故应尽可能在短时间内测定,不宜存放。如果血样本采集后 30 分钟内不能检测,应将样本放入冰水中保存,使其温度降至 0~4℃,但最多不能超过 2 小时。

四、血气分析技术

目前采用血气分析仪（blood gas analyzer）直接测定出 pH、PCO_2 及 PO_2，再由此计算出其他酸碱平衡指标，它是应用电化学分析技术和原理，采用电极对血液中的 pH、PCO_2 和 PO_2 进行测定的临床分析仪器。

（一）血气分析仪的组成与使用

血气分析仪由电极测量室（或样本室）、液气管路系统和电路系统等基本部分组成。电极测量室的测量毛细管管壁上分别插有 pH、PCO_2 和 PO_2 三支测量电极和一支 pH 参比电极。在微机控制下，管路系统中的泵体运动，抽吸待测血液样本；血液样本进入电极测量室的测量毛细管后，管路系统停止抽吸。在电极测量室中，样本被四个电极同时感应测量，产生 pH、PCO_2 和 PO_2 三项参数的电极电信号；这些电信号分别经放大、模拟数字转换后送到微机处理系统处理、运算。最后，测量结果被送到各自的显示单元显示或输出打印。

当今，血气分析仪的发展包括监护病房和床旁实验设备；采用一次性电极；除测定 pH、PCO_2、PO_2 外，同时结合 ISE 测定电解质、糖、尿素、乳酸等；也可结合超声血氧系统定量测定 HbO_2、HHb、COHb、MetHb、SulfHb、Hct 和 cHb。

分析仪操作是由操作者将血样本从样本入口送入，以键盘输入样本信息，蠕动泵吸入 $60 \sim 150 \mu l$ 血液进入检测室，测定完后又用冲洗液将检测室血液排入废液瓶。测定数据通过微处理器转换并计算后显示在荧光屏上，结果可被打印或传入实验室信息系统保存。

（二）血气分析仪的电极

代表性的电极带有环型或针型固定栓，能固定在检测室。pH 测定电极头是由 H^+ 敏感玻璃制成，为用于血气分析仪，专门制作成小型化电极，这与一般 pH 计不同，电位仪也更加敏感，因为它被校正到一个很狭窄的范围。

PCO_2、PO_2 气体电极头上带有一个透气膜，用橡皮圈固定在电极头上。PCO_2 电极膜通常是聚四氟乙烯或硅橡胶材料，厚度约 $25 \mu m$。电极内液是由 $0.005 mol/L$ 的碳酸氢钠和 $0.1 mol/L$ 的氯化钠用 AgCl 饱和后的溶液，一个尼龙网垫片或玻璃纸放在电极内液与 H^+ 敏感玻璃之间。当 CO_2 从样本中扩散到内液，通过水化反应使 cH^+ 轻微变化，用特别敏感的电位仪检测 ΔpH 并转换成 $\Delta log\, PCO_2$。

PO_2 膜通常为 $< 20 \mu m$ 厚度的聚丙烯，电极内液是磷酸盐缓冲液用 AgCl 饱和并含有 KCl 的溶液薄层，它与极化的铂金负极和 Ag/AgCl 正极接触。当 O_2 从样本中扩散进入电极液，与正极反应产生电流，产生的电流被检测器测定。

五、血气分析

血气分析（analysis of blood gas）与酸碱指标测定是临床急救和监护患者的一组重要生化指标，尤其对呼吸衰竭和酸碱平衡紊乱患者的诊断和治疗起着关键的作用。利用血气分析仪可测定出血液氧分压（PO_2）、二氧化碳分压（PCO_2）和 pH 三个主要项目，并由这三个指标计算出其他酸碱平衡相关的诊断指标，从而对患者体内酸碱平衡、气体交换及氧合作用作出全面的判断。

血液的酸碱度通常用 pH 表示，pH 为氢离子浓度的负对数值。血液和细胞外液的氢离子浓度约为 40nmol/L，与之对应的 pH 为 7.40。血液 pH 主要是由 $[HCO_3^-]/[H_2CO_3]$ 缓冲对所决定，据 H-H 公式：

$$pH = pKa + log\frac{[HCO_3^-]}{[H_2CO_3]} = pKa + log\frac{[HCO_3^-]}{\alpha \times PaCO_2}$$

式中 pKa 值为 6.1（37℃），α（CO_2 溶解常数）为 0.03mmol/（L·mmHg）（37℃）。当血浆

HCO_3^- 为 24.0mmol/L，PCO_2 为 40mmHg（5.3kPa）时，血浆 pH 是 7.40。由 H-H 公式可看出，$[HCO_3^-]/(\alpha \cdot PCO_2)$ 只要维持在 20/1，血液 pH 即可维持正常。任何原因引起 $[HCO_3^-]$ 或 PCO_2 改变而使该比例变化都将伴随 pH 的改变。

六、血气分析常用指标、参数及临床意义

（一）酸碱度

1. 检验项目

【项目检测依据】 反映酸碱平衡紊乱的指标很多，其中 pH、PCO_2 和 PO_2 为测定指标，测定方法均为电极法，其他指标均为计算结果，pH 是反映酸碱平衡紊乱最直接的指标。

【临床意义】

（1）pH 在参考区间：①正常酸碱平衡；②有酸碱平衡紊乱，完全代偿；③同时存在强度相等的酸中毒和碱中毒，即 pH 正常不代表机体没有酸碱平衡紊乱发生。

（2）血液 pH 超出参考区间：①pH<7.35 为酸中毒；②pH>7.45 为碱中毒。

【应用评价】 pH 表示血液的酸碱度，即血液中 $[H^+]$ 的负对数。通常采用动脉血或动脉化毛细血管血，密封采血，在不接触空气及 37℃条件下测定。pH 测定系统包括玻璃电极、参比电极。其中玻璃电极对 H^+ 十分敏感，用于测定样本中的 H^+ 活度，单个电极的电位无法测定，需用另一个电位恒定的甘汞电极作参比电极，才能完成血样本中 pH 的检测。玻璃电极的玻璃膜厚度仅有 0.05～0.1mm，内部充满 pH 恒定的溶液，溶液中浸泡着 Ag/AgCl 内参比电极，玻璃膜与水溶液接触后，表面的 Na^+ 与水溶液中的 H^+ 交换，形成 $10^{-4} \sim 10^{-5}$mm 的硅酸水化膜。电极浸入血样本时，玻璃膜处于 H^+ 活度恒定的内参比液和未知 H^+ 的样本之间，玻璃膜内外侧就产生一个跨膜电位差，此电位差与血样中 H^+ 浓度成正比，两者之间存在对数关系。

2. 检测方法 离子选择电极法。

【参考区间】 动脉血 pH 7.35～7.45，相当于 $[H^+]$ 浓度为 35～45nmol/L。

（二）二氧化碳分压

1. 检验项目

【项目检测依据】 二氧化碳分压（partial pressure of carbon dioxide，PCO_2）是指物理溶解在血液中的 CO_2 所产生的压力。PCO_2 是反映呼吸性酸、碱中毒的重要指标。

【临床意义】

（1）PCO_2<35mmHg 时为低碳酸血症，提示肺通气过度，发生在呼吸性碱中毒或代谢性酸中毒的代偿期。

（2）PCO_2>45mmHg 时为高碳酸血症，提示肺通气不足，见于呼吸性酸中毒或代谢性碱中毒代偿期。新生儿常由于胎儿宫内窒迫或新生儿窒息造成一过性酸血症，脐动脉 PCO_2 可高达 58mmHg，一般数小时即可恢复，但早产儿恢复较慢。

2. 检测方法 采用电极法检测。

【检测原理】 PCO_2 电极属于 CO_2 气敏电极，是经过改进的 pH 玻璃电极。主要由特殊玻璃电极和 Ag/AgCl 参比电极及电极缓冲液组成。这种特殊的玻璃电极是将 pH 敏感的玻璃电极的玻璃膜放置在碳酸氢钠溶液中，溶液的外侧再包一层气体可透膜，此膜由聚四氟乙烯或硅橡胶制成，只允许 CO_2 选择性透过。当血样本与此膜接触时，血浆中溶解的 CO_2 透过此膜，扩散到碳酸氢钠溶液中与 H_2O 发生反应：

$$CO_2 + H_2O \Longrightarrow H_2CO_3 \Longrightarrow H^+ + HCO_3^-$$

反应的结果是膜内侧 $NaHCO_3$ 溶液的 H^+ 发生变化，并通过玻璃电极测定。

【参考区间】 动脉血 PCO_2 35～45mmHg（4.66～5.99kPa）。

（三）氧分压

1. 检验项目

【项目检测依据】　氧分压（partial pressure of oxygen，PO_2）是指血浆中物理溶解的 O_2 所产生的压力。PO_2 是判断机体是否缺氧的重要指标。

【临床意义】　PO_2 可判断缺氧程度及呼吸功能，$PO_2 < 55mmHg$ 时，提示呼吸功能衰竭；$PO_2 < 30mmHg$ 可危及生命。

2. 检测方法　采用电极法检测。

【检测原理】　PO_2 电极是由铂（Pt）丝阴极和 Ag/AgCl 参比阳极组成的 O_2 敏感电极。阴极和阳极之间有磷酸盐缓冲液，缓冲液外包裹一层聚丙烯膜，将样本池与磷酸盐缓冲液隔开。此膜能阻止血液中各种离子透入，仅允许血液中的 O_2 自由透过。当样本中的 O_2 透过聚丙烯膜到铂阴极表面时，O_2 不断被还原，产生如下化学变化：

$$O_2 + 2H^+ + 4e \longrightarrow H_2O_2 + 2e \longrightarrow 2OH^-$$

氧的还原反应导致阴阳极之间产生电流，其强度与 O_2 的扩散量成正比，由此可以测出样本的 PO_2 值。

【参考区间】　动脉血 PO_2 75～100mmHg（9.98～13.3kPa）。

（四）氧饱和度

1. 检验项目

【项目检测依据】　氧饱和度（oxygen saturation，SO_2）是指血液在一定的 PO_2 下，氧合血红蛋白（HbO_2）占全部 Hb 的百分比。

【临床意义】　判断 Hb 与 O_2 亲和力，降低时表明 Hb 与 O_2 亲和力下降，PO_2、PCO_2 和 2，3-DPG 对 SO_2 有影响。

2. 检测方法　采用计算法。

计算公式为：$SO_2(\%) = \dfrac{HbO_2}{HHb + HbO_2} \times 100 = \dfrac{\text{氧含量}}{\text{氧结合量}} \times 100$

【参考区间】　95%～98%。

（五）实际碳酸氢盐及标准碳酸氢盐

1. 实际碳酸氢盐

（1）检验项目

【项目检测依据】　实际碳酸氢盐（actual bicarbonate，AB）是指血浆中 HCO_3^- 的实际浓度。动脉血 AB 虽是代谢性酸、碱中毒的指标，但也受呼吸因素影响而继发改变。

【临床意义】　AB＞SB 为呼吸性酸中毒；AB＜SB 为呼吸性碱中毒；AB 增高和 SB 增高为代偿性碱中毒；AB 降低和 SB 降低为代偿性酸中毒。

（2）检测方法：采用计算法，

计算公式为：$AB = 10^{(pH + \log(PCO_2) - 7.608)}$

【参考区间】　22～27mmol/L。

2. 标准碳酸氢盐

（1）检验项目

【项目检测依据】　标准碳酸氢盐（standard bicarbonate，SB）是指在标准条件下（37℃，经 PCO_2 为 40mmHg，PO_2 为 100mmHg 的混合气体平衡后）测得的血浆 HCO_3^- 含量。

【临床意义】　SB 排除了呼吸因素的影响，是反映代谢性酸、碱中毒的可靠指标。SB 升高为代谢性碱中毒；SB 降低为代谢性酸中毒。

（2）检测方法：采用计算法。

计算公式为：$SB = 25 + 0.78 \times BE + 0.002 \times Hb \times (HbO_2 - 100)$

【参考区间】 22～27mmol/L。

(六)缓冲碱

1. 检验项目

【项目检测依据】 缓冲碱(buffer base,BB)指全血中具有缓冲作用的阴离子总和,包括 HCO_3^-、Hb、血浆蛋白及少量的有机酸盐和无机磷酸盐。由于 BB 不仅受 Hb 和血浆蛋白的影响,而且还受电解质及呼吸因素的影响。因此,一般认为它不能确切反映代谢性酸碱平衡状态。BB 有全血缓冲碱(BBb)和血浆缓冲碱(BBp)两种。

【临床意义】 BB 增高为代谢性碱中毒或呼吸性酸中毒,BB 降低为代谢性酸中毒或呼吸性碱中毒。

2. 检测方法 采用计算法。

计算公式为:$BB = BE + 41.7 + 0.42 \times Hb$

【参考区间】 全血缓冲碱(BB_b)45～54mmol/L,血浆缓冲碱(BB_p)41～43mmol/L。

(七)碱剩余

1. 检验项目

【项目检测依据】 碱剩余(base excess,BE)是指在 37℃和 PCO_2 为 40mmHg 时,将 1L 全血的 pH 调整到 7.4 时所需加入的酸量或碱量。当需要加入酸时,BE 为正值,表示碱过量;若需要加入碱时,BE 为负值,表示酸过量。BE 是诊断代谢性酸、碱中毒平衡紊乱的指标。

【临床意义】 BE 正值为代谢性碱中毒;BE 负值为代谢性酸中毒。

2. 检测方法 采用计算法。

计算公式为:$BE = HCO_3^- - 24.8 + 16.2 \times (pH - 7.4)$

【参考区间】 −3～+3mmol/L。

(八)阴离子间隙

1. 检验项目

【项目检测依据】 阴离子间隙(anion gap,AG)为未测定阴离子(unmeasured anion,UA)与未测定阳离子(unmeasured cation,UC)之差。UA 指除经常测定的 Cl^- 和 HCO_3^- 外其他阴离子,如某些无机酸(硫酸、磷酸等)、有机酸(乳酸、β-羟丁酸、乙酰乙酸等);UC 指除 Na^+ 外其他阳离子如 K^+、Ca^{2+}、Mg^{2+} 等。在血液中阴阳离子的当量数相等。

【临床意义】 AG 增高为代谢性酸中毒,即表明固定酸增加,如肾衰竭、酮症酸中毒和乳酸中毒等,此时可测定的 HCO_3^- 被未测定阴离子代替而 Cl^- 大多数情况下正常,即为高 AG 型代谢性酸中毒。但并非所有的代谢性酸中毒 AG 值均升高,如肠瘘、胆瘘、肾小管病变等由于 HCO_3^- 的丢失而引起的代谢性酸中毒,此时 HCO_3^- 减少由 Cl^- 增加代偿,而 AG 值变化不大,即为高氯型代谢性酸中毒。

2. 检测方法 采用计算法。

计算公式为:$AG(mmol/L) = (UA - UC) = Na^+ - (Cl^- + HCO_3^-)$

【参考区间】 8～16mmol/L。

(九)肺泡-动脉氧分压差

1. 检验项目

【项目检测依据】 肺泡-动脉氧分压差(alveolar-arterial PO_2 difference,$A\text{-}aDO_2/P_{A\text{-}a}O_2$)是指肺泡气氧分压与动脉血氧分压之间的差值,是判断肺换气功能的一个指标。在心肺复苏中,又是反映预后的一项重要指标。$A\text{-}aDO_2$ 不是直接测定的数据,而是依据测得的 PO_2、PCO_2 及吸入氧浓度(FIO_2)数据通过公式计算而来。

【临床意义】 $A\text{-}aDO_2$ 升高表明存在肺换气障碍。

2. 检测方法 采用计算法。

计算公式为：$A-aDO_2 = PAO_2 - PO_2 = FiO_2 \times (BP - 47 \times PCO_2) - PO_2$

其中：FiO_2 为氧吸入浓度；BP 为大气压强。

正常情况下存在一定的 $A-aDO_2$，并随年龄增长而上升。

【参考区间】 儿童期为 5mmHg（0.66kPa）；青年期为 8mmHg（1.06kPa）；60 以上人群为 24mmHg（3.2kPa）。

（十）二氧化碳总量

1. 检验项目

【项目检测依据】 二氧化碳总量（total carbon dioxide content，TCO_2）是指血浆中各种形式存在的 CO_2 总量。由三个部分组成，即 HCO_3^-、物理溶解的 CO_2 及 H_2CO_3。TCO_2 是代谢性酸碱中毒的指标之一，但受体内呼吸及代谢两方面因素的影响。

【临床意义】 TCO_2 增高见于代谢性碱中毒或呼吸性酸中毒；TCO_2 降低见于代谢性酸中毒或呼吸性碱中毒。

2. 检测方法 采用计算法。

计算公式为：$TCO_2 = HCO_3^- + PCO_2 \times 0.03$

【参考区间】 23～28mmol/L。

（十一）渗透压

1. 检验项目

【项目检测依据】 渗透压（mOsm）是指支配生物膜两侧水穿过膜，使其达到一定平衡的一种压力。溶液的渗透压与溶解在其中带电荷或不带电荷的颗粒数成比例。尿素、葡萄糖等非离子状态的溶质，1mol 固体物质产生 1mol 的溶质颗粒数。由于 NaCl 分子解离成两个带电荷的颗粒，故 1mol NaCl 的渗透压就包括 Na^+ 和 Cl^- 两个颗粒所起的作用。因此溶质颗粒的浓度与溶液的渗透摩尔浓度相同。

【临床意义】 根据血浆渗透压的变化，结合患者的病史和临床资料，可判断患者是否有电解质及水平衡紊乱，并能分析其紊乱的性质。

2. 检测方法 通常是用冰点渗透压仪。

【检测原理】 通过测定溶液冰点下降来计算渗透压。由于血浆中主要渗透物质是 Na^+、Cl^-、葡萄糖和尿素，因此血浆渗透压可以通过以下公式计算：

$$mOsm/kg（水）= 1.86(Na^+[mmol/L]) + 葡萄糖[mmol/L] + 尿素[mmol/L] + 9$$

其中 9mOsm/kg 为一经验值，代表血浆中其他渗透物质如 K^+、Ca^{2+} 和蛋白质等。

【参考区间】 血浆渗透压参考区间为 275～300mOsm/kg（水）。

七、酸碱平衡紊乱的判断

（一）单纯性酸碱平衡紊乱

酸碱平衡紊乱的发生主要是由于 $[HCO_3^-]/[H_2CO_3]$ 比例发生变化，任何一方的浓度增减或者两者同时发生变化均可引起酸碱平衡的紊乱。由于 HCO_3^- 的改变主要是受机体代谢因素变化影响，所以将原发性血浆 HCO_3^- 水平下降导致的酸中毒，称为代谢性酸中毒（metabolic acidosis），而原发性 HCO_3^- 增多所造成的碱中毒，称为代谢性碱中毒（metabolic alkalosis）。与之对应的是 H_2CO_3 的改变表示机体呼吸性因素的变化，所以将原发性 H_2CO_3 增多造成的酸中毒，称为呼吸性酸中毒（respiratory acidosis），而原发性 H_2CO_3 减少所造成的碱中毒，称为呼吸性碱中毒（respiratory alkalosis）。

出现酸碱平衡紊乱后，机体依赖血液缓冲系统、肺呼吸及肾脏的调节作用，使 $[HCO_3^-]/[H_2CO_3]$ 比值恢复正常水平，称为代偿过程。经过代偿，血液 pH 维持在 pH 7.35～7.45 之间，称为代偿性酸中毒或代偿性碱中毒。如果病情超出了机体调节的限度，pH 超出正常参考区间,称为失代偿性酸中毒或失代偿性碱中毒。

单纯性酸碱平衡紊乱分为四种:代谢性酸中毒、代谢性碱中毒、呼吸性酸中毒及呼吸性碱中毒。其主要生化指标变化的共同特征是 pH 与酸或碱中毒一致,PCO_2 和 $[HCO_3^-]$ 呈同向变化,原发指标改变更明显。

1. 代谢性酸中毒 原发性 $[HCO_3^-]$ 降低,$[HCO_3^-]/[H_2CO_3]$ 比值降低,血液 pH 下降。

(1)病因:①固定酸的产生或摄入增加,超过了肾脏排泄酸的能力。如糖尿病酮症酸中毒,乳酸酸中毒,缺氧、休克,摄入过多的酸性物质或药物等;②酸性物质产生正常,但排泌减少,如肾衰、醛固酮缺乏等;③体内碱丢失过多,使 $[HCO_3^-]/[H_2CO_3]$ 比值降低,如腹泻丢失过多 HCO_3^- 等。

(2)相关指标变化:①血液 pH 可正常(完全代偿)或降低(代偿不全或失代偿);② HCO_3^- 浓度原发性下降;③ PCO_2 代偿性下降;④ K^+(由细胞内转移至细胞外)增高,当固定酸增多时,AG 增高;如 HCO_3^- 丢失过多时,AG 正常,K^+ 浓度下降(由于 K^+ 的丢失)而 Cl^- 浓度增高。

(3)代谢性酸中毒的代偿机制:①呼吸调节。H^+ 浓度增加刺激呼吸中枢,加大通气量,通过深而快的呼吸使 CO_2 排出,维持 HCO_3^-/H_2CO_3 的比值接近正常,使 pH 恢复到正常范围。②肾脏的调节。在非肾病所致酸中毒时,肾才能发挥调节作用。肾可通过 H^+-Na^+ 交换,分泌有机酸以及排泄 NH_4^+,调节和恢复血浆 HCO_3^- 及 pH,同时使尿液酸化。肾代偿调节较慢,约需数小时到几天。

2. 代谢性碱中毒 原发性 $[HCO_3^-]$ 升高,HCO_3^-/H_2CO_3 比值升高,血液 pH 升高。

(1)病因:①酸性物质大量丢失,如呕吐、胃肠减压等胃液的大量丢失,肠液 HCO_3^- 因未被胃酸中和而吸收增加,导致 HCO_3^-/H_2CO_3 比值升高。②摄入过多的碱,如治疗溃疡病时碱性药物服用过多。③胃液丢失,Cl^- 大量丢失,肾小管细胞的 Cl^- 减少,导致肾近曲小管对 HCO_3^- 重吸收增加;排钾性利尿剂也可使排 Cl^- 多于排 Na^+,均造成低氯性碱中毒。④低钾患者由于肾小管 K^+-Na^+ 交换减弱,H^+-Na^+ 交换增强,使 $NaHCO_3$ 重吸收增多,导致碱中毒。

(2)相关指标变化:①血液 pH 可正常(完全代偿)或升高(代偿不全或失代偿);② HCO_3^- 浓度原发性升高;③ PCO_2 代偿性上升。

(3)代谢性碱中毒的代偿机制:①缓冲作用。血液中增加的 HCO_3^- 由来自磷酸盐、细胞内液及蛋白质中的 H^+ 中和($HCO_3^-+H^+\rightarrow CO_2+H_2O$),维持 pH 在正常参考区间。②呼吸调节。pH 增加将抑制呼吸中枢,使 CO_2 潴留,PCO_2 升高,调节 HCO_3^-/H_2CO_3 比值趋向正常,维持 pH 的稳定。③肾脏的调节。肾脏通过使尿中 HCO_3^- 排出增多,改善碱中毒的程度。

3. 呼吸性酸中毒 原发性 CO_2 潴留增多,使 H_2CO_3 水平增高,HCO_3^-/H_2CO_3 比值降低,血液 pH 下降。

(1)病因:①呼吸中枢抑制,如中枢神经系统(CNS)药物损伤(麻醉药和巴比妥类药等)、CNS 创伤、CNS 肿瘤或 CNS 感染等;②肺和胸廓疾病,如肺部感染、异物阻塞、气胸、肿瘤压迫、慢性梗阻性肺病、肺纤维化、哮喘(严重)、呼吸窘迫综合征等。

(2)相关指标变化:①血液 pH 可正常(完全代偿)或下降(代偿不全或失代偿);②血浆 PCO_2 原发性升高;③ HCO_3^- 浓度代偿性升高。

(3)呼吸性酸中毒的代偿机制包括:①血液缓冲作用,急性期在 10~15 分钟内即出现血浆 HCO_3^- 浓度明显升高,维持 pH 在正常参考区间;②呼吸调节,高碳酸血症可以刺激呼吸中枢,使呼吸加快加深,加速 CO_2 排出;③肾脏调节,主要表现为肾小管加强排 H^+ 保 Na^+ 作用,增加 HCO_3^- 的重吸收,使血浆中 HCO_3^- 增多。

4. 呼吸性碱中毒 原发性 CO_2 排出增多,使 H_2CO_3 水平降低,HCO_3^-/H_2CO_3 比值增高,血液 pH 升高。

(1) 病因：①非肺部性因素刺激呼吸中枢致呼吸过度，如代谢性脑病（如有肝脏疾病引起）、CNS 感染（如脑膜炎、脑炎）、脑血管意外、颅内手术、缺氧（如严重贫血、高原反应）、甲状腺功能亢进、精神紧张、水杨酸中毒等；②肺部功能紊乱致呼吸过度，如肺炎、哮喘、肺栓塞等；③其他，如呼吸设备引起通气过度、分离性障碍等。

(2) 相关指标变化：①血液 pH 可正常（完全代偿）或升高（代偿不全或失代偿）；② PCO_2 原发性下降；③ HCO_3^- 浓度代偿性下降。

(3) 呼吸性碱中毒的代偿机制包括：①血液缓冲作用，在急性期由红细胞内 Hb 和组织中缓冲对提供 H^+，消耗 HCO_3^-，使 HCO_3^- 浓度降低；②肾脏调节，主要由肾小管减少 H^+ 的分泌，使 H^+-Na^+ 交换减少，肾小管对 HCO_3^- 的重吸收减少，从而增加 HCO_3^- 排出。

(二) 混合性酸碱平衡紊乱

当机体存在两种或三种单纯性酸碱平衡紊乱时，称为混合性酸碱平衡紊乱。

1. 加重型二重酸碱平衡紊乱 本类型是指两种性质的酸中毒或碱中毒同时存在，pH 变化明显，PCO_2 和 $[HCO_3^-]$ 呈反向变化。

(1) 代谢性酸中毒合并呼吸性酸中毒：此型有明显的 pH 降低，可见于严重肺水肿、甲醇中毒、心搏骤停和严重肺心病等。由于代谢性酸中毒为 $[HCO_3^-]$ 原发性降低，PCO_2 代偿减少；呼吸性酸中毒为 PCO_2 原发增高，$[HCO_3^-]$ 经代偿升高，因此二者可能互相抵消而增、减不明显。一般情况下，原发变化比继发变化显著，AG 可增高，血浆 K^+ 多增高，若有低 K^+ 则表示严重 K^+ 缺乏。

(2) 代谢性碱中毒合并呼吸性碱中毒：此型 pH 明显升高，常见于临终前的患者，也可见于严重肝病伴呕吐或利尿失钾者，或见于败血症、中枢神经系统疾病伴呕吐或明显利尿者。由于代谢性碱中毒为原发性 $[HCO_3^-]$ 增高，经代偿出现 PCO_2 增高；而呼吸性碱中毒则为原发性 PCO_2 降低，代偿使 $[HCO_3^-]$ 减少。所以两型碱中毒合并存在时，$[HCO_3^-]$ 与 PCO_2 的变化因相互抵消而变化不如单纯性碱中毒明显，造成 $[HCO_3^-]$ 升高，而 PCO_2 降低，或者 $[HCO_3^-]$ 下降，而 PCO_2 升高，出现反向变化。

2. 相反型二重酸碱平衡紊乱 本类型是指某型酸中毒伴有某型碱中毒，包括以下三种情况：

(1) 代谢性酸中毒伴呼吸性碱中毒：常见于水杨酸中毒者、肾衰竭或糖尿病酮症伴有高热呼吸过度者或严重肝病或败血症者。该型紊乱的 pH 可高可低或正常，取决于两种紊乱的不同程度，而 $[HCO_3^-]$ 与 PCO_2 都明显降低，表现为同向显著降低。

(2) 呼吸性酸中毒伴代谢性碱中毒：常见于慢性肺功能不全患者呕吐、利尿剂使用患者。呼吸性酸中毒由于 CO_2 潴留而 $[HCO_3^-]$ 代偿升高，代谢性碱中毒通过呼吸抑制使 PCO_2 继发增高，结果 $[HCO_3^-]$ 与 PCO_2 增高，表现为同向明显升高，而 pH 变化不明显。

(3) 代谢性酸中毒伴代谢性碱中毒：见于肾衰竭或糖尿病酮症酸中毒或乳酸中毒患者发生呕吐、胃液引流时。患者的血液生化特征为 pH 变化不明显，$[HCO_3^-]$ 与 PCO_2 呈相反变化。高 AG 对该型紊乱的诊断有重要意义，当患者 AG 增高但 $[HCO_3^-]$ 增高或正常或 $[HCO_3^-]$ 降低小于 AG 增高，可能为混合性代谢性酸、碱中毒。

3. 三重性酸碱平衡紊乱 三重性酸碱平衡紊乱是在呼吸性酸碱平衡紊乱基础上合并代谢性酸中毒伴代谢性碱中毒。可见于肺功能不全致 CO_2 潴留，同时使用强利尿剂便 K^+ 排出过多，出现呼吸性酸中毒合并代谢性酸中毒伴代谢性碱中毒；严重肝病所致的呼吸性碱中毒，伴乳酸与酮症性酸中毒，同时由于呕吐所致代谢性碱中毒，表现为呼吸性碱中毒合并代谢性酸中毒伴代谢性碱中毒。

（李贵星 涂建成）

本章小结

体液以细胞膜为界分为细胞内液（ICF）和细胞外液（ECF），而血液的晶体渗透压决定了水在细胞内液和细胞外液的分布，当血液晶体渗透压升高，细胞内液中水逸出，表现为细胞内脱水，而当血液中晶体渗透压降低，水流入细胞，表现为细胞水肿。体液中电解质阴阳离子当量数相等处于电中性，钠是细胞外液主要的阳离子，钾是细胞内液主要的阳离子。水平衡紊乱可表现为总体水过少或过多，根据血浆钠浓度的变化分为高渗性、等渗性和低渗性三种。血清中$[Na^+]<135mmol/L$ 称为低钠血症，$[Na^+]>145mmol/L$ 称为高钠血症。血清$[K^+]<3.5mmol/L$ 时称为低钾血症，$[K^+]>5.5mmol/L$ 时称为高钾血症。水平衡紊乱和电解质平衡紊乱常常共同发生，需要对两者结合进行分析。

细胞发挥正常生理功能，常常需要稳定的内环境，而恒定的酸碱度尤为重要。在生命过程中，机体因内外环境的改变使酸碱度发生变化，并可通过精细调节酸碱物质含量及其比例，维持血液 pH 在正常范围内。血液气体主要指血液中的 O_2 和 CO_2。氧在血液中运输主要以 Hb 化学结合的方式进行，物理溶解的量很少。血液中 CO_2 有三种存在形式：①物理溶解；② HCO_3^- 结合；③与 Hb 结合成氨基甲酸血红蛋白。临床工作中，常常通过血气分析来评价机体是否有酸碱平衡紊乱发生以及酸碱平衡紊乱发生的类型。血气分析仪直接测定血液的三项指标：pH，PCO_2，PO_2，利用公式推算出其他指标，由此对酸碱平衡及呼吸功能进行判断。酸碱平衡紊乱分为单纯性酸碱平衡紊乱和混合性酸碱紊乱。酸碱紊乱的诊断一定要结合病史、血气及电解质测定和临床资料综合分析。

第十章
微量元素与维生素异常的生物化学检验

思考题：

1. 何谓微量元素？简述微量元素检测的样品如何采集。
2. 何谓维生素？列表说明维生素的命名及常见缺乏症。
3. 人体微量元素的测定的标本和方法都有哪些？各方法有什么优缺点？
4. 简述亚铁嗪比色法检测血清铁和总铁结合力的原理。
5. 简述血清铁的检测依据。
6. 简述测定维生素 A、维生素 C 的原理及检测维生素 A、维生素 C 的临床意义。

微量元素（trace element）和维生素（vitamin）虽然相对于三大营养物质在人体中含量甚微，但它们对机体的影响却甚大，而且无可替代。人体内微量元素及维生素的功能是复杂的，它们之间既有相互作用彼此协同，又可能相互拮抗，从而保持着平衡状态。它们的摄入过量、不足、不平衡或缺乏都会不同程度地引起人体生理的异常或发生疾病。

因此，准确、快速、方便地检测人体微量元素和维生素水平，对微量元素和维生素与疾病的发生、发展、预后、转归及防治的关系，对微量元素和维生素的疗效，以及在疾病诊断方面的应用均有重要指导意义。

第一节　微量元素的生物化学检验

人体由 80 余种元素所组成。根据元素在人体内的含量不同，可分为宏量元素（macro element）和微量元素（trace element）。凡是占人体总重量的 0.01% 以上的元素，如碳、氢、氧、氮、钙、磷、镁、钠等，称为宏量元素；凡是占人体总重量的 0.01% 以下的元素，如铁、锌、铜、锰、碘、钴、铬、镍、钼、硒、硅、锡、氟与钡等，称为微量元素。

微量元素在人体内含量不多、种类繁多，但与人的生存和健康息息相关，对人的生命起至关重要的作用。它们的摄入过量、不足或不平衡都会不同程度地引起人体生理的异常或发生疾病。根据机体对微量元素的需要情况，可分为必需微量元素（essential trace element）和非必需微量元素（non-essential trace element）。对维持人的生命，保持正常生理功能所必需的，缺乏时会导致某种疾病或严重功能不全的微量元素称为必需微量元素。对人体无明显生理功能，也不是机体所必需的微量元素称为非必需微量元素。非必需微量元素有些对人体有害，如汞、铅，有些则作用不明，如钛、锆等。

将微量元素分为必需与非必需，无害或有害，只有相对的意义，许多微量元素只有在适宜浓度下才能发挥正常生理功能，在此浓度范围内是有益的，超过某一浓度就是有害的。人体微量元素的分类见表 10-1。

表 10-1 微量元素的分类

类别	微量元素
必需微量元素	铁(Fe)、铜(Cu)、锌(Zn)、锰(Mn)、钼(Mo)、钴(Co)、钒(V)、铬(Cr)、锡(Sn)、氟(F)、碘(I)、硒(Se)、镍(Ni)、锶(Sr)
可能必需微量元素	硼(B)、铋(Bi)、铷(Rb)、硅(Si)、砷(As)
非必需的无害微量元素	锆(Zr)、钛(Ti)、铌(Nb)、钡(Ba)
有害微量元素	铍(Be)、镉(Cd)、汞(Hg)、铅(Pb)、铝(Al)

一、主要微量元素的代谢及其紊乱

主要微量元素是指目前临床应用较多的微量元素,有些已成为临床的常规检验项目。它们是铁、碘、锌、硒、铜等。主要微量元素的代谢紊乱见表10-2。

表 10-2 主要微量元素的代谢紊乱

元素	体内分布	生理功能	主要缺乏症	主要过多症
铁(Fe)	约70%是血红蛋白、肌红蛋白、血红素酶类、运铁蛋白所含功能铁;约30%是铁蛋白、含铁血黄素所含贮存铁	合成血红蛋白与肌红蛋白;构成人体必需的酶;参与能量代谢和免疫功能	缺铁性贫血是常见铁营养缺乏病。治疗最常用硫酸亚铁	铁中毒包括急性中毒和慢性中毒
碘(I)	70%～80%被甲状腺细胞贮存、利用,其余分布于血浆、肾上腺、皮肤、肌肉、卵巢等处	通过甲状腺素促进蛋白质的合成,活化多种酶,调节能量代谢。甲状腺素具有的生物学作用都与碘有关	碘缺乏引起地方性甲状腺肿;地方性克汀病	碘过量引起高碘性甲状腺肿、高碘性甲状腺功能亢进等
锌(Zn)	骨骼、前列腺、视网膜、肌肉	组成酶成分或激活酶;促进生长与组织再生;维持膜结构和功能;促进维生素A代谢和生理作用;参与免疫功能	缺锌常见营养性侏儒症,原发性男性不育症等	大量口服、外用锌制剂;空气、水源、食品被锌污染等
硒(Se)	肝脏、胰腺、胃和脾。以含硒酶或硒蛋白的形式存在	与酶、维生素关系密切;增强免疫;保护心血管;促进生长,保护视觉及抗肿瘤;解毒	硒缺乏已被证实是发生克山病的重要原因	误服或接触引起硒中毒
铜(Cu)	肝脏、脑、心及肾脏含铜浓度最高,其次脾、肺和肠。肌肉和骨骼等含铜量较低	构成含铜酶与铜结合蛋白的成分;维持正常造血功能、参与铁的代谢和红细胞生成、促进正常黑色素形成及维护毛发正常结构、保护机体细胞免受超氧阴离子的损伤	贫血,骨骼发育障碍,生长发育停滞,肝脾肿大等	包括急性中毒和慢性中毒

除上述几种主要微量元素外,还有许多其他微量元素也在研究并逐渐进入临床应用。其他微量元素的生理功能、缺乏症和过多症归纳在表10-3中。

表 10-3　其他微量元素的生理功能缺乏症、过多症

元素	含量（g）	吸收部位	主要生理功能	主要缺乏症	主要过多症
氟（F）	2.6	小肠上段	防龋齿、促生长、参与氧化还原和钙磷代谢	龋齿，骨质疏松，贫血	氟斑牙，氟骨症，骨质增生
锶（Sr）	0.32	未明确	维持血管功能和通透性，骨骼和牙齿组成成分	骨质疏松，抽搐症，龋齿	关节痛，大骨节病，肌肉萎缩
锰（Mn）	0.02	十二指肠	参与糖代谢，增强蛋白质代谢，合成维生素，防癌	软骨病，营养不良，神经紊乱，生殖功能障碍	乏力，帕金森症，心肌梗死
钒（V）	0.018	胃肠道	刺激骨髓造血，促生长，参与胆固醇和脂肪代谢	胆固醇高，生殖功能低下，贫血，冠心病	结膜炎，鼻咽炎，心肾受损
锡（Sn）	0.017	呼吸道，皮肤	促进蛋白质和核酸合成，促进生长，催化氧化还原反应	抑制生长	贫血，胃肠炎，影响寿命
镍（Ni）	0.01	呼吸道	参与细胞激素和色素的代谢，刺激造血，激活酶	生长抑制，肾衰，磷脂及脂质代谢异常	鼻咽痛，皮肤炎，白血病，肺癌
钼（Mo）	0.005	呼吸道，消化道	组成氧化还原酶，抗铜贮铁，维持动脉弹性	心血管克山病，生长慢，龋齿	脱毛，软骨，贫血，侏儒症
铬（Cr）	0.006	回肠，十二指肠	增强胰岛素作用，调节胆固醇糖和脂肪代谢	糖尿病，心血管病，高血脂，胰岛素作用失常	损伤肝肾，皮肤炎，致癌
钴（Co）	0.003	十二指肠，回肠	造血，维生素 B_{12} 的成分，促进核酸和蛋白质合成	心血管病，贫血，脊髓炎气喘	心肌病变，心力衰竭，高血脂

二、微量元素代谢紊乱的生物化学检验项目与检测方法

现已证实，许多疾病与各种微量元素的代谢是密切相关的。因此，准确地检测人体内各种微量元素的水平，对于疾病的诊断、治疗和预防，具有极其重要的意义。

（一）样本的收集

常用于测定微量元素的样本有两类，组织样本包括各器官组织、毛发和指甲；体液样本包括全血、血清、间隙液、尿液和精液，其中以血清最为常用。

1. 血液样本　血液是临床上最常用的检测样本，常用血清样本，通常为清晨空腹静脉血或毛细血管血，采血后应即刻检测，若需放置，应在 4℃冷藏，在 −20℃ 和 −80℃超低温还可保存更长时间。红细胞中含有高浓度的锌，要防止样本溶血，造成血清锌浓度偏高。

2. 尿液样本　尿可反映体内微量元素的代谢和排泄状况。尿样采集方便，无损伤性，样品量大，根据需要可采集 24 小时尿、晨尿、1 小时尿等。尿样放置时，由于温度、细胞和细菌等多种因素的影响，会使微量元素出现再分布、沉淀或被吸附。因此，采集后的尿样应放置在吸附性能差、能密闭的一次性的塑料容器中，放 2～8℃冰箱保存或加入防腐剂苯甲酸，测定时微热，使沉淀溶解后再取样。但尿液样本影响因素较多，且浓度偏低，只有在特殊情况下才被使用。

3. 毛发和指甲样本　毛发和指甲样品包括头发、胡须、腋毛和指甲等，其中头发是常用样本。头发因取材方便，曾被认为是观察机体微量元素状态的理想标本。但不同检测点的毛发样本，其测定结果相差几十倍，且头发易和环境的微量元素结合，样本处理的过程对结果影响较大。另外头发只能反映某一时间段的变化情况，而不能反映近期变化。因而，以头发、指甲为标本检测微量元素的含量有一定局限性。

4. 唾液样本 唾液反映体内微量元素经机体代谢后被排泄的状况。唾液微量元素受个体、年龄、性别、季节和精神等因素影响,因而采样应在早晨空腹时进行。

影响准确测定微量元素的关键因素之一是污染,严格的防污染措施必须从抽血开始,贯彻包括预处理直到分析过程的始终。样本的采集一般应遵循三大原则:针对性、实时性和代表性。

(二)样本的制备和处理方法

样本的预处理是微量元素分析过程中质量控制的重要一环,根据检测元素、样品种类、待测元素的性质、含量、仪器性能及测定方法等,选用简便、快速、安全、高效、回收率高、空白值低、重现性好的预处理方法。

1. 稀释法 是最常用的预处理方法之一,常用于血清、唾液、尿液等体液样本,纯水、烯酸溶液、有机溶剂和含体液样本改进剂的溶液都可作为样本的稀释剂,稀释剂的种类和稀释度的大小选择由样本的类别、待测元素的种类、含量、测定方法和干扰情况而定。

2. 高温干灰化法 多用于不溶于水的样本,特别是难熔元素的检测。样本在炉中高温下,有机物经氧化挥发被除去,包括微量元素在内的金属元素及其化合物则以灰化形式被保留。本方法操作简单,一般不加试剂,污染小,空白值低,能处理批量样本,临床应用较为广泛。

3. 常压湿消化法 是将样本和混合氧化液置于敞口的容器中,在一定条件下加热煮沸水解或回流消化的方法。该法不需要特殊设备,适用于一些难以消化的样本、毛发和组织样本,对含汞、砷、银、镍等的临床样本效果令人满意,但需注意消化温度的控制和安全性问题。

除上述常用方法外,还有高压湿消化法、燃烧法、低温灰化法、水解法、微波消化法等多种处理方法,在临床实际检测中应综合多方面因素选择确定。

(三)样本的分析测定方法

随着微量元素研究和应用的不断发展,人体微量元素的测定向着高灵敏度、高准确度、高精密度、超痕量分析和化学状态分析等方面迅速发展。常用分析方法有:

1. 分光光度法 分光光度法基于待测元素与某些试剂在一定条件下形成化合物,该化合物对紫外、可见光具有选择性吸收而进行定量分析的方法。分光光度法的主要优点是精密度高、准确性好、选择性也较好、仪器设备价格便宜、操作容易;缺点是易受干扰、灵敏度低且必须用掩蔽剂或其他分离手段排除复杂底物或干扰离子。

2. 原子吸收光谱法(atomic absorption spectroscopy,AAS) AAS方法简便、灵敏、准确,应用广泛,已成为目前微量元素检测的广泛使用的方法之一。原理是根据在样本产生的蒸气中,待测元素的基态原子对光源所发射的该元素特征辐射谱线吸收程度,进行定量分析。根据样本中被测元素原子化方式的不同,分为火焰原子吸收光谱法、石墨炉原子吸收光谱法、原子吸收光谱法。原子吸收光谱法简便、灵敏、准确,可测定70多种元素。缺点是不能测定非金属元素。

3. 电感耦合等离子体发射光谱法(inductively coupled plasma-atomic emission spectrometry,ICP-AES) 利用电感耦合作用产生的等离子体,对样品中待测元素原子进行激发的发射光谱法,是目前微量元素检测常用的方法,该法具有灵敏、准确、快速、干扰少,且能进行多元素同时测定的优点,但仪器结构复杂,价格昂贵,且必须用氩气作为工作气体,成本较高,应用受到限制。

4. 中子活化分析法(neutron activation analysis,NAA) 是微量元素检测分析中灵敏度最高的一种方法。该方法可对同一样本同时进行多元素测定,试样不需要分离,用量小、干扰少,简便快速,但由于中子源放射性强,成本高,使其推广和应用受到一定限制。

除上述方法外，毛细管电泳法、分子发光分析法、X 射线荧光光谱法、质谱法、色谱法、电子探针及多种技术联用等方法也应用于微量元素的检测分析。

（四）主要的微量元素

1. 铁和总铁结合力　血清铁测定分为两种：一种为血清铁测定，一种为血清总铁结合力测定。**血清总铁结合力**（total iron-binding capacity，TIBC）是指能与 100ml 血清中全部转铁蛋白结合的最大铁量。正常人血液循环中的转铁蛋白约 30% 被饱和。通常用测定 TIBC 的方法来间接测定转铁蛋白的水平。血清铁与 TIBC 同时检测，其临床意义更大。血清铁和总铁结合力的百分比称为铁饱和度。

$$铁饱和度＝血清铁／总铁结合力×100\%$$

（1）检验项目

【项目检测依据】　铁（iron，Fe）是人体必需的微量元素，在自然环境中主要以难溶高铁离子形式存在，不能直接被机体吸收，需要特殊转运系统吸收入血液，并以可溶形式在血液中运输，为组织细胞所利用。

铁的分布和含量与人体年龄、性别、营养、身体状况等因素有关。一般正常成年人体内铁总量约为 3～5g，广泛分布在体内组织和器官中，其中 2/3 铁以血红蛋白和肌红蛋白形式存在，储存于血液和肌肉中作为氧的运输载体，余下 1/3 铁与心脏、肝脏、脾脏等器官蛋白质结合作为储备铁储存起来。此外，还有少量铁存在于细胞色素和一些酶中，约为 1% 左右，参与体内许多重要代谢过程。

【临床意义】　血清铁的降低　缺铁性贫血是铁缺乏最严重的疾病，如儿童生长发育期，妇女妊娠期铁供应不足引起的缺铁性贫血；还有某些疾病，如细菌性感染等，患者铁的吸收降低，可引起血清铁减少。体内缺铁可分为 3 个阶段：第一阶段为铁减少期，体内储存铁减少，血清铁浓度下降，无临床症状；第二阶段为红细胞生成缺铁期，又称无贫血缺铁期，血清铁蛋白、血清铁下降，总铁结合力增高，处于亚临床症状阶段；第三阶段为缺铁性贫血期，此时血红蛋白和血细胞比容下降，出现不同程度低色素性贫血。

缺铁性贫血是指体内可用来制造血红蛋白的贮存铁已被用尽，机体铁缺乏，红细胞生成受到障碍时发生的贫血。一般最常见的症状有面色苍白、倦怠乏力、心悸和心率加快、眼花耳鸣、体力活动后气促等。引起缺铁性贫血的原因：①铁的需要量增加而摄入不足，常见于生长快速的婴儿、青少年、月经期、妊娠期和哺乳期妇女；②铁吸收不良，常见于胃次全切除术后，长期严重腹泻，胃游离盐酸缺乏等；③失血，常见于消化道出血、妇女月经量过多、慢性血管内溶血等。治疗缺铁性贫血最常用的制剂为硫酸亚铁。

缺铁性贫血、急性肝炎等时，血清总铁结合力增高。而肝硬化、肾病、尿毒症和血红蛋白沉着症等时血清总铁结合力降。

血清铁的增加　如果铁在体内储存过多也会中毒。铁中毒有急性和慢性之分。急性铁中毒的发生多见于儿童，多因过量误服亚铁盐类，食用铁器煮的食物如山里红，静脉注射铁剂过量等。表现为少尿、肾衰竭、肝脏损害、中枢神经系统和心血管系统中毒等。慢性铁中毒见于长期过量服用或注射铁剂，摄入含铁量高的特殊食品，慢性酒精中毒，原发性血色病，多次大量输血等引起。临床表现不同程度的各脏器受损，如肝脏肿大、心脏疾病、胰腺病变、垂体功能低下等。另外，血清铁的含量会影响其他微量元素如硒、铜的吸收。

【应用评价】　临床上可以从血液、头发、指甲等样本中检测铁浓度，反映了机体铁的含量，血清铁是临床上最常用的检测铁的样本，通常为清晨空腹静脉血或毛细血管血，是临床最常用的了解体内铁水平的检验项目。

（2）检测方法：采用亚铁嗪比色法。

【检测原理】　血清铁和运铁蛋白结合成复合物，在酸性介质中铁从复合物中解离出来，再被还原剂还原成二价铁，并与亚铁嗪生成紫红色化合物，在波长562nm处有一吸收峰，与同样处理的标准液比较，即可求得血清铁的含量。

总铁结合力（TIBC）是指血清中的运铁蛋白全部被铁饱和所能结合的铁量。将过量铁标准液加到血清中，使之与未带铁的运铁蛋白结合，多余的铁被轻质碳酸镁粉吸附除去，然后测定血清中总铁含量，即为总铁结合力。

【方法学评价】　线性：在140μmol/L以下线性良好，符合Beer定律。批内精密度（$n=20$），测定范围18.45～19.2μmol/L，$\overline{X}$：17.92μmol，S：0.31μmol/L，CV：3.01%。血清TIBC，61.51μmol/L，S：2.15μmol/L，CV 3.5%。批间CV 2.56%。回收实验：回收率98.3%～100.56%。干扰试验：Hb>250mg/L时结果偏高1%～5%，胆红素102.6～171μmol/L时结果偏高1.9%～2.8%，甘油三酯5.65μmol/L时结果偏高5.6%，铜31.4μmol/L时结果偏高0.33μmol/L，在生理条件下铜与铜蓝蛋白结合，故对铁的测定基本上无干扰。

目前，比色法是在临床实验室测定血清铁的常用方法。

【参考区间】　健康成年人血清铁

男性：11.0～30.0μmol/L（600～170μg/dl）

女性：9.0～27.0μmol/L（500～1500μg/dl）

健康成年人血清总铁结合力

男性：50.0～77.0μmol/L（2800～4300μg/dl）

女性：54.0～77.0μmol/L（3000～4300μg/dl）

2. 锌

（1）检验项目

【项目检测依据】　正常成年人体内含锌（zinc, Zn）总量为2～3g，人们平均每天从膳食中摄入约10～15mg的锌，它们会先和胰腺中的一种小分子量的配体结合进入小肠黏膜，然后再跟血浆中的白蛋白或运铁蛋白结合，随血流进入门脉循环输送到人体各个部位。锌存在于人体所有组织中，视网膜、胰腺及前列腺含锌较高。锌主要由粪便、尿、汗、乳腺及头发排泄，失血也是丢失锌的重要途径。

锌是仅次于铁的需要量较大的微量元素，是200多种含锌酶的组成成分，也是酶的激活剂，在核酸代谢和蛋白质合成中发挥重要作用。

【临床意义】　血清锌降低见于：①多见于酒精性肝硬化及慢性肝脏疾病；②急、慢性传染病，急性组织损伤（如急性心肌梗死）等；③肾病综合征、慢性肾功能不全；④胃肠道吸收障碍、糖尿病等亦可有血清锌低下；⑤肺癌及恶性淋巴瘤等。

血清锌增高常见于儿童不适当补锌，工业污染中的急性锌中毒，亦可见于甲状腺功能亢进、高血压等。

【应用评价】　临床上可以从全血、血清、白细胞、尿液、唾液、头发等中检测锌浓度，反映了机体锌的含量，血清锌是临床上最常用的检测锌的样本，通常为清晨空腹静脉血或毛细血管血，是临床最常用的了解体内锌水平的检验项目。

（2）检测方法：采用吡啶偶氮酚比色法测定血清锌。

【检测原理】　血清沉淀蛋白后被维生素C还原高价铁离子及铜离子成低价，Fe^{2+}、Cu^{2+}和Zn^{2+}均能同氰化物生成稳定的复合物。用水合氯醛选择性地释放锌，使锌与2-[（5-溴-2-吡啶）-偶氮]-5-二乙基氨基苯酚（5-Br-PADAP）反应生成红色复合物，在550nm处比色测定。与同样处理的标准品比较，求得血清锌含量。

【方法学评价】　锌可与5-Br-PADAP络合形成紫色化合物，显色后的摩尔吸光系数为120 000L/（mol·cm）。5-Br-PADAP可与多种离子（如铁、铜等）发生灵敏的显色反应，用它作为显色剂测定血清锌时选择性不佳。可用维生素C还原，氰化钾掩蔽干扰离子，再用水合氯醛解蔽锌；也可用枸橼酸钠和偏磷酸钠掩蔽铁，以柳醛肟掩蔽铜。为使 Zn^{2+} 能从蛋白中游离出来可使用三氯醋酸沉淀蛋白，或在酸性条件下，加入非离子表面活性剂和酰胺类衍生物如 $CO(NH_2)_2$ 等促进锌离子从血清蛋白中解离而不需要蛋白沉淀。批内 CV 3.05%～3.08%，批间 CV 2.97%～3.12%。

【参考区间】　成人血清锌：9.0～20.7μmol/L（590～1350μg/L）；尿锌：2.3～19.9μmol/L。

3．铜

（1）检验项目

【项目检测依据】　铜（copper，Cu）是人体不可缺少的微量元素。铜经消化道吸收，主要吸收部位是十二指肠和小肠上段，少量由胃吸收。铜被吸收进入血液，铜离子与血浆中白蛋白疏松结合，形成铜 - 氨基酸 - 白蛋白络合物进入肝脏，该络合物中的部分铜离子与肝脏生成的 α_2- 球蛋白结合，形成铜蓝蛋白，铜蓝蛋白是运输铜的基本载体。肝脏是储存铜的仓库，含铜量最高，脑和心脏也含有较多的铜。

【临床意义】　血清铜增高见于：①肝内、外胆汁淤滞，如肝硬化、肝转移癌或其他恶性肿瘤等，血清铜及铜蓝蛋白均升高；②各种感染、白血病、贫血、心肌梗死及淋巴瘤等；③风湿病、甲状腺功能亢进、妊娠或注射雌性激素等。

血清铜降低：①肝豆状核变性时血清总铜量及铜蓝蛋白均降低；②营养不良、肾病综合征及烧伤等所致的低蛋白血症均可使血清铜降低。

以下因素也可导致血清铜的生理性变化：①性别：女性血清铜略高于男性；②年龄：血清铜可能随年龄增长有增高的趋势；③月经周期与妊娠：血清铜可能受季节及月经周期的影响；妊娠可使血清铜增高。

【应用评价】　铜含量虽少，但它遍布于全身的组织和器官，对人体健康至关重要。临床上可以从血清、血浆、全血、尿液、组织等中检测铜浓度，反映了机体铜的含量，血清铜是临床上最常用的检测铜的样本，临床血清铜的测定方法有原子吸收分光光度法和比色法。主要介绍双环己酮草酰二腙比色法测定血清铜。

（2）检测方法：采用环己酮草酰二腙比色法。

【检测原理】　加稀盐酸于血清中，使血清中与蛋白质结合的铜游离出来，再用三氯醋酸沉淀蛋白质，滤液中的铜离子与双环己酮草酰二腙反应，生成稳定的蓝色化合物，与同样处理的标准液比较，即可求得血清铜含量。

【方法学评价】　本法线性范围可达 62.8μmol/L，双环己酮草酰二腙与铜反应生成的有色络合物在水溶液中的摩尔吸光系数为 16 000L/（mol•cm）。本法显色稳定，显色后在 4～20℃可稳定 1 小时，特异性高。

【参考区间】　成年男性：10.99～21.98μmol/L（700～1400μg/L）；成年女性：12.56～23.55μmol/L（800～1500μg/L）；尿铜：0.24～0.47μmol/24 小时。

4．铅　详见本书第二十一章相关内容。

（五）其他的微量元素

人体其他微量元素的检测方法及参考区间见表 10-4。

表 10-4　其他常用微量元素的检测方法及参考区间

元素	检测方法	标本	参考区间
硒	荧光光度法、原子吸收光谱法、中子活化法	血清、血浆、全血、尿	全血：0.94～1.88μmol/L 尿液：0.06～0.38μmol/24 小时
锰	石墨炉原子吸收光谱法、发射光谱法、分光光度法	血清、血浆和全血	血清：9.0～24.0nmol/L 尿液：<27.3nmol/L 全血：127.44～191.1nmol/L

续表

元素	检测方法	标本	参考区间
铬	石墨炉原子吸收光谱法、中子活化法	血清、血浆、尿液	血清：2.0～3.0nmol/L 尿液：<3.0nmol/L
镍	原子吸收光谱法、电感耦合等离子体发射光谱法、核素稀释质谱法	血清、血浆、尿液	血清：0.85～18.4nmol/L 尿液：11.9～88.6nmol/L 全血：0.85～18.2nmol/L
钴	石墨炉原子吸收光谱法、中子活化法、发射光谱法	血清、血浆、全血、尿液	血清：<8.48nmol/L 尿液：<16.97nmol/L 全血：8.48～66.27nmol/L
钼	原子吸收光谱法	血清、血浆、尿液	血清：<10.4nmol/L 尿液：104.2～166.8nmol/L

第二节　维生素异常的生物化学检验

维生素（vitamin）是指存在于大多数食物中的一类含量少，彼此无关，但又为维持机体正常代谢功能所必需的有机物。维生素（vitamin）种类很多，目前已确认的有 30 余种，其中被认为对维持人体健康和促进发育至关重要的有 20 余种。在生物体，它们的主要功能是作为辅酶的成分，调节机体代谢。如果缺乏某种维生素，将会导致相应的辅酶缺乏，影响酶的催化功能，物质代谢发生障碍，即出现维生素缺乏症。

引起维生素缺乏症的常见原因如下：

1. 维生素的摄入量不足　膳食构成或膳食调配不合理、偏食、不当的加工、烹调和储藏方式均可造成机体某些维生素的摄入不足。

2. 机体的吸收利用率降低　消化系统消化吸收功能和胆汁的分泌都可影响维生素的吸收、利用。

3. 维生素的需要量相对增高　在某些生理或病理条件下，机体对维生素的需要量会相对增加，如妊娠与哺乳期妇女、生长发育期的儿童、慢性消耗性疾病等。

4. 食物以外的维生素供给不足　长期服用抗生素抑制肠道正常菌群的生长，从而影响如维生素 K、维生素 B_6、叶酸等的产生。日照不足，可使皮肤内维生素 D_3 的产生不足等。

一、主要维生素的代谢及其紊乱

维生素按溶解性能可将它们分成两大类：

（一）脂溶性维生素（fat-soluble vitamin）

如维生素 A、维生素 D、维生素 E、维生素 K，它们不溶于水，但溶于脂类及有机溶剂；在食物中与脂肪共存，在肠道中与脂肪共同吸收；吸收入血后的脂溶性维生素与脂蛋白及某些特殊的结合蛋白特异地结合而被运输。脂溶性维生素在人体内大部分储存于肝及脂肪组织，可通过胆汁代谢并排出体外。脂溶性维生素的生理功能及其代谢紊乱见表 10-5。

（二）水溶性维生素（water-soluble vitamin）

如维生素 B_1、维生素 B_2、维生素 PP、维生素 B_6、维生素 C、维生素 B_{12}，它们能溶解在水中，在体内无储存，当血中浓度超过肾阈值时，即从尿中排出。因此每天必须通过膳食提供足够的数量以满足机体的需求。因此，当膳食供给不足时，易导致人体出现相应的缺乏症。摄入过多时，多以原型从尿中排出体外，不易引起机体中毒，但非生理性大剂量摄入，有可能干扰其他营养素的代谢。水溶性维生素的生理功能及其代谢紊乱见表 10-6。

笔记

表 10-5　脂溶性维生素的生理功能及其代谢紊乱

脂溶性维生素	活性形式	主要生理功能	主要缺乏症
维生素 A（抗眼干燥症维生素）	11-顺视黄醛、视黄醇、视黄酸	1. 参与视紫红质的合成，维持正常视觉 2. 维持上皮正常生长与分化 3. 促进生长发育 4. 抑癌作用 5. 维持机体正常免疫功能	夜盲症、眼干燥症
维生素 D（抗佝偻病维生素）	1,25-(OH)$_2$D$_3$	1. 促进钙磷吸收，调节钙磷代谢 2. 促进骨盐代谢与骨的正常生长 3. 调节基因转录 4. 对骨细胞呈现多种作用	佝偻病、骨软化症
维生素 E（生育酚）	生育酚	1. 抗氧化作用，维持生物膜结构与功能 2. 维持生育功能 3. 促进蛋白质更新合成 4. 调节血小板黏附和聚集作用	溶血性贫血
维生素 K（凝血维生素）	2-甲基-1,4-萘醌	1. 参与凝血因子 II、VII、IX、X 合成 2. 参与骨钙代谢	新生儿出血、出血倾向

表 10-6　水溶性维生素的生理功能及其代谢紊乱

水溶性维生素	活性形式	主要生理功能	主要缺乏症
维生素 B$_1$（维生素 B$_1$、抗脚气病维生素）	TPP	1. 构成 α-酮戊二酸氧化脱羧酶反应和磷酸戊糖途径转酮醇酶反应的辅酶 2. 抑制胆碱酯酶活性 3. 维持神经、肌肉的正常功能	脚气病、末梢神经炎
维生素 B$_2$（核黄素）	FMN FAD	1. 构成黄素酶的辅酶成分，参与体内氧化-还原反应过程 2. 抗氧化活性	口角炎、舌炎、唇炎
维生素 PP（烟酸、烟酰胺）	NAD$^+$ NADP$^+$	1. 构成以 NAD 和 NADP 为辅基的脱氢酶类的成分，参与细胞生物氧化过程 2. 增强胰岛素的效能	癞皮病
维生素 B$_6$（吡哆醇、吡哆醛、吡哆胺）	磷酸吡哆醛、磷酸吡哆胺	1. 以磷酸吡哆醛的形式参与多种酶反应 2. 构成氨基酸脱羧酶和转氨酶的辅酶，参与氨基酸分解代谢 3. 构成 ALA 合酶的辅酶，参与血红素合成	高同型半胱氨酸血症
叶酸	FH4	以 FH4 的形式参与一碳单位的代谢，与蛋白质和核酸合成、红细胞和白细胞成熟有关	巨幼细胞性贫血
维生素 C（抗坏血酸）	抗坏血酸	1. 参与羟化反应，促进胶原合成、类固醇的羟化、氨基酸的代谢及神经递质的合成 2. 参与解毒作用和造血作用 3. 促进抗体的合成、抗病毒和防癌作用	坏血症

二、维生素代谢异常的生物化学检验项目与检测方法

维生素一般在动物和人体内不能合成或合成数量少，必须依靠从食物中摄取。如果体内某些维生素缺乏或吸收障碍，均可在临床上发生相应的疾病。

临床上测定维生素主要有几个方面的需要：①诊断维生素缺乏症；②监视营养状况，作为营养评价；③疾病的防治与抗衰老（如维生素 E）。

（一）维生素测定的样品及分析方法

维生素的分析是一项较为复杂的工作。由于大部分维生素对于光照、热、氧及酶的作用敏感，并且在一般样品中，维生素常与大量的干扰物质共存，或以结合态存在，这就使得维生素的测定较为困难。因此，在分析过程中应采取一些必要的措施，如避光、冷冻、干燥、隔绝氧气、通入惰性气体以及仔细选择合适的溶剂等。而且在样品提取后应尽快地完成分析测定。

维生素的分析方法很多，选用分析方法时应根据样品的品种、类型、待测维生素的性质、含量以及干扰物质多少等因素来决定。维生素测定的方法有生物法、物理和化学法，尤其是高效液相色谱法，对维生素具有较高的分离效能，越来越受到重视。但在一般实验室中最常用的方法仍为比色法和荧光法。这些测定方法的优缺点见表10-7。

表 10-7 测定维生素方法及比较

测定方法	优点	缺点
生物鉴定法	不用详尽分离	费时、费力（要动物饲料）
微生物法	选择性高，主要用于水溶性维生素	操作烦琐，耗时过长，需专人
荧光法	灵敏、快速、有较好的选择性	
分光光度法	简便、快速、不需特殊仪器	
放射化学分析法	灵敏、特异性好	
各种色谱法（柱、纸、薄层层析）	高分离效能，可纯化、定性、定量	
高压液相色谱和气相色谱	同时完成多种维生素自动分离、检测	

（二）维生素代谢异常的生物化学检验项目与检测方法

1. 维生素 A

（1）检验项目

【项目检测依据】 维生素A（vitamin A）又称抗眼干燥症维生素，有维生素A1（视黄醇）和维生素A2（3-脱氢视黄醇）两种，临床上多为维生素A1。维生素A只存在于动物性食品中，植物食品中含有维生素A原-胡萝卜素。胡萝卜素在体内可转化为维生素A，是人体内维生素A的重要来源。维生素A在体内的活性形式包括视黄醇、视黄醛和视黄酸。食物中的维生素A大都是以视黄基酯的形式存在。视黄基酯和维生素A原在小肠黏膜细胞内水解为视黄醇，吸收后又重新合成视黄醇酯，储存于储脂细胞内。血液循环中的维生素A是非酯化型，它与视黄醇结合蛋白（CRBPII）结合，再与前白蛋白结合，形成维生素A-RBP-PA复合物而被转运。在细胞内，视黄醇与细胞视黄醇结合蛋白结合。

【临床意义】 ①降低见于维生素A缺乏症（夜盲症、干眼症、角膜软化病）、脂类吸收不良综合征、毛囊角化增生症、锌缺乏症、肝损害、阻塞性黄疸、甲状腺功能亢进症，外伤等。②脂溶性维生素不能随尿排出，而贮存于肝脏和其他部位，最后达到中毒水平，可引起急性、慢性及致畸毒性。急性中毒可出现头痛、恶心、呕吐、脱皮等症状；慢性中毒可出现步态紊乱、肝大、长骨末端外周部分疼痛、皮肤瘙痒、肌肉僵硬等。过量食入胡萝卜素可出现高胡萝卜素血症，易出现类似黄疸的皮肤。此外，还有维生素A过多致使胎儿畸形的报道。

【应用评价】 一般以测定血清视黄醇来代表维生素A的水平。测定视黄醇的方法有分光光度法、荧光光度法及高效液相色谱法（HPLC）。分光光度法易受β-胡萝卜素干扰，导致视黄醇水平假性增高。荧光测定法不受β-胡萝卜素干扰，但六氢番茄红素有干扰。HPLC法方法特异，不受β-胡萝卜素和六氢番茄红素的干扰。是目前测定视黄醇的推荐方法。

（2）检测方法：采用三氯化锑比色法。

【检测原理】 维生素A与三氯化锑在三氯甲烷中作用,产生蓝色物质,其颜色深浅与溶液中维生素A的含量成正比。该蓝色物质虽不稳定,但在规定时间内可用分光光度计于620nm波长处测定其吸光度。

【方法学评价】 比色法适用于样品中含维生素A高的样品。快速、方法简便、结果准确,样品用量少,最低检出量0.8ng。

【参考区间】 血清维生素A含量小于20μg/L为缺乏,20～30μg/L为可疑缺乏。

2. 维生素D的检测 详见本书第十五章相关内容。

3. 维生素E

(1)检验项目

【项目检测依据】 维生素E(vitamin E)是指具有α-生育酚生物活性的一类物质。在胆汁酸的存在下,维生素E从小肠吸收,多数通过淋巴进入血液,并与乳糜微粒和极低密度脂蛋白结合。当乳糜微粒在血液循环中被脂蛋白酯酶水解后,维生素E可被释放进入组织,或转移到高密度脂蛋白,但大部分被吸收的维生素E随着乳糜微粒回到肝,为肝细胞所摄取。维生素E存在于多种组织,以脂肪组织最多,其中植物种子油中含量最为丰富。

【临床意义】 ①维生素E缺乏时,红细胞膜受损,寿命缩短,出现溶血性贫血。临床表现为多样性,如可引起肝脏代谢失调,肌肉、神经障碍,运动失调,毛发脱落,精子缺乏等。②大剂量维生素E可抑制生长,干扰血液凝固等,出现骨骼萎缩、凝血时间延长等表现。

【应用评价】 维生素E具有抗氧化作用,预防衰老;促进血红素代谢;促进蛋白质合成;与生殖功能有关。血清、红细胞、血小板和淋巴细胞中均可测到维生素E,最常用的标本是血清。最常用的方法是荧光测定法和高效液相色谱法。

(2)检测方法:采用荧光法。

【检测原理】 利用维生素E的共轭双键体系,在一定波长光照射下可产生荧光,其荧光强度与浓度成正比。

【方法学评价】 用荧光法可不分离直接测定混合物中的维生素E,该法操作简单,灵敏度高,结果准确,是血清维生素E检测较为理想的方法。维生素E含量在46.44mol/L以下时,校正曲线线性良好,r=0.9999,平均回收率为103.6%,批内CV为2.22%,批间CV为4.38%。

【参考区间】 成人血清维生素E:26.30±5.15μmol/L。

4. 维生素C

(1)检验项目

【项目检测依据】 维生素C(vitamin C)又称抗坏血酸,分子式为$C_6H_8O_6$,分子量为176.1。抗坏血酸在抗坏血酸酶作用下脱氢,转化为脱氢抗坏血酸,后者在有CX供氢体存在时,又能接受2个氢原子再转变为抗坏血酸。维生素C来源于新鲜水果和绿叶蔬菜之中,在小肠被吸收,从尿中排出。在体内以垂体、肾上腺等组织和血液中的血小板和白细胞中抗坏血酸浓度最高,其次肝、肾、心肌、胰等组织含量也高。

【临床意义】 ①维生素C缺乏的典型症状就是坏血病,临床早期表现有创伤愈合缓慢、虚弱、倦怠。接着便是牙龈肿胀和出血及腹部、臀部、腿部和臂膀等处轻微出血(紫点)。长期缺乏将会引起肌肉和心肌衰退,大出血,患者痛苦的死亡。其他症状如抗病能力降低、易感染、伤口不易愈合等。②过量服用维生素C可能会出现恶心、腹部疼挛、腹泻、红细胞毁坏、铁的吸收过度、胆固醇升高等,此外大量维生素C可能会导致肾和膀胱结石的形成。

【应用评价】 维生素C是7-α羟化酶的辅酶、促进铁的吸收、促进胶原蛋白的合成、参与芳香族氨基酸的代谢及体内氧化还原反应。血清、血浆、尿液和白细胞,均可测到维生素C,最常用的标本是血清。最常用的方法是分光光度法、荧光测定法和高效液相色谱法。

(2)检测方法:采用直接碘量法测定维生素C。

【检测原理】 维生素 C 用 I_2 标准溶液直接滴定，I_2 将维生素 C 分子中的烯醇式结构氧化为酮式结构：

根据 I_2 标准溶液的浓度和消耗的体积，计算出样品中维生素 C 的含量。用这种方法，不仅可以测定药片中的维生素 C 的含量，还可以测定血液、注射液、水果及蔬菜中维生素 C 的含量。

由于维生素 C 在空气中易被氧化，特别是在碱性介质中更易被氧化，故在测定时加入少量稀醋酸使溶液呈弱酸性，一般选在 pH 为 3～4 的弱酸性溶液中进行滴定。

【方法学评价】 碘量法应用范围广，既可测定氧化物性质，又可测定还原性物质。碘量法测定维生素 C 具有操作简单，结果准确、精密度好等优点。由于碘离子易被空气所氧化而使滴定产生误差，又由于碘的挥发性和腐蚀性，使碘标准滴定溶液的配制及标定比较麻烦。

【参考区间】 血清维生素 C 28.4～79.5μmol/L（5～14mg/L），<11.4μmol/L（2mg/L）可出现症状。

24 小时尿中维生素 C 含量<20mg 可诊断维生素 C 缺乏。

5. 维生素 B_{12}

（1）检验项目

【项目检测依据】 维生素 B_{12} 又称钴胺素。是唯一含金属元素的维生素。肝脏中维生素 B_{12} 含量丰富。食物中维生素 B_{12} 与蛋白质结合，在胃酸与胃蛋白酶作用下释放出来，然后需要一种由胃黏膜细胞分泌的内因子（IF）的协助，在回肠吸收。维生素 B_{12} 在体内因结合的基团不同，因此可有多种存在形式，如羟钴胺素、氰钴胺素、甲钴胺素和 5′-脱氧腺苷钴胺素，后两者是维生素 B_{12} 的活化型，也是血液存在的主要形式。

【临床意义】 ①维生素 B_{12} 缺乏典型症状是恶性贫血。出现脸色蜡黄、出血时间延长、精神抑郁、腹部不适、厌食等。另外，维生素 B_{12} 缺乏，叶酸的利用将受到影响，可导致周围神经炎等。②维生素 B_{12} 过多可出现哮喘、湿疹、面部水肿等过敏反应，也可发生神经兴奋、心悸等，大量维生素 B_{12} 可导致叶酸缺乏。

（2）检测方法：采用放射免疫法（RIA）。

【检测原理】 在碱性条件下（pH>12），用抗氧化剂和氰化钾将血清中的维生素 B_{12} 从载体蛋白中释放出来。加入用 ^{57}Co 标记的维生素 B_{12}，与固定的微晶纤维颗粒上的纯化的竞争物竞争结合，然后检测放射活性，其维生素 B_{12} 含量与受检血清的含量成反比，用标准管做对照，计算出血清维生素 B_{12} 的含量。

【方法学评价】 该方法敏感、准确、技术简单，适宜于常规实验室使用。

【参考区间】 成人血清维生素 B_{12}：148～660pmol/L。

6. 叶酸

（1）检验项目

【项目检测依据】 叶酸又称维生素 M，亦称蝶酰谷氨酸，体内活性形式为四氢叶酸（FH4）。在动植物性食物都含有叶酸，肝与肾中含量丰富。叶酸需经蝶酰多谷氨酸水解酶作用，以单谷氨酸盐的形式在小肠吸收。在十二指肠及空肠上皮黏膜细胞含叶酸还原酶作用下，转变成活性型的叶酸即四氢叶酸。叶酸的排泄主要通过胆汁和尿排出。

【临床意义】 ①叶酸缺乏常由于酒精中毒、肠道吸收障碍、摄入量不足或需要量增加而引起。典型症状是巨幼红细胞性贫血，同时也会引起白细胞、血小板水平降低。叶酸缺乏可使同型半胱氨酸向蛋氨酸转化出现障碍，导致同型半胱氨酸血症。②有人发现用于治疗巨幼红细胞性贫血时，过量叶酸会掩盖恶性贫血的某些症状，使疾病发展到严重损害神经系统的阶段。

（2）检测方法：采用放射免疫法（RIA）。

【检测原理】 核素与叶酸结合产生 γ 放射碘叶酸化合物，其反射活性与血清或红细胞的叶酸含量成比例，通过检测其放射活性，再与已知标准对照，继而计算出叶酸含量。

【参考区间】 血清叶酸：成年男性 8.61～23.8nmol/L；女性 7.93～20.4nmol/L。红细胞叶酸：成人 340～1020nmol/L。

7. 其他的维生素的代谢、缺乏症和检测方法见表 10-8。

表 10-8　其他的维生素的代谢、缺乏症和检测方法

名称	吸收部位	代谢产物	排泄	缺乏症	检测方法
维生素 K	小肠,结肠	葡萄糖苷酸和结合硫酸盐	胆汁,尿液	皮下、肌肉及胃肠道出血	分光光度法,高效液相色谱法
维生素 B$_2$	小肠	磷酸化为黄素单核苷酸	尿液	口角炎、唇炎	荧光法,高效液相色谱法
维生素 PP	胃肠道	N^1-甲基烟酰胺,N^1-甲基-2-吡啶酮-5甲酰胺	尿液	癞皮病	分光光度法
维生素 B$_6$	空肠	吡哆醛	尿液	易激怒,神经质	微生物学定量法高效液相色谱法

（韩学波　徐克前）

本章小结

微量元素在人体内含量不多、种类繁多，但与人的生存和健康息息相关，对人的生命起至关重要的作用。目前，临床应用较多的微量元素有铁（Fe）、碘（I）、锌（Zn）、硒、（Se）、铜（Cu）等，除上述几种主要微量元素外，还有许多其他微量元素如氟（F）、锶（Sr）、锰（Mn）、钒（V）、锡（Sn）、镍（Ni）、钼（Mo）、铬 Cr）、钴（Co）等也在研究并逐渐进入临床应用。它们的摄入过量、不足或不平衡都会不同程度地引起人体生理的异常或发生疾病。常用于测定微量元素的标本有组织标本包括各器官组织、毛发和指甲；体液标本包括全血、血清、间隙液、尿液和精液，其中以血清最为常用。测定人体微量元素常用分析方法有分光光度法、原子吸收光谱法、电感耦合等离子体发射光谱法、中子活化分析法。

维生素可分为脂溶性和水溶性两大类。脂溶性包括维生素 A、维生素 D、维生素 E、维生素 K，随脂类一同吸收。水溶性维生素包括维生素 B（简称 B 族）和维生素 C 等。维生素一般在动物和人体内不能合成或合成数量少，必须依靠从食物中摄取。如果体内某些维生素缺乏或吸收障碍，影响酶的催化功能，物质代谢发生障碍，均可在临床上发生相应的疾病。由于大部分维生素对于光照、热、氧及酶的作用敏感，在分析过程中应采取一些必要的措施，如避光、冷冻、干燥、隔绝氧气、通入惰性气体以及仔细选择合适的溶剂等，而且在样品提取后应尽快地完成分析测定。维生素测定的方法有生物法、物理和化学法，尤其是高效液相色谱法，对维生素具有较高的分离效能，越来越受到重视。

微量元素和维生素与健康的关系是生命科学的重要课题。准确、快速、方便地检测人体微量元素和维生素水平，对微量元素和维生素与疾病的发生、发展、预后、转归及防治的关系，对微量元素和维生素的疗效，以及在疾病诊断方面的应用均有重要的指导意义。

第十一章
体液中酶的生物化学检验

思考题：

1. 简述血清酶的分类。
2. 简述血清酶含量变化的机制。
3. 简述影响血清酶变化的因素。
4. 简述 ALT、AST、CK、LD、GGT、AMY、ChE 的项目检测依据。
5. 简述 ALT、AST、CK、LD、GGT、AMY、ChE 的临床意义、检测原理以及方法学评价。
6. 简述同工酶及其亚型检测的临床意义。

许多疾病的发生发展与酶的质或量的异常有关。酶的先天性缺陷是先天性疾病的病因之一，酶活性改变也可引起某些疾病。因此，对体液中特别是血浆中酶活性或酶质量的检测，不仅有助于疾病诊断，也对判断病情、指导治疗、观察疗效等具有重要意义。

第一节 概　　述

在已知的 3000 多种酶中证明人体内存在的至少 2000 多种。当细胞缺氧、炎症、损伤或实质细胞数量变化时，血浆中酶的含量会发生明显变化，这种变化可以提示病变的部位和严重程度。因此，全面了解酶的分类、变化机制以及影响因素有助于对酶含量变化作出合理解释。

一、血清酶的分类

除凝血酶和纤溶酶外，血清酶与血浆酶基本一致。根据酶的来源及其在血浆中发挥催化功能的情况，可将血浆酶分成血浆特异酶和非血浆特异酶两大类。前者主要指在血浆中发挥特定的催化作用的酶，也称血浆固有酶。如与凝血过程有关的凝血酶原及一些凝血因子，与纤溶有关的纤溶酶原等。它们以酶原形式分泌入血，在一定条件下被激活，引起相应的生理或病理变化。血浆特异性酶大多数在肝脏合成，当肝功能减退时，可见血浆中这些酶活性降低。属于这一类性质的酶还有胆碱酯酶、铜氧化酶（铜蓝蛋白）和脂蛋白脂酶等。

非血浆特异酶在血浆中浓度很低，并且在血浆中很少发挥催化作用。可进一步细分为：①外分泌酶，即来源于消化腺或其他外分泌腺的酶，如胰淀粉酶、胰脂肪酶、胃蛋白酶、胰蛋白酶和前列腺酸性磷酸酶等。它们在血液中含量与相应的分泌腺的功能及疾病有关。②细胞酶，即存在于各组织细胞中进行代谢的酶类。随着细胞的新陈代谢，有少量酶释放入血液。其中大部分无器官专一性，只有小部分来源于特定的组织，有器官专一性。这类酶细胞内外浓度差异悬殊，病理情况下血浆中极易升高，其下降的临床意义很少。这些酶最常用于临床诊断，如丙氨酸氨基转移酶、乳酸脱氢酶、肌酸激酶等。

二、血清酶的变化机制

许多组织器官的疾病常表现为血液中一些酶活性异常。正常情况下，在组织细胞内发挥催化作用的酶在血清中含量甚微，只有组织器官受损造成细胞破坏或细胞膜通透性增高时，细胞内的某些酶才可大量释放入血；细胞的转换率增高或细胞的增殖加快，其特异的标志酶可释放入血；以及细胞内酶的合成或诱导增强或酶的清除受阻也可引起血清酶活性升高。

血清中酶的清除方式与其他血浆蛋白质类似。血清酶的半寿期是指酶失活至原来活性一半时所需时间（$T_{1/2}$），可以表示酶从血中清除的快慢。表 11-1 是一些常用酶的半寿期与分子量。不同血清酶甚至同种血清酶的同工酶之间半寿期差别很大。这些有助于了解同一疾病不同酶升高持续时间的差异，半寿期长的酶，在血清中持续时间长。

表 11-1 几种血清酶的半寿期与分子量

酶	半寿期（小时）	相对分子量
ALT	37～57	110 000
AST	12～22	—
ASTs	约 14	120 000
ASTm	约 6	100 000
CK	约 15	—
CK$_1$（CK-BB）	约 3	88 000
CK$_2$（CK-MB）	约 10	87 000
CK$_3$（CK-MM）	约 20	85 000
LD	—	—
LD$_1$	53～173	13 500
LD$_5$	8～12	13 500
ALP	72～168	120 000
肠 ALP	<1	—
骨 ALP	约 40	—
胎盘 ALP	约 170	—
GLD	约 16	350 000
AMY	3～6	—
LPS	3～6	48 000
γ-GT	72～96	—

三、影响血清酶的因素

导致血清酶变化的因素包括生理变异和病理变化两个方面。

（一）生理变异

包括性别、年龄、饮食、运动、妊娠等多个方面。

1. 性别 多数血清酶的男女性别差异不大，但少数酶如肌酸激酶（creatine kinase，CK）、碱性磷酸酶（alkaline phosphatase，ALP）及 γ- 谷氨酰基转移酶（γ-glutamyl transpeptidase，γ-GT）等有性别差异，男性高于女性。

2. 年龄 血清中一些酶的活性随年龄而变化。如新生儿血清中 ALP 略高于成人，1～5 岁增至成人的 2～3 倍，然后逐渐下降，到 10～15 岁，ALP 又明显升高，可达成人的 3～5 倍，20 岁后降至成人值。此外，CK、乳酸脱氢酶（lactate dehydrogenase，LD）和酸性磷酸酶（acid phosphatase，ACP）也随年龄而变化。

3. 饮食 血清中大多数酶不受进食的影响，故测酶活性不一定需要空腹采血。但高脂、高糖饮食后血清 ALP 活性升高。而酗酒可使血清 γ-GT 升高，如未累及肝脏，戒酒后酶活性下降。此外，禁食数天可导致血清 α-淀粉酶（α-amylase，AMY）下降。

4. 运动 激烈的肌肉运动可使血清中多种酶，如天冬氨酸氨基转移酶（aspartate aminotransferase，AST）、丙氨酸氨基转移酶（alanine aminotransferase，ALT）、醛缩酶（aldolase，ALD）和 CK、LDH 等活性升高，升高幅度与运动量、运动时间、运动频率及骨骼肌所含酶量有关。

5. 妊娠 妊娠时随着胎盘的形成和长大，胎盘组织可分泌一些酶进入母体血液，如耐热 ALP、LDH 和 ALT（少数）等，引起血清中这些酶升高。

（二）病理变化

1. 酶合成异常 包括合成减少和合成增多，是影响血清酶变化的重要因素，这些酶大多数是在肝脏中合成，当肝功能障碍时酶浓度常下降。此外酶基因变异也可引起特定酶减少或消失。

2. 酶释放增加 酶从病变（或损伤）细胞中释放增加是疾病时大多数血清酶增高的主要机制，影响细胞酶释放的主要原因包括以下几个方面：①细胞内、外酶浓度的差异：非血浆特异性酶在细胞内、外浓度可差千倍以上，只要少量细胞受损，酶从细胞中释放，就可使血清酶明显升高；②酶在细胞内的定位和存在的形式：胞质中游离的酶如 ALT、LD 最容易释放入血，而在亚细胞结构中的酶则较难释放出来，特别是线粒体酶；③酶蛋白分子量的大小：试验证明酶释放的速度大约和分子量的大小成反比，此因素对酶在血液出现时间的影响大于对酶浓度高低的影响，例如 LD 分子量大于 CK，而当心肌梗死时，LD 在血液中升高的时间就晚于 CK。表 11-2 为常用血清酶在部分疾病时的改变。

表 11-2　常用血清酶在部分疾病时的改变

血清酶	酶水平的改变							
	病毒性肝炎	胆管阻塞	肌营养障碍	急性心肌梗死	急性胰腺炎	肿瘤转移到		其他
						肝	骨	
胆碱酯酶	↓↓	一或↓	—	—	—	↓↓	—	有机磷化合物中毒
丙氨酸氨基转移酶	↑↑↑	↑	一或↑	一或↑	—	↑	—	
天冬氨酸氨基转移酶	↑↑↑	↑	↑	↑↑	—	↑↑	—	
碱性磷酸酶	↑	↑↑↑	—	—	—	↑↑	↑↑↑	骨疾病，骨折
酸性磷酸酶	—	—	—	—	—	—	一或↑	前列腺癌
乳酸脱氢酶	↑	—	↑↑	↑↑	—	↑↑↑	一或↑	巨成红细胞性贫血
肌酸激酶	—	—	↑↑↑	↑↑	—	—	—	
脂肪酶	—	—	—	—	↑↑↑	—	—	小肠穿孔
淀粉酶	—	—	—	—	↑↑↑	—	—	
γ-谷氨酰转移酶	↑	↑↑↑	—	—	—	↑↑	—	

↑：酶活性增高；↓：酶活性降低；—：酶活性无变化

3. 酶清除异常 不同的疾病和不同的酶从血液中清除的时间和机制不同，同一疾病不同酶恢复正常的时间也不一样，这和酶的半寿期以及一些其他因素有关。

第二节　临床诊断中常用的酶与同工酶

早在 1900 年，人们就发现脂肪酶活性升高对急性胰腺炎有特异性的诊断价值；在 1908 年，Wohlgemuth 主张测定尿液中的淀粉酶以诊断急性胰腺炎。此后，血浆中的代谢酶与某些特定组织器官疾病的相关性引起了人们的重视，并进行了深入的研究，使诊断酶学得到了快速的发展。本节将重点介绍临床上常用酶与同工酶的测定方法及临床意义。

一、丙氨酸氨基转移酶

（一）检验项目

【项目检测依据】　丙氨酸氨基转移酶（ALT），也称谷丙转氨酶（GPT），是一种参与人体蛋白质新陈代谢的酶，加快体内蛋白质氨基酸在体内转化。

以肝脏中的含量最多。这些组织发生损伤或坏死时，酶从这些组织细胞中释放，使血清中的 ALT 活性升高。

【临床意义】　肝细胞中 ALT 含量较多，且主要存在于肝细胞的可溶性部分。在肝脏受损时，ALT 会释放入血，导致血中 ALT 活性浓度增加，其他的疾病或因素也可能引起 ALT 不同程度的增高。

1. 血清 ALT 活性增高

（1）肝胆疾病：传染性肝炎、肝癌、中毒性肝炎、脂肪肝和胆管炎等。

（2）心血管疾病：心肌梗死、心肌炎、心力衰竭时肝淤血和脑出血等。

（3）药物和毒物：氯丙嗪、异烟肼、水杨酸制剂及乙醇、铅、汞或有机磷等引起 ALT 活性增高。

2. 血清 ALT 活性降低　磷酸吡哆醛缺乏症。

【应用评价】　血清 ALT 活性能够反映肝细胞损害程度，是用于肝脏疾病时观察疗效、判断预后的重要指标之一。但 ALT 缺乏特异性，多种原因能造成肝细胞膜通透性的改变都会导致血清中 ALT 水平增加（详见第十二章相关内容）。

（二）检测方法

临床上采用连续监测法测定 ALT 活性。

【检测原理】　ALT 催化氨基从 L- 丙氨酸转移到 α- 酮戊二酸，生成 α- 丙酮酸和 L- 谷氨酸。乳酸脱氢酶（LD）催化 α- 丙酮酸还原成乳酸，同时将 NADH 氧化成 NAD^+，可在 340nm 处连续监测到 NADH 的消耗量，从而计算出 ALT 活性浓度。

$$\text{L- 丙氨酸} + \text{α- 酮戊二酸} \xrightarrow{\text{ALT}} \text{α- 丙酮酸} + \text{L- 谷氨酸}$$

$$\text{α- 丙酮酸} + \text{NADH} + \text{H}^+ \xrightarrow{\text{LD}} \text{乳酸} + \text{NAD}^+$$

【方法学评价】　连续监测 ALT 反应中存在两个副反应：血清中存在的 α- 酮酸（如丙酮酸）消耗 NADH；血清中谷氨酸脱氢酶增高时，在有氨存在条件下，亦能消耗 NADH。上述副反应都能消耗 NADH，使 340nm 处吸光度下降值（$-\Delta A/min$）增加，使测定结果偏高。

本法线性范围 0～1000U/L，平均批内、批间精密度 CV 分别为 7.3%、9.2%，不准确度≤15%。标本测定中不需要标准对照，操作简便，精确性好，CV 值比赖氏法小。

转氨酶的测定方法有很多种。目前国内外实验室多采用 IFCC 推荐的连续监测方法对 ALT 进行测定。以往多用比色法如金氏法（King）、赖氏法（Reitman-Frankel）和改良穆氏法（Mohun），三种方法中以赖氏法最常用。

【参考区间】 2013 年，国家卫生计生委布了关于 ALT 的行业标准，反应温度 37℃，试剂中不含 5- 磷酸吡哆醛时，参考区间为：男性 9～50U/L，女性 7～40U/L。

二、天冬氨酸氨基转移酶及其同工酶

（一）检验项目

【项目检测依据】 天冬氨酸氨基转移酶（AST），也称谷草转氨酶（GOT），AST 和 ALT 是人体内糖和蛋白质互相转变所需的酶。AST 催化天门冬氨酸和 a- 酮戊二酸的氨基转移作用，形成谷氨酸和草酰醋酸。

AST 广泛分布于全身各组织，尤其以心脏、骨骼肌、肝脏和肾脏中最为丰富，在细胞内定位于线粒体（ASTm）和胞质（ASTs）中，同 ALT，但约 70% 为 ASTm。当这些组织细胞损伤或坏死时，由于细胞膜通透性增加，胞浆内的 AST 释放入血，致使血清中的 AST 活性升高。

【临床意义】 AST 在心肌细胞内含量较多，当心肌梗死时，血清中 AST 活力增高，在发病后 6～12 小时之内显著增高，在 48 小时达到高峰，约在 3～5 天恢复正常。血清中 AST 也可来源于肝细胞，各种肝病可引起血清 AST 的升高，有时可达 1200U/L，中毒性肝炎还可更高。

肌炎、胸膜炎、肾炎及肺炎等也可引起血清 AST 的轻度增高。

【应用评价】 在临床上血清 AST 主要用于诊断急性心肌梗死（acute myocardial infarction AMI），也是肝炎患者的观察指标，AST/ALT 比值对于判断肝炎的转归有重要价值。

（二）检测方法

【检测原理】 连续检测法：AST 可催化 L- 天冬氨酸和 α- 酮戊二酸生成草酰乙酸，草酰乙酸、NADH 和 H$^+$ 在苹果酸脱氢酶（malic dehydrogenase，MD）作用下产生 NAD$^+$，连续监测在 340nm 处 NADH 的吸光度下降速度来计算酶活性。该方法属于酶偶联法，其反应式如下：

$$L- 天冬氨酸 + α- 酮戊二酸 \xrightarrow{AST} 草酰乙酸 + L- 谷氨酸$$

$$草酰乙酸 + NADH + H^+ \xrightarrow{MD} L- 苹果酸 + NAD^+$$

【方法学评价】 与 ALT 基本相同，IFCC 推荐法用 MD 作指示酶。由于产物草酰醋酸不稳定，易转变为丙酮酸，故试剂中加入 LD，实质是两个指示酶，但通常将 LD 作为辅助酶，该法预孵育期较长，达 90 秒，目的是在预孵育期间将内源性的丙酮酸转化为乳酸，从而减少内源性丙酮酸的干扰。

【参考区间】 酶活性测定温度 37℃，底物中不加 5- 磷酸吡哆醛时，成年人参考区间为 8～40U/L。

三、γ- 谷氨酰基转移酶及其同工酶

（一）检验项目

【项目检测依据】 γ- 谷氨酰基转移酶（GGT）又称 γ- 谷氨酰转肽酶（γ-GTP 或 GGTP）是一种含巯基的线粒体酶，参与体内谷胱甘肽的代谢。

肾脏、肝脏和胰腺中 GGT 含量丰富，但血清中 GGT 主要来自肝胆系统。GGT 在肝脏中广泛分布于肝细胞的毛细胆管一侧和整个胆管系统，因此当肝内合成亢进或胆汁排出受阻时，血清中 GGT 增高。

【临床意义】

1. 肾脏疾病 人体器官中 GGT 含量以肾脏最高，其次是前列腺、胰腺、肝脏、盲肠和大

脑。在肾脏、胰腺和肝脏中，GGT 的含量比为 100∶8∶4。肾脏中的 GGT 含量虽高，但在肾脏疾病时，血液中的 GGT 活性升高却不明显。测定尿中 GGT 活性有助于诊断肾小管疾病。

2. 肝脏疾病　血清 GGT 主要用于诊断肝胆疾病。原发性肝癌、胰腺癌和乏特壶腹癌时，血清 GGT 活性显著升高，特别是在诊断恶性肿瘤患者有无肝转移和肝癌术后有无复发时，阳性率可达 90%。GGT 同工酶Ⅱ与 AFP 联合检测可使原发性肝癌 AFP 检测的阳性率明显提高。其他肝脏疾病时的变化见表 11-3。

3. 其他　嗜酒或长期服用某些药物如苯巴比妥、苯妥英钠、安替比林时，血清中 GGT 活性也会升高。口服避孕药会使 GGT 值增高 20%。

表 11-3　常见疾病 GGT 活性的变化

疾病	GGT 活性变化
肝胆疾病（胆石症、炎症）	明显增高，可达正常上限的 5～30 倍，阳性率在 80% 以上
肝实质性疾病（肝炎、肝硬化）	轻度升高，达正常上限的 2～5 倍
肝癌	明显升高，且阳性率高
诱导作用（乙醇、苯巴比妥、抗抑郁或癫痫药物）	轻度升高，停药后正常

【应用评价】　血清 GGT 主要用于诊断肝胆疾病，GGT 同工酶Ⅱ与 AFP 联合检测可使原发性肝癌 AFP 检测的阳性率明显提高。GGT 是一种底物特异性不高的酶，能作用于一系列含谷氨酰基的化合物，其生理功能尚不十分清楚。

（二）检测方法

【检测原理】　以色素原 GCNA 为底物，甘氨酰甘氨酸为受体，GGT 催化 γ- 谷氨酰基团从 GCNA 转移到甘氨酰甘氨酸上，并游离出 2- 硝基 -5- 氨基苯甲酸。2- 硝基 -5- 氨基苯甲酸的生成量与样品中的 GGT 活性成正比关系，因此，测定 405nm 处的吸光度增量可计算出 GGT 的活性。

$$GCNA + 甘氨酰甘氨酸 \xrightarrow[pH\ 7.7]{GGT} 2\text{-}硝基\text{-}5\text{-}氨基苯甲酸 + L\text{-}\gamma\text{-}谷氨酰\text{-}甘氨酰甘氨酸$$

【方法学评价】　GCNA 第 3 位上含有亲水基团羧基，溶解度增加，且底物稳定性较好，自身水解作用小。需要注意的是：①原 IFCC 推荐方法的测定 pH 为 8.20，反应温度 30℃，若反应温度 37℃时最适 pH 则为 7.70，并要以甘氨酰甘氨酸和氢氧化钠做缓冲体系，甘氨酰甘氨酸既是缓冲液又可看成是底物，与甘氨酸或甘氨三肽为受体相比，酶促反应速度可以提高 5 倍。②2- 硝基 -5- 氨基苯甲酸在 410nm 处的摩尔消光系数（ε）为 7.96×10^3（pH 为 7.70），ε 受 pH 和温度影响较大。若选择 401nm 或 405nm 时需注意校正。③由于产物摩尔消光系数较小，样品用量大，样品体积分数 0.0909，为了样品和反应液在 37℃平衡，故需要孵育时间 180 秒，并采用底物启动模式。

【参考区间】　男性 GGT：11～50U/L；女性 GGT：7～32U/L。

四、肌酸激酶及其同工酶

（一）检验项目

【项目检测依据】　肌酸激酶（CK）能催化高能磷酸键在肌酸和 ATP 之间转换，生成磷酸肌酸和 ADP 的可逆反应。磷酸肌酸的高能磷酸键是肌肉收缩时能量的直接来源。

CK 主要分布在脑组织和各种肌肉组织中，CK 为二聚体结构，由 M 和 B 两个亚基构成，可组成三种同工酶，即 CK-MM、CK-MB 和 CK-BB。CK-MM 主要存在于骨骼肌中，平滑肌以 CK-BB 含量相对较高，CK-BB 在脑中的含量明显高于其他组织，心肌是 CK-MB 含量丰富的唯一器官。当这些组织器官受损伤时，血清中 CK 的含量升高。

【临床意义】

1. 血清 CK 主要用于心肌梗死的诊断。心肌梗死发生后 4～8 小时，CK 开始升高，12～48 小时达最高峰，可达正常上限的 10～12 倍，在 2～4 天降至正常水平。CK 对诊断心肌梗死较 AST、LD 的阳性率高，特异性强，是用于心肌梗死早期诊断的一项较好的指标，同时对估计病情和判断预后也有一定的参考价值。但在测定时可受样品溶血情况的影响。CK-MB 是目前公认的诊断 AMI 较有价值的生化指标。

2. 病毒性心肌炎时，CK 也会升高。

3. 皮肌炎、肌营养不良、骨骼肌损伤等也会使 CK 升高。

4. 脑膜炎、脑血管意外、甲状腺功能低下等疾病及一些非疾病因素如剧烈运动、肌内注射氯丙嗪和抗生素、各种插管及手术也可引起 CK 活性增高。

5. 甲亢，长期卧床者总 CK（主要为 CK-MM）可下降。

常见疾病血清 CK 及同工酶的变化表见 11-4。

表 11-4　常见疾病的血清 CK 及同工酶变化

疾病	总 CK	CK 同工酶
急性心肌梗死	常用酶中升高最早（4～8 小时），24 小时达到峰值，2～3 天恢复正常，中度升高	确诊 AMI 的实验指标之一，大于总 CK 的 6% 有意义，2～3 天恢复正常
心肌炎、肌肉损伤（挫伤、手术、肌注、剧烈运动等）	急性期轻度升高，可达 5 倍正常上限。升高程度和损伤程度相关，严重者可达 10 000U/L 以上。肌注仅轻度升高，1 天内恢复正常。	CK-MB 可增高，CK-MM 升高为主，CK-MB/CK 活性比 <6%。
多发性肌炎和肌炎	明显升高	主要为 CK-MM
神经性肌肉疾病	正常	无变化
脑血管意外（脑血栓、脑出血）	部分患者 CSF 和血液中 CK 均升高	CK-BB
甲状腺功能低下	可达正常上限的 50 倍	主要为 CK-MM
运动试验	可轻度升高	CK-MB 正常
恶性肿瘤（通常见于前列腺癌、小细胞肺癌、消化道癌等）	不定	CK-BB 轻度升高

【应用评价】　临床可以从血液、脑脊液以及羊水等体液中检测到 CK 及其同工酶活性，CK 及其同工酶活性测定主要用于 AMI。

目前 CK-MB 的测定，临床使用的免疫抑制 - 酶动力学法不特异，CK-BB、巨 CK、线粒体 CK 以及某些 CK 的变异体都不会被 M 亚基的抗体封闭，这些均导致 CK-MB 结果偏高。此外 AMI 诊断时应注意 CK 与 CK-MB 的时效性。AMI 发病 8 小时内查 CK 不高，不可轻易排除诊断，应继续动态观察。

（二）检测方法

【检测原理】　酶偶联法：以 N- 乙酰半胱氨酸（N-acetyl-L-cysteine，NAC）为激活剂，偶联己糖激酶（HK），以葡萄糖 -6- 磷酸脱氢酶（glucose-6-phosphate dehydrogenase，G-6-P-D）作指示酶，连续监测 NADPH 在 340nm 处的吸光度上升速率来计算酶活性。反应式如下：

$$磷酸肌酸 + ADP \xrightarrow{\text{CK pH 6.5}} 肌酸 + ATP$$

$$ATP + 葡萄糖 \xrightarrow{\text{HK}} 6\text{-}磷酸葡萄糖 + ADP$$

$$6\text{-磷酸葡萄糖}+NADP^+\xrightarrow{\text{G-6-P-D}}6\text{-磷酸葡萄糖}+NADPH+H^+$$

【方法学评价】　酶偶联连续监测法反应速度快，不需做血清空白对照，故在临床使用广泛。该法测定中的影响因素如下：

1. 巯基激活物 CK 是巯基酶，常用 NAC、谷胱甘肽和巯基乙醇做激活剂，但应注意试剂纯度。同时用乙二胺四醋酸（EDTA）络合 Ca^{2+}，防止 NAC 由二价离子催化发生的氧化，从而增加反应混合物的稳定性。

2. 虽然红细胞中不含 CK，但含有大量腺苷酸激酶（adenylate kinase，AK），因此溶血可使 CK 活性假性增高。为消除其干扰必须使用 AK 抑制剂，以 5′ 腺嘌呤核苷酸（adenosine 5′ monophosphate，AMP）和二腺苷 -5- 磷酸[p, p-di（adenosine5′）pentaphosphate，AP5A]联用效果最好。若试剂中未加入 AMP 和 AP5A，溶血标本将产生明显干扰。

3. 在反应开始时，反应速率呈现一个缓慢上升的延滞期，一般来讲为 25℃ 110 秒、30℃ 90 秒和 37℃ 60 秒，测定中应注意，避免造成结果不准确。

4. 该法的线性上限为 3000ULN，高于此值的样品需要用 150mmol/L 的氯化钠溶液稀释后再测定。由于稀释后的血清中 AK 抑制剂也被稀释，因此测定结果比原结果偏高。

【参考区间】　成年男性：38～174U/L；成年女性：26～140U/L。

五、乳酸脱氢酶及其同工酶

（一）检验项目

【项目检测依据】　乳酸脱氢酶（LD）是临床应用较多的一种脱氢酶，属于氧化还原酶类。LD 是参与糖无氧酵解和糖异生的重要酶。它催化乳酸氧化成丙酮酸，NAD 为受氢体；或催化丙酮酸还原成乳酸，NADH 为供氢体。

乳酸脱氢酶存在于所有体细胞的胞质中，以骨骼肌、肾和心肌中含量最为丰富。LD 是由 M 和 H 两个亚基组成的四聚体，共形成 5 种结构不同的同工酶。按电泳时的泳动速度，分别命名为 $LD_1（H_4）$，$LD_2（H_3M）$，$LD_3（H_2M_2）$，$LD_4（HM_3）$ 和 $LD_5（M_4）$。LD_1 主要分布在心肌，占总 LD_1 活性的 50% 以上（正常时血浆 LD_2 高于 LD_1），LD_1 也存在于红细胞中，且活性为心肌 LD_1 的 100 倍；LD_5 主要分布在横纹肌和肝脏；LD_3 主要存在于脾、肺。当这些组织器官受损或病变时，可导致乳酸脱氢酶逸出，引起血清乳酸脱氢酶活力增加。

【临床意义】　血清中 LD 活性增高主要见于心肌梗死、肝病、肺梗死、白血病、恶性肿瘤、恶性淋巴瘤等的诊断。同时，某些肿瘤转移后所致的胸腹水中 LD 活性往往也升高。常见疾病血清 LD 及同工酶变化见表 11-5。

表 11-5　常见疾病血清 LD 及同工酶的变化

疾病	LD 总酶	LD 同工酶
心肌梗死	升高最慢（8～10 天），升高时间长（5～10 天），可高于正常上限的 10 倍	$LD_1>LD_2$，可持续 14 天
充血性心衰、心肌炎	可高于正常上限的 5 倍	$LD_1>LD_2$
病毒性肝炎	部分患者可高于正常上限的 5 倍	$LD_5>LD_4$
肝硬化	轻度升高	LD 明显升高，$LD_5>LD_4$
原发性肝癌	部分病例升高	同上
梗阻性黄疸	不定	常是 $LD_4>LD_5$
肌肉损伤	视损伤程度而异	以 LD_5 升高为主
恶性肿瘤	可升高	以 LD_3 为主，$LD_3>LD_1$

【应用评价】 由于 LD 几乎存在于所有体细胞中,而且在人体组织中的活性普遍很高,所以血清中 LD 升高对任何单一组织或器官都是非特异的。在急性心肌梗死时升高迟、达到高峰晚,对早期诊断价值不大。由于半寿期长(10~163 小时)多用于回顾性诊断。LD 同工酶的组织分布相对集中,但某些组织器官可存在一种或多种同工酶,一种同工酶的升高可能会不同程度的引起其他同工酶水平的变化。

(二)检测方法

【检测原理】 连续检测法:LD 活性的测定方法有两种:①根据从乳酸氧化成丙酮酸的正向反应(L→P),乳酸和 NAD 作为酶底物,在 340nm 波长监测吸光度上升速率,称 LD-L法;②根据丙酮酸还原成乳酸的逆向反应(P→L),丙酮酸和 NADH 作为酶底物,在 340nm波长监测吸光度下降速率,称 LD-P 法。340nm 波长吸光度上升或下降速率与标本中 LD活性成正比关系。其中正向反应连续检测法是 IFCC 和我国检验学会的推荐方法。反应式如下:

$$L{\rightarrow}P: L\text{-乳酸}+NAD \xrightarrow[pH\,8.8\sim9.8]{LD} 丙酮酸+NADH+H^+$$

$$P{\rightarrow}L: 丙酮酸+NADH+H^+ \xrightarrow[pH\,7.4\sim7.8]{LD} L\text{-乳酸}+NAD$$

【方法学评价】

1. 正向反应法

(1)优点:底物乳酸和 NAD^+ 比逆向反应所用的 NADH 和丙酮酸稳定;NAD^+ 较 NADH含抑制 LD 的杂质少;乳酸对 LD 的抑制作用小于丙酮酸;线性范围较宽,重复性好于逆向反应;底物抑制作用小,线性反应持续时间较长。

(2)缺点:需要的底物浓度较高,反应速度较慢。

2. 逆向反应法

(1)优点:NADH 用量少,试剂成本低,反应速率快,灵敏度高。

(2)缺点:NADH 和丙酮酸的稳定性差;过量丙酮酸对 LD 的抑制作用较大。NADH 种类、纯度和来源不同,对酶反应速度有明显的影响。该方法以丙酮酸为底物,氨羧基甲酸是 LD 的竞争性抑制剂,草酸盐是非竞争性抑制剂,高浓度的尿素能使 LD 分子解聚或破坏酶蛋白二级或三级结构,使酶完全失活,低浓度的尿素是 LD 的竞争性抑制剂。

不同的 LD 同工酶对冷冻的敏感性不一样,LD_4 和 LD_5 对冷冻很敏感。如果血清放置在 −20℃过夜,LD_4 和 LD_5 活性将全部丧失。所以,血清标本应保持在室温,如果要长期保存,应加 NAD^+(10mg/ml)或谷胱甘肽(3.1mg/ml)后保存在 4℃,可以减缓 LD_4 和 LD_5 的失活。

【参考区间】 LD-L 法:成年人:109~245U/L。LD-P 法:成年人:200~380U/L。

六、碱性磷酸酶及其同工酶

(一)检验项目

【项目检测依据】 碱性磷酸酶(ALP)属磷酸单酯水解酶,是一组特异的磷酸酯酶。这种酶能催化核酸分子脱掉 5′ 磷酸基团,从而使 DNA 或 RNA 片段的 5′-P 末端转换成 5′-OH末端。

ALP 不是单一的酶,而是一组同工酶。ALP 同工酶分为四型:生殖细胞型(GCAP)、胎盘型(PALP)、肠型(IAP)和非特异组织型(TUAP)。非特异组织型是在酶蛋白合成后,经过不同形式的修饰和加工,形成的肝型、胆型、肾型、骨骼型等酶的多种形式。在病理条件下还可能出现高分子 ALP,以及一些和肿瘤有关的变异 ALP。ALP 几乎存在于机体的各个组织，但以骨骼、牙齿、肝脏、肾脏含量较多。正常人血清中的 ALP 主要来自骨骼，由成骨细胞产生。ALP 经肝胆系统进行排泄，所以当肝胆系统疾病时，肝细胞合成 ALP 增加，经淋巴道和肝血窦进入血液，同时由于肝内胆道胆汁排泄障碍，反流入血从而引起血清 ALP 明显升高。

【临床意义】

1. 肝脏疾病 阻塞性黄疸、肝硬化、肝坏死时，血清 ALP 活性明显升高，肝细胞性黄疸则升高不明显。原发性和继发性肝癌时血清 ALP 活性明显升高，与癌组织中或癌肿周围肝细胞合成 ALP 增加有关。无黄疸的肝脏疾病患者血清 ALP 活性升高，应警惕有无肝癌的可能。

2. 肿瘤 如乳腺癌、肺癌、卵巢癌、骨细胞瘤、骨肉瘤等，血清 ALP 活性增高时，提示可能有肝脏转移。

3. 其他疾病 变形性骨炎、成骨细胞癌、佝偻病、骨软化、甲状腺及甲状旁腺功能亢进、遗传性磷酸酶过多症时，血清 ALP 活性明显升高。

4. 药物 很多药物也可使血清 ALP 增高，如巴比妥类、抗生素（红霉素、庆大霉素、氯霉素、卡那霉素、氨苄西林等）。

常见疾病血清 ALP 活性变化见表 11-6。

表 11-6 常见疾病血清 ALP 活性变化

疾病	ALP 活性变化
变形性骨炎	极度上升，可达正常上限的 50 倍
骨肿瘤	中度上升
佝偻病（软骨病）	可达正常上限的 1～3 倍
梗阻性黄疸	明显升高，可达正常上限的 10～15 倍
肝实质性疾病（肝炎、肝硬化）	轻度上升，很少超过正常上限 3 倍
肝癌	常明显上升，无黄疸而有血清 ALP 活性上升应考虑肝占位性病变

血清 ALP 活性减低较少见，主要见于呆小症、磷酸酶过少症、维生素 C 缺乏症。慢性肾炎、乳糜泻、恶性贫血、恶病质、甲状腺功能不全或减退、营养不良等均可引起 ALP 活性减低。

【应用评价】 临床上检测血清 ALP 是肝胆系统疾病诊断和鉴别诊断指标之一，尤其是黄疸的鉴别诊断，但由于骨组织中 ALP 很活跃，因此当血清 ALP 增高时应加以鉴别。

（二）检测方法

【检测原理】 连续检测法：在以 2- 氨基 -2- 甲基 -1- 丙醇（2-amino-2-methyl-1-propanol，AMP）为缓冲液的碱性溶液中，ALP 能催化无色的 4-NPP 分解出磷酸基团，生成游离的对硝基苯酚（4-nitrophenol，4-NP 或 PNP），4-NP 在碱性溶液中转变成醌式结构，呈现较深的黄色，在波长 405nm 处连续监测吸光度增高速率，计算 ALP 活性。其反应式如下：

$$4\text{-NPP} + \text{AMP} \xrightarrow{\text{ALP}} 4\text{-NP} + \text{X-OPO}_3\text{H}_2$$

【方法学评价】 IFCC 推荐法 AMP 作为缓冲液，AMP 和二乙醇胺（diethanolamine，DEA，日本推荐使用）都是激活型缓冲液，作为酶的底物参与磷酸酰基的转移，因此能增进酶促反应的速率，所测得的 ALP 活性要比用碳酸盐缓冲液高 2～6 倍。而 DEA 的激活作用比 AMP 更强。因此使用不同缓冲液的方法测的 ALP 活性参考区间不同。还有一种基于 IFCC 的方法，使用活性缓冲液 N- 甲基 -D- 葡萄糖胺（n-methyl-d-glucamine，MEG），将底物加入到反应混合物中即可引发酶促反应。

临床检测时需注意：①溶血标本 ALP 酶活力会下降，凡可络合 ALP 的抗凝剂（如乙二胺四乙酸二钾盐即 EDTA-K$_2$）均可抑制酶活性。②温度可影响测定结果，室温及冰箱贮存血清均可使酶活性升高，1～4 日可使酶活性增高 3%～6%；冰冻血清酶活性降低，复温后则恢复。因此，采集的标本最好及时测定。③不同饮食对 ALP 测定有一定影响，如高脂饮食可使小肠合成 ALP 增高，高糖饮食也可使酶活力升高，高蛋白饮食则使酶活力降低。④用作检测摩尔吸光系数的标准品对硝基苯酚和底物磷酸对硝基苯酚必须达检测要求。

【参考区间】 女性：1～12 岁 <500U/L；>15 岁，40～150U/L；男性：1～12 岁 <500U/L；12～15 岁 <750U/L；>25 岁，40～150U/L。

七、酸性磷酸酶及其同工酶

（一）检验项目

【项目检测依据】 酸性磷酸酶（ACP）是一种在酸性条件下催化磷酸单酯水解生成无机磷酸的水解酶。其作用类似 ALP 的磷酸酶，不同点是作用的最适 pH 偏酸，为 4.5～7.0。

ACP 几乎存在于体内所有细胞中，主要存在于巨噬细胞，定位于溶酶体内其中以前列腺含量最多。正常男性血液中 ACP 约 1/3～1/2 来自前列腺，女性血中 ACP 可能来自血小板或破骨细胞。ACP 同工酶分为前列腺 ACP（prostate acid phosphatase，PAP）和非前列腺 ACP（如红细胞 ACP、溶酶体 ACP 等）两大类。当组织细胞受损时，ACP 释放入血增加。

【临床意义】 临床上血清 ACP 活性测定主要是作为前列腺癌的辅助诊断、疗效观察及预后判断的指标。前列腺癌，特别是存在转移时，血清 ACP 明显增高，前列腺 ACP 更有诊断意义。溶血性疾病、急性尿潴留、变形性骨炎或者近期做过直肠检查者，ACP 也可轻度升高。

【应用评价】 血清中 ACP 的测定主要用于前列腺癌的辅助诊断及疗效观察指标，由于血清中 ACP 活性极不稳定，其活性测定的应用较少。由于 ACP 几乎存在于体内所有细胞中，必须区别血清中增加的 ACP 是来自前列腺还是来自其他器官，可采用某些抑制剂对不同组织来源的 ACP 选择性抑制作用加以鉴别。例如：乙醇和酒石酸对前列腺酸性磷酸酶有显著的抑制作用，而对红细胞酸性磷酸酶的抑制作用较弱。

（二）检测方法

【检测原理】 连续检测法：ACP 催化 α-萘基磷酸盐，在 pH 4.5～6.0 的条件下释放无机磷酸盐。产物 α-萘酚则偶联有色的偶氮试剂（如固红 TR 盐），通过在 405nm 处监测偶氮化合物生成的速率来测定 ACP 的活性。其反应式为：

$$\alpha\text{-磷酸萘酚} + H_2O \xrightarrow{\text{ACP(pH 5.3)}} \alpha\text{-萘酚} + \text{磷酸}$$

$$\alpha\text{-萘酚} + \text{固红 TR} \longrightarrow \text{重氮色素}$$

【方法学评价】 Badson 改良法属于连续监测法，但是需要两步才能完成。α-萘酚与重氮盐的反应在很短的时间内就能完成，显色的速度仅受 α-萘酚产生的速率限制。ACP 性质极不稳定，血清室温下放置 2.5 小时 ACP 活力即可下降 10% 左右。每毫升血清中加入 20μl 5mmol/L 的醋酸缓冲液（pH 5.0）做稳定剂，在 4℃ 可稳定 3 天左右。

【参考区间】 成人总酶活性为 0～9U/L，前列腺酸性磷酸酶为 0～3U/L（连续监测法）。

八、淀粉酶及其同工酶

（一）检验项目

【项目检测依据】 α-淀粉酶（AMY 或 AMS）即 α-1，4-D-葡萄糖 4-葡聚糖水解酶，属于糖苷链水解酶，作用于 α-1，4 糖苷键，是一种钙依赖性金属蛋白酶，卤素和其他阴离子对其有激活作用。

AMY 主要存在于胰腺和唾液腺中。AMY 有两种同工酶,即唾液型(S-AMY)和胰腺型(P-AMY)。正常人血清中 AMY 主要由肝脏产生,当肝脏受损时,AMY 释放增加。另外淀粉酶相对分子量小,可以从肾小球滤过出现在尿液中。淀粉酶是唯一能在正常时出现于尿液中的血清酶。有时淀粉酶与抗淀粉酶自身抗体形成高分子复合物,形成巨淀粉酶,则不能从肾小球滤过。肾功能严重障碍时,血清 AMY 也可升高,而尿 AMY 降低。

【临床意义】

1. AMY 主要由唾液腺和胰腺分泌,可通过肾小球滤过。流行性腮腺炎,特别是急性胰腺炎时,血和尿中的 AMY 显著升高。急性胰腺炎发病后 2 小时血清 AMY 开始升高,12~24 小时达到高峰,2~5 天下降至正常。若碘~淀粉比色法结果超过 500U/L 有意义,达 350U/L 时应怀疑此病。而尿 AMY 约于发病后 12~24 小时开始升高,下降也比血清 AMY 慢。因此,在急性胰腺炎后期测定尿 AMY 更有价值。

2. 急性阑尾炎、肠梗阻、胰腺癌、胆石症、溃疡病穿孔及吗啡注射后等均可引起血清 AMY 增高,但一般低于 500U/L。

3. 正常人血清中 AMY 主要由肝脏产生,因此血清与尿中 AMY 同时减低主要见于肝炎、肝硬化、肝癌及急性和慢性胆囊炎等。肾功能严重障碍时,血清 AMY 升高,但尿 AMY 降低。

【应用评价】 临床上可以从血液、尿液以及唾液等体液中检测淀粉酶的活性。血清淀粉酶和尿淀粉酶测定是胰腺疾病最常用的实验室诊断方法。

血清中淀粉酶主要来自胰腺、唾液腺;尿液中淀粉酶则来自于血液。尿淀粉酶水平波动较大,所以用血清淀粉酶检测为好。

(二)检测方法

【检测原理】 以对硝基酚麦芽七糖苷(4 -nitrophenyl-a-malto-heptaoside, 4-NP-G_7)为底物,经 α- 淀粉酶催化水解为游离的寡糖(G_5, G_4, G_3)及葡萄糖残基减少的对硝基酚寡糖苷(4-NP-G_2、4NP-G_3 和 4- NP-G_4)。后者在 α- 葡萄糖苷酶催化下,进一步水解为葡萄糖和对硝基酚(其摩尔数仅为酶解底物 4-NP-G_7 的 1/3,其余 2/3 还结合在 4-NP-G_4 中)。对硝基酚的生成量在一定范围内与 α- 淀粉酶活性成正比。其反应式为:

$$4\text{-NP-}G_7 \xrightarrow{\text{AMY}} 4\text{-NP-}G_{4,4,3}$$

$$4\text{-NP-}G_{4,3,2} \xrightarrow{\alpha\text{- 葡萄糖苷酶}} 4\text{-NP-}G_4 + G + 4\text{-NP}$$

【方法学评价】 α- 葡萄糖苷酶对底物有缓慢的水解作用,若将 PNP-G_7 的非还原端葡萄糖残基接上保护基团封闭,可以阻止 α- 葡萄糖苷酶对底物的水解作用,使底物的稳定性提高 5~9 倍。另外,多功能 α- 葡萄糖苷酶对 EPS 的所有降解产物(PNP-G_1~PNP-G_5)都有相同的转换率,从而使底物中的所有 PNP 被回收,可以直接用 PNP 的摩尔吸光系数计算酶活性。

日本临床化学联合会推出使用的 4-O-β-D 半乳糖苷吡喃麦芽四糖底物法,其底物的非还原端葡萄糖残基的 4 位上用 α- 半乳糖吡喃糖基加以修饰,能有效被 α- 葡萄糖苷酶水解,可以提高工具酶使用效率。以 2- 氯对硝基酚麦芽三糖苷(2-chloro-4-nitrophenylmaltotrioside, CNP-G_3)为底物的方法,被淀粉酶水解释放出产物 4- 氯对硝基苯酚(4-Chloro-2-nitrophe-nol, CNP)。淀粉酶水解 CNP-G_3 的速度是 G_3 的 10 倍,因而不需要用辅助酶,直接水解产生 CNP 在 405nm 有光吸收。该法准确性较好,从理论上说这是一种最理想的测定方法,但易受内源性 α- 葡萄糖苷酶的干扰。尿标本中细菌偶尔会干扰反应。

【参考区间】 血清淀粉酶：≤220U/L；尿淀粉酶：≤1200U/L。

九、脂肪酶

（一）检验项目

【项目检测依据】 脂肪酶（triacylglycerol lipase，LPS）又称甘油三酯酶或甘油三酯酯酰水解酶。在急性胰腺炎时，血清脂肪酶活性测定具有重要意义，LPS 是分解脂肪的酶，催化脂肪水解为甘油和脂肪酸。

血清 LPS 主要来源于胰腺，少量来自胃肠黏膜，LPS 可由肾小球滤过，并被肾小管全部回吸收，所以尿液中测不到脂肪酶活性。正常人血浆中 LPS 含量极少，但在胰腺受损或病变时，血清 LPS 显著升高。脂肪酶可被 Ca^{2+}、胆汁酸、巯基化合物及辅脂肪酶（colipase）等激活剂激活，而被重金属、丝氨酸抑制。

【临床意义】

1. 血液中的 LPS 主要用于急性胰腺炎的诊断，其灵敏度高达 80%～100%，在急性胰腺炎时，血液中的 LPS 4～8 小时开始升高，24 小时出现峰值，可达 10U/L，甚至 50～60U/L，至 48～72 小时可恢复正常，但随后又可以持续升高 7～14 天。由于血液 LPS 在急性胰腺炎时活性升高时间早，上升幅度大，持续时间长，故其诊断价值优于 AMY。

2. 在酗酒、乙醇性胰腺炎、慢性胰腺炎、胰腺癌以及肝胆疾病等血液中的 LPS 可有不同程度的升高。

【应用评价】 临床上检测血清脂肪酶活性主要用于胰腺疾病诊断，特别是对急性胰腺炎的诊断有很大帮助，临床研究证实，其灵敏度为 80%～100%，特异性为 84%～96%。而淀粉酶的灵敏度为 73%～79%，特异性为 82%～84%。故脂肪酶测定优于淀粉酶测定。

（二）检测方法

【检测原理】 酶偶联比色法：以 1, 2- 二酰甘油为底物，在单酸甘油酯脂肪酶和 LPS 的催化下，水解生成脂肪酸和甘油，甘油经甘油激酶作用生成 3- 磷酸甘油，3- 磷酸甘油再被甘油磷酸氧化酶氧化成磷酸二羟丙酮和 H_2O_2，H_2O_2、4- 氨基安替比林和 TOOLS［N- 乙基 -N-（-2 羟基 -3- 磺丙基 -m- 甲苯胺）］经过氧化物酶催化产生紫红色。在 550nm 波长下连续监测吸光度的变化即可计算 LPS 活性。其反应式如下：

$$1, 2\text{- 二酰甘油} + H_2O \xrightarrow{\text{胰脂肪酶}} 2\text{- 单酸甘油酯} + \text{脂肪酸}$$

$$2\text{- 单酸甘油酯} + H_2O \xrightarrow{\text{单酸甘油酯脂肪酶}} \text{甘油} + \text{脂肪酸}$$

$$\text{甘油} + ATP \xrightarrow{\text{甘油激酶}} 3\text{- 磷酸甘油} + ADP$$

$$3\text{- 磷酸甘油} + O_2 \xrightarrow{\text{磷酸甘油氧化酶}} \text{磷酸二羟丙酮} + H_2O_2$$

$$2H_2O_2 + 4\text{-AAP} + TOOS \xrightarrow{\text{过氧化物酶}} \text{醌亚胺染料} + 4H_2O$$

【方法学评价】 酶偶联比色法特异性高，通过双试剂也基本可解决内源性甘油的干扰问题，但高浓度的胆红素会使结果偏低 10%～15%。甘油三酯和胆固醇（包括 LDL-C 和 HDL-C）测定试剂盒的成分中均含有脂肪酶，在临床检测中可能存在交叉污染。另外，由于测定方法、原理和试剂不同，各种方法的结果相差很大。在使用校准品时一定要选择相应方法的定值。

【参考区间】 酶偶联法：经 100 名成年人血清脂肪酶活性的测定，参考区间为 1～54U/L。比浊法：呈正偏态分布，最低为 0U，单侧 95% 上限为 7.9U。

十、胆碱酯酶

（一）检验项目

【项目检测依据】　胆碱酯酶（cholinesterase，ChE）是一类催化酰基胆碱水解酶。胆碱酯酶蛋白分子表面的活性中心有两个能与乙酰胆碱结合的部位，即带负电荷的阴离子部位和酯解部位。酯解部位含有一个由丝氨酸的羟基构成的酸性作用点和一个由组氨酸咪唑环构成的碱性作用点，两者通过氢键结合，增强了丝氨酸羟基的亲和活性，使之易于与乙酰胆碱结合。

人体内主要存在两类胆碱酯酶：一是假性胆碱酯酶（pseudocholinesterase，PChE）又称血清胆碱酯酶、丁酰胆碱酯酶或胆碱酯酶Ⅱ，临床常规检查的即为此酶，通常称为 ChE；二是存在于神经突触处的乙酰胆碱酯酶（acetylcholinesterase，AChE），又称真性胆碱酯酶或胆碱酯酶Ⅰ。临床上测定的胆碱酯酶主要是由肝细胞合成，当肝脏受损或病变时，导致血清白蛋白和胆碱酯酶合成减少，胆碱酯酶释放入血增加。此外，含有机磷的杀虫剂能抑制红细胞内真性胆碱酯酶和血清中假性胆碱酯酶。

【临床意义】　临床上检测血清胆碱酯酶活性是协助诊断有机磷中毒和评估肝实质细胞损害的重要手段。①有机磷和甲丙氨酯类杀虫剂中毒时，血清 ChE 活性明显降低，并与临床症状相一致。血清中 AChE 含量甚微，故临床上可检测红细胞中的 AChE 用于有机磷中毒的诊断。②由于 ChE 在肝脏合成后立即释放到血浆中，故是为评价肝细胞合成功能的灵敏指标，各种慢性肝病，如肝炎（包括阿米巴肝炎、病毒性肝炎）、肝脓肿和肝硬化患者中，约有50% 患者 ChE 活性降低。③羊水中乙酰胆碱酯酶的测定可以用于神经管缺陷的产前诊断。

【应用评价】　临床上检测的血清 ChE 主要是 PChE，半寿期约为 10 天，较白蛋白半寿期 21 天短，因此能够敏感而特异性的反映肝脏合成代谢功能。

胆碱酯酶活性测定是有机磷农药中毒的特异性标志酶，但酶的活性下降程度与病情及预后不完全一致。因此不宜单独作为有机磷中毒的临床分度及治疗中的减药、停药依据。但其动态监测对判断急性中毒的预后有一定的帮助。

（二）检测方法

【检测原理】　丁酰硫代胆碱法：丁酰硫代胆碱被 ChE 水解，生成丁酸和硫代胆碱；硫代胆碱与二硫代硝基苯甲酸反应生成黄色硝基苯甲酸的衍生物，在 405nm 波长处检测吸光度变化的速率就可以检测 ChE 的活性。其反应式如下：

$$S\text{-}丁酰硫代胆碱 + H_2O \xrightarrow{ChE} 硫代胆碱 + 丁酸$$

$$硫代胆碱 + 二硫代硝基苯甲酸 \longrightarrow 2\text{-}硝基\text{-}5\text{-}巯基苯甲酸$$

【方法学评价】　乙酰、丙酰和丁酰硫代胆碱的碘盐均可作为底物，但最好用丙酰硫代胆碱。因为血清胆碱酯酶对乙酰硫代胆碱亲和力小，用丁酰作底物时空白对照比丙酰硫代胆碱高而酶活性比丙酰硫代胆碱低。丁酰硫代胆碱法简便、快速，易于自动化，但只能测定血清中的 ChE，而不能测定红细胞中的 AChE。血红蛋白可干扰本反应，因此样品应避免溶血。在酶反应过程中存在底物的自发水解问题，故应注意每批样品做试剂空白测定，初始吸光度应小于 0.5，以保证有足够的底物浓度。

【参考区间】　成年人为 5000～12 000U/L（37℃）。

十一、5′- 核苷酸酶

（一）检验项目

【项目检测依据】　5′- 核苷酸酶（5′-nucleotidase，5′-NT）是一种对底物特异性不高的水解酶,可作用于多种核苷酸,能特异性地催化核苷 5′-NT 和次黄嘌呤核苷酸。

5′-NT 在人体的运动、细胞生长发育、纤维蛋白合成、提高表皮或内皮屏障功能、神经传递及淋巴细胞的再循环及黏附、免疫应答等方面均发挥重要的作用。近年来 5′-NT 在很多疾病,包括肝脏等疾病的发生发展过程中的作用越来越受到人们的重视。5′-NT 在人体组织中广泛存在,如肝、胆、肠、脑、心、胰等。定位于细胞质膜上,在肝内此酶主要存在于胆小管和窦状隙膜内,而 5′-NT 要释放入血必须要经肝胆系统内的高浓度胆汁酸去垢处理,因此患者一旦患有肝胆疾病,血清中的 5′-NT 水平就会出现异常。

【临床意义】　5′-NT 测定主要用于肝胆系统、骨骼疾病的诊断和鉴别诊断。

1. 血清 5′-NT 活性升高主要见于肝胆系统疾病,如阻塞性黄疸、肝癌、肝炎等,其活性变化与 ALP 一致。

2. 骨骼系统疾病,如肿瘤转移、畸形性骨炎、佝偻病、甲状旁腺功能亢进等,通常 ALP 活性升高,而 5′-NT 正常。因此 ALP 和 5′-NT 同时测定有助于肝胆和骨骼系统疾病的鉴别诊断。

【应用评价】　5′- 核苷酸酶可作为肝脏疾病诊断与鉴别的一项辅助检查指标,还可协助鉴别 ALP 升高是由肝胆系统疾病还是由骨骼疾病引起。

5′-NT 测定主要是比色法,操作麻烦,难以自动化,但试剂易得,适用于基层单位应用。

(二) 检测方法

【检测原理】　连续检测法:次黄嘌呤核苷 -5′- 单磷酸二钠盐(5′-IMP)在 5′-NT 催化下水解生成磷酸和次黄嘌呤核苷,同时偶联黄嘌呤氧化酶和核苷酸磷酸化酶,使次黄苷最终氧化成过氧化氢和尿酸,最后在 4-AAP 和 N- 乙基 -N- 磺丙基 - 间 - 苯甲胺(ESPMT)的参与下经过氧化物酶的催化生成红色醌亚胺,在 510nm 处检测吸光度的增高速率即可计算出 5′-NT 活性。其反应式如下:

$$5'\text{-IMP} \xrightarrow{5'\text{-NT}} 次黄嘌呤核苷 + P_i$$

$$次黄嘌呤核苷 + P_i \xrightarrow{核苷酸磷酸化酶} 次黄嘌呤 + 核酸 \text{-1-} 磷酸$$

$$次黄嘌呤 + H_2O + O_2 \xrightarrow{黄嘌呤氧化酶} 尿酸 + 2H_2O_2$$

$$H_2O_2 + 4\text{-AAP} + ESPMT \xrightarrow{过氧化物酶} 醌亚胺 + H_2O$$

【方法学评价】　借助过氧化物酶的缩合反应,检测产物吸光度上升的速度的方法克服了血清空白高的问题,但试剂成本高。该法易受血清中氧化还原性物质如维生素 C 的干扰,试剂中加入抗坏血酸氧化酶可消除其干扰;该法还受溶血和高浓度胆红素干扰,由于红细胞内含有大量的 5′- 核苷酸,因此溶血会使测定结果偏高。

【参考区间】　成年人:2～17U/L。

十二、髓过氧化物酶

(一) 检验项目

【项目检测依据】　髓过氧化物酶(myeloperoxidase,MPO)又称过氧化物酶,是一种重要的含铁溶酶体,是由中性粒细胞、单核细胞和某些组织的巨噬细胞分泌的含血红素辅基的血红素蛋白酶,是血红素过氧化物酶超家族成员之一。它的主要功能是在吞噬细胞内杀灭微生物,利用过氧化氢和氯离子产生次氯酸盐,并形成具有氧化能力的自由基。

MPO 存在于髓系细胞的嗜天青颗粒中,是中性粒细胞和单核细胞的特异性标志。它的合成是粒细胞进入循环之前在骨髓内合成并贮存于嗜天青颗粒内,外界刺激可导致中性粒细胞聚集,释放髓过氧化物酶(MPO)。

【临床意义】

1. MPO 水平的升高不仅与患冠状动脉疾病易感性相关,还可以预测早期患心肌梗死的危险性。MPO 还可促进急性冠脉综合征(acute coronary syndromes,ACS)病变形成,并影响粥样斑块的稳定性,通过增大氧化应激而引起 ACS。

2. MPO 与肺癌、白血病、砷中毒也有一定的相关性,但机制至今尚未阐明。MPO 在现阶段的研究也确定了它在疾病早期诊断与危险评估中具有重要的意义。

3. MPO 通过不同的途径可导致某些疾病,同时其基因多态性也会降低机体对某些疾病的易感受性,从而对机体产生保护作用,但其作用机制仍不清楚,随着分子生物学领域的不断发展,MPO 的作用机制研究将不断深入,可能会发现其他一些与疾病易感性有关的多态性位点,从而使人们更清楚的认识其相关疾病的发生、发展,以便对这些人群采取有效的预防和治疗措施。

【应用评价】 大量的研究证实血清 MPO 浓度改变是心血管疾病的一个危险标志,但不具有特异性。随着对 MPO 研究的深入,人们发现 MPO 基因多态性导致个体对一些疾病易感性的差异,与人类多种疾病的发生、发展密切相关,因此越来越受到国内外学者的重视。

(二)检测方法

【检测原理】 比色法:由于绝大部分髓过氧化物酶存在于中性粒细胞中,每个细胞所含的酶的量是一定的,约占细胞干重的 5%,并且 MPO 有使过氧化氢还原的能力,利用这一特点可以分析酶的活力,并定量测定中性粒细胞的数目。通过供氢体邻连茴香胺供氢后生成黄色化合物,在 460nm 处通过比色测定此产物的生成量,从而推算出 MPO 的活力及 H_2O_2 减少的量和白细胞的数目。其反应式如下:

$$邻联茴香胺 + H_2O_2 \xrightarrow{MPO} 黄色化合物 + H_2O$$

【方法学评价】 比色法测定 MPO,操作简单,快速方便,灵敏度高,适合自动化。随着各种商品化试剂盒的使用,MPO 的测定更加准确。

【参考区间】 40~800U/L。

第三节 酶学检测在临床上的应用

在病理情况下,特别是细胞损伤时,细胞内酶会释放到体液中,造成体液中酶量或酶活性的改变,并且和损伤的程度有关,这是酶可作为诊断指标的依据。与其他指标相比,酶具有更高的诊断灵敏度和特异性,因此临床酶学领域发展迅猛,应用前景广阔。

一、血清酶测定在临床诊断中的作用

通过对血清酶的测定,临床上可以从血清酶浓度获得许多有用信息。由于酶活性水平与多种原因有关,对已获得的信息,还需经过综合分析和解释,才可为临床诊断提供依据。

(一)病变组织或器官的定位

组织或器官损伤的定位可采用组织特异性酶的检测、同工酶的分析、与症状相适应的酶的形式的评价等方法进行诊断。这里所说的组织特异性酶是指仅在特定组织中出现或在特定组织内有极高活性的酶。当这些酶释入血液中增加时,表明有特定组织损害(表 11-7)。通过对同工酶的分析,可以更明确地知道增加的酶来自何种组织或器官。

(二)组织细胞损伤程度诊断

酶活性水平和酶活性时间曲线下面积与组织细胞损伤量或范围有关。若酶活性大量增加,表明组织大量损伤,如肝脏、骨骼肌。细胞损伤的严重性可以用线粒体酶与细胞质酶活

表 11-7 重要器官的特异性酶及意义

特异性酶	器官	酶异常时提示
ALT	肝脏	肝实质病变
AST	肝脏	心肌梗死、肝实质病变、骨骼肌病变
ALP	肝脏、骨骼、肠、肾	骨骼疾病、肝胆疾病
CK	骨骼肌、心肌、平滑肌	心肌梗死、肌肉疾病
LD	肝、心、骨骼肌、RBC、血小板、淋巴结	心肌梗死、肝实质坏死、溶血、RBC 无效生成、淋巴瘤
GGT	肝脏	肝胆疾病、酒精中毒
AMY	胰腺、唾液腺	急性胰腺炎
ChE	肝脏	有机磷中毒、肝实质病变
GD	肝脏	严重的肝实质病变
LPS	胰腺	急性胰腺炎

性的比率表示。细胞轻度损伤时，为细胞质内酶释放，如 ALTs；严重细胞损伤或细胞坏死则导致线粒体内酶释放入血液，如线粒体中的 ASTm、GD。

（三）临床疾病的诊断

若患者伴有急性临床症状，但原因不明，酶活性检查可为疾病的诊断提供重要的信息。例如，伴有胸痛或腹痛的患者，检查 AST、ALT、CK、LPS 等，疼痛 12 小时后 CK 及同工酶正常就可基本排除心脏疾病，ALT 正常可除外肝脏疾病，LPS 正常可除外胰腺炎（表 11-8）。

表 11-8 急性胸痛或腹痛的酶型

疑似诊断	酶形式	
	氨基转移酶浓度	其他酶浓度
肺栓塞	无或轻度升高	ALT > AST > GD > CK > AMY
腹部血管闭塞	中度或重度升高	AST ～ ALT > AMY > GD > CK
急性胰腺炎	无或轻度升高	LPS > AMY >> ALT > AST ～ GD > CK
胆绞痛	升高适中	ALT > AST > GD > AMY >> CK
心肌梗死	升高适中	CK > AST > ALT > AMY >> GD
急性右心衰竭	重度升高	AST ～ ALT ～ GD >> CK > AMY
休克	中度或重度升高	CK >> AST > ALT > GD > AMY

注：氨基转移酶浓度升高：轻度比参考上限高约 3 倍，轻、中度为 4～10 倍，中度为 11～20 倍，重度为 20 倍以上。～表示与下一个酶的升高大致相同，> 表示比下一个酶的浓度高，>> 表示大大高于下一个酶的浓度

二、同工酶及其亚型检测的临床意义

同工酶的分布相对于酶本身更具有器官特异性、组织特异性和细胞特异性，可以较为准确地反映病变器官、组织和细胞的种类及其功能损伤程度。与酶总活性测定相比，同工酶测定具有诊断特异性强、符合率高的优点，对于疾病的诊断、治疗和预后分析都有重要价值。临床常用的同工酶及其亚型检测的临床意义见表 11-9。

表 11-9 临床常用的同工酶及其亚型检测的临床意义

同工酶及亚型	临床意义
CK 同工酶	急性心肌梗死时血清中 CK-MB 急剧升高，进行性肌萎缩时 CK-MM 升高，神经系统疾病时 CK-BB 升高
AST 同工酶	心肌梗死时血清中 ASTm 活性显著升高

续表

同工酶及亚型	临床意义
ALP 同工酶	肝胆疾病和恶性肿瘤的诊断
GGT 同工酶	原发性肝癌是 GGT-Ⅱ显著升高
AMY 同工酶	急性胰腺炎是 P-AMY 显著升高
LD 同工酶	心肌梗死时 LD$_1$ 明显增高,肝功能损伤时 LD$_2$ 明显增高某些恶性肿瘤时,LD 亚基有向 M 亚基移行的趋势
ACP 同工酶	前列腺疾病和恶性肿瘤的诊断
糖原磷酸化酶(GP)同工酶	急性心肌梗死时,血清 GP-BB 显著升高
芳香基硫酸酯酶(ARS)同工酶	膀胱癌时尿中 ARS-A 和 ARS-B 显著升高
醛缩酶(ALD)同工酶	原发性肝癌和消化道癌 ALD-A 活性显著升高
谷胱甘肽转移酶(GST)同工酶	GST-α 是肝细胞损伤的指标,GST-π 对肺癌诊断具有重要价值

（潘 卫 李平法）

本章小结

血浆酶可分为血浆特异性酶和非血浆特异性酶两大类,后者可再分为外分泌酶和细胞酶等。正常情况下血清中酶的活性相对恒定,但某些病理情况常导致血清酶活性的改变。性别、年龄、饮食、运动、妊娠等因素可引起人血清中某些酶的生理性变化。

同工酶及其亚型与总酶相比更具有组织和器官特异性,因此越来越受到临床的重视。

至今 IFCC 已经建立了有关 ALT、AST、GGT、CK、LD、ALP 测定的参考方法和参考物质,也有 AMY、ChE、LPS 测定的推荐方法。随着标准化工作的进一步发展,将会有更多的参考方法和参考物质被推广使用。酶活性参考物质不是标准品,必须与测定系统的其他要素一起使用才有价值。因此,对酶活性测定的溯源性要求尤其强烈,标准化工作任重而道远。

近几年,随着免疫学技术的发展,越来越多的同工酶及其亚型应用于临床,这是诊断酶学快速发展的方向。而酶试剂分析、工具酶、抗体酶、固相酶等其他领域的研究将使酶学驶向广阔发展之路。

第十二章
肝胆疾病的生物化学检验

思考题：

1. 肝脏的主要生物化学功能及其代谢紊乱如何？
2. 什么是黄疸？黄疸的形成机制有哪些？
3. 试述血清胆汁酸测定的临床意义。
4. 肝胆疾病的常用生化检验项目有哪些？
5. 肝炎的生化检验项目有哪些？
6. 肝纤维化的生化检验项目有哪些？
7. 什么是肝性脑病？其生化检验项目有哪些？

肝脏是体内最大的多功能实质性器官，几乎参与人体内的所有物质代谢。正常情况下肝脏各种代谢反应相互配合，有条不紊地进行。当肝脏发生病变或肝内、外胆道梗阻时，易引起肝细胞内物质代谢紊乱，导致血液中某些生物化学成分的改变。临床实验室通过检测相应生物化学指标评价肝脏的生理或病理状况。这些指标的检测对肝胆疾病预防、早期诊断、治疗决策及预后评估等都具有重要的价值。

第一节 概　　述

肝脏在消化、吸收、排泄、生物转化以及各类物质的代谢中均起着重要的作用，被誉为"物质代谢中枢"。

一、肝脏的主要生物化学功能

肝脏在糖类、脂类、蛋白质、维生素及激素等物质代谢中起重要作用。肝脏具有分泌、排泄和生物转化等重要功能。

（一）物质代谢功能

肝脏通过糖原合成、糖原分解和糖异生作用来维持血糖水平的恒定，肝病时机体的糖代谢发生变化表现在磷酸戊糖途径和糖酵解途径相对增强。肝脏在脂类的消化和吸收、合成和分解、运输和排泄等代谢中亦有重要作用，肝病时机体脂类代谢障碍，脂肪氧化分解降低等。肝脏是蛋白质代谢极为活跃的器官，如合成与分泌血浆蛋白质、分解氨基酸及合成尿素等。肝脏在激素代谢及维生素代谢中亦起重要作用（表 12-1）。

（二）肝脏的生物转化功能

1. 肝脏的生物转化　肝脏的生物转化（biotransformation）是指机体将非营养物质进行生物化学转变，增加其水溶性或极性，使其易随胆汁或尿液排出体外的过程。肝脏是生物

表 12-I　肝脏的物质代谢功能

分类	肝脏正常物质代谢功能
糖代谢	糖原合成；糖原分解；糖异生作用
脂类代谢	促进脂类的消化与吸收；合成甘油三酯、磷脂、胆固醇和脂蛋白；甘油三酯、磷脂、胆固醇和脂蛋白的代谢场所；产生酮体
蛋白质代谢	合成与分泌血浆蛋白质（除 γ- 球蛋白）；清除血浆蛋白（除白蛋白）；分解苯丙氨酸、酪氨酸和色氨酸等芳香族氨基酸；合成尿素
激素代谢	激素灭活
维生素代谢	维生素 A，E，K 和 B_{12} 的主要储存场所；维生素 K 参与肝细胞内凝血酶原和凝血因子的合成；将维生素 D 转化为 25- 羟维生素 D

转化的主要器官。生物转化的内源性非营养物质包括体内代谢过程生成的氨、胺、胆色素及激素等物质。外源性非营养物包括摄入体内的药物、毒物、色素、食品防腐剂及有机农药等。生物转化的作用分为两相反应，氧化、还原和水解反应为第一相反应；结合反应为第二相反应。生物转化具有连续性、多样性、双重性（失活与活化）的特点。

2. 生物转化的生理意义　肝脏通过生物转化作用对非营养物质进行改造变性，增加其溶解度、降低毒性，利于其排出体外。这种作用具有解毒与致毒双重性（如香烟中 3,4- 苯并芘本身并无直接致癌作用，经肝脏生物转化后可生成很强致癌性物质）。因此，不能将肝脏的生物转化作用简单地理解为"解毒作用"。

（三）分泌与排泄功能

胆汁酸和胆红素均在肝脏进行代谢、转化并随胆汁输送至十二指肠。

1. 胆汁酸代谢　肝脏是体内合成胆汁酸（初级胆汁酸）的唯一器官，是清除胆固醇的主要方式。胆汁酸按来源分为初级胆汁酸和次级胆汁酸，初级胆汁酸由肝细胞合成，包括胆酸（cholalic acid，CA）和鹅脱氧胆酸（chenodeoxycholic acid，CDCA）；次级胆汁酸由初级胆汁酸在肠道细菌的作用下转变生成，包括脱氧胆酸（deoxycholic acid，DCA）和石胆酸（lithocholic acid，LCA）；次级胆汁酸可在肝内代谢生成三级胆汁酸如熊脱氧胆酸（ursodeoxycholic acid，UDCA）。胆汁酸按其是否与甘氨酸及牛磺酸结合又分为结合型和游离型。

在回肠末端约有 95% 胆汁酸被重吸收经门静脉入肝。重吸收回肝脏的胆汁酸经肝细胞加工转化为结合胆汁酸，连同新合成的初级结合胆汁酸一起再随胆汁排入小肠，构成胆汁酸的肠肝循环。最大限度地发挥其生理作用，促进脂类的消化吸收。正常人胆汁中的胆汁酸几乎完全是结合型（图 12-1）。

胆汁酸的生理功能：促进脂类消化吸收、抑制胆固醇结石的形成及调节胆固醇代谢。

2. 胆红素的代谢　胆红素是胆汁中的主要成分之一，肝脏是胆红素代谢的重要器官。当肝脏发生病变时，胆红素代谢发生障碍，血清中胆红素成分可出现一系列的变化。

胆红素的来源：①正常成年人胆红素约 80% 来源于衰老红细胞在破坏后释放的血红素；②约 20% 来源于肌红蛋白、细胞色素的分解；③无效红细胞生成。

胆红素在单核一巨噬细胞系统中生成，呈游离态，称游离胆红素。游离胆红素分子量很小，很容易透过细胞膜，对细胞产生毒性作用。

生成的胆红素在血液中几乎全部与白蛋白结合，称未结合胆红素。因为白蛋白呈水溶性，且分子量大，有利于游离胆红素的运输，又限制了游离胆红素透过细胞膜能力。

胆红素在肝脏代谢要经历肝细胞的摄取、结合及排泌三个阶段。①胆红素经血浆白蛋白运输作用循环至肝脏，在肝血窦与白蛋白分离，即可被肝细胞迅速摄取。在胞液中胆红素与两种受体蛋白 Y 和（或）Z 结合，并被转运至内质网进一步代谢。②胆红素在滑面内质

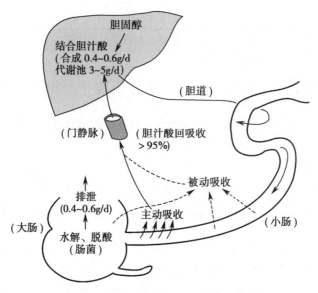

图 12-1 胆汁酸肠肝循环的过程

网中通过葡糖醛酸转移酶的催化，与葡糖醛酸结合成胆红素葡糖醛酸单酯和胆红素葡糖醛酸双酯，即水溶性的结合胆红素。③经肝细胞转化生成的结合胆红素被排泄至毛细胆管，随胆汁排泄。

结合胆红素随胆汁排入肠道后，在肠菌酶的作用下，脱去葡糖醛酸基，逐步还原成为胆素原。无色的胆素原在肠道下段接触空气后被氧化为棕黄色粪胆素，为粪便的主要颜色并随粪便排出。在小肠下段约有 10%～20% 的胆素原被肠黏膜细胞重吸收，经门静脉入肝，其中大部分以原形再排入胆道，构成"胆素原的肠肝循环"，少部分经血液出现于尿中，与空气接触后氧化为尿胆素，成为尿的主要色素（图 12-2）。

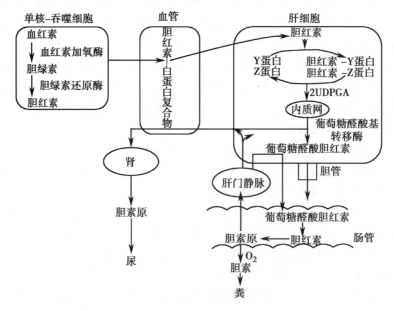

图 12-2 胆红素代谢概况

正常情况下，胆红素的来源和去路保持动态平衡，当某个环节发生故障时，血清中胆红素含量可增高，临床上出现程度不等的高胆红素血症。

二、肝胆疾病的代谢紊乱

肝胆疾病的代谢紊乱包括蛋白质代谢紊乱、糖代谢紊乱、脂质代谢紊乱、胆红素代谢紊乱及胆汁酸代谢紊乱等。

（一）蛋白质代谢紊乱

蛋白质代谢发生紊乱，主要表现为血浆白蛋白和总蛋白的水平下降。下降程度取决于肝损害的类型、严重程度和持续的时间。在急性肝损伤时，由于肝脏的储备能力很强和多数蛋白质的半衰期较长，故血浆 TP 与 Alb 浓度变化不大。在慢性肝病时，血浆中白蛋白降低，而 γ- 球蛋白升高，出现白蛋白与球蛋白（A/G）的比值降低，甚至倒置。白蛋白合成不足致使血浆胶体渗透压下降，是肝纤维化患者的水肿和腹水形成的重要原因。

肝脏可合成除血管性血友病因子外的其他凝血因子（如维生素 K 依赖的凝血因子 II、VII、IX、X）；合成包括抗凝血酶 III、α_2- 巨球蛋白及 α_1- 抗胰蛋白酶等抗凝物质和酶抑制物。肝细胞严重损害时，部分凝血因子合成减少，血液凝固功能降低，患者呈现出血倾向。

晚期肝病患者的利用血氨合成尿素能力低下，引起血浆尿素水平呈低值，氨呈高值，是肝性脑病（肝昏迷）的诱因。大多数氨基酸如芳香族氨基酸、丙氨酸主要在肝脏降解，而支链氨基酸（即异亮氨酸、亮氨酸、缬氨酸）主要在肌肉、肾及脑中降解。肝功能衰竭时芳香族氨基酸在肝中的降解减少，引起血浆芳香族氨基酸含量增高；肝功能受损时，降解胰岛素能力下降，血浆胰岛素水平增高，促使支链氨基酸进入肌肉而降解增多、血浆支链氨基酸浓度降低及支链氨基酸 / 芳香族氨基酸比值下降。

（二）糖代谢紊乱

轻度肝损伤不易出现糖代谢紊乱。当发生严重肝损伤时，糖耐量异常。原因是：肝糖原合成障碍，进食后不能及时地把摄入的葡萄糖合成肝糖原，因而引发血糖升高。而空腹时因贮存的肝糖原较少，导致血糖降低。此外，肝病时磷酸戊糖途径和糖酵解途径相对增强，糖有氧氧化及三羧酸循环运转不佳，血中丙酮酸和乳酸水平显著上升。

（三）脂质代谢紊乱

肝脏在脂质的消化、吸收、运输、合成及转化等过程中都有重要作用。肝细胞损伤时，胆汁酸代谢紊乱，引起胆汁中胆汁酸含量下降及分泌量减少，出现脂质消化吸收不良症状，如恶心、厌油腻和水性腹泻或者脂肪泻。在肝功能障碍时，胆固醇的形成、酯化、排泄发生障碍，不仅引起血浆胆固醇含量的变化，而且胆固醇酯生成也减少，出现血浆胆固醇酯 / 胆固醇比值下降。肝细胞损伤时，肝内脂肪氧化分解降低或脂肪合成增多或磷脂合成障碍，不能有效地将脂肪输出，过多的脂肪在肝细胞内沉积而形成脂肪肝。在肝功能严重障碍时，肝合成胆固醇和 HDL 减少，VLDL 输出减少，由此可引起血浆中 TC、TG、LDL 及 HDL 减少，尤其以 HDL 下降最明显。慢性肝内外胆汁淤积患者血浆胆固醇和磷脂明显增高，出现异常的脂蛋白 X（lipoprotein-X, LP-X）。

（四）胆红素代谢紊乱

肝脏发生病变时，胆红素代谢紊乱，血清中各种胆红素成分可出现一系列的变化。因此，血清胆红素测定对各种肝病诊断有重要价值，是临床上常用的肝功能检查项目之一。

1. 黄疸 巩膜、黏膜或皮肤中含有较多的弹性蛋白，弹性蛋白与胆红素有较强的亲和力。如弹性蛋白与胆红素结合会出现巩膜、黏膜或皮肤黄染。当血清中胆红素浓度超过 34.2μmol/L（2mg/dl）时，可出现巩膜、皮肤及黏膜黄染，临床上称其为黄疸（jaundice）；若血清胆红素浓度超过参考值（17.1μmol/L），但未超过 34.2μmol/L，肉眼未见组织黄染，临床上称其为隐性黄疸。黄疸的程度与血浆胆红素浓度有关。黄疸的发生大多是由于机体胆红素代谢紊乱而所致（除正常的新生儿生理性黄疸）。临床上常用的黄疸分类方法：根据胆红素的来源将其分为溶血性黄疸、肝细胞性黄疸和胆汁淤积性黄疸；根据病变部位分将其为肝前性黄疸、肝性黄疸和肝后性黄疸；根据血中升高的胆红素的类型分为高未结合胆红素性黄疸和高结合胆红素性黄疸或两者并存。

2. 黄疸的发病机制

（1）溶血性黄疸：溶血性黄疸是由于多种原因导致红细胞大量破坏，因而胆红素生成加速，超过了肝脏的处理能力，引起患者出现高未结合胆红素血症。实验室检查可发现血中未结合胆红素明显增加，结合胆红素浓度也偶有轻度增加，尿胆红素阴性，尿胆素原增多等现象。输血不当、药物、某些疾病（如恶性疟疾、过敏等）均可引起溶血性黄疸发生。

（2）肝细胞性黄疸：由于肝细胞被破坏，致使血液中未结合胆红素的摄取、结合和排泄能力出现障碍，因而血中未结合胆红素增多；还可以由于肝细胞肿胀，毛细胆管阻塞或毛细胆管与肝血窦直接相通，导致部分结合胆红素反流进入血液，使血液中结合胆红素浓度升高，尿中胆红素呈阳性。肠道重吸收的胆素原通过受损的肝脏进入体循环，从而尿胆素原排出增多。

（3）胆红素排泄障碍：各种原因引起的胆汁排泄障碍，胆小管和毛细胆管内的压力增大而破裂，导致结合胆红素逆流进入血液，造成血液结合胆红素升高，因而从肾脏排出体外，尿胆红素呈现阳性；由于胆管阻塞，肠道胆素原生成减少，尿胆素原水平降低。此种黄疸称为阻塞性黄疸。见于胆管炎症、肿瘤、结石或先天性胆管闭锁等疾病。

新生儿黄疸是新生儿期常见症状，血清中未结合胆红素浓度增高。其原因有：①新生儿体内红细胞数量相对较多，寿命较短，破坏增多，引起胆红素产生过多；②肝细胞内葡糖醛酸基转移酶活性不高；③新生儿肝细胞内缺乏 Y 蛋白，胆红素的摄取能力不及成人；④母乳中含有孕二醇，对葡糖醛酸基转移酶有抑制作用；⑤无效红细胞生成等。一般而言，生理性黄疸对机体不构成损害。

（五）胆汁酸代谢紊乱

胆汁酸（bile acids，BA）是胆汁中存在的一大类烷胆酸的总称。人体每天合成胆汁酸 0.4～0.6g，胆汁酸池含胆汁酸 3～5g，胆汁酸通过每日 6～12 次的肠肝循环使有限的胆汁酸发挥最大限度的作用。正常人体内胆汁酸代谢处于动态平衡。肝细胞合成、摄取和分泌胆汁酸的功能以及胆道、门脉系统和肠道的功能状况都是影响胆汁酸代谢的重要因素。因此，血清胆汁酸测定对诊断肝胆系统和肠道疾病具有重要价值。

1. 先天性疾病　如脑腱黄瘤病、Zellweger 脑肝肾综合征和特发性新生儿肝炎等，因胆汁酸特殊酶的活性改变，使胆汁酸合成代谢中的某些中间代谢产物堆积，而胆汁酸合成减少。分泌至胆汁、尿和粪便中，使胆汁、尿中及粪便中发现有高水平的异常胆汁酸。

2. 肝胆疾病　正常情况下，95% 胆汁酸经肠肝循环被肝细胞摄取。当肝细胞受损时，肝细胞摄取胆汁酸能力下降，导致血清中胆汁酸浓度升高。肝病时还常伴有肝内胆汁淤积或门脉分流，胆汁酸反流进入体循环，使血清胆汁酸水平增高。因此血清胆汁酸水平可作为肝细胞损伤的敏感和特异性指标。动态检测胆汁酸水平对于判断病毒性肝炎的进展情况、区分活动性和非活动性肝炎及肝病的治疗效果方面都有重要意义。肝内外胆道梗阻时可以引起胆汁分泌减少，胆汁酸分布异常，引起血清和尿液中胆汁酸浓度显著升高。肝病时胆酸和鹅脱氧胆酸的比值多小于 1，而胆道梗阻性疾病两者比值多大于 1。

3. 肠道疾病　小肠疾病时（如炎症、造瘘）胆汁酸重吸收减少。胆汁酸肠肝循环受阻，血清胆汁酸水平降低，出现不同程度的水性腹泻并伴脂肪泻。同时，由于胆汁酸返回肝脏减少，胆汁酸的合成加速，导致血清胆固醇水平降低。

4. 高脂血症　胆汁酸代谢与体内胆固醇的平衡密切相关。原因是：①合成胆汁酸是体内胆固醇清除的重要代谢途径；②胆固醇可以被胆汁酸乳化并且随胆汁排出；③胆汁酸促进食物胆固醇的消化和吸收，调控胆固醇的合成。因此，高脂蛋白血症时的代谢紊乱必然涉及胆汁酸代谢异常。

第二节 肝胆疾病的生物化学检验项目与检测方法

反映肝胆疾病的常用生物化学检验项目与检测技术有很多，新的检测方法亦不断地发展和建立。本节仅介绍一些临床上常用的生化检验项目与检测技术。

一、相关酶及同工酶

检测肝胆疾病常用的酶有：丙氨酸氨基转氨酶（alanine aminotransferase，ALT）、天冬氨酸氨基转移酶（aspartate aminotransferase，AST）、γ-谷氨酰基转移酶（γ-glutamyl transpeptidase，GGT）、碱性磷酸酶（alkaline phosphatase，ALP）、精氨酸代琥珀酸裂解酶（argininosuccinatelyase，ASAL）、5'-核苷酸酶（5'-nucleotidase，5'-NT）、腺苷脱氨酶（adenosine deaminase，ADA）、甘露醇脱氢酶（mannitol dehydrogenase）等，这些酶都能较为准确地反映肝胆系统的炎症或坏死性病变。此外，假性胆碱酯酶（cholinesterase，ChE）和卵磷脂-胆固醇酰基转移酶（lecithin-cholesterol acyltransferase，LACT）可以反映肝细胞酶和蛋白的合成能力。

肝病时血清酶学检查按临床用途分为四类：①反映肝实质细胞损害为主的酶类有 ALT、AST、ADA 和 LD 等。它们在肝细胞合成后释放入血中，肝病时肝细胞合成酶减少，血清酶活力下降。这类酶为细胞内功能酶，当肝细胞膜通透性改变或肝细胞坏死时，细胞内功能酶逸出至血液内，导致血清中酶活性增加，是肝细胞损伤的标志酶。②反映胆汁淤积为主的酶类主要有 GGT、ALP 和 5'-NT 等。③反映肝纤维化为主的酶类主要有单胺氧化酶（monoamine oxidase，MAO）和 β-脯氨酸羟化酶（β-proline hydroxylase，β-PH）等（表 12-2）。④反映肝脏合成能力的酶主要有 CHE 和 LCAT 等。

表 12-2 肝病的血清酶学检查

	急性肝炎	酒精性肝炎	慢性肝细胞性疾病	肝纤维化	肝肿瘤	胆汁淤积
ALT	↑↑	↑		N, ↑	↑	↑
AST	↑↑↑	↑	↑	N, ↑	↑	↑
GGT	↑	↑↑↑	N, ↑	N, ↑		↑
ALP	↑	N, ↑	N, ↑	N, ↑		
5'-NT	↑	↑	N, ↑	N, ↑		
β-PH			N, ↑	↑		
MAO			N, ↑	↑↑		

N 表示正常，↑↑↑表示显著性升高，↑↑表示升高，↑表示轻微升高

根据肝后阻塞性黄疸和急性肝炎时血清酶上升的程度不同可以将血清酶分为四类：急性肝炎较梗阻性黄疸高的酶：主要是 AST 和 ALT，其次为鸟氨酸氨基甲酰转移酶（ornithine carbamoyl trans-ferase，OCT）、异柠檬酸脱氢酶（isocitric acid hydrogenase，ICD）、醛缩酶（aldolase，ALD）。急性肝炎和梗阻性黄疸时正常或稍高的酶主要是 LD 和肌酸激酶（creatine kinase，CK），其次为卵磷脂酶和淀粉酶（amylase，AMY）。梗阻性黄疸较急性肝炎高的酶主要是 ALP，其次为亮氨酸氨基肽酶（leucine Aminopeptidase，LAP）、5'-NT 和 GGT。急性肝炎时降低而在梗阻性黄疸时正常的酶主要是 CHE，其次为 LCAT。

（一）反映肝实质细胞损害为主的酶类

1. 血清转氨酶

（1）检验项目

【项目检测依据】 血清转氨酶主要有丙氨酸转氨酶（ALT）和门冬氨酸转氨酶（AST）。转氨酶主要存在于肝细胞内，细胞内/外酶活性为5000/1，只要有1%的肝细胞破坏，其所释放入血的转氨酶即足以使血清中转氨酶水平升高1倍。当肝细胞变性坏死时，只要有1/1000肝细胞中的ALT进入血液就足以使血中ALT升高1倍。因此，血清转氨酶被认为是反映肝细胞损伤的灵敏指标。

【临床意义】 急性肝损伤时（如各种急性病毒性肝炎、药物或酒精中毒性肝炎），血清ALT水平在黄疸等临床症状出现前就会急剧升高，并且以细胞质中的ALT为主。一般情况下，急性肝炎血清中ALT水平与临床病情严重程度相关，往往是恢复期后才降至正常水平，是判断急性肝炎恢复程度的良好指标。

AST/ALT比值对于急慢性肝炎的诊断、鉴别诊断以及判断疾病转归亦很有价值。患有急性肝炎时，血清AST/ALT比值小于1；患有肝纤维化时，血清AST/ALT比值大于或等于2；对于肝癌患者，血清AST/ALT比值大于或等于3；重症肝炎患者由于大量肝细胞坏死，血中AST逐渐下降，而胆红素却进行性升高，出现"酶胆分离"现象，这种现象是肝细胞坏死的前兆。

其他肝胆系统疾病，如胆石症、胆囊炎、肝癌和肝淤血时，部分ALT通过肝细胞膜进入血液，致使ALT中度升高。一般情况下，AST升高幅度多低于参考范围上限10倍，即低于400U/L。若超过400U/L，大多数可能为肝炎患者。

血中AST升高，多来自于心肌或肝脏损伤。肾脏或胰腺损伤时，AST也有可能升高。慢性肝炎特别是肝纤维化时，AST升高程度超过ALT。

【应用评价】 ALT和AST是两种最常用的反映肝细胞损伤和判断损伤程度的酶，一直被认为是肝细胞损伤的标准试验。进一步检测ALT和AST同工酶及其比值，可提高肝胆疾病的诊断和鉴别诊断。ALT缺乏特异性，存在于多种组织，并且有多种原因（疲劳、饮酒、感冒甚至情绪因素）能造成肝细胞膜通透性的改变，导致ALT在血清中增加。ALT活性变化与肝脏病理组织改变并不完全一致，在严重肝损伤患者ALT并不升高。因此需要综合其他情况来判断肝功能。

（2）检测方法：连续监测方法测定血清ALT和AST。

【检测原理】和**【方法学评价】** 见本书第十一章相关内容。

【参考区间】 ALT：男性9～50U/L，女性7～40U/L。AST：成年人8～40U/L。

2. 乳酸脱氢酶

（1）检验项目

【项目检测依据】 由于LD几乎存在于所有体细胞中，而且在人体组织中的活性普遍很高。LD在组织中的分布特点是肝以LD_5为主，LD_4次之。血清中LD含量的顺序是$LD_2 > LD_1 > LD_3 > LD_4 > LD_5$；心、肾以$LD_1$为主，$LD_2$次之；肺以$LD_3$、$LD_4$为主；骨骼肌以$LD_5$为主。

【临床意义】 LD同工酶的测定用于肝病的诊断。LD共有5种同工酶（LD1-5）。LD_5主要存在于横纹肌和肝脏内。正常人血清中水平依次是$LD_2 > LD_1 > LD_3 > LD_4 > LD_5$，肝病时$LD_5$水平升高，$LD_5 > LD_4$。（见第十一章血清酶学）

【应用评价】 肝病时血清中乳酸脱氢酶（LD）虽然升高，但其敏感性远不及转氨酶。许多肝外疾病如心肌梗死、肺梗死、溶血时也会升高。故LD的检测对肝病的诊断缺乏特异性。

（2）检测方法

【检测原理】和【方法学评价】　详见本书第十一章相关内容。

【参考区间】　LD-L 法：成年人 109～245U/L。LD-P 法：成年人 200～380U/L。

3. 谷氨酸脱氢酶

（1）检验项目

【项目检测依据】　谷氨酸脱氢酶（glutamate dehydrogenase，GD）是线粒体酶，集中分布在肝小叶的中央区域。在不侵犯线粒体的肝细胞损伤时（如弥漫性炎症期的急性肝炎），GD 向外释放较少，血清中该酶活性多正常或轻度增高。当肝细胞坏死时，线粒体受损而释放出大量 GD，血清该酶活性显著增高。所以 GD 是检测线粒体受损程度的指标，亦是肝实质损害的敏感指标。

【临床意义】　GD 与 ALT（或 AST）在肝内分布区域不同，计算 AST 或 ALT/GD 比值，对肝脏疾病的鉴别诊断有一定的参考价值。GD 升高较明显时，表明肝小叶中央坏死。在酒精中毒伴肝坏死时，血清中该酶活性升高较其他酶敏感，而肝癌、阻塞性黄疸时血清 GD 无变化。常引起 GD 升高的疾病有：①酒精中毒伴肝坏死、局部缺血及卤烷中毒等。②急性黄疸型肝炎、慢性肝炎及肝纤维化等。

【应用评价】　GD 反映肝实质损伤的特异性高于 ALT 和 AST。GD 只存在于线粒体，不存在于细胞浆。因此，肝细胞病变仅为细胞膜通透性改变时，血清 GD 不升高，而当细胞坏死与线粒体崩解时，酶解离并逸出细胞。所以，GD 正常不能排除肝细胞的轻度损害，而GD 异常提示肝细胞坏死，GD 与 ALT 二者同时测定，将有助于肝细胞损害及其严重程度的判定。

（2）检测方法：采用双抗夹心法测定 GD 在血清中的水平，其【检测原理】和【方法学评价】详见《临床免疫学检验技术》。

【参考区间】　4～22U/L。

（二）反映胆汁淤积为主的酶类

1. γ- 谷氨酰基转移酶

（1）检验项目

【项目检测依据】　γ- 谷氨酰转移酶（GGT）在人体细胞的微粒体中合成，主要功能是参与体内蛋白质代谢。GGT 广泛存在于人体各组织及器官中，以肾脏最为丰富，其次是胰肝等处。GGT 在肝脏主要存在于肝细胞浆和胆管上皮细胞中。某些药物和酒精可使其合成增加。正常成年人血清中 GGT 活性很低，主要来源于肝脏。

【临床意义】　急性肝炎时，谷氨酰转移酶呈现中等程度升高。慢性肝炎、肝纤维化的非活动期，谷氨酰转移酶在正常区间。如谷氨酰转移酶持续升高，则表示病情可能恶化。

嗜酒者血清中 GGT 常升高，酒精性肝炎、酒精性肝纤维化者也几乎都上升。酒精性中毒患者如不伴有肝病，戒酒后 GGT 迅速下降；如有肝病存在，即使戒酒后 GGT 仍持续升高。

胆道阻塞性疾病时谷氨酰转移酶活性亦升高。肝内阻塞诱使肝细胞产生大量的谷氨酰转移酶，甚至达到参考区间上限 10 倍以上。

脂肪肝、胰腺炎、胰腺肿瘤及前列腺肿瘤等疾病可以导致谷氨酰转移酶轻度增高。

服用某些药物如安替比林、苯巴比妥及苯妥英钠等，血清 GGT 活性亦常升高。过度食用高蛋白补品将会增加肝脏负担，导致谷氨酰转移酶活性升高。

【应用评价】　原发性肝癌时，血清 GGT 活性显著升高，大于正常范围的几倍到几十倍，而其他系统发生肿瘤时多为正常。特别是在诊断患者有无肝转移和肝癌术后有无复发时，GGT 的阳性率可以达 90%。

胆汁淤积可以诱导 GGT 的合成，胆汁可以使 GGT 从膜结合部位溶解释出，导致 GGT

极度升高。其上升程度与血清胆红素、碱性磷酸酶（ALP）一致，且 GGT 的检测比 ALP 更敏感，阳性率更高。与 ALP 相比，GGT 不受骨骼疾病和妊娠等的影响。

（2）检测方法：γ- 谷氨酰基转移酶的检测采用在碱性条件下 L-γ- 谷氨酰 -3- 羧基 -4- 硝基苯胺（GCNA）与甘氨酰甘氨酸作用来检测其在血清中的水平。

【检测原理】和【方法学评价】　详见第十一章相关内容。

【参考区间】　男性 11～50U/L；女性 7～32U/L。

2. 碱性磷酸酶

（1）检验项目

【项目检测依据】　碱性磷酸酶（ALP）广泛分布于人体肝脏、骨骼、肠、肾和胎盘等组织。是经肝脏向胆外排出的一种酶，能催化核酸分子脱掉 5′ 磷酸基团，从而使 DNA 或 RNA 片段的 5′-P 末端转换成 5′-OH 末端。目前已发现有 ALP 1、ALP 2、ALP 3、ALP 4、ALP 5 与 ALP 6 六种同工酶，其中第 ALP 1、ALP 2、ALP 6 种均来自肝脏，ALP 3 来自骨细胞，ALP 4 产生于胎盘及癌细胞，ALP 5 来自小肠绒毛上皮与成纤维细胞。

【临床意义】　病理性升高见于骨骼疾病如佝偻病、软骨病、骨恶性肿瘤、恶性肿瘤骨转移等；肝胆疾病如肝外胆道阻塞、肝癌、肝纤维化、毛细胆管性肝炎等；其他疾病如甲状旁腺功能亢进。

病理性降低见于重症慢性肾炎、儿童甲状腺功能不全及贫血等。

生理性增高见于儿童生理性的骨骼发育期，碱性磷酸酶活力可比正常人高 1～2 倍。处于生长期的青少年，以及妊娠妇女和进食脂肪含量高的食物后均可以升高。

【应用评价】　临床上测定 ALP 主要用于骨骼、肝胆系统疾病的诊断和鉴别诊断，尤其是黄疸的鉴别诊断。对于不明原因的高 ALP 血清水平，可测定同工酶以协助明确其器官来源。

（2）检测方法：临床上采用连续检测法测定 ALP 在血清中的水平。

【检测原理】和【方法学评价】　详见本书第十一章相关内容。

【参考区间】　女性：1～12 岁 <500U/L；>15 岁，40～150U/L；男性：1～12 岁 <500U/L；12～15 岁 <750U/L；>25 岁，40～150U/L。

（三）反映肝纤维化为主的酶类

单胺氧化酶

（1）检验项目

【项目检测依据】　单胺氧化酶（MAO）是反映肝纤维化的酶。MAO 可分为两类：一类存在于肝、肾等组织的线粒体中，以 FAD 为辅酶，参与儿茶酚胺的分解代谢。另一类存在于结缔组织，是一种细胞外酶，无 FAD 而含有磷酸吡哆醛，催化胶原分子中赖氨酰或羟赖氨酰残基的末端氧化成醛基。血清中 MAO 和结缔组织中的 MAO 性质相似，能促进结缔组织的成熟。在胶原形成过程中，参与胶原成熟的最后阶段架桥的形成，使胶原和弹性硬蛋白相结合。

【临床意义】　血清单胺氧化酶的活性高低能反映肝脏纤维化的程度，是诊断肝纤维化的重要指标。肝纤维化患者血清单胺氧化酶活性升高的阳性率可在 80% 以上，最高值可以超过参考范围的两倍。血清单胺氧化酶活性升高与肝表面结节形成的进程相平行。

各型肝炎急性期患者血清单胺氧化酶活性不增高。但在暴发性重症肝炎或急性肝炎中有肝坏死时，由于线粒体被破坏，血清单胺氧化酶活性可升高。

严重脂肪肝患者 MAO 亦升高。

如果肝癌患者 MAO 增高，表明该患者同时伴有肝纤维化。

单胺氧化酶活性升高还见于甲亢、糖尿病合并脂肪肝、充血性心衰及肢端肥大症等疾病。

【应用评价】　MAO 主要来自线粒体，其活性增高与体内结缔组织增生密切相关。MAO 是较早用于肝纤维化诊断的项目，80% 肝纤维化患者 MAO 增高。

（2）检测方法：采用比色法进行检测，也可用荧光法和免疫抑制法等。

【检测原理】　苄醛偶氮萘酚法测定血清 MAO。MAO 催化苄胺偶氮 -β- 萘酚氧化生成苄醛偶氮 -β- 萘酚、氨和过氧化氢，经环己烷提取苄醛偶氮 -β- 萘酚，在 500nm 处比色，与已知量的对苄醛偶氮 -β- 萘酚相比即可求出 MAO 的活性。

$$苄胺偶氮 \text{-}\beta\text{-} 萘酚 + O_2 + H_2O \xrightarrow{MAO} 苄醛偶氮 \text{-}\beta\text{-} 萘酚 + 氨 + H_2O$$

【方法学评价】　分光光度法检测 MAO 所采用的底物有苄胺偶氮 -β- 萘酚、苄胺和正丁胺等。用对苄醛偶氮 -β- 萘酚作为底物，所测得的 MAO 活性较其他底物更高。

分光光度法检测 MAO 需要用环己烷抽提，操作较烦琐，不适合于全自动生化仪分析。

由于生物个体血清单胺氧化酶活性易波动，应多次测定以防偏差。若单胺氧化酶活性超过 80U/ml，应将样品稀释后重新测定。

【参考区间】　12～40U/ml。

二、蛋白质合成功能

反映肝细胞蛋白合成功能的指标有总蛋白（total protein，TP）、白蛋白（albumin，ALB）、前白蛋白（prealbumin，PA）、胆碱酯酶（ChE）、凝血酶原时间（prothrombin time，PT）。它们都是由肝细胞合成的，当肝细胞蛋白合成功能下降时，以上指标在血液中浓度也降低，其降低程度与肝细胞合成功能损害程度呈正相关。

（一）血清白蛋白

1. 检验项目

【项目检测依据】　白蛋白（又称清蛋白，albumin，Alb）是由肝实质细胞合成，是血浆中含量最多的蛋白质，占血浆蛋白总量的 40%～60%，分子量为 66.458kD，在血浆中的半寿期为 15～19 天。

【临床意义】

（1）当肝脏发生病变时，白蛋白的合成降低。因此，持续测定总蛋白中的白蛋白、球蛋白，可以了解肝脏病情、病程的变化，为肝病的诊断及治疗提供重要信息。

（2）在急性肝炎时，由于白蛋白半寿期相对较长，不能及时反映肝细胞合成蛋白的能力，单纯检测 A/G 比值亦无特异性。因为当肝脏发生病变时，白蛋白和球蛋白的含量可同时发生改变，其比值可能在正常范围内。

（3）在慢性肝炎、肝脏有占位性病变和肝纤维化时，由于病程较长，肝脏合成白蛋白能力降低。α_1 球蛋白、α_2 球蛋白和 β 球蛋白是在肝脏内皮系统、肺、肠、骨髓合成；γ 球蛋白是在淋巴系统产生，当细菌或病毒侵入时，机体免疫系统产生更多的球蛋白，因此白蛋白合成减少，球蛋白合成增加。所以，在慢性肝炎、肝脏有占位性病变和肝纤维化时，A/G 比值发生变化。

（4）测定 A/G 比值的改变，对慢性肝炎、肝脏有占位性病变和肝纤维化的疗效评价具有重要意义。慢性肝病白蛋白合成率降低，如 ALB 低于 30g/L 则预后不良；如高于 30g/L，球蛋白虽有增高趋势，但预后较佳。

（5）阻塞性黄疸时，A/G 比值虽有变化，但不倒置，门脉性肝纤维化时，A/G 比值明显倒置，提示预后不佳。A/G 比值对长期阻塞性黄疸、慢性活动性肝炎所导致的肝纤维化、门静脉高压、腹水、肝功能代偿是否良好等具有诊断的参考价值，并且对此类患者治疗后的效果有追踪评估的价值。

【应用评价】 白蛋白是由肝细胞合成的，当肝细胞蛋白合成功能下降时，在血液中浓度也降低。因此，在临床上是判断肝细胞合成功能损害程度的良好指标。

2. 检测方法 血清总蛋白的【检测原理】及【方法学评价】见本书第六章相关内容。

【参考区间】 血清总蛋白：60～84g/L；白蛋白：35～50g/L；球蛋白：23～35g/L。白蛋白和球蛋白（A/G）比值：1.5～2.5∶1。

（二）血清前白蛋白

1. 检验项目

【项目检测依据】 血清前白蛋白（PA）是肝脏合成的一种糖蛋白，由 4 个相同的亚基组成，半衰期为 0.5 天，参与 T3、T4、维生素和视黄醇蛋白的合成，是由肝细胞合成的快速转运蛋白之一。

【临床意义】 PA 的检测可特异性的反映肝损伤，是药物中毒引起肝损害的敏感指标，其特异性与敏感性高于其他肝功能检测。在病毒性肝炎中，有 30% 患者血清 ALB 正常而PA 降低，多数患者血清 PA 下降超过 50%。在肝细胞损害较轻，预后良好的病例中，随着病情的好转，血清 PA 迅速恢复正常。在肝细胞损害严重的病例中 PA 始终处于低值。肝脏有疾病时血清 PA 的变化较 ALB 的变化更为敏感。除了作为一种灵敏的营养蛋白质指标，PA在急性炎症、恶性肿瘤、肝纤维化或肾炎时其血浓度下降。

【应用评价】 前白蛋白分子量小，半衰期短，升高和降低更为明显，可作为早期肝功能损伤的指标，比白蛋白具有更高敏感性。前白蛋白的检测同时可用于判断患者的营养状况，而白蛋白经常用于检测肝脏疾病或者肾脏疾病。前白蛋白可作为实体瘤患者化疗后肝功能损害的预见性指标。

2. 检测方法 血清前白蛋白的【检测原理】及【方法学评价】见本书第六章相关内容。

【参考区间】 0.28～0.35g/L。

（三）血浆凝血酶原时间

1. 检验项目

【项目检测依据】 凝血酶原时间 PT 是指在缺乏血小板的血浆中加入过量的组织因子后，凝血酶原转化为凝血酶，导致血浆凝固所需要的时间。

【临床意义】 凝血酶原时间（PT）是反映肝脏合成功能、储备功能、病变严重程度及预后的重要的指标。凝血酶原时间是外源凝血系统较为敏感和最为常用的筛选试验。肝脏合成六种凝血因子：Ⅰ（纤维蛋白原）、Ⅱ（凝血酶原）、Ⅳ、Ⅴ、Ⅵ和Ⅶ，这六种凝血因子决定着PT 的水平。当它们单独或联合缺乏时，PT 即延长。在急性肝细胞疾病时，PT 延长提示可能发生严重的肝损害。慢性肝病时，PT 延长亦预示远期预后不良。PT 延长并非肝病所特有，也见于先天性凝血因子缺乏、消耗性凝血病变、维生素 K 缺乏和应用拮抗凝血酶原复合物的药物等。

【应用评价】 PT 受组织凝血活酶来源不同、仪器和操作技术等多种因素的影响，使结果在实验室内部与实验室之间存在很大的差异。

2. 检测方法 血浆凝血酶原时间【检测原理】及【方法学评价】详见《临床血液学检验技术》。

【参考区间】 11～13 秒。

（四）血清胆碱酯酶

1. 检验项目

【项目检测依据】 胆碱酯酶 ChE 是一类催化酰基胆碱水解的酶类，又称酰基胆碱水解酶。该酶分为两种形式，一种存在于中枢神经灰质、神经节等处，主要作用于乙酰胆碱，称为真性胆碱酯酶或乙酰胆碱酯酶；另一种存在于中枢神经白质、血浆、肝、胰、肠系膜和子宫等处,其生理作用尚未阐明,称为假性胆碱酯酶或丁酰胆碱酯酶。一般情况下,肝脏疾病患者都会发生不同程度的肝细胞变性、坏死和(或)纤维化。病变程度越重,肝细胞合成ChE越少,ChE 活力下降亦越明显。

【临床意义】

(1)急性病毒性肝炎:患者血清胆碱酯酶降低与病情严重程度有关,与黄疸程度不一定平行,若活力持续降低,常提示预后不良。

(2)慢性肝炎:慢性迁延型肝炎患者此酶活力变化不大,慢性活动型肝炎患者此酶活力与急性肝炎患者相似。

(3)肝纤维化:若处于代偿期,血清胆碱酯酶多为正常,若处于失代偿期,则此酶活力明显下降。

(4)亚急性重型肝炎患者特别是肝性脑病患者,血清胆碱酯酶明显降低,且多呈持久性降低。

(5)肝外胆道梗阻性黄疸患者,血清胆碱酯酶正常,若伴有胆汁性肝纤维化则此酶活力下降。

【应用评价】 血清 ChE 活性增加主要见于肾病综合征。有机磷毒剂是特异性乙酰胆碱酯酶(AChE)及拟胆碱酯酶(PChE)的强烈抑制剂,测定血清 ChE 可以协助有机磷中毒的诊断。拟胆碱酯酶 PChE 由肝脏合成,肝实质细胞损害时拟胆碱酯酶 PChE 酶活性降低。

2. 检测方法

【检测原理】 连续监测法测定血清胆碱酯酶的原理,见第十一章相关内容胆碱酯酶催化丁酰基硫代胆碱水解生成丁酸盐和硫代胆碱。硫代胆碱与无色的 5, 5′- 二硫代双(2- 硝基苯甲酸)(DTNB)反应,形成黄色的 5- 巯基 -2- 硝基苯甲酸(5-MNBA)。在 410nm 处测定吸光度变化率计算 PChE 活性。

$$丁酰硫代胆碱 + H_2O \xrightarrow{PChE} 硫代胆碱 + 丁酸盐$$

$$硫代胆碱 + DTNB \longrightarrow 5\text{-MNBA}(黄色) + 2\text{- 硝基苯腙 -5- 巯基硫代胆碱}$$

【方法学评价】

(1)测定胆碱酯酶的方法有三类:①以乙酰胆碱为底物,测定水解反应生成的酸,可利用碱滴定法、电化学法或指示剂测 pH 法;②以乙酰胆碱为底物,测定酶反应后剩余的过量底物。如羟胺比色法,该法操作复杂,试剂稳定性差,已很少使用;③以人工合成的底物代替乙酰胆碱,测定生成的产物胆碱衍生物,可以连续监测吸光度的变化,是目前最常用的方法。

(2)胆碱酯酶分为特异性乙酰胆碱酯酶(AChE)和拟胆碱酯酶(PChE),血清胆碱酯酶系指 PChE。两类胆碱酯酶对各种底物的特异性及亲和力有差异。AChE 对乙酰硫代胆碱的亲和力大,对丁酰硫代胆碱的亲和力小;PChE 对丁酰硫代胆碱的亲和力大,对乙酰硫代胆碱的亲和力小。

【参考区间】 5000～12 000U/L。

三、血清胆汁酸

(一)检验项目

【项目检测依据】 胆汁酸是胆固醇在肝脏分解代谢的产物,胆汁是由肝脏分泌到胆汁中,并随胆汁排入肠腔。胆汁酸在肠腔经细菌作用后,95% 以上的胆汁酸被肠壁吸收经门静脉血重返肝脏利用。胆汁酸的生成和代谢与肝脏有十分密切的关系。当肝细胞发生病变,血清 TBA 升高,因而血清 TBA 水平是反映肝实质损伤的一项重要指标。

【临床意义】

1. 急性肝炎　急性肝炎时血清 TBA 显著增高,可以达到正常人水平的 10～100 倍,若持续不降者则常转化为慢性肝炎。

2. 慢性肝炎　慢性肝炎时血清 TBA 明显增高,若空腹胆汁酸 >20μmol/L,应考虑在活动期。慢性迁延性肝炎患者增高幅度小、阳性率亦较低。

3. 肝纤维化　肝纤维化时肝脏对胆汁酸的代谢能力减弱,血清 TBA 在肝纤维化的不同阶段均会增高,增高幅度一般在 4 倍以上。

4. 乙醇性肝病　当乙醇性肝病发生严重肝损伤时,血清 TBA 水平明显增高,而轻、中度肝损伤增高不十分明显。

5. 中毒性肝病　在中毒性肝病时血清 TBA 也会增高。

6. 胆汁淤积　测定血清 TBA 对胆汁淤积的诊断有较高的灵敏度和特异性。胆管阻塞初期,胆汁分泌减少,血清中的 TBA 增高显著。

【应用评价】　各类肝胆疾病的 TBA 升高:急性肝炎与肝癌均为 100%,肝纤维化为 87.5%,慢性肝炎、胆道疾病也达 65% 以上。说明肝胆疾病中 TBA 测定比传统肝功能指标任何一项都敏感。

由于肝脏对 TBA 代谢功能下降,血清 TBA 在不同阶段都增高。肝癌患者 TBA 阳性率为 100%,肝纤维化 TBA 阳性率为 88%,亦高于其他指标。当转氨酶、胆红素及碱性磷酸酶等指标转为正常情况时,血清中 TBA 水平仍很高,可能是由于肝细胞功能失调,肝实质细胞减少等原因。

胆汁酸不但参与脂质的消化吸收,而且维持胆汁中胆固醇的可溶性状态。当胆汁酸代谢异常导致胆固醇性胆石形成,胆石形成阻塞加重胆汁酸的代谢异常,其阳性率亦明显高于其他肝功能指标。因此,TBA 测定是一个良好的肝功能指标,能反映肝实质损伤的一项重要指征。

(二)检测方法

采用酶比色法测定总胆汁酸。

【检测原理】　3α- 羟类固醇脱氢酶(3α-HSD)催化胆汁酸 C3 上 α 位的烃基(3α-OH)脱氢形成羰基(3α=O),同时将 NAD^+ 还原成 NADH。NADH 上的氢由黄递酶催化转移给碘化硝基四氮唑,产生红色的甲䐶,其吸收峰在 500nm,甲䐶的生成量与血清总胆汁酸含量成正比。

$$3\alpha\text{- 羟基胆酸} + NAD^+ \xrightarrow{3\text{-}\alpha HSD} 3\text{- 氧代胆酸} + NADH + H^+$$

$$NADH + H^+ + \text{碘化硝基四氮唑} \xrightarrow{\text{黄递酶}} NAD^+ + \text{甲䐶(红色)}$$

【方法学评价】　血清 TBA 测定方法有高效液相色谱法、层析法、免疫法及酶法等。酶法测定胆汁酸包括酶循环法、酶偶联比色法。目前推荐检测血清总胆汁酸的方法是循环酶法。但是,酶偶联比色法既可用于手工操作,也可用于自动分析,应用较广。

本法测定 50μmol/L 的 TBA 标准液,$A_{500nm(1cm)}$ 为 0.1 左右,低浓度时重复性较差。对 31μmol/L 和 157μmol/L 的样品,用手工法测定,总 CV 分别为 5.46% 和 2.79%。本法线性上限为 300μmol/L。

【参考区间】　空腹 TBA(F-TBA):0.14～9.66μmol/L;餐后 TBA(P-TBA):2.4～14.0μmol/L。

四、血清胆红素

(一)检验项目

【项目检测依据】　胆红素是胆色素的一种,是人胆汁中的主要色素,呈橙黄色。它是体内铁卟啉化合物的主要代谢产物。胆红素是临床上判定黄疸的重要依据，也是肝功能的重要指标。

【临床意义】

1. 血清总胆红素测定的意义　黄疸及黄疸程度的鉴别：总胆红素浓度达到 $17.1\sim34.2\mu mol/L$ 时为隐性黄疸。总胆红素浓度大于 $34.2\mu mol/L$ 时为黄疸。肝细胞损害程度和预后的判断：总胆红素浓度明显升高反映有严重的肝细胞损害。但某些疾病如胆汁淤积型肝炎时，尽管肝细胞受累较轻，血清总胆红素可升高。新生儿溶血症：血清总胆红素有助于了解疾病严重程度。再生障碍性贫血及数种继发性贫血（主要见于癌症或慢性肾炎引起），血清总胆红素减少。

2. 血清结合胆红素测定的意义　结合胆红素与总胆红素比值可用于鉴别黄疸类型：比值 <20%，见于溶血性黄疸、阵发性血红蛋白尿、恶性贫血及红细胞增多症等。比值 40%～60%，主要见于肝细胞性黄疸。比值 >60%，主要见于阻塞性黄疸。但以上几类黄疸，尤其是肝细胞性黄疸、阻塞性黄疸之间有重叠。

【应用评价】　胆红素测定主要用于黄疸的诊断及黄疸类型的鉴别。

1. 判断有无黄疸及黄疸的程度　血清总胆红素大于 $17.1\mu mol/L$ 表示有黄疸；总胆红素在 $17.1\sim34.2\mu mol/L$ 之间为隐性黄疸或亚临床黄疸；在 $34.2\sim171\mu mol/L$ 之间为轻度黄疸；在 $171\sim342\mu mol/L$ 之间为中度黄疸；大于 $342\mu mol/L$ 为重度黄疸。

2. 协助鉴别黄疸类型　通过血清中结合胆红素、未结合胆红素的测定及其尿液中的尿胆红素、尿胆原的测定对黄疸诊断与鉴别诊断有重要价值（表 12-3）。

表 12-3　三种类型黄疸的实验室鉴别诊断

类型	血清		尿液		粪便颜色
	结合胆红素	未结合胆红素	尿胆红素	尿胆原	
正常人	无或极微	有	（－）	少量	棕黄色
溶血性黄疸	↑	↑↑↑	（－）	↑↑↑	加深
肝细胞性黄疸	↑↑	↑↑	（+）	↑	变浅
梗阻性黄疸	↑↑↑	↑	（++）	减少或无	变浅或无

↑表示轻度增加，↑↑表示中度增加，↑↑↑表示明显增加；（－）表示阴性，（+）表示阳性，（++）表示强阳性

3. 反映肝细胞损害程度和判断预后　血清胆红素的测定用于判断肝细胞损害程度不灵敏。但是，如果肝脏疾病中胆红素浓度明显增高提示有严重的肝细胞损害。如果病毒性肝炎时，血清胆红素愈高，肝细胞损害往往愈严重，而且病程愈长。

4. δ胆红素的测定　一部分胆红素与白蛋白共价结合，可能是白蛋白分子赖氨酸残基的 ε-氨基与胆红素一个丙酸基的羧基形成了酰胺键，在血液中滞留时间长，称为 δ-胆红素。一般地，δ胆红素存在于高结合胆红素患者的血清中。δ胆红素与白蛋白共价结合后，分子量变大，不易通过肾小球滤出，在血液中滞留的时间较长，故临床上可以出现血清中总胆红素和结合胆红素增高，而尿中却不出现结合胆红素的现象。δ胆红素半寿期同白蛋白一样，半寿期较长，为 21 天。因此，肝炎恢复期的患者尿胆红素即使消失，血清中 δ胆红素仍很高。

（二）检测方法

【检测原理】

（1）重氮试剂法检测胆红素原理：在 pH 6.5 环境下，血清结合胆红素可直接与重氮试剂反应，生成偶氮胆红素；未结合胆红素在加速剂咖啡因 - 苯甲酸钠 - 醋酸钠作用下，破坏其分子内氢键，与重氮试剂发生反应，生成偶氮胆红素。加入碱性酒石酸钠后，使紫色偶氮胆

红素（吸收峰 530nm）转变为蓝绿色偶氮胆红素（吸收峰 600nm），提高了检测的灵敏度和特异性。

$$结合胆红素 + 重氮试剂 \xrightarrow{pH\,6.5} 偶氮胆红素（紫色）$$

$$未结合胆红素 + 重氮试剂 \xrightarrow{加速剂\,pH\,6.5} 偶氮胆红素（紫色）$$

$$偶氮胆红素（紫色） \xrightarrow{碱性酒石酸钠} 偶氮胆红素（蓝绿色）$$

（2）胆红素氧化酶法测定总胆红素和结合胆红素：胆红素在胆红素氧化酶（bilirubin oxidase，BOD）的催化下生成胆绿素，继而被氧化成淡紫色化合物。随着胆红素被氧化，黄色胆红素逐渐减少，在 450nm 吸光度下下降，其下降程度与胆红素被氧化的量相关。

$$胆红素 + \frac{1}{2}O_2 \xrightarrow{BOD} 胆绿素 + H_2O$$

$$胆绿素 + O_2 \longrightarrow 淡紫色化合物$$

在 pH 8.0 条件下，未结合胆红素和结合胆红素均被氧化。因而检测波长 450nm 处吸光度的下降值可以反映总胆红素含量。加入十二烷基硫酸钠及胆酸钠等阴离子表面活性剂可以加促其氧化。

在 pH 3.7～4.5 缓冲液中，BOD 仅能催化结合胆红素反应，而未结合胆红素不能被氧化。用溶于人血清的二牛磺酸胆红素（ditaurobilirubin，DTB）作为标准品，通过检测 450nm 处吸光度的下降值，计算结合胆红素的含量。

【方法学评价】

1. 测定胆红素的方法有高效液相色谱法、重氮法、氧化法、干化学法等。临床常用方法为氧化法和重氮法。重氮法包括改良 J-G 法、二甲亚砜法及二氯苯重氮盐法等；氧化法包括氧化酶法和化学氧化法。测定胆红素经典方法是改良 J-G 法，该法缺点是不能自动化。氧化酶法特异性和准确度均较好，能够通过自动化分析操作。

2. 标本中胆红素为 17.1μmol/L 时的吸光度约 0.08（血清用量 0.2ml），正常或病理血清总胆红素 <17.1μmol/L 时，手工法测定灵敏度较低。分析仪检测灵敏度较高，最低吸光度可检测至 0.02，线性上限可达 342μmol/L；但操作需多次加试剂，一般无法在全自动生化分析仪中使用。

3. 重氮反应法测定胆红素，可用甲醇或二甲亚砜等作加速剂，做成单一试剂，反应 pH 和显色 pH 都在酸性。在 560nm 波长下比色，此方法易于自动化。但灵敏度比改良 J-G 法略低，Hb 干扰较明显。

【参考区间】　血清总胆红素：3.4～17.1μmol/L（0.2～1.0mg/dl）；血清结合胆红素：0～3.4μmol/L（0～0.2mg/dl）。

五、肝纤维化检验项目

（一）检验项目

诊断肝纤维化需要进行肝纤四项检查。肝纤四项包括Ⅲ型前胶原（type Ⅲ procollagen，PCⅢ）、Ⅳ型胶原（type Ⅳ collagen，Ⅳ-C）、层连黏蛋白（laminin，LN）和透明质酸（hyaluronic acid，HA）。肝纤四项检查主要用来诊断慢性肝病患者病情发展状况和治疗效果，是衡量炎症活动度、纤维化程度的重要诊断依据。

【项目检测依据】　Ⅲ型前胶原反映肝内Ⅲ型胶原合成，血清中的含量与肝纤维化程度一致，与血清 γ- 球蛋白水平明显相关。PCⅢ与肝纤维化形成的活动程度密切相关。

Ⅳ型胶原是构成基底膜的主要成分，反映基底膜胶原更新率，其含量增高可较灵敏反映肝纤维化的过程，是肝纤维化的早期标志之一。

层连黏蛋白是基底膜中特有的非胶原性结构蛋白，与肝纤维化活动程度及门静脉压力呈正相关。在肝纤维化及肝纤维化时，肌纤维母细胞增多，导致有大量合成和分泌胶原、LN 等间质成分，最后形成完整的基底膜（肝血窦毛细血管化）。肝血窦毛细血管硬化是肝纤维化的特征性病理改变。

透明质酸是基质成分之一，由间质细胞合成，可以较准确灵敏地反映肝内已经生成的纤维量及肝细胞受损程度。

【临床意义】 血清 PCⅢ水平与肝纤维化病变程度呈密切相关，反映肝纤维合成状况和炎症活动性，早期即显著升高。持续 PCⅢ升高的慢活肝提示病情可能会恶化并向肝硬化发展，PCⅢ降至正常预示病情缓解。PCⅢ不仅在肝纤维化早期诊断上有价值，在慢性肝病的预后判断上亦有价值。陈旧性肝纤维化和部分晚期肝硬化、肝萎缩患者血清 PCⅢ不一定增高。但是，其他器官纤维化时，PCⅢ也升高，无特异性。

在肝纤维化时出现最早，用于肝纤维化的早期诊断。反映肝纤维化的程度，随着慢迁肝→慢活肝→肝纤维化→肝癌病程进展，Ⅳ-C 胶原在血清中的含量逐步升高。重症肝炎和酒精性肝炎也呈高值。治疗肝纤维化的药物疗效和肝纤维化预后观察的重要依据，血清Ⅳ-C 水平与肝组织学改变一致。与基底膜相关疾病中可能出现Ⅳ-C 水平异常，如甲状腺功能亢进、中晚期糖尿病及硬皮病等。

LN 与纤维化程度和门脉高压呈正相关，LN 水平在纤维化后期显著升高。慢活肝、肝纤维化及原发性肝癌时显著增高。LN 也可以反映肝纤维化的进展及其病情严重程度。另外，LN 水平越高，肝硬化患者的食管静脉曲张越明显。肿瘤浸润、转移有关癌症转移首先要突破基底膜。因此，LN 与肿瘤浸润转移有关。大部分肿瘤患者血清 LN 水平升高，尤以结肠癌、胃癌、乳腺癌及肺癌显著。LN 水平与基底膜相关疾病如先兆子痫妊娠妇女血清较正常妊娠者显著升高，可能与肾小球及胎盘螺旋动脉损伤有关。血清 LN 与糖尿病、肾小球硬化等疾病亦有关。

血清 HA 在急肝、慢迁肝时轻度升高，在慢活肝时显著升高，在肝纤维化时极度升高，在肝纤维化患者血清 HA 亦极度升高。血清 HA 水平是反映肝损害严重程度、判断有无活动性肝纤维化的定量指标。慢迁肝 HA 浓度与正常人无差别，而慢活肝明显升高。因此，可以通过检测 HA 对慢迁肝与慢活肝鉴别诊断。血清 HA 的检测有助于评估肝病发展趋势，在急性肝炎→慢活肝→肝纤维化发展中，血清 HA 逐步并优于其他肝纤维化诊断指标等。HA 水平与血清胆红素、血清谷丙转氨酶、γ- 球蛋白呈正相关；血清白蛋白、凝血酶原时间呈负相关。

【应用评价】 肝脏纤维化的诊断一直依赖于肝活检病理诊断，这种创伤性检查具有诸多不足，如具有创伤性、难以反复活检、有一定的并发症包括出血，气胸等。人们一直在试图寻找无创的血清学指标来评估慢性肝病的肝纤维化。但迄今为止，还没有任何单项指标能足够敏感、准确地反映肝纤维化程度。目前国内多采用透明质酸、层粘连蛋白、Ⅲ型前胶原和Ⅳ型胶原联合检测肝纤维化。其中，HA 又称"小肝穿"，HA 是目前众多纤维化生化指标中最为敏感和特异的指标。国内公认肝纤四项指标诊断肝脏纤维化的灵敏度已达 60%～70%，特异性在 90% 以上。因此，为临床早期诊断及早期治疗提供了较为有效的监测方法。

（二）检测方法

临床上采用双抗体夹心法测定肝纤四项，其【检测原理】和【方法学评价】详见《临床免疫学检验技术》。

【参考区间】 层粘连蛋白 <130μg/ml；Ⅲ型前胶原 <120μg/L；Ⅳ型胶原 <75μg/L；透明质酸酶 <110mg/L。

六、其　他

肝功能实验室检查项目种类很多,有关肝胆疾病的生物化学检验指标还有:①色素排泄试验:肝能排除某些外源性色素,如磺溴酞钠(BSP),因此测定肝转运色素的情况可以从另一侧面反映肝脏功能。由于 BSP 偶可以引起过敏反应,甚至致死。在临床上除了用于 Dubin-Johnson 综合征的诊断外已不作为常规试验。吲哚菁绿(ICG)经肝排泄率高,从血中消失快,肝反流少,副作用小。因此,在临床上已经取代了 BSP,成为用于筛选肝病及探测肝损害的色素。②反映肝代谢功能的试验:反映代谢功能的试验主要有安替比林血浆清除率测定、尿素最大合成速率测定、半乳糖廓清率测定及 ^{14}C- 氨基比林呼气试验等。这些试验主要用于严重肝病预后估计的非侵袭性指标,不是敏感的肝病筛选试验。③反映胆汁淤积的标志:除了血清胆红素及胆汁酸在胆汁淤积时明显升高外,无论是肝内还是肝外胆汁淤积时,血清胆固醇水平往往超过 7.8mmol/L。癌肿引起的胆道阻塞,胆固醇水平往往高于胆总管结石患者。胆汁淤积时血清中主要是游离胆固醇升高,胆固醇绝对含量基本不变。

第三节　临床生物化学检验项目在肝胆疾病诊治中的应用

一、急　性　肝　炎

急性肝炎的临床生化检验项目

1. 血清酶　在众多的急性肝炎诊断指标中,以血清丙氨酸转氨酶(ALT)最为常用。天冬氨酸氨基转氨酶(AST)的意义与 ALT 相同。此外,血清 γ- 谷氨酰基转移酶(GGT)及乳酸脱氢酶(LD)的检测亦有参考价值。常用急性肝炎主要临床生化检验项目及临床意义见表 12-4。

表 12-4　常用急性肝炎主要临床生化检验项目及临床意义

临床生化检验项目	临床意义
ALT	各型急性肝炎在黄疸出现前 3 周 ALT 即开始升高 黄疸消退后 2~4 周才恢复正常 重型肝炎患者若黄疸迅速加深 ALT 降低
AST	与 ALT 相同但特异性较 ALT 低
ALP	显著升高有利于肝外梗阻型黄疸的诊断 有助于肝细胞型黄疸的鉴别
尿胆色素	急性肝炎早期尿中尿胆原增加 黄疸期尿胆红素和尿胆原均增加 淤胆型肝炎时尿胆红素呈强阳性而尿胆原可阴性 黄疸型肝炎血清直接和非结合胆红素均升高
凝血酶原	肝病时凝血酶原时间长短与肝损害程度呈正相关
血氨浓度	血氨浓度升高提示肝性脑病

2. 尿胆色素　急性肝炎早期尿中尿胆原增加,黄疸期尿胆红素和尿胆原均增加,淤胆型肝炎时尿胆红素呈强阳性而尿胆原可阴性。黄疸型肝炎血清直接和非结合胆红素均升高,但前者幅度高于后者。

3. 凝血酶原时间　凝血酶原主要在肝脏合成,肝病时凝血酶原时间的长短与肝损害程度呈正相关。当凝血酶原活动度 <40% 或者凝血酶原时间比正常对照延长 1 倍以上时提示肝损害较为严重。

4. 血氨浓度　血氨浓度升高提示患者肝性脑病，但血氨浓度升高与急性肝炎的发生无必然联系。

5. 其他实验室检查　包括肝炎病毒标记物的检测、血液常规检查及尿常规检查等。

二、慢 性 肝 炎

慢性肝炎的临床生化检验项目

用于慢性肝炎的实验诊断可选用 ALT、GGT、A/G、乙肝病毒表面抗原（HBsAg）等指标。常用慢性肝炎主要临床生化检验项目及临床意义见表 12-5。

表 12-5　常用慢性肝炎主要临床生化检验项目及临床意义

临床生化检验项目	临床意义
ALT	血清 ALT 是诊断病毒性肝炎的灵敏指标
GGT	慢性持续性肝炎 GGT 轻度增高
	慢性活动性肝炎 GGT 明显增高
	重症肝炎晚期或肝纤维化时 GGT 降低
白蛋白和 A/G 比值	白蛋白明显降低、A/G 比值倒置

1. ALT　ALT 在肝细胞浆内含量最为丰富，当肝细胞损伤时释出细胞外，是非特异性肝损害指标。血清 ALT 的检测是诊断病毒性肝炎的灵敏指标。对于无黄疸型的肝炎，ALT 的升高可能是诊断慢性肝炎唯一的依据。

2. GGT　GGT 在反映慢性肝细胞损伤和其病变活动时较 ALT 敏感。GGT 存在于肝细胞微粒体中，当慢性肝病活动性病变时，微粒体 GGT 合成增加。急性肝炎恢复期 ALT 的活性已正常，如果 GGT 活性持续升高，提示肝炎慢性化；慢性肝炎即使 ALT 正常，如果 GGT 持续不降（在排除胆道疾病的情况下），提示病变仍处在活动期。慢性持续性肝炎 GGT 轻度增高，慢性活动性肝炎 GGT 明显增高。当肝细胞严重损伤时，微粒体功能受损，GGT 合成减少。因此，重症肝炎晚期或者肝纤维化时 GGT 反而降低。

3. 白蛋白和 A/G 比值　慢性肝炎患者白蛋白水平明显降低、且 A/G 比值倒置，这是慢性肝炎的重要特性。血浆白蛋白水平反映肝脏合成功能，代表肝脏的储备功能。γ- 球蛋白增高的程度可评价慢性肝病的演变及预后。慢性持续性肝炎的 γ- 球蛋白正常或基本正常；慢性活动性肝炎及早期肝纤维化时 γ- 球蛋白呈轻、中度升高；若 γ- 球蛋白增高达 40% 时提示预后不佳。

4. 其他实验室检查　用 ELISA 法或放射免疫（RIA）法检测血清病毒感染的类型，分子生物学方法检测粪便中不同肝炎病毒的 RNA。

三、肝 纤 维 化

肝纤维化的临床生化检验项目

肝纤维化的临床生化检验项目包括：①肝功能实验：代偿期轻度异常；失代偿期血白蛋白降低，球蛋白升高，A/G 倒置。凝血酶原时间延长、凝血酶原活动下降。转氨酶、胆红素升高。总胆固醇及胆固醇酯下降。血氨可升高。氨基酸代谢紊乱，支链氨基酸 / 芳香族氨基酸比例失调。尿素氮、肌酐升高。电解质紊乱（低钠、低钾）。②纤维化检查：PⅢP 水平上升，脯氨酰羟化酶（PHO）上升，单胺氧化酶（MAO）上升，血清板层素（LM）上升。

四、肝　癌

肝癌临床生化检验项目

对肝癌有肯定诊断价值的指标有：AFP、GGT-Ⅱ和异常凝血酶原（decarboxylation prothrombin，DCP）等；对肝癌诊断有一定价值，但其特异性不高，如α-L-岩藻糖苷酶（α-L-fucosidase，AFU）、AAT等；对肝癌的诊断有提示作用的指标有：5-核苷磷酸二酯酶、醛缩酶同工酶及同工铁蛋白（isoferritin，IF）等，见表12-6。

表12-6　常用肝癌生化检验项目及临床意义

临床生化检验项目	临床意义
AFP	AFP>500μg/L持续1个月或AFP>200μg/L持续2个月，AFP含量由低值逐渐升高，诊断为活动性肝病和生殖腺胚胎癌 病毒性肝炎、肝纤维化患者血清AFP有不同程度的升高，但大多<100μg/L 胃癌、胰腺癌、结肠癌、胆管细胞癌及妊娠等血清AFP含量可能升高
AFP异质体	有助于鉴别原发性肝癌和良性肝病 有助于检测小肝癌及AFP低浓度增高的原发性肝癌
AFU	AFU可作为原发性肝癌早期诊断的参考指标 肺癌、乳腺癌、子宫癌、肝纤维化及糖尿病患者血清AFU水平也升高 妊娠期间血清AFU升高，分娩后迅速下降
DCP	DCP检测可作为临床诊断及监测原发性肝癌的参考指标，尤其对AFP阴性或低浓度的原发性肝癌患者更有意义
IF	恶性肿瘤组织中H亚型的IF增多，对肝癌诊断有一定意义

1. 甲胎蛋白及异质体

（1）甲胎蛋白：甲胎蛋白（alpha-fetoprotein，AFP）分子量为68 000kD，半寿期4.5天，是一糖蛋白，是早期发现和诊断肝癌最特异的检验项目。AFP正常情况下主要存在于胎儿组织中，由胚胎期肝细胞、卵黄囊合成，胃肠道也能合成少量的AFP。出生后AFP的合成降低，一周岁后血清AFP降至成人水平。在细胞癌变过程中，原来已丧失合成AFP能力的细胞又开始合成AFP。

测定血清AFP的临床意义：①原发性肝癌的诊断：有80%原发性肝癌患者血清中AFP升高。若AFP大于500μg/L持续1个月或AFP大于200μg/L持续2个月，AFP含量由低值逐渐升高，诊断为活动性肝病和生殖腺胚胎癌。AFP含量越高，恶性程度高，病情越重，术后远期生存率越低。②病毒性肝炎、肝纤维化患者血清AFP有不同程度的升高，但大多小于100μg/L。其主要原因是由于受损的肝细胞再生能力幼稚化，肝细胞又具备了合成AFP的能力。随着受损肝细胞的修复，AFP将逐渐恢复正常。③其他：如胃癌、胰腺癌、结肠癌、胆管细胞癌及妊娠等血清AFP含量也有可能升高。

（2）AFP异质体：AFP异质体是不同组织细胞合成AFP的糖链结构不同，对植物凝集素的结合力亦不相同，这种不同糖链结构的AFP称为AFP异质体。常用检测AFP异质体的植物凝集素有刀豆素A（ConA）和扁豆凝集素（LCA）。人血清AFP分为LCA（或ConA）结合型和非结合型两种。LCA结合型AFP电泳时速度较慢，而非结合型电泳速度较快。血清AFP异质体含量与AFP浓度无关。AFP异质体的检测有助于鉴别原发性肝癌和良性肝病；有助于检测小肝癌及AFP低浓度增高的原发性肝癌。

2. α-L-岩藻糖苷酶　α-L-岩藻糖苷酶（α-L-fucosidase，AFU）是一种广泛存在于机体组织细胞中的溶酶体酸性水解酶，参与岩藻糖基的糖蛋白、糖脂等生物活性大分子的分解代谢。临床意义：①AFU 升高主要见于原发性肝癌，AFU 活性高低与肝癌的大小以及 AFP 浓度无明显相关性。一些肝癌体积很小，但 AFU 活性很高，因此检测血清 AFU 可作为原发性肝癌早期诊断的参考指标。②肺癌、乳腺癌、子宫癌、肝纤维化及糖尿病患者血清 AFU 水平也不同程度的升高。③妊娠期间血清 AFU 水平升高，分娩后迅速下降。

3. 异常凝血酶原 凝血酶原是由肝细胞合成的凝血因子。异常凝血酶原与凝血酶原的化学结构非常相似。不同之处在于：DCP 分子氨基端的特定位置上的谷氨酸残基未被羧基化，因而缺乏与钙离子的结合能力，一般凝血试验中无凝血活性。采用 RIA 法一般测不出正常人血清中 DCP，但可检测到肝癌、肝炎和肝纤维化患者血清中的 DCP。慢性肝炎和转移型肝癌患者血清中的 DCP 阳性率很低。因此，DCP 检测可作为临床诊断及监测原发性肝癌的参考指标，尤其对 AFP 阴性或低浓度的原发性肝癌患者更有意义。

4. 同工铁蛋白 铁蛋白（ferritin, IF）是由 24 个亚单位聚集而成的含铁大分子蛋白，分子量约为 450 000kD。铁蛋白具有两种亚型，肝脏型（L 型）和心脏型（H 型）。胎儿组织中以 H 亚型占优势，一些恶性肿瘤组织中 H 亚型亦增多，故 H 亚型可视为一种癌胚蛋白。肝癌时由于肝癌细胞合成 IF 增多，释放速度加快。因此，IF 的检测对肝癌诊断有一定意义。

五、酒精性肝病

酒精性肝病的临床生化检验项目

目前尚无对酒精性肝病既敏感又特异的诊断标志物。许多指标可用于酒精性肝病的检测是结合长期酗酒史及临床表现作出酒精性肝病的诊断。①血清转氨酶：酒精性脂肪肝和肝纤维化时，AST 及 ALT 轻度升高；酒精性肝炎时 AST 升高更加明显，AST/ALT>2。②酒精浓度：酒精检测方法有酶法、呼气法和气相层析法。酶法检测血液酒精适用于采用自动化分析仪检测。呼气法属于酒精测试筛选法，主要用于交通违规者。利用气相层析原理测定血清或全血酒精含量的方法，准确可靠，属于标准参考方法。③ ASTm、谷氨酸脱氢酶（GD）及 GGT：ASTm 及 GD 增高表明酒精对肝细胞线粒体已有特异性损害。血清 GGT 增高的机制有二：一是因肝细胞损伤所致，二是酒精具有诱导微粒体酶的作用，诱导 GGT 增高。④90% 患者血清中转铁蛋白异质体（一种无糖基结合的转铁蛋白）增加。

六、肝 性 脑 病

肝性脑病的临床生化检验项目

肝性脑病的临床生化检验项目有：①肝功能严重受损的指标：如 AST 及 ALT 由高值转为低值、血清胆红素显著增高、血尿素降低、血清白蛋白减低、血糖降低、凝血酶原时间延长等。②血氨：血氨增高，测定动脉血氨比静脉血氨更有意义；但有些急性肝性脑病患者血氨正常。③血浆氨基酸：血浆支链氨基酸减少，血浆芳香族氨基酸增多，支链氨基酸与芳香族氨基酸常的比值小于 1；血清色氨酸浓度增高，游离色氨酸对肝性脑病诊断有特异性。脑组织利用色氨酸合成 5- 羟色胺，后者是抑制性神经递质。④其他：血液 pH 增高、PCO_2 降低等。

七、急性肝功能衰竭

急性肝功能衰竭的临床生化检验项目

急性肝功能衰竭会导致机体多种生化指标改变及其代谢紊乱。① ALT 和 AST 升高，但发生弥漫的肝坏死时可不增高。②胆红素迅速并明显升高。早期以结合胆红素为主，随后结合胆红素及非结合胆红素增高。③血小板常减少；白细胞常增多。④血肌酐升高，标志着肾病综合征的出现及合并肾衰竭。⑤酸碱平衡失调及以低钾、低钠血症为主的电解质紊乱等。⑥部分患者凝血时间、凝血酶原时间或部分凝血活酶时间延长,纤维蛋白原可减少,而其降解物(FDP)增多等。

(左云飞 倪培华)

本章小结

  肝脏是体内最大的多功能实质性器官,肝脏在机体的生物转化功能和物质代谢中具有极其重要的作用。肝病时血清酶学检查按临床用途分为四类:反映肝实质细胞损害为主的酶类、反映胆汁淤积为主的酶类、反映肝纤维化为主的酶类及反映肝脏合成能力的酶。反映肝细胞蛋白合成代谢功能的指标有总蛋白、白蛋白、前白蛋白、胆碱酯酶及凝血酶原时间。当肝脏合成功能下降时,以上指标在血液中浓度也随之降低,其降低程度与肝脏合成功能损害程度呈正相关。胆汁酸在肝内合成、分泌、摄取、加工转化。当肝细胞损伤或胆道阻塞时会引起胆汁酸代谢障碍,导致患者血清胆汁酸增高。临床上常用酶比色法测定血清总胆汁酸浓度。通过对血中结合胆红素、未结合胆红素及尿液中尿胆红素、尿胆原的测定对黄疸诊断及鉴别诊断有重要价值。肝纤四项包括Ⅲ型前胶原、Ⅳ型胶原、层连黏蛋白和透明质酸。肝纤四项检查主要用来诊断慢性肝病患者病情发展状况和治疗效果,是衡量炎症活动度、纤维化程度的重要诊断依据。

  急性肝炎的临床生化检验项目主要以血清丙氨酸转氨酶、天冬氨酸氨基转氨酶、血清 γ-谷氨酰基转移酶及乳酸脱氢酶的检测亦有参考价值。用于慢性肝炎的实验诊断可选用 ALT、GGT、A/G、乙肝病毒表面抗原等指标。除诊断肝纤维化的指标可用于诊断肝纤维化外,可选用 Alb、A/G、蛋白电泳、单氨氧化酶、胆碱酯酶等指标。肝癌临床生化检验项目包括 AFP、GGT-Ⅱ和异常凝血酶原、AFU、AAT 等。肝性脑病的临床生化检验项目有 AST、ALP、血氨、血浆氨基酸等。

第十三章

肾脏疾病的生物化学检验

肾脏（kidney）是机体内重要的排泄器官，同时也是重要的内分泌器官，在维持机体内环境稳定方面有极为重要的作用。肾脏疾病是临床常见病、多发病，各种肾脏疾病均可造成机体代谢紊乱与体液生物化学的改变。因此，肾脏疾病的生物化学检验在指导肾脏疾病诊断和治疗方面有着重要的价值。

第一节　概　述

肾脏为成对略呈蚕豆形的实质性器官，位于腹膜后脊柱两侧。肾脏由外被膜包裹，内侧缘中心凹陷成肾门，血管、淋巴管、神经和输尿管经此处出入肾脏。

肾单位（nephron）是肾脏的基本结构和功能单位。每个肾单位由肾小体和肾小管组成。肾小体由中央部的肾小球（glomerulus）和包绕其外的肾小囊（renal capsule）组成。肾小球由入球小动脉反复分支形成一团盘曲的毛细血管袢。肾小管（renal tubule）长而弯曲，分为 3 段：①近端小管；②髓袢细段；③远端小管。多个肾单位汇集于一支集合管，多支集合管汇入一乳头管后开口于肾盂，最后形成的尿液，经肾盂、肾盏、输尿管而进入膀胱。肾单位结构见图 13-1。

肾的血管系统有其特点，肾动脉由腹主动脉分出，经逐级分支后形成肾小球毛细血管袢，然后再汇集、分支形成二级毛细血管网，包绕于肾小管和集合管，起到营养与物质转运的功能，最后逐级汇合至肾

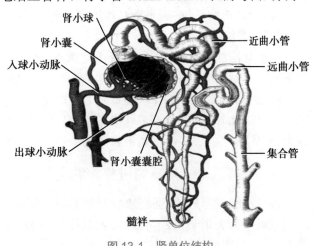

图 13-1　肾单位结构

静脉进入体循环。肾脏血液供应丰富，肾血管的双毛细血管网结构，对于肾脏泌尿功能的发挥有着重要意义。

一、肾脏的基本功能

肾脏最重要的功能是泌尿功能，除此之外，还具有内分泌功能、参与氨基酸和糖代谢、调节机体物质代谢以及降解一些生物活性物质的功能。

（一）肾脏的泌尿功能

泌尿功能是指肾脏根据各种物质在机体中的作用，对流经肾脏血液中的物质采用肾小球滤过、肾小管重吸收和排泌方式进行处理，并生成尿液排出体外。

1. 肾脏对物质的选择性排泄作用 通过泌尿作用，肾脏对血液中物质的选择性排泄作用包括：①排泄机体代谢的终产物，如蛋白质代谢产生的尿素、核酸代谢产生的尿酸、肌肉肌酸代谢产生的肌酐和血红素的降解产物等；②排泄进入体内的外源性异物，如绝大部分药物、造影剂和毒物等；③排泄摄入量超过机体需要的物质，如葡萄糖等；④保留体内所需的物质，如蛋白质、氨基酸、葡萄糖、血细胞等。

肾脏选择性排泄作用的过程包括肾小球滤过、肾小管重吸收和排泌。

（1）肾小球的滤过作用：肾小球滤过（glomerular filtration）是指当血液流过肾小球毛细血管网时，血浆中的水和小分子溶质通过肾小球滤过膜滤入肾小囊形成原尿的过程。肾小球滤液的生成过程与细胞外液的生成相似，但决定肾小球滤过作用的主要因素是滤过膜的总滤过面积与通透性、有效滤过压和肾血流量。

人体两侧肾脏的肾单位总数达 200 万个，总滤过面积可达 $1.6m^2$，十分有利于血浆滤过。单位时间内两肾生成的滤液量称为肾小球滤过率（glomerular filtration rate，GFR）。据测定，体表面积为 $1.73m^2$ 的人体，24 小时内从肾小球滤出的血浆量可达 180L，约为体重的 3 倍。

肾小球滤过膜由毛细血管内皮细胞层、非细胞性基膜层和肾小囊上皮细胞组成。滤过膜独特的结构使之具有一定的孔径屏障和电荷屏障作用，既对分子量 <40kD 的小分子物质有极高的通透性，又对分子量 >70kD 的中、大分子物质有高度的截留作用。故原尿除不含血细胞和中大分子血浆蛋白质外，其余成分和血浆相同。

（2）肾小管和集合管的转运作用：物质转运过程包括重吸收和排泌。重吸收是肾小管上皮细胞将原尿中的水和某些溶质，部分或全部转运回血液的过程。肾小管和集合管的上皮细胞将其产生的或血液中的某些物质转运到肾小管腔中的过程称为分泌或排泌。

2. 肾脏对体液平衡的调节作用 正常情况下，肾脏可通过多种调节方式影响尿液生成，调节机体水、电解质、酸碱平衡和渗透压平衡。

（二）肾脏的内分泌功能

肾脏分泌的激素包括：①血管活性物质：主要包括肾素，血管紧张素 - 醛固酮系统、前列腺素、激肽缓激肽系统等，它们参与全身血压和水、电解质代谢的调节；②非血管活性物质：主要包括 1, 25-$(OH)_2D_3$、促红细胞生成素等，它们参与钙、磷代谢的调节和红细胞生成的过程等。此外，肾脏是许多肽类激素和内源性活性物质，如胰岛素、胰高血糖素、甲状旁腺素、泌乳素、生长激素、促胃液素等的降解场所，肾脏还是糖异生的重要场所。

二、肾脏疾病的主要临床生物化学变化

各种原因引起肾功能损害时，肾脏泌尿功能减退或丧失，出现代谢废物潴留，水、电解质和酸碱平衡失调，以及肾脏内分泌功能失调等临床表现，并导致血液和尿液生物化学的改变，常见的临床生物化学变化有以下几种。

(一)蛋白质及其代谢物异常

1. 氮质血症 氮质血症(azotemia)指血液中尿素、肌酐、尿酸等非蛋白含氮物质含量显著升高。氮质血症是肾衰竭的重要临床表现之一。氮质血症发生的主要病因和机制可分为:

(1)肾脏排泄功能障碍:各种原因引起的肾脏泌尿功能障碍,均可造成体内蛋白质代谢产物堆积,出现氮质血症。常见发病病因有:①肾前性:多继发于肾脏灌流不足,肾小球滤过率降低,水、钠重吸收相对增加,尿液生成减少。如休克、严重脱水等。②肾性:多见于各种肾脏疾病引起的肾衰竭:如各种肾小球疾病、肾小管间质性等。③肾后性:由各种原因所致的尿路梗阻,如结石、肿瘤压迫等。

(2)体内蛋白质分解增加:如肾衰竭时,感染、组织创伤等情况,使体内蛋白质分解代谢加强,血非蛋白氮物质含量增加。

2. 蛋白尿 正常情况下,肾小球滤过膜对蛋白质的滤过具有选择性,其滤液中的蛋白质主要为小分子蛋白质,且95%以上被肾小管重吸收。若尿蛋白量>150mg/24h,则称为蛋白尿(proteinuria);若尿蛋白>3.5g/24h,则称为大量蛋白尿。蛋白尿形成的主要类型有肾小球性蛋白尿、肾小管性蛋白尿。此外,临床还可见组织性蛋白尿、溢出性蛋白尿、假性蛋白尿、功能性蛋白尿、体位性蛋白尿等。

3. 低蛋白血症 血浆总蛋白低于60g/L,或白蛋白浓度低于30g/L则可诊断为低蛋白血症(hypoproteinemia)。肾脏疾病引起的低蛋白血症的主要病因是长期大量蛋白质丢失,如肾病综合征、狼疮性肾炎、糖尿病性肾病,以及终末期肾病腹膜透析治疗时均可丢失蛋白质。此外,肾脏疾病(如尿毒症等)引起的蛋白摄入不足或吸收不良、蛋白质合成障碍和蛋白质分解加速也是重要病因。

(二)血脂异常

高脂血症是肾病综合征的主要临床表现之一,脂代谢异常的主要特点为:①血浆中各种脂蛋白成分均增加;②各脂质成分的增加在疾病过程中的时间不同;③各脂质成分的比例发生改变;④HDL亚型分布异常;⑤常有Apo B、Apo C、Apo E升高。

(三)凝血因子异常

肾功能损害的病因和阶段不同,凝血与抗凝血因子会出现不同的变化,临床可表现为高凝状态和出血倾向。

(四)水平衡失调

1. 尿量异常 ①各种原因造成的肾脏泌尿功能障碍而引起少尿或无尿;②肾小管功能障碍如慢性肾炎后期、肾性尿崩症、急性肾小管坏死多尿期等引起的多尿;③夜尿增多常视为肾小管功能不全的早期症状。

2. 水肿 水肿(edema)是指过多的液体积聚在人体组织间隙使组织肿胀。由于肾脏功能障碍造成的机体水肿称为肾源性水肿,是全身性水肿的主要原因之一。

(五)电解质平衡失调

1. 低钠血症 肾衰竭时主要为低钠血症,且多为稀释性低钠血症,高钠血症少见。其主要原因是水摄入过多,引起体液(特别是细胞外液)增加,Na^+被稀释。

2. 高钾血症 是肾衰竭最严重的并发症,也是主要死因之一。肾衰竭时,尿钾排出减少引起钾在体内蓄积;使用保钾利尿剂也可加重高钾血症。

3. 低钾血症 急性肾衰竭多尿期,尿量超过1000ml/24h,由于肾小管功能尚未完全恢复,使大量K^+随尿排出,如补充不足,可发生低钾血症。

4. 高磷血症和低钙血症 由于肾排磷功能受损,常有高磷血症,尤其是广泛组织创伤等造成的高分解代谢患者,血磷可高达1.9~2.6mmol/L。由于高磷血症,肾生成$1,25-(OH)_2D_3$及骨骼对PTH的钙动员作用减弱,因此低钙血症也较常见。

(六)酸碱平衡失调

不论肾小球疾病,还是肾小管疾病,均能引起肾脏排酸保碱功能障碍,导致肾性代谢性酸中毒。肾性代谢性酸中毒的病因与发病机制为:

1. 肾衰竭　肾小球和肾小管疾病均可引起肾脏功能衰竭,当肾小球性肾衰竭时,GFR不足正常的20%,血浆中酸性物质(如未测定阴离子 HPO_4^{2-}、SO_4^{2-} 和有机酸等)因滤过障碍而在体内潴留,可导致阴离子间隙(anion gap,AG)增加的类正常血氯性代谢性酸中毒。

2. 肾小管性酸中毒　肾小管性酸中毒(renal tubular acidosis,RTA)是指各种原因导致肾小管酸化尿液功能障碍,而引起的 AG 正常类高氯血症性代谢性酸中毒。

第二节　肾脏疾病的生物化学检验项目与检测方法

肾脏疾病的临床实验室检查项目有尿液常规检查、尿沉渣显微镜检查、尿液细菌学检查、肾功能检查(包括肾脏泌尿功能检查和肾脏内分泌功能检查)、肾脏免疫学检查等。本节重点介绍肾脏泌尿功能的相关检查。

一、肾小球功能检查

肾小球功能检查包括肾小球滤过功能检查和屏障功能检查两个方面,前者主要有肾小球滤过率、血液中小分子代谢终产物(如血肌酐、血尿素等)和血液中小分子蛋白质(如血胱抑素 C 等)等检测;其中,肾小球滤过率尚不能直接测定,临床常应用肾清除试验原理,通过检测肌酐清除率的方法间接反映 GFR,或以血肌酐为基础估算 GFR。肾小球屏障功能检测方法主要是尿中大分子蛋白质的检查。

(一)肾清除试验

【项目检测依据】　当血液流经肾脏时,血浆中某些物质通过肾小球过滤或肾小管处理而排出体外,这一过程称肾脏对血浆中某些物质的清除,肾清除率(Clearance,Cx)表示肾脏在单位时间内将某物质(x)从一定量血浆中全部清除并由尿排出时被处理的血浆量,它是衡量肾脏清除血浆中物质,生成尿液能力的指标。依据某物质单值时间从血浆中被清除的总量＝某物质单位时间从尿中排出的总量,推导公式表示如下:

$$Cx = (Ux \times Vx)/Px$$

式中:Cx 为某物质清除率(ml/min),V 为每分钟尿量(ml/min),Ux 为尿中某物质的浓度(mmol/L),Px 为血浆(清)中某物质的浓度(mmol/L)。

由于个体的大小、高矮、胖瘦、年龄等均存在较大的差异,影响结果的判断,因此,应将其结果以标准体表面积 $1.73m^2$(中国人为 $1.61m^2$)进行标准化计算。

标准化的肾清除率: $Cx' = [(Ux \times V)/Px] \times (1.73/A)$

个体体表面积(A): $lgA(m^2) = 0.425lg[体重(kg)] + 0.725lg[身高(cm)] - 2.144$。

【临床意义】　肾清除试验是反映肾脏泌尿功能最直接、最敏感的试验。应用不同物质进行肾清除试验,可测定肾小球滤过率、肾小管对各物质的重吸收和排泌量、肾血流量等。肾清除试验及其临床意义见表 13-1。

血浆中所含某一物质小部分经肾小球滤过,不被肾小管重吸收,而且血中剩余部分又可全部由肾小管分泌,使这一物质通过肾后几乎全部排出,那么它的清除率既代表肾血浆流量(renal plasma flow,RPF),又可反映肾小管的分泌功能,如对氨基马尿酸、碘锐特、酚磺酞等。另一些物质能全部经肾小球滤过,肾小管对其不吸收、不排泌,则其清除率可反映肾小球的滤过率,如菊粉、肌酐等。某物质经肾小球滤过后,完全被肾小管重吸收,其清除值等于0,例如葡萄糖。在血浆浓度接近肾糖阈时,利用清除值公式,可计算出滤液中被重吸

表 13-1 肾清除试验及其临床意义

物质	肾脏对物质的清除方式			清除值的临床意义
	滤过	重吸收	排泌	
菊粉	√	×	×	反映肾小球滤过功能的"金标准"
肌酐	√	×	极少	反映肾小球滤过功能
IgG、Alb	×*	部分	×	计算滤过系数或选择指数,反映肾小球屏障功能
β_2- 微球蛋白	√	全部	×	清除率为 0,反映肾小管重吸收功能
葡萄糖	√	全部	×	清除率为 0,接近阈值时反映肾小管重吸收功能
Na^+	√	大部分	×	清除率低,滤过钠排泄分数能反映肾小管重吸收功能
HCO_3^-	√	大部分	×	清除率低,HCO_3^- 排泄分数能反映肾小管尿液酸化功能
对氨基马尿酸	部分	×	√	肾血流量:接近阈值时反映肾小管排泌功能

√表示能进行;× 表示不能进行;*肾小球疾病时可以滤过

收的葡萄糖量即肾小管葡萄糖最大重吸收量(tubules maximal glucose reabsorptive capacity, TmG),用以反映近端肾小管的重吸收功能。

(二)肾小球滤过功能检查

肾小球功能检验包括肾小球滤过功能检查和屏障功能检查,目前测定 GFR 的"金标准"是菊粉清除试验,但菊粉是外源性物质,输入体内后部分患者会发生不适反应。常规肾脏功能检查主要有血清肌酐、尿素和内生肌酐清除率等指标。

1. 血清肌酐

(1)检验项目

【项目检测依据】 肌酐为肌肉中磷酸肌酸的代谢产物,人体肌肉以 1mg/min 的速度将肌酐排入血中,若严格控制饮食后,血浆内生肌酐浓度比较稳定。肌酐主要从肾小球滤过,仅少量由近端小管排泌,不被肾小管重吸收,其血浆浓度取决于肾脏排泄能力,一定程度上可反映肾小球滤过功能。

【临床意义】 ①血肌酐增高:见于各种肾病、肾衰竭、心肌炎、肌肉损伤等。肾功能不全的代偿期肌酐可不增高或轻度增高;肾衰竭失代偿期肌酐中度增高(可达 442.0μmol/L);尿毒症时肌酐可达 1.8mmol/L,为尿毒症的诊断指标之一。②血肌酐减低:见于进行性肌肉萎缩、白血病、贫血、肝功能障碍及妊娠等。尿肌酐排泄量增高也可导致血肌酐降低,如甲状腺功能减退等。

【应用评价】 在肾脏疾病初期,血清肌酐通常不升高,只有在肾脏病变较为严重时才会升高。在正常肾脏血流量的条件下,血肌酐值如升高至 176~353μmol/L,提示中度至严重的肾损害。血肌酐测定对晚期肾脏疾病的临床意义较大。在反映肾小球滤过率下降方面,血肌酐比血尿素的灵敏度低,但血肌酐受饮食、运动、激素、蛋白质代谢等因素的影响较少,所以诊断特异性比血尿素高。

在控制外源性肌酐来源、无剧烈运动等条件下,血肌酐浓度主要取决于 GFR;虽然敏感性和特异性不是很高,但检测简便,是临床常用的肾功能指标。

(2)检测方法:血清肌酐测定的方法主要有 Jaffé 法、酶法、高效液相色谱法等。

1)Jaffé 反应法(苦味酸法)

【检测原理】 血浆或血清样本经除蛋白质处理后,肌酐与碱性苦味酸发生 Jaffé 反应,生成橘红色的苦味酸肌酐复合物,在 510~520nm 波长附近测定吸光度。橘红色化合物的生成量与肌酐含量成正比,通过与同样处理的肌酐标准液比较,即可求出样本中肌酐含量。

【方法学评价】 本实验方法特异性不高,维生素 C、丙酮酸、葡萄糖、乙酰乙酸、丙酮、胍类、蛋白质等均能与苦味酸反应生成红色化合物（假肌酐）。假肌酐存在可导致结果偏高，红细胞中假肌酐物质较多，约有60%，血浆或血清约20%，尿液约5%，故肌酐测定不宜使用全血样本。血清和血浆需制备无蛋白滤液后再测定。

苦味酸与肌酐的作用时间：在反应最初20秒内，血清中快速反应假肌酐类物质迅速与苦味酸反应，慢速反应假肌酐类物质一般在80～120秒内才开始与苦味酸反应。这样，在20～80秒，出现"窗口期"。在窗口期内以肌酐与苦味酸的呈色反应占主导地位。有研究者发现"窗口期"的上限为60秒。如果选用25～60秒为测定时间，可以有效地排除干扰，提高了分析的特异性和准确性，肌酐浓度与吸光度变化成良好的线性关系，并可简化了去蛋白的烦琐步骤。自动生化分析仪苦味酸速率法测肌酐即利用此特性。

2）酶法

【检测原理】 血肌酐经肌酐水合酶催化生成肌酸，肌酸与肌酸激酶、丙酮酸激酶、乳酸脱氢酶偶联反应，使NADH变成NAD^+，在波长340nm处吸光度（NADH吸收峰）值降低，其降低程度与血肌酐含量成正比。

【方法学评价】 酶法测肌酐方法特异性高，适用于手工及自动生化分析仪测定。亦可采用肌酐酰胺水解酶-肌酸酶-肌氨酸氧化酶-过氧化物酶偶联法，利用Trinder反应产生的醌亚胺类物质颜色深浅反映出肌酐浓度高低。肌酐亚氨水解酶法利用肌酐亚氨水解酶水解肌酐生成N-甲基乙内酰脲和氨，再用电极法测氨，准确性好，特异性高，但易受内源性氨干扰。

【参考区间】 成年男性59～104μmol/L；成年女性45～84μmol/L（酶法）。

成人男性62～115μmol/L；成人女性53～97μmol/L（苦味酸法）。

2. 血清尿素

（1）检验项目

【项目检测依据】 尿素为体内蛋白质的终末代谢产物。血清尿素（serum urea，Urea）的浓度取决于机体蛋白质的分解代谢速度、食物中蛋白质摄取量及肾脏的排泄能力。尿素可自由通过肾小球滤过膜滤入原尿，约50%可被肾小管重吸收。在食物摄入及体内分解代谢比较稳定的情况下，其血浓度取决于肾排泄能力。因此，血Urea浓度在一定程度上可反映肾小球滤过功能。

【临床意义】 ①器质性肾功能损伤时血尿素增高，如各种原发性肾小球肾炎、肾盂肾炎、间质型肾炎等所致的慢性肾衰竭。血尿素不能作为早期肾功能损伤的指标，但对慢性肾衰竭，尤其是尿毒症患者，血尿素的增高程度通常与病情严重性一致。肾功能不全的代偿期尿素轻度增高（>7.0mmol/L）；肾衰竭失代偿期尿素中度增高（17.9～21.4mmol/L）；尿毒症时尿素>21.4mmol/L，为尿毒症的诊断指标之一。②血尿素增高还可见于肾前性和肾后性因素，前者包括严重脱水、大量腹水、心脏循环功能衰竭等。后者如输尿管结石等疾病引起的尿路阻塞。③血尿素可作为肾衰竭透析充分性的判断指标。

【应用评价】 ①血尿素浓度除受肾功能影响外，还受到蛋白质分解或摄入的影响。如急性传染病、高热、上消化道大出血、大面积烧伤、严重创伤、大手术后和甲状腺功能亢进症、高蛋白饮食、口服类固醇激素等都可使血尿素浓度增高。但血肌酐一般不升高，故血肌酐测定较血尿素测定更能准确地反映肾小球功能。②血液中的尿素较易进入红细胞内而被分解成铵（NH_4^+）和氰酸盐，Hb在氰酸盐的作用下可形成氨甲酰血红蛋白（carbaminohaemoglobin，CarHb）。CarHb可用高效液相层析、气相色谱和免疫学方法检测。成人为25～35μg（氨甲酰缬氨酸）/g（Hb）。血液CarHb浓度虽与血清尿素浓度有关，但它反映的不是即刻的尿素浓度，而是患者近4周内尿素的平均水平。在鉴别急、慢性肾衰竭和评估血透析疗效上，较单次血尿素测定更有价值。

（2）检测方法：血尿素测定的方法可分为两大类：①尿素酶法：利用尿素酶催化血尿素水解生成氨，氨可用纳氏试剂、酚 - 次氯酸盐或酶偶联反应显色测定，也可以用离子选择性电极法测定；②直接法：血尿素直接和某试剂作用，测定其产物。最常见的方法为二乙酰 - 肟法。

【样本收集与处置】　血清和肝素抗凝血浆在二乙酰 - 肟法、脲酶 - 谷氨酸脱氢酶、离子导电法中均可应用。氟化物能抑制脲酶反应，故不能用氟化物作为抗凝剂，肝素铵抗凝剂也不能在脲酶法中使用。尿样本按照 1：20 到 1：50 稀释后，可用以上三种方法测定。由于尿素易于被细菌降解，故血清和尿样本在分析前应放置在 4～8℃ 的冰箱中。

1）酶偶联法

【检测原理】　尿素经脲酶催化水解生成氨和二氧化碳。在谷氨酸脱氢酶（GLDH）催化下，氨与 α- 酮戊二酸及还原型辅酶 I（NADH）反应生成谷氨酸与 NAD^+。NADH 在 340nm 波长处有吸收峰，其吸光度下降的速率与待测样本中尿素的含量成正比。反应式如下：

$$尿素 + H_2O \xrightarrow{脲酶} 2NH_3 + CO_2$$

$$NH_3 + α- 酮戊二酸 + NADH + H^+ \xrightarrow{GLDH} 谷氨酸 + NAD^+ + H_2O$$

【方法学评价】　脲酶法是利用脲酶催化尿素水解生成氨，然后对其进行测定。指示染料与氨反应的方法可应用于干试剂方法。电导法也是一种很特异、快速的动力学方法，具有很高的应用价值。二乙酰 - 肟法需强酸、煮沸等反应条件，试剂有腐蚀性，特异性不高，瓜氨酸等对反应有正干扰，精密度差，目前临床实验室已很少使用。脲酶 - 谷氨酸脱氢酶偶联法采用两点速率法，适合于自动生化分析仪检测。溶血、脂浊、胆红素及其他含氮化合物对酶法测定尿素的干扰较小。

2）脲酶 - 波氏比色法

【检测原理】　尿素经脲酶催化水解生成氨和二氧化碳。氨在碱性介质中与苯酚及次氯酸钠反应，生成蓝色的吲哚酚，此过程需要用亚硝酸铁氰化钠催化反应。在 630nm 波长下进行比色，蓝色吲哚酚的吸光度与尿素含量成正比。

【方法学评价】　此法的不足在于空气中氨气对试剂或玻璃器皿的污染或使用铵盐抗凝剂可使结果偏高。高浓度氟化物可抑制尿素酶，引起结果假性偏低。

【参考区间】　血清尿素 2.9～8.2mmol/L。

3. 血胱抑素 C

（1）检验项目

【项目检测依据】　胱抑素 C（cystatin C，CysC）亦称半胱氨酸蛋白酶抑制蛋白 C，是一种分子量约为 13kD 的非糖基化碱性蛋白质。机体内几乎所有组织的有核细胞均能持续恒定地产生 CysC。CysC 可自由地透过肾小球滤过膜，在近曲小管全部重吸收并迅速代谢分解；CysC 不与其他蛋白形成复合物，其血清浓度变化不受炎症、感染、肿瘤及肝功能等因素的影响，与性别、饮食、体表面积、肌肉量无关，是一种反映 GFR 变化的理想的内源性标志物。

【临床意义】　血 CysC 浓度与肾功能损害程度高度相关，能够准确反映人体 GFR 的变化。血 CysC 可用于糖尿病性肾病肾脏滤过功能早期损伤的评价、高血压肾功能损害早期诊断、肾移植患者肾功能的恢复情况评估、血液透析患者肾功能改变监测、老年人肾功能评价、儿科肾病的诊断、肿瘤化疗中肾功能的监测等。

【应用评价】　CysC 是低分子量蛋白质中与 GFR 最相关的内源性标志物，血 CysC 浓度与 GFR 呈良好的线性关系，其线性关系显著优于血肌酐，因而能更精确反映 GFR，特别是在肾功能仅轻度减退时，血 CysC 的敏感性高于血肌酐。

（2）检测方法：采用免疫透射比浊法测定血清胱抑素C。

【检测原理】　血清中 CysC 与超敏化的抗体胶乳颗粒反应，产生凝集，使反应溶液浊度增加。其浊度的增加值与血清中胱抑素 C 的浓度成正比，可在波长 570nm 处监测吸光度的增加速率，并与校准品比较，计算出 CysC 浓度。

【方法学评价】　胶乳颗粒增强免疫浊度法可快速检测血 CysC 的浓度。已有国产商品 CysC 检测试剂盒。血 CysC 浓度检测的重复性良好，变异系数 <3%，且血清中胆红素、血红蛋白和甘油三酯等物质均对测定无干扰作用。

【参考区间】　血清 CysC 为 0.6～2.5mg/L。

4．内生肌酐清除率

（1）检验项目

【项目检测依据】　内生肌酐为人体肌肉中磷酸肌酸的代谢产物，是正常人体内肌酐的主要来源。在严格控制饮食情况下，同一个体每天内生肌酐生成量与尿液排出量相等，且相对恒定。肌酐主要从肾小球滤过，不被肾小管重吸收，仅少量由近端小管排泌。内生肌酐清除率（endogenous creatinine clearance，Ccr）指肾脏在单位时间内（min）将肌酐从一定量血浆中全部清除并由尿排出时被处理的血浆量（ml）。

【临床意义】　GFR 是临床评价肾脏功能的重要指标，可以用来反映总体肾组织的功能，临床上可用 Ccr 来评价。①Ccr 降低：能较早准确地反映肾小球滤过功能损伤，并估计损伤程度。Ccr<80ml/（min•1.73m²）时，提示有肾功能损伤；Ccr 50～80ml/（min•1.73m²）提示为肾功能不全代偿期；Ccr 25～50ml/（min•1.73m²）为提示肾功能不全失代偿期；Ccr<25ml/（min•1.73m²）提示为肾衰竭期（尿毒症期）；Ccr≤10ml/（min•1.73m²）提示为尿毒症终末期。②指导临床治疗：临床上常依据 Ccr 结果制订治疗方案并调整治疗手段，如当 Ccr 出现异常时，及时调整由肾脏代谢或以肾脏排出为主的药物。

【应用评价】　测定 GFR 比测定血尿素、血肌酐浓度更为灵敏可靠。由于肾脏有强大的贮备能力，只有当 GFR 下降到正常人的 50% 以下时，血尿素及血肌酐浓度才出现增高。GFR 与血尿素、血肌酐浓度间的关系见图 13-2。

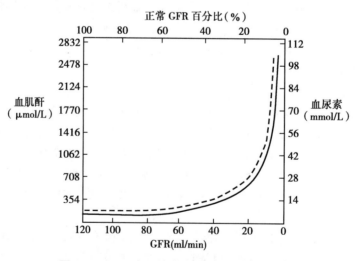

图 13-2　GFR 与血尿素、血肌酐浓度间的关系

采用肾小球滤过分数测定排除肾血流量对 GFR 测定的影响。肾小球滤过分数（filtration fraction，FF）指肾小球滤过率占流经肾小球的血流量的比例，正常为 0.18～0.22，其值大小与毛细血管有效静水通透性和滤过面积有关。

菊粉是一种无毒、不带电荷的果糖聚合物，分子量为 5.2kD。体内不能合成也不能分解，进入体内的菊粉只能从肾脏清除。菊粉从肾小球滤过而不被肾小管重吸收或排泌。菊粉清除率（inulin clearance，Cin）为目前测定 GFR 的"金标准"。由于菊粉是外源性物质，测定方法繁杂，故临床上多测定 Ccr。

（2）检测方法

【检测原理】　通过测定血和尿中肌酐含量来计算单位时间（通常指 1 分钟）内有多少毫升血液中的肌酐通过肾脏时被清除，称为内生肌酐清除值。内生肌酐清除值需要用体表面积校正。依据肾清除试验原理，收集一段时间内的尿量，同时测定血和尿中肌酐浓度，依据公式可计算出 Ccr。

$$内生肌酐清除值（ml/min）=\frac{尿肌酐浓度（\mu mol/L）}{血肌酐浓度（\mu mol/L）}\times 每分钟尿量（ml/min）$$

$$标准化 Ccr[ml/(min\cdot1.73m^2)]=Ccr\times 标准体表面积（1.73m^2）/个体体表面积（A）$$

【参考区间】　成年男性标准化 Ccr 为 85～125ml/（min·1.73m^2）；成年女性标准化 Ccr 为 75～115ml/（min·1.73m^2）。

5. 常用肾小球滤过率估算　以血肌酐值为基础，根据患者年龄、性别、身高、体重、种族等参数，采用公式计算肾小球滤过率估算值（estimated glomerular filtration rate，eGFR）。常用计算公式有：

（1）MDRD 简化方程：

$$eGFR[ml/(min\cdot1.73m^2)]=186\times 血肌酐（\mu mol/L）^{-1.154}\times 年龄（岁）^{0.203}\times$$
$$0.742（女性）\times1.233（中国）$$

（2）Cockcroft-Gault 公式：

$$Ccr[ml/(min\cdot1.73m^2)]=(140-年龄)\times 体重（kg）\times72^{-1}\times 血肌酐（\mu mol/L）^{-1}\times0.85（女性）$$

（3）Connhan-Banatp 公式：

$$eGFR[ml/(min\cdot1.73m^2)]=0.43\times 身高（cm）\times 血肌酐（\mu mol/L）^{-1}$$

（4）Schwonty 公式：

$$Ccr[ml/(min\cdot1.73m^2)]=0.55\times 身高（cm）\times 血肌酐（\mu mol/L）^{-1}$$

上述计算公式中，MDRD 简化方程和 Cockcroft-Gault 公式用于成人估算 GFR；Connhan-Banatp 公式和 Sebwonty 公式用于儿童估算 GFR。利用这些公式可以评价肾脏功能，特别是慢性肾衰竭患者。

Ccr 是临床评价 GFR 的常规试验，但存在收集尿液时间长（24 小时法）、患者依从性差等缺点。由于 eGFR 具有敏感性优于血肌酐值，准确性与 Ccr 相当，且不需收集尿样本，操作简便、费用低廉、可重复性好的特点，既易于应用于临床，也适用于大规模人群调查。

应用 eGFR 和 Ccr 的前提要求是机体处于稳态，如果 GFR 快速变化，则 eGFR 不可靠，eGFR 主要适用于肾功能相对稳定的慢性肾衰竭患者，评定慢性肾脏病分期。

MDRD 公式不需要患者体重、体表面积等资料，计算简便，且 GFR<60ml/（min·1.73m^2）时比 Cockcroft-Gault 公式更精确。

（三）肾小球屏障功能检查

由于肾小球滤过屏障损伤而产生的蛋白尿称为肾小球性蛋白尿，多为中大分子量蛋白尿，如白蛋白、转铁蛋白（transferrin，Tf）、IgG、IgA、IgM、C3、α_2- 巨球蛋白等。它们的出现或增多，对各类肾小球病变具有鉴别诊断价值。

1. 尿液总蛋白

（1）检验项目

【项目检测依据】　虽然健康成人约有 10～15kg/24h 血浆蛋白流经肾循环，但从尿中排出蛋白质总量<150mg/24h,青少年可略高,其上限为300mg/24h。采用常规尿蛋白定性试验呈阴性。尿液中蛋白质含量>100mg/L或>150mg/24h尿,尿蛋白定性试验呈阳性反应称为蛋白尿(proteinuria)。

【临床意义】 ①尿蛋白阳性或增高:可见于病理性蛋白尿,如肾小球性蛋白尿、肾小管性蛋白尿、溢出性蛋白尿、组织性蛋白尿、混合性蛋白尿;也可见于生理性蛋白尿,如体位性蛋白尿、运动性蛋白尿、发热等。②通过定量可将蛋白尿分为:轻度蛋白尿(<1g/d)、中度蛋白尿(1～3.5g/d)和重度蛋白尿(>3.5g/d)。

【应用评价】 蛋白尿是肾脏疾病最常见表现之一,尿蛋白的定性和定量检查是肾脏疾病诊断常用的粗筛试验。试带法为目前广泛用于临床尿蛋白定性的方法,该法简便、快速,对白蛋白敏感。可根据阳性程度不同大致估算蛋白质的含量。

(2)检测方法:尿总蛋白(urine total protein,UTP)测定包括尿总蛋白的定性和定量检查。常用指标有:①尿蛋白定性。目前临床上主要用试带法(干化学法),根据阳性程度不同可大致估算蛋白质的含量。②24小时尿蛋白定量。目前主要采用双缩脲比色法和邻苯三酚钼络合显色法进行定量。③随机尿蛋白/肌酐比值。

【方法学评价】 ①尿蛋白试带法具有快速、简便的优点,是肾脏疾病诊断常用的粗筛试验。尿蛋白试带法敏感度较低(115～130mg/L),且尿试纸条对球蛋白的敏感度更低,仅为白蛋白的1/100～1/50,可漏检本周蛋白。②24小时尿蛋白定量能更准确地反映每天排泄的蛋白量,有助于对肾脏疾病的诊断、治疗和疗效观察。若收集24小时尿存在困难,可用随机尿样的尿蛋白/肌酐比值方法替代24小时尿蛋白定量检测,两者有较好的相关性。

【参考区间】 尿蛋白定性:阴性;24小时尿蛋白定量:<150mg/24小时或<100mg/L;随机尿蛋白/肌酐比值:<45mg/mmol Cr。

2. 尿白蛋白

(1)检验项目

【项目检测依据】 尿白蛋白指在尿中出现微量白蛋白,定义是24小时尿白蛋白排泄率为30～300mg;白蛋白尿反映肾脏异常渗漏蛋白质。有时尿蛋白总量虽在参考区间之内,但用敏感的免疫学测定法可检出白蛋白排泄量增加。

【临床意义】 尿白蛋白检测有助于肾小球病变的早期诊断。在肾脏病早期,尿常规阴性时,尿白蛋白含量可发生变化。

【应用评价】 正常情况下,由于肾小球滤过膜电荷选择性屏障的静电同性排斥作用,白蛋白大部分不能通过滤过膜,而各种炎症、代谢异常和免疫损伤均可导致滤过膜上负电荷减少,静电排斥力下降,造成白蛋白从尿中漏出增多;尿白蛋白是早期发现肾病最敏感、最可靠的诊断指标,判断肾小球受损程度的重要蛋白,是糖尿病肾病最早期的生化表现。

(2)检测方法:采用免疫浊度法检测。

【检测原理】 抗原抗体结合后,形成免疫复合物,在一定时间内复合物聚合出现浊度。当光线通过溶液时,可被免疫复合物吸收。免疫复合物量越多,光线吸收越多。光线被吸收的量在一定范围内与免疫复合物的量成正比。利用比浊计测定光密度值,复合物的含量与光密度值成正比,同样当抗体量一定时,光密度值也与抗原含量成正比。

【方法学评价】 尿白蛋白的测定方法主要有放射免疫测定法、免疫浊度法、荧光免疫测定法、酶联免疫测定法及时间分辨荧光测定法。放射免疫法操作复杂,对标本的留取有严格要求,且有放射的危害,不易开展应用。免疫浊度法较放射免疫法更加方便、快捷,操作简单,且无放射性污染,对操作者无损害。免疫浊度法的尿标本留取不受时间的限制,尤其适合于门诊患者。

【参考区间】 尿Alb排出量<30mg/L或300mg/24小时;随机尿Alb<300mg/g Cr。

3. 选择性蛋白尿指数

（1）检验项目

【项目检测依据】　正常情况下，肾小球滤膜对血浆蛋白能否通过具有一定的选择性。当肾脏疾病较轻时，尿中仅有少量中、大分子蛋白质，以白蛋白为主，称为选择性蛋白尿。当肾脏疾病较重时，除白蛋白外，尿中还有大量大分子蛋白质排出，称为非选择性蛋白尿。

【临床意义】　选择性尿蛋白指数（selective proteinuria index，SPI）可反映肾小球滤过膜的通透性，在某种程度上与肾小球疾病的病理组织学改变有一定关系。SPI<0.1者，表明肾小球损害较轻，治疗反应和预后大多较好，如肾病综合征、肾小球肾炎早期等；SPI>0.2者，表明肾小球损害较重，预后大多不良，如急性肾炎、糖尿病性肾病等。

【应用评价】　①由于IgG和Tf均为内源性蛋白，肾小球滤过增加时肾小管的重吸收和分解亦明显增加；血IgG和Tf浓度在不同个体或不同病因之间的差异很大，使SPI的精确性受到一定影响；同时，由于两种蛋白质在血液中所带的电荷量不同，故SPI增高时无法鉴别是因滤过膜孔径增大还是因负电荷的丢失所引起。②分子大小和电荷选择性测定：采用外源性不带电荷，且不被肾小管吸收的非蛋白聚合物作SPI的测定，因排除了电荷的影响，可完全反映滤过膜孔径的大小。如右旋糖酐。分子大小相同（约2.9nm），而所带电荷不同的尿唾液淀粉酶与尿胰淀粉酶排泌分数的比值可判断肾小球滤膜的电荷选择性。尿蛋白SDS-聚丙烯酰胺凝胶电泳可按分子量大小分离尿中蛋白，较好地区分生理性、肾小球性、肾小管性及混合性蛋白尿。

（2）检测方法：将尿IgG（分子量为150kD）和尿Tf（分子量为79kD）的清除率比值作为SPI。计算公式：

$$选择性指数（SPI）=（尿IgG/血IgG）/（尿Tf/血Tf）$$

【参考区间】　SPI≤0.1，高度选择性蛋白尿；SPI>0.2，非选择性蛋白尿。

二、肾近端小管功能检查

肾近端小管功能包括重吸收和排泌功能。评价肾小管重吸收功能的主要方法有尿中某物质排出量测定（如小分子尿蛋白等）、重吸收率测定或排泌分数测定和最大重吸收量测定（如葡萄糖等）等。评价肾小管排泌功能的方法主要是酚磺酞和对氨基马尿酸排泌试验。此外当肾小管损伤时，还可出现尿酶的变化。

（一）肾近端小管重吸收功能检查

1. β₂-微球蛋白

（1）检验项目

【项目检测依据】　β_2-微球蛋白（β_2-microglobulin，β_2-MG）是由人体有核细胞，特别是淋巴细胞和肿瘤细胞产生的一种小分子球蛋白，分子量仅为11.8kD。β_2-MG可以从肾小球自由滤过，约99.9%被近端肾小管上皮细胞重吸收并分解破坏；正常情况下β_2-MG由尿排出的量极低。急性肾小管损伤或坏死、慢性间质性肾炎、慢性肾衰竭、肾移植排斥反应期、尿路感染等，尿中β_2-MG含量增加。

【临床意义】　①尿液β_2-MG测定主要用于监测近端肾小管的功能，是反映近端小管受损的非常灵敏和特异的指标。②血清β_2-MG可反映肾小球滤过功能。GFR及肾血流量降低时，血清β_2-MG升高与GFR呈直线负相关，并且较血肌酐浓度增高更早、更显著。③系统性红斑狼疮活动期，造血系统恶性肿瘤，如慢性淋巴细胞性白血病时，β_2-MG生成明显增多，血、尿β_2-MG均升高。

【应用评价】　β_2-微球蛋白是一种几乎在所有的体细胞的细胞膜上都存在的低分子量的蛋白质。游离的β_2-微球蛋白是细胞裂解的产物。它是由肾小球分泌的，然后被肾小管细胞吸收和分解。肾小球过滤功能可以降低血清中出现高浓度的 β_2-MG，肾脏近端小管上皮细胞受损时，对肾小球正常滤过的尿小分子蛋白（分子量为 5～40kD）重吸收障碍，排泄增加，故小分子蛋白尿又称为肾小管性蛋白尿。多为轻度蛋白尿，以 α_1- 微球蛋白、β_2- 微球蛋白、视黄醇结合蛋白等为主，是早期肾小管损伤的标志性指标。

（2）检测方法：血清和尿液 β_2-MG 可采用免疫透射比浊法、ELISA 法测定。

【检测原理】　利用抗原抗体反应原理测定血或尿 β_2-MG 的含量。样本中的 β_2-MG 与乳胶颗粒上的抗人 β_2-MG 抗体，形成免疫复合物，产生浊度与样本中 β2-MG 含量成正比，用比浊法进行测定，从而求得样本中 β_2-MG 的含量。

【方法学评价】　该检验方法的局限性在于高浓度的内源性干扰物（如 Hb > 5g/L）对测定结果有影响。

【参考区间】　尿 β_2-MG < 0.3mg/L，或以尿肌酐校正 < 0.2mg/g Cr；血 β_2-MG 为 1.28～1.95mg/L。

2. α_1- 微球蛋白

（1）检验项目

【项目检测依据】　α_1- 微球蛋白（α_1-microglobulin，α_1-MG）是肝细胞和淋巴细胞产生的一种糖蛋白，分子量为 26～33kD。α_1-MG 有游离型及与免疫球蛋白、白蛋白结合型。结合型不能通过肾小球滤膜，游离型可自由透过肾小球滤膜，原尿中 α_1-MG 绝大部分被肾小管重吸收降解，尿中含量极微。

【临床意义】　①尿 α_1-MG 增高见于各种原因所致的肾小管功能损伤；且肾小管对 α_1-MG 重吸收障碍先于 β_2-MG，因此，尿 α_1-MG 比 β_2-MG 更能反映肾脏早期病变，是肾近端小管损伤的标志性蛋白。②血 α_1-MG 增高见于肾小球滤过率下降所致，如肾小球肾炎、间质性肾炎等，血 α_1-MG、β_2-MG 与血肌酐呈明显正相关。③血 α_1-MG 降低见于肝炎、肝硬化等肝实质性疾病。

【应用评价】　辅助诊断因肾小管功能异常而引起的肾病。α_1- 微球蛋白是反映肾小管功能的指标之一，任何原因的肾脏疾病如果累及肾小管都可能出现这项指标的异常。

（2）检测方法：血清和尿液 α_1-MG 目前可采用免疫比浊法测定。

【检测原理】　人血清中 α_1- 微球蛋白与试剂中的 α_1-MG 抗体形成抗原抗体复合物，使反应液出现浊度，在 600nm 以终点法监测抗原、抗体反应。

【方法学评价】　颗粒增强免疫透射比浊法测定尿 α_1-MG 灵敏性好、准确度高、相关性好、线性范围宽、精密度高，且方便、快速，有较高的临床应用价值。

【参考区间】　血清 32～75μg/ml，尿液样本≤20μg/ml，各实验室应建立自己的参考区间。

3. 视黄醇结合蛋白

（1）检验项目

【项目检测依据】　视黄醇结合蛋白（retinol-binding protein，RBP）是肝脏合成分泌至血液中的一种低分子量蛋白（22kD）。游离 RBP 可被肾小球滤过，但在近曲小管几乎全部被重吸收分解，正常人尿中 RBP 排量极少。

【临床意义】　尿 RBP 排量与小管间质损害程度明显相关，可作为监测病程、指导治疗和判断预后的一项灵敏的生物化学指标。

【应用评价】　血浆中视黄醇结合蛋白与甲状腺素结合前白蛋白（thyroxine binding prealbumin，TBPA）结合形成复合物，并担负维生素 A 运载系统功能。同 TBPA 结合的 RBP 其半寿期仅 3.5 小时。该复合物能稳定特异地与视黄醇结合并进行细胞运转。而 RBP 仅仅是血浆中视黄醇的携带者。多余的 RBP 由肾小球滤过，而被近曲小管吸收。肾小球滤过率降低时则可以引起血中 RBP 增高。此外，肝胆系统疾病、甲状旁腺功能亢进、吸收不良综合征等均可引起血中 RBP 降低。

（2）检测方法：血清和尿液 RBP 目前可采用免疫学方法测定。

【检测原理】 RBP 免疫透射比浊法测定试剂盒采用免疫透射比浊的测定原理，即采用抗原（RBP）和特异性抗体（羊抗人 RBP 抗血清）相结合，形成不溶性免疫复合物，使反应液产生浑浊，其浊度高低反映血清样本中 RBP 的浓度，可由校准品所作的剂量响应曲线算出。

【方法学评价】 对肾脏疾病的早期诊断有一定临床意义。RBP 测定，方法颇多，RBP 免疫透射比浊法，是基于免疫比浊法操作简单，仪器设备要求不高，没有环保和操作人员自身防护等问题。从重复性、线性等方法学评价的实验结果显示，与其他测定方法比较本方法简便快速、灵敏可靠，适用于自动生化分析仪，有较大的实用价值。

【参考区间】 成人尿 RBP 为 $0.04\sim0.18\mu mg/L$；$RBP/sCr<26.2\mu g/mmol$。

4. 尿钠和滤过钠排泄分数

（1）检验项目

【项目检测依据】 尿钠排泄量多少取决于钠的胞外液量及肾小管重吸收的变化。滤过钠排泄分数（filtration sodium excretion fraction，FeNa）指尿钠排出部分占肾小球滤过钠总量的比率。

【临床意义】 ①FeNa 可作为估计肾小管坏死程度的指标：在急性肾衰竭时，肾小管功能受损，不能很好地重吸收钠，故尿钠浓度 $>40mmol/L$，$FeNa>2$。②鉴别急性肾衰竭和肾前性氮质血症：肾前性氮质血症的肾小管没有损坏，但血容量不足，钠滤过量减少，且肾小管最大限度地重吸收钠，以维持血容量，故尿钠浓度 $<20mmol/L$，$FeNa<1$。③预后判断：肾前性氮质血症是由于肾血流量灌注不足引起的肾功能损害，若缺血严重或持续时间延长（超过 2 小时），则可引起急性肾小管坏死，是急性肾衰竭的前奏曲。若尿钠在 $20\sim40mmol/L$ 之间，则表明患者正由肾前性氮质血症向急性肾衰竭发展。

【应用评价】 尿钠浓度与自由水清除值成反比，而醛固酮和抗利尿激素可使尿钠浓度向相反方向转变。FeNa 则不受上述因素的影响，能正确反映肾小管的功能。

（2）检测方法：分别检测血清钠、肌酐和尿钠、肌酐浓度，按下式计算 FeNa：

FeNa（%）＝尿钠排出量 / 滤过钠总量 ＝[（尿钠 / 血钠）/（尿肌酐 / 血肌酐）]×100%

式中尿钠和血钠的单位为 mmol/L，尿肌酐和血肌酐的单位为 μmol/L。

【参考区间】 尿钠浓度 $<20mmol/L$；FeNa：$1\sim2$。

（二）肾近端小管排泄功能检查

评价肾小管排泄功能的试验主要有酚磺酞排泄试验（phenolsulfon phthalein excretion test，PSP）和对氨基马尿酸最大排泄率试验（tubular maximal PAH excretory capacity，TmPAH），但目前已很少使用。

（三）肾近端小管细胞损伤检查

近端小管细胞损伤时，除肾小管重吸收和排泌功能改变外，还可出现尿酶含量的变化。正常人尿液中含酶量极少，可来自血液、肾实质和泌尿生殖道，但主要来源于肾小管，尤其是近端小管细胞。各种肾脏疾病，特别是肾小管细胞受损时，肾组织中的某些酶排出量增加或在尿中出现，从而使尿酶活性发生改变。

1. N- 乙酰 -β-D- 氨基葡萄糖苷酶

（1）检验项目

【项目检测依据】 N- 乙酰 -β-D- 氨基葡萄糖苷酶（N-acetyl-β-D-glucosaminidase，NAG）是一种广泛分布于哺乳动物身体各组织细胞中的溶酶体水解酶，与黏多糖类及糖蛋白代谢有关。在近曲小管上皮细胞中含量较高。NAG 分子量约为 140kD，不能通过肾小球屏障，故尿中 NAG 主要来自肾近曲小管上皮细胞。此酶在尿中稳定,是反映肾小管实质细胞损害的指标。

【临床意义】　①肾小管疾病:如肾小管间质病变、先天性肾小管病变、急性肾衰竭、药物诱发肾毒损害、肾移植排斥反应等,均可引起肾小管损伤而使尿 NAG 升高。肾移植出现排斥反应前 1～3 天,尿 NAG 即可增高,有助于早期诊断排斥反应。尿 NAG 测定可作为氨基糖苷类抗菌药物的肾毒性监测试验。②肾小球病变:如肾小球肾炎、糖尿病肾炎等尿 NAG 活性也升高,且与病变程度相关。糖尿病肾炎早期,由于滤过压增高,滤过膜负电荷减少,裂孔变化,血浆白蛋白滤出增加,在近曲小管被重吸收后,尿白蛋白排泄可不增加,但此时,因细胞溶酶体被激活,导致尿 NAG 升高,且 NAG/ 尿肌酐比值增高,先于尿白蛋白排泄量的变化。

【应用评价】　NAG 是诊断肾脏早期损害的灵敏指标,方法简便,快速采样方便,无创伤性。

(2)检测方法:一般以酶法测定其活性,如荧光光度法测定 N- 乙酰 -β-D- 氨基葡萄糖苷酶。

【检测原理】　NAG 催化 4- 甲基伞形酮 -N- 乙酰 -β-D- 氨基葡萄糖苷水解,生成产物 4- 甲基伞形酮。后者在碱性条件下变构,在 364nm 激发光照射下,发出 448nm 发射光,根据荧光强度,计算出酶活性。

【方法学评价】　NAG 的分析方法主要有荧光分光光度法、色原性底物法。荧光分光光度法可选用 4- 甲基伞形酮 -N- 乙酰 -β-D- 氨基葡萄糖苷作底物,灵敏度高,但需荧光分光光度计。色原性底物有多种,PNP-NAG 法以对硝基酚 -N- 乙酰 -β-D- 氨基葡萄糖苷作底物,游离的对硝基酚在碱性条件下显黄色,在 405nm 波长测定,需设置样本空白,以消除尿中尿色素的干扰。其他方法还有利用间甲基磺酰乙酰氨基葡萄糖苷、2- 氯 -4- 硝基苯乙酰氨基葡萄糖苷为底物。

【参考区间】　成人尿 NAG 为＜22IU/g Cr。

2. 中性粒细胞明胶酶相关脂质运载蛋白

(1)检验项目

【项目检测依据】　中性粒细胞明胶酶相关脂质运载蛋白(neutrophil gelatinase-associated lipocalin,NGAL)是共价结合在中性粒细胞明胶酶的 25kDa 的蛋白质。通常 NGAL 在人体组织(包括肾脏、肺、胃和大肠)中低表达。但是在受损的上皮细胞中表达显著上升。在急性肾衰竭发生早期即可在血液和尿液中被检测出来。

【临床意义】　NGAL 增高常见于各种急性肾衰竭、儿童心脏手术急性肾衰竭以及有机磷中毒患者肾和药物性肾损伤,此外原发性肾病综合征患者血清中 NGAL 水平远高于健康体检者。

【应用评价】　NGAL 是众多肾小管损伤检测指标中最早出现的敏感特异的标志物,测定快捷方便,结果可靠。早期诊断急性肾脏损伤对改善患者的预后,指导治疗方案,具有非常重要的作用。因此 NGAL 有可能成为未来诊断急性肾损伤(acute kidney injury,AKI)的常规指标。

(2)检测方法:采用免疫学相关方法检测。

【检测原理】　目前 NGAL 的检测方法有酶联免疫吸附法及免疫比浊法等。胶乳增强免疫比浊法检测原理为样本中 NGAL 与包被在乳胶颗粒上的抗人 NGAL 抗体结合产生浊度,其浊度与 NGAL 浓度呈一定比例关系。

【方法学评价】　NGAL 的检测最初采用蛋白印迹法,ELISA 检测限达到 0.1ng/ml,但 ELISA 法难以满足临床试验快速、大批量检测的实际需求。乳胶增强免疫比浊法可在自动生化分析仪上检测血、尿 NGAL，正确度、灵敏度较高，可重复性及稳定性好，操作简单、快速。

【参考区间】 正常人尿液 NGAL < 50μg/L。

3. 溶菌酶

（1）检验项目

【项目检测依据】 溶菌酶为一种小分子量（分子量为 14 000kD）能溶解某些细菌的碱性蛋白水解酶，存在于机体的血清、体液（泪液、唾液、痰液、尿液）及细胞（白细胞、组织细胞）等处。测定它在血清、体液或分泌物中的含量及其变动情况可作为了解机体防御功能的一个侧面的指标。溶菌酶自肾小球基底膜滤出，90% 以上被肾小管重吸收，所以正常人尿液中很少或无溶菌酶。

【临床意义】 各种白血病患者血清及尿中溶菌酶含量增高；肾脏疾患（肾炎、多囊肾、肾盂肾炎）时尿和血清中溶菌酶水平明显增高，硅沉着病（矽肺）患者亦见增高。

【应用评价】 肾小管疾病如炎症、中毒时，肾小管损害重吸收减少，尿溶菌酶升高。可作为肾小管及肾小球病变的鉴别指标。虽然尿液溶菌酶检测有一定干扰因素，如尿中酶灭活物质、尿液 pH，尿蛋白含量可影响酶排泄及活力。但尿溶菌酶的测定仍是一种较简单、敏感、稳定的肾脏疾病检测方法。

（2）检测方法

【检测原理】 体液或分泌液中溶菌酶含量可通过其对敏感菌株（溶壁微球菌）的裂解作用来测定。常用方法有光电比浊法和琼脂平板，前者观察浊度变化，后者在混有溶壁微球菌的琼脂板上打孔，加入样本后一定时间检测溶菌圈直径。新近发展的测定方法主要有免疫电泳法、放射免疫法、酶联免疫吸附法等。

【方法学评价】 比浊法及琼脂平板法灵敏度较低，仅合适测定含量较高的样本，且重复性较差。酶联免疫吸附法等方法有较高的灵敏度，其检出低限可达 0.5ng/ml。

【参考区间】 血清 5～10mg/L；尿液 0～2mg/L。

三、肾远端小管功能检查

远曲小管和集合管的主要功能是在抗利尿激素和醛固酮的作用下，参与机体尿液浓缩稀释，以及对水、电解质及酸碱平衡等的调节，维持机体内环境的稳定。

（一）尿液浓缩稀释试验

尿液浓缩稀释试验指在日常或特定饮食条件下观察患者尿量和尿比重等指标的变化。

1. 尿比重与尿渗量

（1）检验项目

【项目检测依据】 尿比重是指在 4℃条件下尿液与同体积纯水的重量之比，它取决于尿中溶解物质的浓度，与固体总量成正比。尿渗量（urine osmolality, Uosm）指溶解在尿液中具有渗透作用的全部溶质微粒总数量（含分子和离子）。

【临床意义】 ①尿比重的高低与饮水量和当时的尿值有关，主要取决于肾脏的浓缩功能。尿比重增高可见于脱水、糖尿病、急性肾炎等；尿比重降低可见于尿崩症、慢性肾炎等。尿比重只作为初筛试验。②Uosm 测定作为肾脏浓缩与稀释功能检验指标，优于尿比重测定。Uosm 下降，反映肾小管浓缩功能减退。尿、血渗量比值（Uosm∶Posm）可以直接反映尿中溶质浓缩的倍数；肾小管重吸收水的能力越强，Uosm∶Posm 越大；Uosm∶Posm 变小往往是肾功能紊乱的指征。

【应用评价】 尿比重和 Uosm 都能反映尿中溶质的含量，但尿比重易受溶质微粒大小和性质的影响，如蛋白质、葡萄糖等大分子量微粒均可使尿比重显著增高；因而测定 Uosm 比尿比重更能反映肾浓缩和稀释能力。

（2）检测方法：目前尿比重多采用化学试带法测定；Uosm 多采用尿液冰点下降法测定，也可用蒸气压渗透压计算法测定。

【参考区间】 成人尿比重为 1.015～1.025，晨尿常 1.020 左右；成人 Uosm 为 600～1000mOsm/(kg·H_2O)；成人血浆渗量（Posm）为 275～305mOsm/(kg·H_2O)；Uosm 与 Posm 之比值为 3:1～4:1；禁水 8 小时后晨尿 Uosm > 700～800mOsm/(kg·H_2O)。

2. 渗量溶质清除率

（1）检验项目

【项目检测依据】 渗量溶质清除率（osmotic clearance，Cosm）表示单位时间内肾脏能将多少血浆中的渗透性溶质清除出去。

【临床意义】 Cosm 反映了肾脏维持水及溶质之间的平衡，即渗透压在狭窄范围内波动[280～300mOsm/(kg·H_2O)]的能力。正常情况下，尿液中溶质量（UosmV）相当稳定，故 Cosm 也相当稳定。Cosm 降低，说明远端肾小管清除渗透性溶质能力降低。Cosm 比尿渗量更能准确地反映肾脏浓缩功能。

（2）检测方法

【检测原理】 依据肾清除试验原理，同时测定血浆和尿渗量，可计算出渗量溶质清除率。

【参考区间】 空腹时为 2～3ml/min。

3. 自由水清除率

（1）检验项目

【项目检测依据】 自由水清除率（free water clearance，C_{H_2O}）指单位时间内从血浆中清除到尿中不含溶质的水量。任何尿液可视为等渗尿和纯水两个部分，即尿量 = 等渗尿尿量 + C_{H_2O}。浓缩尿量等于等渗尿尿量减去被吸收的纯水量；稀释尿量等于等渗尿尿量加上血浆中清除的纯水量。由于正常人排出的均为含有溶质的浓缩尿，故 C_{H_2O} 为负值。

【临床意义】 C_{H_2O} 是判断远端肾小管浓缩与稀释功能的灵敏指标，常用于急性肾衰竭的早期诊断和病情观察。C_{H_2O} 持续等于或接近于 0 则表示肾不能浓缩和稀释尿液，排等渗尿，是肾功能严重损害的表现。

（2）检测方法

【检测原理】 依据肾清除试验原理，同时测定血浆和尿渗量，可计算出 C_{H_2O}。

计算公式：$C_{H_2O} = [1-(Uosm/Posm)] \times V$。

【参考区间】 正常人禁水 8 小时后晨尿 C_{H_2O} 为 -100～-25ml/h。

（二）肾小管性酸中毒检测

肾小管性酸中毒是由于肾小管尿液酸化功能失常而发生的一种慢性代谢性酸中毒。

1. 氯化铵负荷（酸负荷）试验

（1）检验项目

【项目检测依据】 近端小管、远端小管和集合管均参与尿液酸化过程，但由于泌 H^+ 方式不同，其尿液酸化的能力有很大差异。肾近端小管内尿液 H^+ 浓度仅浓缩 3～4 倍，而在肾远端小管，特别是集合管，尿液 H^+ 可浓缩至 900 倍，故肾远端小管可根据机体需要改变 H^+ 分泌量，给患者服用酸性药物，增加远端肾小管排泌 H^+ 的量，观察患者排酸能力。

【临床意义】 尿 pH > 5.5 者提示远端肾小管酸化功能减弱，为 I 型肾小管酸中毒。对已有明显代谢性酸中毒者，不宜做此试验；对于肝功能不全者，宜改做氯化钙试验。

【应用评价】 协助诊断远端肾小管性酸中毒的试验。

（2）检测方法

【检测原理】 通过给患者服用一定量的酸性药物氯化铵，使机体产生急性代谢性酸中毒，增加远端肾小管排泌 H^+ 的量，如远端肾小管泌 H^+、产生 NH_3 和重吸收 HCO_3^- 障碍，酸性物质不能排出,尿液酸化受损。通过观察尿 pH 的变化,即可判断有无远端小管酸化功能障碍。

【参考区间】 服用氯化铵 2 小时后,尿 pH < 5.5。

2. HCO_3^- 负荷(碱负荷)试验

(1)检验项目

【项目检测依据】 正常人经肾小球滤过的 HCO_3^- 85%～90% 由近端肾小管重吸收,10%～20% 由远端肾小管重吸收。服用一定量的碱性药物碳酸氢盐,使尿液碱化,以增加肾小管重吸收 HCO_3^- 的负担。当近端小管受损时,其重吸收 HCO_3^- 的功能减退。

【临床意义】 Ⅱ型肾小管酸中毒 > 15%;Ⅰ型肾小管酸中毒 < 5%。

【应用评价】 通过观察 HCO_3^- 的排泄分数,有助于近端小管酸中毒的诊断。

(2)检测方法:采用计算法。计算公式为:

$$HCO_3^- 的排泄分数 = [(尿 HCO_3^- / 血 HCO_3^-) / (尿肌酐 / 血肌酐)] \times 100\%$$

【参考区间】 正常人尿液中几乎无 HCO_3^-,其排泄分数 ≤ 1%。

(三)尿肾小管组织蛋白检测

1. 检验项目

【项目检测依据】 肾小管组织蛋白指肾小管代谢产生的蛋白和组织破坏分解的蛋白,以及炎症或药物刺激泌尿系统分泌产生的蛋白,通常以(Tamm-Horsfall glycoprotein, THP)为主要成分。THP 是肾小管髓袢厚壁升支及远曲小管细胞合成、分泌的一种糖蛋白,具有阻止水的重吸收而参与原尿稀释 - 浓缩功能。正常情况下,该蛋白只存在于上述细胞管腔面胞膜上,而不暴露于免疫系统。当肾小管间质发生病变时,THP 可漏入组织间质引起免疫反应而产生抗 THP 抗体。

【临床意义】 ①尿 THP 升高可见于:肾盂肾炎、肾病综合征、蛋白尿酸中毒、肾小管损伤、脱水少尿、尿路结石等;②尿 THP 降低可见于:肝硬化、肾病、尿毒症、多囊肾、遗传性运铁蛋白缺乏症、肾功能减退等;③THP 是形成管型的主要基质,尿管型引起肾小管阻塞,与急性肾衰竭的发生有关。

【应用评价】 尿 THP 检测可用于诊断、监测肾远曲小管损伤(如肾毒物、肾移植排斥反应)。

2. 检测方法

【样本收集与处理】 应注意尿样必须充分摇匀,因为上层清液中 THP 含量远低于底层尿液含量。

【检测原理】 被测物中 THP 与 ^{125}I-THP 竞争限量抗血清的结合位,当被测物中 THP 的浓度高时,剩余的抗血清结合位就少,从而与抗血清结合的 ^{125}I-THP 就少,反而结合就多。利用免疫分离剂分离出抗原 - 抗血清复合物,并测定复合物中的放射性计数。^{125}I-THP 的结合量与样本中 THP 的浓度呈函数关系,通过数据处理可求出样本中 THP 的含量。

【方法学评价】 本实验方法属放射免疫分析法,影响本法结果准确性的因素较多:不同批号的标准品间存在的性质差异;标记物在制备后的贮存期间发生标记核素的脱落,标记物自身辐射分解引起变性;目前放射免疫分析法正逐步被化学发光法替代。

【参考区间】 RIA 法:12.4～61.6mg/24 小时。

四、肾血流量检测

肾血流量(renal blood flow, RBF)或肾血浆流量(renal plasma flow, RPF)是指单位时间内流经肾脏的全血或血浆量。主要检测方法有对氨基马尿酸(PAH)清除率试验和放射性核素法,但目前临床很少使用。

第三节 临床生物化学检验项目在肾脏疾病诊治中的应用

肾脏疾病是临床常见病、多发病,种类较多,病因、机制也各有不同。因此,只有充分了解肾脏疾病和肾功能检测指标的特性,才能合理应用各种临床实验室检测指标,发挥其在肾脏疾病诊断、疗效评估等方面的作用。

一、肾脏疾病生物化学检验项目的选择与应用

(一)肾功能检测指标的分类与评估

1. 肾功能检查项目的分类 临床实验室肾功能检查项目较多,可依据肾功能检查的部位和功能分类。肾功能检查项目的分类见表13-2。

表 13-2 肾功能检查项目的分类

检查部位	检查功能	标准试验项目	临床首选项目	临床次选项目
肾小球	滤过功能	菊粉清除率	内生肌酐清除率 血胱抑素 C	血尿素、血肌酐 血尿素/血肌酐比值
	屏障功能		尿蛋白定性 24 小时蛋白定量 尿蛋白电泳	尿微量白蛋白 尿蛋白选择性指数
近端小管	重吸收功能	TmG	尿钠、FeNa	尿小分子蛋白质
	排泌功能	TmPAH		PSP
远端小管	水、电解质调节功能		尿比重、尿渗量	浓缩稀释试验 渗量溶质清除率 自由水清除率
	酸碱平衡功能	HCO_3^- 排泄分数	尿 pH 尿总酸测定	氨滴定测定 酸、碱负荷试验
肾血管	肾血流量	PAH 清除率 碘锐特清除率		肾放射性核素扫描

2. 肾功能检测指标的评估

(1)尿常规和尿沉渣检查:尿液常规检查,如尿量、尿比重、尿蛋白定性、尿沉渣镜检等,是临床上不可忽视的一项初步检查,不少肾脏病变早期就可以出现蛋白尿或者尿沉渣中有形成分。一旦发现尿异常,常是肾脏或尿路疾病的第一个指征。但因其敏感性较低,不利于肾脏疾病,特别是肾小管早期损害的诊断。

(2)肾小球功能及损伤检查:肾小球滤过功能的检查一般以内生肌酐清除率作为常规首选指标,尿白蛋白检测作为协同指标,这两个指标的联合应用能对肾小球滤过功能的早期损伤进行评估。血尿素、血肌酐测定敏感性较低,仅对肾衰竭、晚期肾脏病有较大的临床意义。血 CysC 浓度与 GFR 呈良好的线性关系,其线性关系显著优于血肌酐。

(3)肾小管功能及损伤检查:肾小管间质性疾病的确诊依赖肾活检组织的病理学检查,但临床上往往采用非创伤性的肾小管损伤标志物的实验室检查作为肾小管—间质疾病诊断和监测的手段。目前临床上常规使用的肾小管损伤标志物为尿低分子蛋白质、尿液中肾小管组织抗原和尿酶。

肾小管重吸收功能检查一般以 α_1-MG、β_2-MG 和 RBP 等作为评价指标,这类低分子量蛋白质在尿中出现和增加,反映肾小管重吸收功能障碍。近端小管损伤还可用 NAG 作为灵敏标志物,髓袢和远端小管损伤以 THP 为标志物。

（二）肾功能检测指标的选择及应用注意事项

1. 肾功能检测指标的选择 临床选择肾功能检测指标时应注意以下几点：①首先应明确进行肾功能检查的目的，是为了疾病的早期诊断、预后估计、病情观察，还是为了确定治疗方案。②应了解各种诊断方法的设计原理和用途，以及这些方法的敏感性、特异性和诊断价值；了解同类方法各自在筛查、协助诊断以及确证等方面的实际作用。③按照所需检查的肾脏病变部位，选择与之相应的功能试验，在检测方法应用上，应由简到精、由易到难；同时结合患者的病情、文化特点、经济情况和接受程度等合理选择有效、经济的诊断项目。④欲分别了解左、右肾的功能时，需插入导尿管分别收集左、右肾尿液。⑤在评价检查结果时，必须结合患者的病情和其他临床资料，进行全面分析，最后作出判断。

2. 应用肾功能指标评估肾脏功能时注意的几点 应用肾功能指标评估肾脏功能时，应注意：①肾脏功能具备强大的贮备能力，肾功能检查结果正常时，并不能排除肾脏功能性或器质性损害。②注意肾脏外因素，如休克、心衰、输尿管梗阻、水肿等的影响。③对临床上有可能发生肾脏损害的各种情况，如糖尿病、高血压、感染、药物或化学毒性等，应及时选用有关肾脏早期损伤标志物进行检测，以期早发现、早治疗。④损伤或病变可以原发于肾脏，也可为全身性疾病累及肾脏，选择诊断及分析检测结果时，应着眼于患者的整体情况，依据临床表现综合分析诊断。

二、常见肾脏疾病的生物化学诊断

（一）急性肾小球肾炎

急性肾小球肾炎（acute glomerulonephritis，AGN）是以血尿、蛋白尿、高血压、水肿、肾小球滤过率降低为主要表现，并可有一过性氮质血症的肾小球疾病。

实验室检查主要有①尿常规检查：尿量减少，尿渗量大于 350mOsm/（kg·H_2O）；血尿为急性肾炎的重要表现，可见肉眼血尿或镜下血尿；尿蛋白定量通常为 1～3g/24h，多属非选择性蛋白尿。②血液生化检查：血浆白蛋白轻度下降，因水、钠滞留，血容量增加，血液稀释所致；尿钠减少，一般可有轻度高钾血症。③肾功能检查：急性期肾小球滤过一过性受损，而肾血流量多数正常，Ccr 降低。

（二）肾病综合征

肾病综合征（nephrotic syndrome，NS）是以大量蛋白尿、低白蛋白血症、严重水肿和高脂血症为特点的综合征。

实验室检查主要有①尿蛋白测定：NS 最主要的实验室诊断依据是大量蛋白尿，并通常为肾小球性蛋白尿。②血液生化检查：血浆总蛋白，特别是白蛋白显著下降；IgG 水平可显著下降。胆固醇或甘油三酯升高。③纤维蛋白原降解产物检测：高凝状态是 NS 的重要并发症。

（三）糖尿病性肾病

糖尿病性肾病（diabetic nephropathy，DN）指糖尿病所特有的与糖代谢异常有关的糖尿病性肾小球硬化症，临床以糖尿病患者出现持续性蛋白尿为主要标志。

实验室检查主要有①尿蛋白测定：尿白蛋白测定既是早期糖尿病性肾病的重要诊断指标，也是判断糖尿病性肾病预后的重要指标。运动激发试验有助于糖尿病性肾病的早期诊断。糖尿病患者血、尿的 β_2-MG 有参考价值。②肾功能：早期可做 GFR 测定。临床期糖尿病性肾病可选用肾病综合征的肾功能检查指标。③糖尿病视网膜病变检查：出现糖尿病性眼底改变，表明很可能已有肾小球病变（≥90%）。④肾形态检查与活检：肾脏影像学可见肾大小正常或增大，尿毒症时也只有部分肾影缩小。肾活检不仅可确定诊断，而且有助于鉴别诊断。

（倪培华 左云飞）

本章小结

　　肾脏不仅是机体内重要的排泄器官，而且是重要的内分泌器官，在维持机体内环境的稳定方面起着极为重要的作用。泌尿功能是指肾脏根据各种物质在机体中的作用，对肾血流中的物质采用肾小球滤过、肾小管重吸收和排泌方式进行处理，并生成尿液排出体外的过程。各种原因引起肾功能损害时，将造成肾脏泌尿功能减退或丧失，出现代谢废物潴留，水、电解质和酸碱平衡失调，以及肾脏内分泌功能失调等临床表现。

　　肾脏疾病的生物化学检测指标包括肾脏泌尿功能检查和肾脏内分泌功能检查等。肾小球功能检测包括肾小球滤过功能检测和肾小球屏障功能检测，前者主要检测肾小球滤过率血液中小分子代谢终产物和小分子蛋白等，后者主要检测尿中大分子蛋白质。评价重吸收功能的方法有尿中某物质排出量测定、重吸收率测定、排泄分数测定和最大重吸收量测定等；评价排泌功能的方法有酚磺酞和对氨基马尿酸排泄试验。此外，肾小管损伤时还可出现尿酶的变化。远曲小管和集合管常见检查项目有尿量和尿比重、渗量溶质和自由水清除试验、肾小管性酸中毒检测和尿肾小管组织蛋白检测等。

　　肾脏疾病是临床常见病、多发病，种类较多，病因及发病机制各有不同，因此，只有充分了解肾脏疾病和肾功能检测指标的特性，才能合理应用各种临床实验室检测指标，发挥其在肾脏疾病诊断、疗效评估等方面的作用。

第十四章
心血管系统疾病的生物化学检验

思考题：

1. 心血管疾病临床常用生物化学检验指标有哪些？
2. 肌钙蛋白测定方法有哪些？各自的测定原理和方法学评价是什么？
3. 早期诊断急性心肌梗死的指标有哪些？各自的测定原理和方法学评价是什么？
4. 简述心肌酶测定原理和方法学评价。
5. 什么是心脏功能分级？按美国纽约心脏病学会可分哪几级？
6. 心力衰竭测定项目有哪些？各自的测定原理和方法学评价是什么？
7. hsCRP 在心血管系统疾病中诊断价值有哪些？
8. 心血管系统功能的调控机制及临床检验项目应用价值有哪些？

　　心血管系统疾病是以心脏和血管异常为主的循环系统疾病，包括冠心病、心肌病、动脉粥样硬化、高血压及各种原因导致的心功能不全等，一直以来是发达国家的第一位死因。心血管系统疾病的生物化学检验在该类疾病的预防、诊断、治疗决策及预后判断中起着重要的作用。

第一节　概　　述

　　心血管系统（cardiovascular system）由心脏和血管以及调节血液循环的神经体液等组成，是血液循环的通道。通过血液循环，心血管系统将氧、营养物质、酶和激素运送至全身组织器官，并运走代谢废物，保证了人体新陈代谢的正常进行。心血管系统疾病包括心脏和血管疾病，在世界范围内保持着高发病率、致残率和死亡率。

一、心脏的结构和功能

（一）结构

1. 基本结构　　心脏（heart）是处于循环系统中心的一个中空的器官。心脏如拳，外形似桃，位于纵隔之上，双肺间偏左。其内部有左、右心房和左、右心室四个腔室，以及房室瓣和半月瓣四组瓣膜组成。心脏有节律的收缩和舒张提供了血液循环的动力；将自上、下腔静脉回流来的含氧量低的静脉血泵入肺动脉；又将自肺静脉回流来的在肺泡壁毛细血管氧合后含氧量高的血液泵入主动脉，供应全身脏器。

2. 超微结构　　心脏泵血的直接动力源于心肌细胞的收缩。心肌细胞外为功能复杂的肌膜，内有束状肌原纤维。心肌舒缩机制是**肌丝滑行理论**（myofilament sliding theory）：肌原纤维（肌节）由粗细两种肌丝交错排列构成，肌肉的收缩通过粗、细肌丝在肌节内的相互滑动而发生。其中粗肌丝为肌凝蛋白,位于肌节中央;细肌丝为肌动蛋白,位于肌节的两旁,并与肌凝蛋白部分重叠,在肌动蛋白上还有两种调节蛋白——肌钙蛋白和原肌凝蛋白的复合体。当心肌细胞去极化时,膜外的钙离子内流,经肌膜进入肌质网和横管,刺激基质网终池中储存的钙离子大量释放,后者作用于调节蛋白复合体,使肌动蛋白上的受点暴露,肌凝蛋白的球形末端遂与之结合,形成横桥,位于两旁的肌动蛋白向肌节中央滑行,导致肌节缩短,心肌收缩。

(二)生理功能

1. 心动周期 心脏一次收缩和舒张,构成一个机械活动周期,称为心动周期(cardiac cycle)。在一个心动周期中,心房和心室的机械活动可分为收缩期(systole)和舒张期(diastole)。心脏舒张时,室内压降低,静脉血液回流;心脏收缩时,室内压升高,将血液泵入到动脉。由于心室在心脏泵血活动中起主要作用,故心动周期通常也指心室的活动周期。

2. 心脏传导系统 心脏有节律的跳动主要是特殊心肌细胞组成的起搏传导系统的作用。这类特殊的心肌纤维具有自动节律性兴奋的能力,包括窦房结、结间束、房室结、房室束、左右束支及其分支和蒲肯野纤维网。其中以窦房结最富含起搏细胞,具有最高的自律性,是心脏正常的起搏点。窦房结发出的兴奋传导至心房肌,使心房收缩。同时兴奋经过结间束传导至房室结。房室结通过房室束分出的左右束支及浦肯野纤维将兴奋传导至心室肌,引发心房收缩。

3. 心血管系统功能的调控 心脏虽有自律性(automaticity),但整个循环系统的功能受神经体液因素的调节,以满足各器官组织由于代谢水平的不同对血流量需求的不同。

神经调节:交感神经通过兴奋心脏肾上腺素能 β_1 受体,使心率加速、传导加快和心脏收缩力增强,血管平滑肌肾上腺素 α 受体兴奋后使周围血管收缩(β_2 受体兴奋使冠脉血管和骨骼肌内血管舒张);心脏迷走神经兴奋乙酰胆碱能受体,使心率减慢、传导抑制、心脏收缩力减弱。副交感神经通过兴奋胆碱能 M 受体使周围血管扩张。

体液调节:激素、电解质和一些代谢产物是调节循环系统的体液因素。儿茶酚胺和钠离子使心率加快和心收缩力增强,而乙酰胆碱、钾和镁等起减慢心率和减弱心缩作用;儿茶酚胺、肾素、血管紧张素、精氨酸加压素等使血管收缩,而 ATP、环磷酸腺苷、激肽、前列腺环素(PGI_2)等起舒张血管的作用。除上述调节外,心脏尚有内分泌功能。心钠素是脊椎动物心脏分泌的激素,主要在心房肌细胞合成,具有利尿、利钠、舒张血管和降血压作用,参与体内水电解质平衡、体液容量和血压的调节。

心血管系统的神经体液调节是一个复杂的过程,有多项机制参与其中。每一种机制都在一方面发挥调节作用,但任何一种机制都不能完成全部的、复杂的调节。神经调节一般是快速的、短期内的调控。而长期调节主要是通过多种激素参与的体液调节实现的。

4. 心脏功能分级 心脏的主要功能是收缩射血,为血液循环提供动力。心脏舒缩能力的正常与否反映了心脏功能的好坏:当收缩功能障碍时,心排出血量下降并有循环淤血的表现即为收缩性心力衰竭;舒张功能障碍时,心脏充盈障碍表现为舒张性心力衰竭。

临床上采用心脏功能分级(cardiac function classification)评价心力衰竭的严重程度。美国纽约心脏病学会(New York Heart Association,NYHA)提出按照患者能胜任多少体力活动对心脏功能进行分级:

Ⅰ级:患者患有心脏病,体力活动不受限制,一般体力活动不引起症状;

Ⅱ级:心脏病患者体力活动稍受限制,不能胜任一般的体力活动,可引起呼吸困难、心悸等症状;

Ⅲ级:心脏病患者体力活动显著受限制,不能胜任较轻的体力活动,可引起上述症状和体征;

Ⅳ级：心脏病患者体力活动能力完全丧失，休息时仍有心力衰竭症状和体征，体力活动后加重。

二、心血管疾病的病理生理机制

完整的心血管系统疾病诊断应该包括病因、病理解剖和病理生理三个方面。

1. 动脉粥样硬化及冠心病　脂质代谢异常是动脉粥样硬化和冠心病的重要危险因素，也是粥样斑块形成的原因之一。患者可表现为血总胆固醇、甘油三酯、低密度脂蛋白（LDL）或极低密度脂蛋白（VLDL）增高，载脂蛋白 B100 增高；高密度脂蛋白（HDL）减低，载脂蛋白 A 降低等。

2. 急性冠状动脉综合征　急性冠状动脉综合征（acute coronary syndromes，ACS）是一组由急性心肌缺血引起的临床综合征，包括急性心肌梗死（acute myocardial infarction，AMI）及不稳定型心绞痛（unstable angina，UA）。心肌缺血是其重要的病理生理改变。心肌损伤标志物增高程度与心肌坏死范围及预后明显相关。肌酸激酶同工酶与肌钙蛋白相比，虽然敏感性较低，但对于急性心肌梗死的诊断仍然具有较重要的价值。

3. 心力衰竭　心力衰竭（heart failure）是由心脏结构或功能性疾病所导致的心室充盈和射血功能受损的一组临床综合征，属于心功能不全。临床表现为呼吸困难、疲乏和水肿。心肌损害出现时，心肌发生适应性代偿，机体通过神经 - 内分泌 - 细胞因子的相互作用代偿维持血液循环。在心力衰竭发生和发展的过程中，大量的体液调节因子参与其中，重要的有：

精氨酸加压素（arginine vasopressin，AVP）：心力衰竭时，心输出量下降导致组织灌注不足，垂体分泌 AVP 增多，后者通过 V_1 受体引起全身血管收缩、水钠潴留、血容量代偿性增加。但同时，周围血管收缩增加了心脏后负荷，长期可导致心力衰竭进一步恶化。

利钠肽（natriuretic peptide）：包括心房利钠肽（atrial natriuretic peptide，ANP）、脑利钠肽（brain natriuretic peptide，BNP）和 C 型利钠肽（C-type natriuretic peptide，CNP）。它们能够对抗肾上腺素、肾素 - 血管紧张素等的水钠潴留效应。心力衰竭时，血浆 ANP 及 BNP 水平升高，其升高程度与心衰严重程度正相关，可作为评定心衰进程和判断预后的指标。

内皮素（endothelin，ET）：是由内皮细胞释放的具有强收缩血管作用的肽类物质。目前已发现两种 ET 受体亚型，即 ET-A 和 ET-B。心力衰竭时，血浆 ET 水平升高，肺动脉组织增高、压力上升。

细胞因子：心力衰竭时，心肌细胞和成纤维细胞表达的肽类生长因子如转化生长因子 -β（TGF-β）表达上升，促进心室重构。

4. 心肌病　心肌病（cardiomyopathy）是由各种病因引起的一组非均质的心肌病变，主要表现为心脏不适当的肥厚或扩张。心肌病常伴随有心肌损伤，最终可导致心力衰竭或死亡。心肌病患者常出现心肌损伤和缺血缺氧的病理生理变化，其中 cTn、ANP 等标志物水平在一定程度上反映了疾病的严重程度。

5. 高血压　高血压（hypertension）是一种以体循环动脉收缩期和（或）舒张期血液持续升高为主要特点的全身性疾病。小动脉病变是高血压最重要的病理改变，心脏和血管是高血压病理生理作用的主要靶器官。长期高血压可导致心肌肥厚，小动脉壁 / 腔比增加。高血压常常伴随一系列的代谢功能紊乱，包括肾功能异常、脂代谢异常、血糖、电解质（尤其是血钾）异常。

第二节 心血管疾病的生物化学检验项目与检测方法

一、心 肌 酶

（一）肌酸激酶及同工酶

1. 检验项目

【项目检测依据】 肌酸激酶（creatine kinase，CK）是一种存在于心肌、骨骼肌、肾脏、脑等组织细胞质和线粒体中的激酶，通过可逆地催化肌酸形成磷酸肌酸，参与细胞内能量运转、肌肉收缩、ATP 再生等过程。CK 的分子量为 86kD，在肝脏中被清除。

肌酸激酶同工酶（creatine kinase isoenzyme）是由 M 和 B 两个亚基组成的一种二聚体，它有四种不同的形式：在线粒体内的 CK-Mt（线粒体同工酶）和胞浆内的同工酶 CK-MM（肌型）、CK-BB（脑型）和 CK-MB（心型）。CK-BB 主要存在于脑组织中，CK-MM 和 CK-MB 存在于各种肌肉组织中。骨骼肌中 98%～99% 的 CK 为 CK-MM，CK-MB 仅为 1%～2%，心肌中约 80% CK 为 CK-MM，但 CK-MB 可达 15%～25%。正常人血清中以 CK-MM 为主，CK-MB 较少并主要来源于心肌，CK-BB 含量极微。因此，检测到血清中 CK-MB 明显升高，提示各种原因导致心肌损伤，大量释放出。

巨 CK 是巨分子酶，巨 CK 大部分情况下是酶与一种免疫球蛋白的复合物称巨 CK1，通常免疫球蛋白是 IgG 或 IgA，偶见 IgM；巨 CK2 是一种低聚的线粒体 CK，即 CK-Mt，CK-Mt 抗原性与 CK-M 不同，抗 M 抗体不能抑制 CK-Mt，故免疫抑制法测定可形成 CK-MB 的增高。与 cTn 相比 CK-MB 在心肌损伤的诊断中，是敏感性较低的并缺乏心肌特异性，但由于使用较久，临床对心肌损伤诊断中习惯性使用。

【临床意义】 性别、年龄、种族、生理状态等可影响血清 CK 活性的水平，但在多种病理状态下，血清 CK 和 CK-MB 活性水平可出现显著的改变。

血清 CK-MB 活性水平在 AMI 发病后 4～6 小时出现增高，9～24 小时即可达到峰值，在 48～72 小时后恢复正常。因此，CK-MB 活性可用于 AMI 的诊断、估计梗死范围大小和判断再梗死。

AMI 患者在溶栓治疗后出现的再灌注可引起血清 CK、CK-MB 活性水平增高，导致血清 CK、CK-MB 活性水平峰值时间提前。因此，血清 CK 活性水平有助于判断溶栓后的再灌注情况。

心导管术、冠脉成形术等心脏手术均可引起血清 CK 活性水平增高。

【应用评价】 血清 CK 能够快速、经济辅助诊断 AMI，CK-MB 是早期诊断 AMI 的指标之一，检测对估计梗死范围、判断再梗死及再灌注成功率有助，是目前应用广泛的心肌损伤标记物之一。但是，血清 CK 的特异性较差，必须与病毒性心肌炎、骨骼肌创伤等疾病相鉴别；在 AMI 发病 6 小时前和 36 小时后诊断的敏感性较低；对微小的心肌损伤也不敏感。CK-MB 在 AMI 发病后 6～36 小时内，CK-MB 诊断敏感性可达 92%～96%。CK-MB 的敏感性和特异性均高于 CK，目前临床趋向于采用 CK-MB 替代 CK 作为心肌损伤的常规检验项目。由于 CK-MB 峰值出现较早，下降较快，因此不适用于诊断发病时间较长的 AMI。与肌钙蛋白相比 CK-MB 在心肌损伤的诊断中，是敏感性较低的并缺乏心肌特异性，但由于使用较久，临床对心肌损伤实验测定中习惯性使用。

2. 检测方法

【检测原理】及【方法学评价】 详见本书第十一章相关内容。

【参考区间】 成年男性：38～174U/L；成年女性：26～140U/L。

（二）乳酸脱氢酶及同工酶

1. 检验项目

【项目检测依据】 乳酸脱氢酶（lactate dehydrogenase，LD）是一种糖酵解酶，催化丙酮酸与乳酸之间还原与氧化反应，存在于机体所有组织细胞的胞质内，其中以心肌、骨骼肌和肾脏含量最为丰富；LD 活度在相关组织、器官发生损伤和病变时均可增高。LD 有 5 种同工酶，分别是由两种不同的亚基（M、H）构成的四聚体（表 14-1）。

表 14-1 LD 同工酶亚单位组成及分布特点

名称	亚单位组成	主要分布组织及细胞
LD_1	H_4	心肌、红细胞、肾皮质、白细胞
LD_2	H_3M_1	白细胞、肾、红细胞、心肌、肝
LD_3	H_2M_2	白细胞、脾、肺、血小板、肝、淋巴组织等
LD_4	H_1M_3	肝、骨骼肌、白细胞、血小板
LD_5	M_4	骨骼肌、肝、血小板

【临床意义】 AMI 发病后，有半数患者血清 LD_1 和 LD_2 显著升高；AMI 发病 48 小时后，有 80% 患者血清 LD_1 和 LD_2 显著升高，并且血清 LD_1 升高更为明显，导致 LD_1/LD_2 比值升高。LD_1/LD_2 比值的峰时约在发病后 24～36 小时，4～7 天恢复正常。①LD 是诊断心肌梗死发生一周以上的指标；②心肌炎、心包炎、心力衰竭等疾病导致心肌损害时，血清 LD 活性水平也可出现上升；③AMI 患者 LD_1/LD_2 比值增高合并 LD_5 增高，提示伴有肝脏淤血或肝功能衰竭。

【应用评价】 由于 LD 广泛存在于多种组织，血清 LD 诊断心肌损伤的特异性较低。红细胞中 LD 含量丰富，而 AMI 患者在溶栓治疗中通常出现溶血，因此血清 LD 无法用于评估溶栓后的再灌注状况。

测定血清 LD 同工酶，特别是 LD_1/LD_2 比值有助于提高 AMI 诊断的特异性。但血清 LD_1、LD_2 升高还可见于生殖细胞恶性肿瘤、肾脏肿瘤和恶性贫血等疾病，须加以鉴别。LD 及同工酶用于诊断 AMI 的敏感性、特异性均不高，目前已经不推荐用于 AMI 的诊断。

2. 检测方法 常用的 LD 测定方法有比色法和紫外连续监测法。常用的 LD 同工酶测定方法有电泳法、抑制法和亲和层析法。

【检测原理】和【方法学评价】 详见本书第十一章相关内容。

【参考区间】 LD-L 法：成年人：109～245U/L。LD-P 法：成年人：200～380U/L。

（三）天门冬氨酸氨基转移酶

1. 检验项目

【项目检测依据】 天门冬氨酸氨基转移酶（aspartate aminotransferase，AST）是氨基转移酶的一种。AST 广泛分布于人体各组织，其中心肌细胞中含量最高，其次是肝脏、肾脏和骨骼肌，血清中含量极少。相关组织发生病变时从细胞内释放入血液，可使血液 AST 增高。

【临床意义】 血清 AST 活性在 AMI 发病后 6～12 小时增高，24～48 小时达峰值并持续 5 天至 1 周左右。

【应用评价】 由于 AST 组织特异性较差，多种其他疾病也可导致血清 AST 活性显著上升，因此单纯性血清 AST 活性升高不能诊断心肌损伤。并且血清 AST 诊断 AMI 的敏感性、特异性均不高，目前已不推荐血清 AST 用于 AMI 的诊断。

2. 检测方法 常用的测定方法有比色法、酶联 - 紫外连续监测法和荧光法。

【检测原理】及【方法学评价】 详见本书第十一章相关内容。

【参考区间】 成年人：8～40U/L。

二、心 肌 蛋 白

由于某些蛋白质是心肌细胞特有、或相对含量较高,因此当心肌损伤时,大量释放至血液中,检测这些蛋白质的变化,有助于判断心肌损伤。肌钙蛋白(troponin, Tn)是横纹肌的结构蛋白,存在于心肌和骨骼肌肌原纤维的细丝中,调节肌肉收缩和舒张的作用。在钙离子作用下,通过构型变化调节肌动蛋白和肌球蛋白之间的接触。与钙结合的部分称为肌钙蛋白 C 亚单位(TnC),含抑制因子部分称为肌钙蛋白 I 亚单位(TnI),与原肌球蛋白结合的部分称为肌钙蛋白 T 亚单位(TnT)。心肌钙蛋白(cardiac troponin, cTn)的 I 亚单位(cTnI)和 T 亚单位(cTnT)与骨骼肌有不同的基因表达,存在抗原性的显著差异。因此选择合适氨基酸序列作为抗原,可使产生的抗体在检测实验中有很高的心脏特异性(>99%)。cTn 与 CK-MB 相比,有较高的敏感度和特异性。

(一)心肌肌钙蛋白 T

1. 检验项目

【项目检测依据】 血清中心肌肌钙蛋白 T(cTnT)分子量为 37kD,绝大多数的细胞质中以复合物形式存在于细丝上,而 6%～8% 的 cTnT 以游离的形式存在于心肌细胞的胞质中,当心肌细胞损伤时,cTnT 便释放入血清中。因此,cTnT 浓度变化对诊断心肌缺血损伤的严重程度有重要价值。

【临床意义】 cTnT 是诊断 AMI 的确定性标志物。AMI 发病后 3～6 小时血清 cTnT 即升高。10～24 小时达峰值,峰值可达参考值的 30～40 倍,恢复正常需要 10～15 天。对非 Q 波性、亚急性心肌梗死或 CK-MB 无法诊断的患者更有价值。

cTnT 在判断微小心肌损伤方面也有价值。不稳定型心绞痛患者常发生微小心肌损伤,对于这种微小的心肌损伤,CK-MB 常不敏感,阳性率仅为 8%,cTnT 对不稳定型心绞痛阳性率可达 39%,这种损伤只有检测血清 cTnT 才能确诊。

cTnT 还可用于评估溶栓疗法成功与否,观察冠状动脉是否复通。溶栓成功的病例 cTnT 呈双峰,第一峰高于第二峰。研究表明,用 cTnT 评估复通,90 分钟时优于 CK-MB 和肌红蛋白,如果联合其他检查诊断 AMI 指标如 12 导联心电图的 S-T 段变化,效果则更好。

cTnT 还常用于判断急性心肌梗死大小,用放射性核素 ^{201}Ti 和 ^{99m}Tn 确定急性心肌梗死面积并和心肌标志物比较,发现 CK-MB、cTnT 和放射性核素检测结果的相关系数分别为 0.56 和 0.75。

【应用评价】 1995 年第一个心肌肌钙蛋白 T(cTnT)检测方法被批准,cTn 开始用于临床,因其心肌特异性和高灵敏度使其能够更频繁和更准确地诊断心肌损伤。在 AMI 发作时 cTnT 的敏感性只有 50%～60%,随时间延长,敏感性逐步提高,至发作后 6 小时,敏感性达 90% 以上,而且维持这一高敏感性直到 5 天以上。在胸痛发生后 10～5 天内,cTnT 诊断 AMI 的临床敏感性为 100%,特异性也优于 CK-MB 及肌红蛋白。

2. 检测方法

cTnT 的临床检查起始于 20 世纪 80 年代,其检查方法是基于单克隆抗体技术,建立相应的免疫学方法。主要有放射免疫分析、免疫层析法、酶联免疫吸附试验、化学发光免疫分析等。最初的 cTnT 检测试剂是由生物素标记的鼠抗人 cTnT 单克隆抗体制备的,此抗体和慢肌的 sTnT 有 3.6% 的交叉反应,最低检测限为 0.04μg/L,第二代试剂减少了和慢肌的交叉反应并提高检测敏感度,最低检测限为 0.02μg/L。目前已有电化学发光检测试剂盒,该试剂盒所用的抗体和第二代相同,最低检测限为 0.01μg/L,试验可在 9 分钟内完成。第二代试剂 99.6% 非心脏疾病者 <0.1μg/L,心肌损伤的判断值(cut-off)>0.08μg/L。

【检测原理】 化学发光免疫法(CLIA)检测原理详见《临床免疫学检验技术》相关内容。

【方法学评价】 放射免疫分析是建立最早的技术,灵敏度高、特异性好,但是需要γ计数仪,且有放射污染。目前临床常规应用酶联免疫吸附试验或化学发光免疫分析。化学发光法是精密度与灵敏度俱佳的方法,批内和日间CV分别为3.28%～4.41%和5.8%～6.56%。

【参考区间】 血清cTnT:<0.1μg/L。

(二)心肌肌钙蛋白I

1. 检验项目

【项目检测依据】 cTnI分子量为22kD,各种TnI由于基因碱基对序列不同,分别编码的慢骨骼肌TnI(sTnI)、快骨骼肌TnI(fTnI)和cTnI氨基酸序列不全相同。cTnI只有46.2%、41.4%的氨基酸序列与sTnI、fTnI同源。因此,恰当地选择氨基酸序列,可以制备出特异的抗cTnI单抗,只识别来自心肌的TnI,可使识别特异性达到100%。血浆中的cTnI多以复合物的形式存在,在AMI中90%是cTnI-cTnC复合物,在AMI患者血中仅见5%的cTnI-cTnT。cTnI-cTnC复合物中由于cTnC的保护作用,cTnI的中心区(第28-110位氨基酸)比较稳定,是制备抗体常选用的抗原决定簇区段。在心肌细胞胞浆中约3%的cTnI以游离形式存在,97%与心肌结构蛋白结合。当心肌细胞因缺血缺氧等因素遭破坏时,游离型cTnI首先迅速从细胞中释放入血,随后结合型cTnI逐渐分解,缓慢释放入外周循环血中。因此,在心肌细胞受损疾病,如急性心肌梗死(AMI),cTnI在循环血中较早出现并能持续较长时间。

【临床意义】 cTnI是一个十分敏感和特异的急性心肌梗死标志物。心肌内cTnI很丰富,心肌损伤后4～6小时释放入血,达到诊断决定值。首先释放的是胞质内3%～6%的游离cTnI,心肌缺血症状发作后14～36小时达到高峰,高峰出现时间与血中CK、CK-MB相似。5～10天后恢复正常参考区间内,但部分病例14天时仍升高。有文献报道测定血清cTnI诊断AMI的敏感性为97%,特异性为98%,预测值为99.8%。

cTnI可用于溶栓后再灌注的判断,溶栓疗法成功地使冠状动脉复通后30～60分钟,cTnI还会继续升高,其敏感性约为80%,高于CK-MB和肌红蛋白。

cTnI可敏感地测出小灶可逆性心肌损伤的存在,如不稳定型心绞痛和非Q波MI。不稳定心绞痛患者血中cTnI阳性率20%～40%,其MI发生率和死亡率均明显高于阴性者,需及时应用经皮冠状动脉腔内成形术(PTCA)或溶栓疗法。

【应用评价】 cTnI与cTnT均存在以下共同特点:①由于cTnI与cTnT为心脏特有,且其含量远多于CK,因而特异性和敏感度高于CK,不仅能检测出急性心肌梗死患者,而且能检测微小损伤,如不稳定型心绞痛、心肌炎。②恰当地选择肌钙蛋白特异的氨基酸序列作为抗原决定簇,筛选出的肌钙蛋白抗体,其检测特异性高于CK。③有较长窗口期,cTnT长达7天,cTnI长达10天,甚至14天。有利于诊断迟到的急性心肌梗死和不稳定型心绞痛、心肌炎的一过性损伤。④双峰的出现,易于判断再灌注成功与否。⑤肌钙蛋白血中浓度和心肌损伤范围有较好的相关性,可用于判断病情轻重,指导正确治疗,如胸痛发作6小时后,血中心肌肌钙蛋白浓度正常可排除急性心肌梗死。⑥在损伤发生6小时内敏感度较低,对确定是否早期使用溶栓疗法价值较小。⑦由于窗口期长,诊断近期发生的再梗死效果较差。

2. 检测方法 cTnI检测目前多采用化学发光法进行定量检测。其【检测原理】及【方法学评价】详见《临床免疫学检验技术》相关内容。

【参考区间】 cTnI<0.03μg/L,AMI诊断的out-off值0.5μg/L。

(三)肌红蛋白

1. 检验项目

【项目检测依据】 肌红蛋白(myoglobin,Mb)是一种氧结合蛋白,广泛存在于骨骼肌、心肌和平滑肌,约占肌肉中所有蛋白的2%。Mb分子量小,仅为17.8kD,小于CK-MB(84kD),

更小于乳酸脱氢酶（135kD），且位于细胞质内，故心肌损伤后出现较早。到目前为止，它是AMI发生后出现较早的可检测的标志物之一。

【临床意义】 当AMI患者发作后，细胞质中的Mb释放入血，2小时即升高，6～9小时达高峰，24～36小时恢复至正常水平。Mb的阴性预测价值为100%，在胸痛发作2～12小时内，如Mb阴性可排除急性心肌梗死。

心电图是临床诊断急性心肌梗死的重要手段，但仍有37%的急性心肌梗死患者发病后无典型的特征性心电图表现。心电图结合Mb能提高急性心肌梗死早期诊断的效率，可以从72%升高至82%。

由于Mb消除很快，因而是判断再梗死的良好指标。再梗死发生后，血清可出现新的Mb浓度峰。

【应用评价】 ①在心肌梗死发作12小时内诊断敏感性很高，有利于早期诊断，是至今出现最早的急性心肌梗死标志物。②能用于判断再灌注是否成功。③能用于判断再梗死。④胸痛发作2～12小时内，肌红蛋白阴性可排除急性心肌梗死。⑤特异性较差。但如结合碳酸酐酶Ⅲ（CAⅢ）可提高Mb诊断急性心肌梗死的特异性，心肌细胞受损时，Mb增高，CAⅢ不增高；骨骼肌受损时Mb增高，CAⅢ也增高。⑥窗口期太短，会降到正常范围太快，峰值在12小时，急性心肌梗死发作16小时后测定易出现假阴性。

2. 检测方法 荧光免疫测定法、化学发光及电化学发光法等。

【检测原理】及【方法学评价】 详见《临床免疫学检验技术》相关内容。

【参考区间】 男性：28～72μg/L；女性：25～58μg/L。

（四）心型脂肪酸结合蛋白

1. 检验项目

【项目检测依据】 脂肪酸结合蛋白（fatty acid binding protein，FABP）可与长链脂肪酸发生可逆性非共价结合，是一种分子量为15kD的胞内蛋白质，由126～137个氨基酸残基组成，在脂肪酸代谢活跃的组织含量丰富，如心脏、骨骼肌和肠等。心型脂肪酸结合蛋白（hFABP）是心脏中富含的一种小胞质蛋白，存在于心肌细胞胞质内，在心肌细胞内含量高于MB，人类hFABP含有132个氨基酸残基，它具有组织器官的相对特异性，在心肌中有高浓度表达，心脏细胞以外的组织细胞中也有表达。目前已发现9种FABP，具有不同的组织学分布特征，细胞内半衰期为2～3天，hFABP在心肌损伤后很快被释放入血液。不仅心肌细胞可产生hFABP，在骨骼肌、远端肾小管细胞、哺乳动物的乳腺细胞及胎盘等亦可产生少量的hFABP。hFABP的主要生物学功能是促进长链脂肪酸的胞内转运，此外，hFABP参与细胞信号转导，通过介导脂肪酸转位至过氧化物酶体-增生物-激活受体而调节基因表达；以及保护心肌细胞免受高浓度长链脂肪酸的洗涤剂样损伤。

【临床意义】 AMI发病后30～3小时，血浆hFABP开始升高，12～24小时内恢复正常，故FABP为AMI早期诊断指标之一。其灵敏度为78%，明显高于Mb和CK-MB。因此，hFABP对早期诊断AMI较Mb、CK-MB更有价值。骨骼肌损伤，肾衰竭患者血浆FABP也可增高。应用Mb/hFABP比值可用于区分心肌损伤及骨骼肌损伤。心肌损伤时Mb/hFABP比值在2～10之间，骨骼肌损伤时Mb/hFABP比值在20～70之间。此外，hFABP检测可用于评估心肌梗死大小、冠状动脉再灌注及冠状动脉旁路手术，以及作为心肌缺血的标志物。

【应用评价】 血浆hFABP可作为AMI损伤的早期标志物。在心肌损伤后释放入血的特点与肌红蛋白类似，在心肌缺血或损伤0.5～2小时内即可显著升高，6小时达到峰值，24～36小时内恢复正常水平。在早期诊断AMI的敏感度等于甚至优于肌红蛋白，可能与心肌细胞hFABP含量比肌红蛋白含量高、血浆hFABP含量远低于肌红蛋白有关，心肌损伤后，血浆 hFABP 升高的速率高于肌红蛋白及肌钙蛋白。hFABP 检测可用于 AMI 的早期排除。

2. 检测方法 主要有酶联免疫法、乳胶颗粒增强免疫测定、测流免疫测定、免疫传感器测定等方法。

【检测原理】及【方法学评价】 详见《临床免疫学检验技术》。

【参考区间】 <5μg/L。

（五）B 型利钠肽及 B 型利钠肽原 N 端肽

1. 检验项目

【项目检测依据】 人类心脏除了是一个非常有效的弹性泵，还是一个重要的内分泌器官，产生结构相关的肽类激素家族，统称为钠尿肽（natriuretic peptide，NP），包括脑利钠肽（BNP）和心房利钠肽（atrial natriuretic polypeptide，ANP）。NP 具有促进尿、尿钠的排泄和血管扩张。BNP 和 ANP 分别由各自的基因编码，以前体的形式合成。心室肌和脑细胞先表达 134 个氨基酸的前 BNP 原（Pre-Pro-BNP），在细胞内经酶水解后，分裂成 108 个氨基酸的前 BNP（Pro-BNP）和 26 个氨基酸的信号肽。前 BNP 被释放入血。血液中的 Pro-BNP 在肽酶的作用下进一步水解，生成等摩尔的 32 个氨基酸的 BNP 和不具有 BNP 生物学活性的 76 个氨基酸组成的脑钠肽 N 端肽（N-terminal pro-BNP，NT-pro-BNP），分子量分别为 4kD 和 10kD，两者均可反映 BNP 的分泌状况。当心室血容积和左心室压力超负荷时即可刺激 BNP 基因高度表达，大量合成 Pro-BNP 释放入血，在血浆中等摩尔生成 BNP 和 NT-Pro-BNP。BNP 具有扩张血管、利尿、利钠、拮抗肾素 - 血管紧张素 - 醛固酮系统的作用，使血压降低。测定血清或血浆 BNP（NT-pro-BNP）浓度可以为临床提供有用的信息。

BNP 的清除主要通过与钠尿肽清除受体结合，继而被胞吞和溶酶体溶解，只有少量 BNP 通过肾脏清除；而 NT-pro-BNP 则是通过肾小球滤过清除。因此，肾功能对循环中 NT-pro-BNP 水平的影响要远远大于 BNP。BNP 的半衰期为 22 分钟，而 NT-pro-BNP 的半衰期为 120 分钟。因此，NT-pro-BNP 在心力衰竭患者血中的浓度较 BNP 高 1～10 倍，更有利于心力衰竭的诊断和实验室测定。BNP 和 NT-pro-BNP 的异同见表 14-2。

表 14-2 BNP 与 NT-pro-BNP 作为心衰标志物的异同点

特点	BNP	NT-pro-BNP
分析检测物	BNP（77～108aa）	NT-pro-BNP（1～76aa）
活性激素	是	否，非活动肽
来源	由 pro-BNP 裂解而来	由 pro-BNP 裂解而来
半衰期	20 分钟	120 分钟
主要的清除机制	利钠肽清除受体	肾清除
随常态年龄增长	+	++++
CHF 诊断 cut-off 值	100pg/L	年龄 <75 岁：125pg/L
		年龄 >75 岁：450pg/L

【临床意义】 血（浆）BNP 及 NT-pro-BNP 水平是预测心力衰竭发生危险性及判断心力衰竭的单个较佳的标志物。可以用于急性状态下对心力衰竭体征和症状不典型患者或非急性情况下对有疑似心力衰竭体征和症状的患者进行心力衰竭排除或者确认。患者出现心力衰竭时，血中 BNP 及 NT-pro-BNP 水平增加；当心力衰竭通过治疗得到控制时，血中 BNP（NT-pro-BNP）水平下降；心力衰竭患者或心力衰竭通过治疗得到控制的患者，其血中 BNP（NT-pro-BNP）水平仍高于心脏正常的人。

BNP（NT-pro-BNP）有很高的阴性预测价值，BNP（NT-pro-BNP）正常可排除心力衰竭的存在。BNP（NT-pro-BNP）浓度可作为有呼吸困难的慢性心力衰竭和肺部疾病的鉴别指标。呼吸困难患者心力衰竭的 BNP 检测临界值为 100pg/ml，而 NT-pro-BNP 检测临界值男女两性 75 岁以下均为 125pg/ml，75 岁以上为 450pg/ml。通常，BNP 浓度在 100～300pg/ml 提示患者发生心力衰竭；BNP 大于 600pg/ml 表明中度心力衰竭；BNP 大于 900pg/ml 表明重度心力衰竭。

【应用评价】 ①在诊断心力衰竭患者时，对于已经有明确临床心力衰竭诊断的情况下，不推荐常规应用 BNP（NT-pro-BNP）检测；②在诊断心力衰竭患者时，BNP（NT-pro-BNP）检测不能用来代替常规的左心室结构或功能失常的临床评价或检查（如超声心动图、侵入性血流动力学检查）；③BNP（NT-pro-BNP）是容量依赖性激素，除心力衰竭外，其他可产生水钠潴留、血容量增多的疾病，亦可导致血浆 BNP（NT-pro-BNP）水平升高，如库欣综合征、原发性醛固酮增多症、肝硬化、肾衰竭等。因此，BNP（NT-pro-BNP）不能作为心力衰竭的唯一诊断指标。此外，在肺气肿、慢性阻塞性疾病、肾脏疾病、肾透析、心脏病发作或服用心脏药物，如强心苷或利尿剂等情况下，也会使血浆 BNP（NT-pro-BNP）浓度发生改变，影响 BNP（NT-pro-BNP）诊断心力衰竭的准确性。

2. 检测方法 血液中 BNP 与 NT-pro-BNP 都可以作为检测标志物，NT-pro-BNP 半衰期较长，含量相对较高，适宜自动化检测，是较理想的病情变化观察指标。测定常用的方法有酶联免疫法、放射免疫法、化学发光免疫法测定等。

【检测原理】及【方法学评价】 见《临床免疫学检验技术》。

【参考区间】 BNP 判断值：100pg/L；NT-pro-BNP 判断值：＜75 岁为 125pg/L，＞75 岁为 450pg/L。建议各实验室建立自己的参考区间。不同人群血浆 BNP 的参考区间不同。正常人中女性高于男性，年龄大的高于年龄小的。

三、其 他

（一）C- 反应蛋白

1. 检验项目

【项目检测依据】 C- 反应蛋白（C-reactive protein，CRP）是一种能与肺炎双球菌的细胞壁 C 多糖发生反应的急性时相反应蛋白。CRP 分子量为 115～140kD，是一种环状五聚体蛋白，由 5 个相同的亚单位以共价键结合，各亚单位间以非共价键相结合，这种五聚体蛋白具有显著的耐热及抗蛋白酶降解的能力。在感染应答免疫过程中，细胞因子如白介素 -6（IL-6）、白介素 -1β、肿瘤坏死因子（TNF-2α）可刺激肝脏合成 CRP。在钙离子存在下，可结合卵磷脂和核酸形成复合体具有对补体系统的激活作用，作用于 C1q，激活补体系统。CRP 可以引发对侵入细胞的免疫调理作用和吞噬作用，参与炎症反应。

超敏 C- 反应蛋白（high sensitivity CRP，hs-CRP）是检测灵敏度更高的 CRP 检测试验，超敏 C- 反应蛋白（hs-CRP）最低检测限达 0.1mg/L；由于健康人体内 CRP 水平通常＜3mg/L，因此心血管疾病筛查时应使用高敏感的方法检测，即超敏 C- 反应蛋白。

【临床意义】 CRP 被广泛应用于临床疾病的早期筛查，其升高可见于：①组织损伤、感染、肿瘤、心肌梗死及一系列急慢性炎症性疾病，如类风湿关节炎、全身性血管炎等；②术后感染及并发症的指标：手术后患者 CRP 升高，术后 7～10 天 CRP 水平应下降，如 CRP 不降低或再次升高，提示可能并发感染或血栓栓塞；③可作为细菌性感染和病毒性感染的鉴别诊断：大多数细菌性感染会引起患者血清 CRP 升高，而病毒性感染则多数不升高。

hs-CRP 还可用于心血管疾病一级预防中冠心病发生的危险性评估。多次检测血 hs-CRP＞3mg/L，是炎症持续存在的信号，提示存在动脉粥样硬化的危险。如果 hs-CRP＞10mg/L，表明可能存在其他感染,应在其他感染控制后再采血检测,进一步排除心血管炎症性病变。

【应用评价】 CRP 是急性时相反应蛋白中变化最显著的一种。CRP 在正常人血清中其含量极微;在组织受到损伤、炎症、感染或肿瘤破坏时 CRP 可以在数小时内急剧上升,可增高数倍或数百倍,待病情改善时逐渐下降,恢复正常。大量研究显示,hs-CRP 是更为有意义的独立的心血管疾病预测指标。2003 年欧洲高血压防治指南(ESH/ESC)正式推荐,高血压患者需检测 hs-CRP 水平。CRP 在临床上还可鉴别细菌与病毒感染。

美国临床生化协会(NACB)推荐排除感染或急性疾病的正常代谢人群 hs-CRP 检测可在空腹或非空腹状态下进行,如 hs-CRP 浓度 <3mg/L,可不用复查;若结果 >3mg/L,则需在排除感染或急性疾病后在 2 周内复查;若 hs-CRP≥10mg/L 则排除其他疾病同时意味着心血管疾病风险。但 hs-CRP 是非特异性的,应排除其他感染、组织损伤、恶性肿瘤等。

2. 检测方法

【检测原理】 传统的 CRP 检测方法有多种,如免疫沉淀法、免疫浊度法、标记免疫法等。其中以免疫浊度法较常用。检测原理见《临床免疫学检验技术》。

【方法学评价】 目前国内用于全自动生化仪的免疫透射比浊法检测 CRP 的试剂有两种(普通 CRP 与超敏 CRP),普通 CRP 有较高的线性,超敏 CRP 有较高的灵敏度。

【参考区间】 CRP:成人和儿童 <8.2mg/L; hs-CRP<2mg/L。

(二) 同型半胱氨酸

1. 检验项目

【项目检测依据】 同型半胱氨酸(homocysteine,HCY)是蛋白质代谢过程中的降解产物。正常时,血液中的 HCY 在酶和维生素 B6、叶酸的存在下参与机体转硫基、转甲基过程,并被降解为半胱氨酸(cycteine,Cys),转换为部分蛋白质。当机体新陈代谢出现障碍时,HCY 因无法降解而在体内聚集,导致同型半胱氨酸血症(homocysteinemia)。高浓度的 HCY 可损伤血管内壁,使血管内膜增厚、粗糙、斑块形成,导致管腔狭窄、阻塞管腔,造成动脉供血不足,引起动脉粥样硬化和冠心病。

【临床意义】 高 HCY 与多种疾病有关,是心脑血管疾病发生的危险因素。

(1) HCY 水平增高:以下疾病可能:①动脉粥样硬化(atherosclerosis,AS)和心肌梗死(myocardial infarction,MI);②中枢血管疾病(cerebrovascular disease,CVD);③外周血管疾病(peripheral vascular diseases,PVD);④脑卒中、痴呆症和阿尔茨海默病(Alzheimer's disease,AD);⑤糖尿病(diabetes mellitus,DM)并发症。

(2) HCY 水平降低:可降低 AMI 等缺血性心肌损伤和其他缺血性心血管疾病的发生。美国心脏协会(AHA)建议对于有多种高危因素的人群合理目标为控制血 HCY 水平 <10μmol/L。

【应用评价】 血 HCY 水平检测可用于心血管疾病的危险性评估。血 HCY 水平 >15μmol/L 为高 HCY 血症,高浓度血 HCY 不仅可导致动脉粥样硬化和冠心病发生,同时也使精神疾病、骨折的发生风险明显提高。

2. 检测方法 目前常用方法包括核素法、免疫学法和 HPLC 法等。

【检测原理】

同位素法:该方法通过 ^{14}C 标记的腺苷与 HCY 缩合后,经色谱分离,液体闪烁计数放射强度来测 HCY 浓度。

免疫学法:该法应用特异性的抗 S- 腺苷同型半胱氨酸单克隆技术,采用荧光偏振法或免疫法测定 HCY。正常人血浆中 HCY 约 1% 以还原型存在,70% 与白蛋白结合,30% 形成小分子二硫化物。仪器自动检测偏振光的改变,即可测出标本总 HCY 水平。

高效液相色谱法(HPLC):是参考方法,不足之处是样品处理、层析条件、样品检测等较为烦琐。应用 HPLC 准确测定同型半胱氨酸需要优良的设备、高超的技术经验和应用

HPLC 方法适当的时间，另外选择和制备内部质控也相当重要。HPLC 方法虽然灵敏度、特异性好，但仪器价格昂贵而难以推广。

【方法学评价】 核素法灵敏度高，特异性强，但操作烦琐且有放射污染，未能推广使用。免疫学法应用特异性单克隆技术，方法快捷、操作简单、自动化程度高，可减少人为误差，具有良好的准确度与精密度，为临床常用方法。

【参考区间】 $4.7\sim13.9\mu mol/L$。

（三）缺血修饰性白蛋白

1. 检验项目

【项目检测依据】 健康人血清白蛋白氨基末端序列是部分金属元素包括铜、钴、镍离子的主要结合位点，这种结合容易受生物化学因素的影响而被降解。N- 末端受损或被 Co 占据的白蛋白称为**缺血修饰白蛋白**（ischemia modified albumin，IMA）。在缺血发生时，由于自由基等破坏了血清白蛋白的氨基酸序列，导致白蛋白与过渡金属的结合能力改变，这种因缺血而发生与过渡金属结合能力改变的白蛋白称缺血修饰白蛋白。IMA 在心肌缺血后数分钟内即升高，是心肌缺血发生后到发生细胞坏死前非常早期的指标，比反映心肌梗死的指标如 CK-MB、Myo、cTn 更早出现变化。由于人血清白蛋白普遍存在于血中，其他灌注不足情况非冠脉缺血可能也会引起 IMA 升高，因此 IMA 不适用患有慢性缺血性血管疾病的患者，某些肿瘤、急性感染、终末期肾病、肝硬化等 IMA 亦可能出现假阳性结果。

【临床意义】 早期心肌缺血的生化标志物，用于对低危患者辅助急性冠状动脉综合征（acute coronary syndromes，ACS）诊断。

【应用评价】 IMA 是 2003 年 2 月，美国食品药品管理局（FDA）已批准 IMA 测定作为早期心肌缺血的生化标志物。它具有敏感性高、阴性预测值高、在心肌缺血早期就可检出等优势。IMA 对于 ACS 早期诊断、危险分层等具有重要意义。对于潜在 ACS 患者伴有 IMA 水平升高，肌钙蛋白水平阳性伴阴性或阳性 ECG，ECG 阳性伴正常肌钙蛋白水平，该方法安全有效水平尚未确立。因此若无明显临床相关的疾病因素、ECG 或肌钙蛋白检测结果，仅依靠 IMA 结果会误导，诊断或排除诊断 ACS。

2. 检测方法 采用比色法测定。

【检测原理】 血清中正常白蛋白以活性形式存在，加入氯化钴溶液后，Co^{2+} 可与白蛋白 N 端结合。心肌缺血患者血清中含有较多的缺血修饰白蛋白，加入同样浓度的氯化钴后，由于 IMA 与 Co^{2+} 结合的能力减弱，使溶液中存在较高浓度的游离钴，二硫苏糖醇（DTT）可与游离钴发生颜色反应，测定其吸光度，可推测 IMA 含量。

【方法学评价】 比色测定法 IMA 是以血清白蛋白 N 末端发生变化及其与 Co^{2+} 结合迅速减少为前提，采用白蛋白 - 钴结合试验测定。其他检测方法还有液相色谱法、质谱测定法等均不太适合常规临床检测。

【参考区间】 $<8.5\times10^4 U/L$。

（四）高血压相关检测

高血压（hypertension）是一种以体循环动脉收缩期和（或）舒张期血压持续升高为主要特点的全身性疾病。高血压定义为未使用降压药物情况下收缩压≥140mmHg 和（或）舒张压≥90mmHg。高血压可分为原发性高血压（essential hypertension）即高血压病和继发性高血压（secondary hypertension）即症状性高血压两大类。原发性高血压占 90% 以上，继发性高血压指某些确定的疾病和原因引起的血压升高，约占高血压不到 10%。

1. 原发性高血压 高血压是一种遗传因素和环境因素相互作用所致的疾病。高血压实验室检查主要是为了明确引起血压异常升高的病因，鉴别原发性与继发性高血压；明确高血压病情严重程度；查明高血压是属于高血容量性的或高动力性的，以便指导临床用药；明确是否存在合并症,如高脂血症、糖尿病、痛风等,以及心、脑、肾并发症,如冠心病、脑卒中、肾功能不全等。高血压病实验室检查对临床需要对疾病诊断、病情评估或疗效评价等如电解质异常、肾功能检查、内分泌异常等检查可根据病情分为基础检查项目、推荐检查项目和选择项目(表14-3)。

表 14-3 高血压检验项目

基本检查项目	推荐项目	选择项目
血液生化(钾、空腹血糖、血脂和尿酸、肌酐);血常规;尿液分析	餐后 2 小时血糖、血同型半胱氨酸、尿白蛋白定量、尿蛋白定量	怀疑继发高血压患者根据需要分别选择以下检验项目:血浆肾素活性、血和尿醛固酮、血和尿皮质醇、血游离甲氧基肾上腺素及甲氧基去甲肾上腺素、血和尿儿茶酚胺

2. 继发性高血压 主要通过实验室检查寻找原发病因。①肾性高血压:实验室检查包括:肾素、醛固酮均升高;肾功能检测血肌酐、尿素升高;因蛋白尿导致血浆白蛋白降低;严重者可出现电解质异常。②原发性醛固酮增多症:实验室检查包括:血浆肾素活性和血管紧张素Ⅱ水平降低,且与体位变化无关;血浆醛固酮和尿醛固酮增加;血、尿 17- 羟皮质酮或尿皮质醇正常;中、晚期有血钾偏低;血浆醛固酮(ng/dl)/ 血浆肾素[ng/(ml·h)]>25,高度提示原发性醛固酮增多症,如比值≥50,可确诊为原发性醛固酮增多症。③嗜铬细胞瘤:实验室检查包括:尿儿茶酚胺超过者正常值的 2 倍;尿甲氧基去甲肾上腺素(urinary norepinephrine,NMV)、甲氧基肾上腺素(normetanephrine,NM)、3- 甲氧 -4- 羟基苦杏仁酸(vanillylmandelic acid,VMA)或高香草酸(homovanillic acid,HVA)明显增高,嗜铬细胞瘤常超过正常 2～3 倍;平卧 20 分钟后血浆儿茶酚胺水平仍高。④库欣综合征:尿皮质醇排泄增加,高于正常 2～3 倍;血皮质醇无昼夜节律;服用地塞米松 2mg,每天 4 次连续 2 天,第 3 天晨皮质醇不受抑制;血 ACTH 检测,正常人早晨 ACTH 高,患者全天均高接近早晨水平。

(五)其他

1. 血清脂质测定 脂代谢紊乱是心血管疾病尤其是冠心病重要关联因素。检测血清脂质及载脂蛋白,可用于心血管疾病发生的危险性预测,主要包括 TC、TG、HDL-C、LDL-C、ApoA、ApoB 和 Lp(a)。上述指标检测原理、参考区间、临床意义等详见相关章节。

LDL 是致动脉粥样硬化的基本因素。LDL 通过血管内皮进入血管壁内,在内皮下滞留的 LDL 被修饰成氧化型 LDL(Ox-LDL),巨噬细胞吞噬 Ox-LDL 后形成泡沫细胞,后者不断地增多、融合,构成了动脉粥样硬化斑块的脂质核心。TC 或 LDL-C 水平每降低 1%,冠心病的危险性可降低 2%。LDL 可能是这种慢性炎症的始动和维持的基本要素。

HDL 被视为是人体内具有抗动脉粥样硬化的脂蛋白。因为 HDL 可将泡沫细胞中的胆固醇带出来,转运给肝脏进行分解代谢。血清 HDL-C 水平与冠心病发病呈负相关。吸烟可使 HDL-C 下降;而少至中量饮酒和体力活动会升高 HDL-C。糖尿病、肝炎和肝硬化等疾病状态可伴有低 HDL-C。高甘油三酯血症患者往往伴有低 HDL-C。

虽然继发性或遗传性因素可升高 TG 水平,TG 轻至中度升高常反映 CM 和 VLDL 残粒增多,这些残粒脂蛋白由于颗粒变小,可能具有直接致动脉粥样硬化作用。研究提示,TG 升高很可能是通过影响 LDL 或 HDL 的结构,而具致动脉粥样硬化作用。调查资料表明,血清 TG 水平轻至中度升高者患冠心病的危险性增加。当 TG 重度升高时,常可伴发急性胰腺炎。

ApoB 反映血液中 LDL 的数量。有研究提示,血清 ApoB 浓度升高与冠心病发生危险性呈明显正相关。Apo AI 反映血液中 HDL 的数量。Apo AI 浓度与冠心病发生危险性呈负相关。Apo B/Apo AI 比值对于预测冠心病可能有价值。

Lp(a)是新显现的动脉粥样硬化危险因素,可用于冠心病风险判断。Lp(a)是一种独立的血浆脂蛋白,与遗传相关,Lp(a)升高者发生冠心病危险性增加。此外,Lp(a)增高还可见于各种急性时相反应、肾病综合征、糖尿病肾病、妊娠和服用生长激素等。

血脂异常引起动脉粥样硬化的机制是目前研究的热点。脂代谢紊乱是导致心血管疾病尤其是冠心病重要因素。有关血清脂质的检测的原理、参考区间和临床意义,详见本书第八章相关内容。

2. 糖尿病及高血糖测定 糖尿病在临床上最容易伴发的疾病是心血管疾病。研究表明,高血糖与心血管疾病密切相关,糖化血红蛋白(HbA$_{1c}$)每升高 1%,心血管疾病危险升高 11%。因此 2001 年美国胆固醇教育计划(NCEP)成人治疗组第三次报告中就明确把糖尿病从冠心病的危险因素提升为冠心病的等危症,其意义在于糖尿病患者早期采取强化防治策略,减少心血管疾病危险因素。有关血糖和糖代谢紊乱的检查,详见本书第七章相关内容。

第三节 临床生物化学检验项目在心血管疾病诊治中的应用

一、临床生物化学检验项目在心血管疾病诊治中的应用

(一)心肌损伤及再灌注的标志物及生化检验

炎症、缺血、负荷过度等原因均可导致心肌损伤,表现为心律失常和泵血功能障碍,心肌易发生缺血性损伤;缺血性心肌恢复血液灌注,有时可进一步发生再灌注损伤。心肌损伤标志物在缺血性损伤和再灌注损伤上应用广泛。

1. 心肌损伤的生物标志物 心肌损伤标志物(marker of myocardial injury)指具有心肌特异性的物质,当心肌受损时,其大量释放至血液循环,通过血浓度可测得其变化,诊断心肌损伤。因为 AMI 发病急,危害大,及时诊治对疾病转归有重要意义,国际临床化学和实验医学联合会(IFCC)建议将测定周期(TAT)控制在 1 小时内。临床应用时反映心肌损伤的理想生物标志物应具有以下特点:①具有高度的心脏特异性;②心肌损伤后浓度迅速升高,并能够持续较长时间;③检测方法简便迅速;④其应用价值已由临床所证实。自 20 世纪 50 年代起,陆续引入了一些酶及其同工酶作为心肌损伤标志,形成了所谓的心肌酶谱。后为提高特异性和反映早期损伤,又引入了肌红蛋白、肌钙蛋白等特异性损伤标志物,提高了心肌损伤标志物的诊断性能和应用价值。

(1)心肌酶谱:传统的心肌酶检测一般指天冬氨酸氨基转移酶、乳酸脱氢酶及同工酶、肌酸激酶及同工酶;目前心肌酶检测主要指 CK 及 CK-MB。①天冬氨酸氨基转移酶:天冬氨酸氨基转移酶(AST)广泛分布于人体各组织。心肌、肝脏、骨骼肌、肾脏内含量丰富,红细胞 AST 约为血清 10 倍,轻度溶血会使测定结果升高。AST 因其体内分布广泛,不具备组织特异性,心肌损伤后其出现时间及达峰时间较迟。②乳酸脱氢酶及其同工酶:乳酸脱氢酶(LD)广泛存在于肝脏、心肌、肾脏、骨骼肌、红细胞、脑内等。LD 至少有 5 种同工酶,按电泳条带的远近,以此命名为 LD$_1$~LD$_5$,正常时含量 LD$_2$>LD$_1$>LD$_3$>LD$_4$>LD$_5$。心肌酶测定包括 LD 和 α-羟丁酸脱氢酶(HBDH)。LD 由两种亚单位组成 H 和 M,H 亚单位和 α-羟基丁酸有较高的亲和力,含 H 亚单位的 LD 同工酶可催化 α-羟基丁酸脱氢。临床上常用的 α-羟基丁酸脱氢酶(α-HBDH)活性测定,实际反映以 α-羟基丁酸为底物时,除 LD$_5$ 外的其他同工酶(主要是 LD$_1$ 和 LD$_2$)活性。因此 HBDH 活性相当于 LD$_1$ 和 LD$_2$。LD 及其同工酶作为心肌损伤标志也有不足,首先血中出现时间及达峰时间较迟,其次 LD 诊断心肌损伤特

异性较低,不能用作再灌注标志。③肌酸激酶及其同工酶:肌酸激酶(CK)是由脑型(B 型)和肌型(M 型)两种亚单位组成的二聚体,形成 CK-1(CK-BB)、CK-2(CK-MB)、CK-3(CK-MM)3 种同工酶。CK-1 主要存在于脑组织中;CK-2 和 CK-3 主要存在于各种肌肉组织中,骨骼肌中 CK-3 占 98%~99%,CK-2 占 1%~2%,心肌中 CK-3 占 80% 左右,CK-2 占 20% 左右。心肌中 CK-MB 相对含量在所有组织中最高,分别为骨骼肌和脑的 18 倍和 7.5 倍。CK 及 CK-MB 诊断性能优于 AST 和 LD 及其同工酶。CK 及 CK-MB 可用于再灌注和再梗死的判断。因为红细胞中无 CK 及 CK-MB,因此测定 CK 及 CK-MB 不受溶血干扰。但 CK 及 CK-MB 活性会受骨骼肌疾病、分娩、药物、甲状腺功能紊乱等因素影响。CK 在 AMI 发作 6 小时内和 36 小时后敏感性低,对心肌微小损伤不敏感。目前临床上倾向用 CK-MB 替代 CK 作为心肌损伤的生物标志物。

(2) 肌钙蛋白:cTn 由 3 种亚单位蛋白组成,分别为 Ca^{2+} 结合亚单位 C(cTnC)、抑制亚单位 I(cTnI)、与细肌丝原肌球蛋白联结的亚单位 T(cTnT)。临床上常用 cTnI 和 cTnT 来判断心肌损伤情况,至今尚未发现骨骼肌表达 cTnI;cTnT 与骨骼肌亦分别由不同基因编码,一般情况骨骼肌不表达 cTnT,但在肌萎缩、多发性肌炎、皮肌炎等骨骼肌疾病及胎儿发育期,骨骼肌可表达包括 cTnT 在内的 4 种 TnT 变异体。cTn 是心肌细胞特有的标志物,其血清浓度增高是心肌损伤的特异性标志物。

cTnI 和 cTnT 主要以细肌丝的结构蛋白成分存在,少量存在于胞质中,心肌损伤后 4~8 小时即升高,可能为胞质中游离部分逸出,随着细肌丝结构破坏,cTnI 和 cTnT 大量释放入血,约 24~48 小时达峰值,cTnT 约在 5~10 天恢复正常,而 cTnI 因在血中存在形式复杂消除缓慢,所以需 10~14 天恢复正常;24 小时若 cTnI 和 cTnT 仍正常可排除 AMI;两者血中浓度与心肌梗死的范围及预后存在良好的相关性,且诊断窗口期长,有利于诊断未及时就诊的 AMI。缺点在于两者并非理想的早期诊断标志物,由于血中升高持续时间长,不易发现间隔较短的再梗死。cTnI 和 cTnT 可用于诊断心肌微小损伤如心肌炎、UAP 等,且 cTnT 还可以用于评估肾衰竭透析者的预后。

(3) 肌红蛋白:肌红蛋白(Mb)为存在于横纹肌胞质中的一种氧转运蛋白,在心肌中含量较丰富,相对分子量较小,且存在于细胞质之中,故心肌损伤早期 Mb 可大量释放入血,Mb 是 AMI 发生后可早期检测出的心肌损伤生物标志物之一。AMI 发生后 1 小时,Mb 水平即可高于参考区间上限,4~12 小时达峰值,Mb 因分子量小,可迅速从肾小球滤过,因此若无再梗死,约 24~36 小时内降至正常水平。AMI 发生后 Mb 与心电图联合用于早期诊断 AMI 可将单一心电图的诊断阳性率从 62% 提高到 82%。反之,疑似 AMI 发生后 3~6 小时重复测定 Mb 未升高者可排除 AMI。此外 Mb 也是良好的判断心肌成功再灌注或发生再梗死的有效指标。Mb 作为心肌损伤生物标志物缺点:① Mb 同样存在于骨骼肌中,因此任何骨骼肌损伤、肌内注射等都可导致 Mb 升高,其特异性易受干扰;②休克、肾衰等可引起 Mb 清除受阻,所以 Mb 也会因这些因素升高;③诊断窗口期短,AMI 发生 16 小时后测定 Mb,易致假阴性。

2. 心肌再灌注及再灌注损伤的生化检验 AMI 发生后临床常采取紧急的溶栓和介入等治疗措施,目的是及时恢复血液灌注,减轻心肌损伤。但有时再灌注反而会加重心肌损伤和功能障碍即缺血 - 再灌注损伤(ischemic-reperfusion injury,IRI)。心肌发生再灌注损伤的原因很多,包括自由基活性氧暴发性生成、细胞内 Ca^{2+} 超载、中性粒细胞活化、高能磷酸化物生成障碍、需氧量高、做功量大、冠脉系统广泛病变等。临床上会出现房颤、室颤、心力衰竭,死亡率高。临床上通常动态观察心肌损伤生物标志物 Mb、cTnT/cTnI、CK-MB 的变化判断是否发生再灌注损伤,溶栓或介入治疗 90 分钟后,再灌注成功者由于恢复血液供应,缺血区积聚的标志物迅速冲洗入血,因此会观察到心肌损伤生物标志物提前出现迅速上升和下降的冲洗峰。若实施再灌注后，心肌损伤生物标志物出现显著而持续的新升高，表明心肌损伤加重即再灌注损伤（见彩图 14-1）。

（二）心功能不全的标志物及生化检验

心功能不全（cardiac insufficiency）指各种原因所致的心脏泵血功能不足。当心功能不全失代偿后，会出现全身组织器官血液灌注不足以及肺循环 / 体循环静脉淤血等临床综合征，即心力衰竭（heart failure，HF）。心衰可使全身所有组织器官因血液供应不足及淤血而出现相应功能障碍，尤以肾、肺、肝功能损伤突出，导致 Urea、Cr、pH、pCO_2、A/G 倒置、FN 等生化检验改变，但这些生化指标并非 HF 特异。

研究发现，B 型钠尿肽（BNP）可作为心功能评估的客观指标。BNP 是一类活性多肽，其主要作用为扩张血管、增加心输出量，减少肾素分泌，抑制肾素 - 血管紧张素 - 醛固酮系统，减少 AT II 生成和醛固酮释放，抑制 ADH 分泌，以此调节水盐平衡、血压和心功能。在已知的钠尿肽类中，BNP 活性最强。在血中肽酶作用下，BNP 前体（pro-BNP）水解为 BNP 和 BNP 前体 N 端肽（NT-pro-BNP），由于 BNP 半衰期短仅 20 分钟，且易降解；而 NT-pro-BNP 半衰期长为 120 分钟且不易降解，再者 BNP 和 NT-pro-BNP 为等摩尔生成，均可反映 BNP 分泌状况，所以推荐检测 NT-pro-BNP。检测方法主要有使用单克隆抗体的免疫学方法，包括荧光偏振免疫分析法、酶联免疫吸附试验、化学及电化学发光、放射免疫分析等。成人血浆 NT-pro-BNP 在男性随年龄增加升高。

临床上 BNP 和 NT-pro-BNP 测定在心功能不全中主要用于辅助充血性心力衰竭（congestive heart failure，CHF）诊断和心功能分级及疗效评估、心衰的风险分级和预后评估、呼吸困难的鉴别诊断。以血浆 BNP 100ng/L 或 NT-pro-BNP 400ng/L 为分界值，对 CHF 有良好的阴性和阳性预测值。BNP 和 NT-pro-BNP 的缺点在于它们是容量依赖性激素，除 HF 外其他任何导致水钠潴留、血容量增加的疾病均可致其升高，例如 Cushing 综合征、原发性醛固酮增多症、肝硬化、肾衰等。因此，BNP 和 NT-pro-BNP 不能作为 HF 的唯一诊断标准。

（三）高血压相关的标志物及生化检验

高血压病是一种多基因遗传性疾病。高血压病是冠心病和脑血管意外的主要危险因素，其通过血流动力学改变和对内皮细胞的直接损伤促使动脉粥样硬化的发生发展，诱发和加剧心脑血管疾病和肾脏疾病。

原发性高血压（essential hypertension，EH）有明显的遗传倾向，有家族史者 EH 的发生率为无家族史的 15 倍，EH 发病机制尚未完全弄清，现认为与以下因素有关。①肾素 - 血管紧张素 - 醛固酮系统（RAAS）功能增强；②细胞膜离子转运系统障碍；③长期应激状态；④胰岛素抵抗；⑤血管活性物质生成异常等，当体内降压系统和降压物质功能障碍时，也可导致 EH 发生。

当前 EH 生物化学检测实验为肾素（renin）活性测定。肾素是肾小球旁器的球旁细胞分泌颗粒内的一种成分，是一种蛋白水解酶，能使血浆中的血管紧张素原变成血管紧张素 I，后者再经一系列酶的催化生成血管紧张素 II，它的作用就是收缩血管，升高血压。临床检测肾素最好与醛固酮同时测定，以此来鉴别高血压、原发性醛固酮增多症以及使用 ACEI 治疗的高血压。其他有关 EH 的检验包括高血压易感位点 2 号染色体 2q14-23 区段中的血管紧张素原基因、血管紧张素转换酶基因、AT II 的 I 型受体基因等以及血管活性物质。继发性高血压可根据原发疾病的实验诊断指标和血压升高作出判断。

二、心血管疾病生物化学联合检测项目的应用评价

临床生物化学检验指标是心血管疾病诊断、疗效观察、评估病情及预后判断的重要指针，并在心血管疾病预防工作中起重要作用。

1. 心血管疾病临床常用的生物化学检验项目分类（表14-4）

表14-4 心血管疾病临床常用生物化学检验项目

种类	项目	机制
心肌酶	肌酸激酶（CK） 肌酸激酶同工酶（CK-MB） 乳酸脱氢酶（LD） 乳酸脱氢酶同工酶（LD_1 或 HBD） 天门冬氨酸氨基转移酶（AST）	各种原因导致的心肌细胞受损时，细胞内酶释放进入外周血中，使血液中浓度增高
心肌蛋白	肌钙蛋白I（cTn I） 肌钙蛋白T（cTn T） 肌红蛋白（Mb） 心脏型脂肪酸结合蛋白（h-FABP） B 型利钠肽（BNP） B 型利钠肽原 N 端肽（NT-pro-BNP）	心肌细胞由于缺血、缺氧，导致心肌细胞损伤时，释放或诱导产生的蛋白质或多肽含量增多
其他	超敏 C- 反应蛋白（hs-CRP） 缺血修饰性白蛋白（IMA） 同型半胱氨酸（HCY） 与原发性高血压相关的激素 与继发性高血压相关的病因检查	心肌细胞发生炎症、坏死后，导致的机体免疫反应性蛋白质增多 机体缺乏维生素或有遗传性疾病时增高

2. 心血管疾病生物化学检验项目的诊断特异性、敏感性 医学检验项目临床效能是指检验项目用于临床之前，经过方法学和临床应用价值评价两个方面进行的综合评价的结果，特异性和敏感性是临床效能评价的基本指标。心血管疾病的临床常用的生物化学检验项目有不同的临床效能（表14-5）。

表14-5 心肌梗死常用生物化学检查指标的特异性和敏感性

项目	开始时间 （小时）	峰值时间 （小时）	恢复时间 （小时）	灵敏性 （%）	特异性 （%）
Mb	0.5～2	5～12	18～30	50～59	77～95
h-FABP	0.5～3	6～8	12～24	64～85	93～97
cTnI	3～6	10～24	120～148	6～44	93～99
cTnT	3～6	14～20	240～360	50～59	74～96
CK	3～8	10～36	72～96	—	—
CK-MB	3～8	9～30	48～72	17～62	92～100
LD	8～18	24～72	144～240	—	—
LD_1	8～18	24～72	144～240	—	—

cTnI 或 cTnT、CK-MB 是临床效能较高项目，LD、HBD、CK 是临床效能一般项目，Mb、h-FABP 是反映早期心肌损伤的项目，BNP、NT-pro-BNP 是检测心力衰竭的较佳标志物，hs-CRP、IMA、HCY 等项目可与其他心血管疾病检测指标相结合，对心血管疾病进行综合分析判断。

3. 心血管疾病生物化学检验项目联合检测的应用价值 在急性心肌梗死的实验诊断项目中，由于 cTn 检测的高敏感性和特异性，已成为心肌梗死的诊断基础，是急性心肌梗死的实验诊断的首选项目；其血液循环量与心肌损伤程度相关，即梗死面积越大，cTn 量含量越高；对心肌细胞损伤情况的判断、治疗疗效观察、预后判断有重要作用。但也要关注：① cTn

的升高并不等于就是心肌梗死,部分其他疾病也会导致肌钙蛋白值的升高如肾衰竭、糖尿病的患者等,临床应用时应与心电图、临床症状及冠脉造影等结合。②许多疾病的临床表现与急性心肌梗死很相似,也可引起 cTn 的升高,其中最常见的是心肌炎,应用时加以鉴别。③cTn 在心肌梗死早期可不升高。④乙二胺四乙酸(EDTA)和肝素能够干扰 cTnI 和 cTnT 的抗体结合力,以及产生一些基质效应的差异。

Mb 或 hFABP 在心肌损伤早期即可升高,通常在 AMI 发生 4~12 小时敏感性可达 99%,因此被认为是最有价值的心肌损伤早期诊断指标。Mb 临床应用的主要问题是特异性不高,特别在早期心电图和其他标志物都未变化时,单凭 Mb 决定是否使用溶栓疗法有一定的风险,近年来有学者提出联合检测碳酸酐酶Ⅲ(CAⅢ)可提高 AMI 诊断的特异性。心肌梗死和急性骨骼肌损伤时,肌红蛋白均升高,但心肌梗死 CAⅢ始终正常。临床应用时需关注其主要缺陷:①特异性易受干扰,剧烈运动、肌内注射、肾衰竭等亦可致血中浓度增高;②诊断窗口期较短,AMI 发病后 16 小时,易致假阴性。所以临床应用时通常与 cTn 等标志物共同检测,以综合判断病情。

BNP 和(或)NT-pro-BNP 是评估心脏功能的客观标志物。cTn 与 BNP 或 NT-pro-BNP 联合应用,能对急性不稳定性心力衰竭(HF)的危险分层更准确,对心力衰竭及急性冠状动脉综合征的诊断、预后及危险分层有良好的临床价值。

心肌酶检测也是心肌损伤常用辅助性临床检测指标,尤其作为慢性心肌损伤指标有一定的诊断价值。其中 CK-MB 特异性高于其他心肌酶。心肌酶应用于 AMI 诊断时存在一定缺陷:①特异性不高,心肌酶多在体内分布广泛,如 AST、CK、LD 等;②不能满足早期诊断要求,如 AMI 6 小时 CK 最佳临界点敏感性只能达到 58%、特异性 62%,AST 需 12 小时左右开始增高等;③不能满足微小心肌损伤(MMI)诊断要求,如心肌炎诊断的敏感度和特异性均不高。心肌梗死后血液中主要心脏标志物的动态变化见彩图 14-2。

因此,在心肌梗死早期(症状出现在 6 小时内),可选择早期标志物,如 Mb、CK、CK-MB、cTnT 和 cTnI 标志物,其中 Mb 是 AMI 发生后最早出现的标志物。而在症状出现 2~3 天或更长时间的患者,则可选择 LD 及其同工酶,cTnT 和 cTnI 等,故应根据标志物的不同特点选择使用或联合应用。

C- 反应蛋白(CRP)是一种首先应用于评估患者感染的急性时相反应蛋白,现在也作为动脉粥样硬化的一个标志物,因为 CRP 是慢性和急性动脉粥样硬化均涉及的炎症组成成分,其机制为动脉粥样硬化斑块能刺激血管内皮细胞产生组织坏死因子(TNF)和白介素 -1(IL-1),白介素 -1 能刺激 IL-6,然后 IL-6 导致 CRP 从肝脏分泌增加。对初级预防来说,CRP 值大于 3mg/L 被认为是高风险的。hsCRP 和低密度脂蛋白(LDL)相结合是一种有效的风险预测方法。当 hsCRP 小于 1mg/L 被认为是低风险,1~3mg/L 为中间风险,超过 3mg/L 为高风险。对于急性冠脉综合征的患者,C- 反应蛋白的初始值有预后意义,与长期预后相关。需要鉴别的是,一旦发生心肌坏死,C- 反应蛋白值将会上升而它的预后作用将会减弱。

(章 尧 袁丽杰)

本章小结

心血管系统疾病又称为循环系统疾病,是心脏血管和脑血管的疾病统称,一般都与动脉硬化有关;其中急性心肌梗死是临床常见的冠心病严重类型。

急性心肌梗死是指因持久而严重的心肌缺血所致的部分心肌急性坏死,临床实验室检测血液生物化学心肌损伤标记物的变化是诊断的重要手段。急性心肌梗死的实验

笔记

室诊断方法包括心肌蛋白、心肌酶和其他检测。其中心血管疾病的临床常用的生物化学检验项目中早期检测指标如肌红蛋白、心型脂肪酸结合蛋白检验项目是早期诊断重要指标；敏感性、特异性较高的肌钙蛋白 T、肌钙蛋白 I 检验项目是确定性检测指标；以及肌酸激酶及同工酶检测，是对诊断有一定参考价值的心肌酶指标；高敏 C- 反应蛋白（hsCRP）可作为心血管疾病的风险预测指标。合理的心肌损伤标记物组合检测有助于疾病诊断、病情评估及预后判断。

　　心血管疾病临床常用的生物化学检验项目在病情分类、临床诊断、疗效评估、再灌注损伤及并发症的鉴别诊断等方面具有重要价值。

第十五章
骨代谢紊乱和相关元素的生物化学检验

思考题：

1. 与骨代谢相关的激素有哪些？对骨的作用是什么？
2. 引起低钙血症的原因有哪些？
3. 判断钙和磷代谢紊乱常用的检验项目有哪些？
4. 为什么说脱氧吡啶酚作为骨吸收标志物具有更高的特异性和灵敏度？
5. 反映骨形成的标志物有哪些？
6. 引起原发性骨质疏松症常见的原因有哪些？

第一节 概　　述

　　骨的主要成分是无机物、有机基质和骨组织。骨的无机物质包括矿物质和骨盐，占骨干重量的 65%。矿物质主要有钙、磷、钠、镁、铁、氟等，其中钙含量最多，其次为磷，骨骼中矿物质含量越多，骨量就越高，骨密度也就越高；骨盐主要由羟磷灰石结晶和无定形的磷酸氢钙组成。

　　有机基质主要是蛋白质、I型胶原、多糖类物质、脂类和糖蛋白复合体如骨连接蛋白（osteonectin）、骨钙素（osteocalcin，OC）和骨磷酸蛋白（osteopontin）等。这些物质不仅参与了骨小梁和骨基质的形成，而且在促进骨的生长、修复，供给骨生长所需要的营养，连结和支持骨细胞及骨骼的新陈代谢方面均起着重要作用。

　　骨组织是由骨组织细胞和骨纤维组成。骨组织细胞主要由骨细胞（osteocyte）、成骨细胞（osteoblast）和破骨细胞（osteoclast）组成。骨细胞是骨的主体细胞，是由成骨细胞被包埋在骨基质中而形成。成骨细胞主要是合成胶原纤维、糖蛋白复合体和 RNA，自细胞外液运送钙离子至骨基质，是实现骨骼发育、生长的主要细胞。破骨细胞由间质细胞转化而来，主要作用是促进骨盐溶解，同时与成骨细胞和破骨细胞相互协调，共同维持骨的正常代谢。

　　人体甲状旁腺素、降钙素、活性维生素 D 等参与血液中的钙、磷、镁的调节，共同协调成骨细胞与破骨细胞功能，进而影响骨的形成和溶解。

第二节　钙和磷代谢紊乱的生物化学检验

　　钙、磷是骨组织的主要无机元素，具有广泛的生理功能，每天需要量在 100mg 以上。骨组织的细胞对血钙和血磷调节起重要作用，如果体内这些无机元素调节失调，可引起多种骨代谢疾病。

一、钙和磷代谢及调控

（一）钙的代谢

食物钙（calcium，Ca）主要存在于乳制品及果蔬中。钙主要在活性维生素 D_3 调节下，由十二指肠主动吸收。肠道 pH 可明显影响钙的吸收，碱性环境时可以促进不被吸收的 $Ca_3(PO_4)_2$ 生成，使钙吸收减少；酸性环境时有利于可被吸收的 $Ca(H_2PO_4)_2$ 的形成，因此能促进钙的吸收。食物中草酸和植酸可与钙形成不溶性盐，影响钙的吸收，其钙磷比例对钙吸收也有一定影响，$Ca^{2+}:P^{3+}=2:1$ 时吸收最佳。

钙通过肠道及肾排泄。消化道排除未被吸收的食物钙，当严重腹泻时排钙过多可导致缺钙。经过肾排泄的钙占体内总排钙量的 20%，尿钙的排出量直接受血钙浓度影响，血钙低于 2.4mmol/L 时，尿中无钙排出。

血液中的钙几乎全部存在于血浆中，正常人血钙波动甚小，维持于 2.25～2.75mmol/L。血浆（清）钙分为可扩散钙和非扩散钙两大类。非扩散钙是指与蛋白质（主要是白蛋白）结合的钙，约占血浆总钙的 45%，它们不能通透毛细血管壁，也不具有生理功能。血浆（清）钙的 55% 是可扩散钙，其中一部分（占血浆总钙的 5%）是复合钙，即与枸橼酸、重碳酸根等形成不解离的钙；另一部分是发挥生理功能的离子钙，占总钙的 50%，非扩散钙与离子钙可以互相转化（图 15-1）。

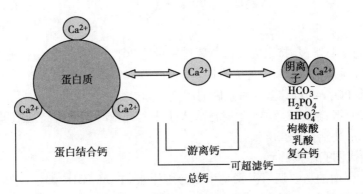

图 15-1 钙在血浆中存在形式

血清 pH 值对血钙浓度有显著影响，酸中毒时蛋白结合钙向离子钙转化；碱中毒时，血浆离子钙浓度降低，此时虽血浆总钙含量无改变，亦可出现抽搐现象。pH 每改变 0.1 单位，血清游离钙浓度改变 0.05mmol/L，故在测定 Ca^{2+} 同时要测 pH（图 15-2）。

$$\text{蛋白结合钙} \xrightleftharpoons[\text{[HCO}_3^-\text{]}]{\text{[H}^+\text{]}} Ca^{2+} \xrightleftharpoons[\text{[HCO}_3^-\text{]}]{\text{[H}^+\text{]}} \text{小分子结合钙}$$

图 15-2 不扩散钙与离子钙之间的互相转化

人体内调节血钙和钙离子水平的三大器官是肠、骨和肾。许多调节钙代谢的激素也是通过这三大器官发挥作用的（图 15-3）。临床上根据钙平衡的状况可以预测骨质丢失的速率，对骨代谢病的治疗有一定参考价值。

（二）磷的代谢

成人每日进食磷（phosphorus，P）约 1.0～1.5g，以有机磷酸酯和磷脂为主，其在肠管内磷酸酶的作用下分解为无机磷酸盐。磷在空肠吸收率达 70%，由于磷的吸收不良而引起的磷缺乏较为少见，但长期口服氢氧化铝凝胶以及食物中钙、镁、铁离子过多，均可由于形成不溶性磷酸盐而影响磷的吸收。

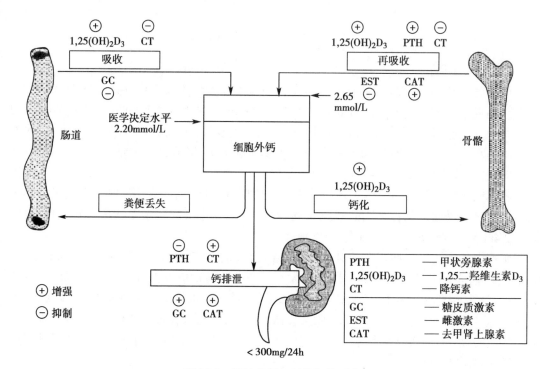

图 15-3　钙的代谢与调节相关因素

肾是排磷的主要器官,排出的磷占总磷排出量的70%,另有30%由粪便排出。

血液中的磷通常是指血浆中的无机磷,其含量为80%~85%,以HPO_4^{2-}的形式存在,其余为$H_2PO_4^-$,而PO_4^{3-}含量甚微。血浆磷的浓度不如血浆钙浓度稳定,如儿童时期血磷高于成人,且随年龄增长逐步下降,15岁时达成人水平。儿童时期血磷高是由于儿童处于成骨旺盛期,碱性磷酸酶活性较高所致。

（三）钙磷代谢的激素调节

钙、磷及骨代谢的主要调节激素是甲状旁腺激素、1,25$(OH)_2D_3$、1,25$(OH)_2D_2$以及降钙素这三大重要激素的调节下进行的,PTH促进骨吸收,降钙素抑制骨吸收,活性维生素D及代谢产物具有双向调节作用。

1. 甲状旁腺激素的调节　甲状旁腺激素(parathyroid hormone,PTH)是甲状旁腺主细胞合成与分泌的一种单链多肽,其合成与分泌受细胞外液Ca^{2+}浓度的负反馈调节,血钙浓度降低可促进PTH合成与分泌;血钙浓度高则抑制PTH合成与分泌。血钙浓度在1.3~3.9mmol/L,范围内与PTH分泌呈负相关关系。

（1）对骨的作用:PTH总的作用是促进溶骨,升高血钙。PTH促使已形成的破骨细胞的活性增强,骨盐溶解,血钙升高;促使未分化的间质细胞向破骨细胞的转化,同时抑制成骨细胞的活动,抑制破骨细胞向成骨细胞的转化,使破骨细胞的活性增强,血钙升高。

（2）对肾的作用:主要是促进磷的排出及钙的重吸收,进而降低血磷,升高血钙。PTH作用于肾远曲小管和髓袢升支以促进钙的重吸收;抑制近曲小管及远曲小管对磷的重吸收,进而升高血钙。

（3）对维生素D的作用:PTH能升高肾25$(OH)D_3$-1α-羟化酶活性,从而促进高活性的1,25$(OH)_2D_3$的生成。

（4）对小肠的作用:PTH促进小肠对钙和磷的吸收,这一作用是促肾生成1,25$(OH)_2D_3$的继发效应。

2. 活性维生素D的调节　人体所需的维生素D(vitamin D,VitD)除来自食物外,也可经日光照射后在皮下由 7- 脱氢胆固醇转变生成。肝细胞微粒体中有维生素 D_3-25- 羟化酶系，可在 NADPH、O_2 和 Mg^{2+} 参与下将维生素 D_3 羟化生成 $25(OH)D_3$。然后在血浆中与特异的 α_2- 球蛋白结合，运输到肾脏，在肾近曲小管上皮细胞线粒体中的 $25(OH)D_3$-1α- 羟化酶系（包括黄素酶、铁硫蛋白和细胞色素 P_{450}）催化下，再羟化生成 $1,25(OH)_2D_3$。后者活性比维生素 D_3 高 10 倍～15 倍，被视为维生素 D 的活性型，并被认为是一种激素。$1,25(OH)_2D_3$ 水平能负反馈地抑制 $25(OH)D_3$-1α- 羟化酶的活性，但正反馈地调节肾 $25(OH)D_3$-24- 羟化酶的合成。故当体内 $1,25(OH)_2D_3$ 减少时，$25(OH)D_3$ 倾向于合成高活性的 $1,25(OH)_2D_3$；而 $1,25(OH)_2D_3$ 过多时，可形成低活性的 $1,24,25(OH)_3D_3$，这对于防止维生素 D 中毒有重要意义。血磷水平亦可负反馈地调节 $25(OH)D_3$-1α- 羟化酶系的活性，血磷降低可促进 $1,25(OH)_2D_3$ 的生成，血磷增高时，$25(OH)D_3$-1α- 羟化酶系的活性降低。甲状旁腺素也可促进 $1,25(OH)_2D_3$ 的生成；而降钙素则抑制此过程。活性维生素 D 的调节的总效果为升高血钙和血磷，其作用的靶器官主要是小肠、骨和肾脏。

（1）对小肠的作用：$1,25(OH)_2D_3$ 具有促进十二指肠对钙的吸收及空肠、回肠对磷的吸收和转运的双重作用。

（2）对骨的作用：$1,25(OH)_2D_3$ 与 PTH 协同作用，既加速破骨细胞的形成，增强破骨细胞活性，促进溶骨，亦通过促进肠管对钙、磷的吸收，使血钙、血磷水平增高利于骨的钙化。

（3）对肾的作用：$1,25(OH)_2D_3$ 促进肾小管上皮细胞对钙、磷的重吸收。

以上作用使血钙、血磷增高，增高的钙、磷有利于骨的钙化。维生素 D 能维持骨盐的溶解和沉积的对立统一，有利于骨的更新与生长。

3. 降钙素 降钙素（calcitonin, CT）是由甲状腺滤泡旁细胞（parafollicular cell, C 细胞）合成、分泌的一种单链多肽激素，由 32 个氨基酸残基组成，分子量为 3418。CT 在初合成时是含 136 个氨基酸残基、分子量 15 000 的前体物。此前体物中还含有一个称为降钙蛋白（katacalcin）的 21 肽片段。当血钙增高时，CT 与降钙蛋白等分子分泌，降钙蛋白能增强 CT 降低血钙的作用。血钙低于正常时，CT 分泌减少。降钙素的调节作用是降低血钙和血磷，作用的靶器官主要为骨和肾。

（1）对骨的作用：抑制破骨细胞生成及活性，从而抑制骨基质的分解和骨盐溶解。还可促进间质细胞转变为成骨细胞，促进骨盐沉积，降低血钙。

（2）对肾的作用：抑制肾小管对钙、磷的重吸收，以增加尿钙、尿磷排泄，降低血钙、血磷。

（3）对小肠的作用：目前认为 CT 对胃肠道钙磷的吸收有轻度影响，其通过抑制 $1,25(OH)_2D_3$ 生成，间接抑制钙的吸收。

（4）与雌激素的关系：成年后血中 CT 含量随着年龄的增长而逐渐下降，给予雌激素后也能使血中 CT 含量增加，说明雌激素对降钙素的分泌可能有直接影响。许多研究表明，绝经后妇女血中 CT 含量明显低于同年龄组男性，因此，绝经后妇女雌激素缺乏以致 CT 减少，可能是绝经后骨质疏松发病的一个重要原因（表 15-1）。

表 15-1 三种激素对钙磷骨代谢的调节作用

激素	肠钙吸收	溶骨	成骨	肾排钙	肾排磷	血钙	血磷
$1,25(OH)_2D_3$	↑↑	↑	↑	↓	↓	↑	↑
PTH	↑	↑↑	↑	↓	↑	↑	↓
CT	↓	↓	↑	↑	↑	↓	↓

↑表示升高；↑↑表示显著升高；↓表示降低

二、钙和磷代谢紊乱的生物化学检验项目与检测方法

由于与骨代谢有关的矿物质和激素主要是钙、磷、镁、甲状旁腺激素、活性维生素D，它们的代谢异常主要表现为钙和磷代谢紊乱。这些项目的检测方法很多，其灵敏度和特异性不同，但可以从不同层面为临床诊断、治疗钙和磷代谢紊乱疾病提供可靠的依据。

（一）血清钙

1. 检验项目

【项目检测依据】　钙是构成人体骨骼和牙齿的主要成分，其不但参加凝血过程，对多种酶有激活作用，还参与人体其他生理活动过程，如参与神经和肌肉的活动，维持组织的应激性；调整心律，降低毛细血管和细胞膜的通透性，维持体内酸碱平衡；控制新陈代谢、激素分泌、细胞黏附和分裂等多种生理活动。

【临床意义】　血清钙升高见于：①恶性肿瘤骨转移；②部分药物引起肾脏重吸收钙增加；③维生素D中毒致肠道对钙吸收增加；④原发性甲状旁腺功能亢进和甲状旁腺素（PTH）异位分泌。血清钙降低见于：①低白蛋白血症使血清总钙降低；②急、慢性肾衰竭致血磷升高，钙磷乘积下降，$1,25(OH)_2D_3$功能发生障碍；与白蛋白结合的钙随白蛋白从肾脏排出；③甲状旁腺或甲状腺手术的失误所引起的甲状旁腺功能低下；④食物中钙缺乏、维生素D缺少或紫外线照射不足引起钙缺乏性佝偻病和维生素D缺乏性佝偻病。

【应用评价】　血钙测定在临床上主要用于判断患者是否存在高钙血症或低钙血症，及其严重程度，同时可以为临床钙磷代谢紊乱的诊断和治疗监测提供依据。

2. 检测方法

（1）血清总钙（TCa^{2+}）测定：血清总钙（TCa^{2+}）的测定方法有滴定法（氧化还原滴定法、络合滴定法），比色法（最常用的是邻甲酚酞络合酮法、甲基麝香草酚蓝法、偶氮胂Ⅲ法等），火焰光度法、原子吸收分光光度法、同位素稀释质谱法等。IFCC推荐的钙测定决定性方法为同位素稀释质谱法，参考方法为原子吸收分光光度法。WHO和我国卫生部临床检验中心（1997年）推荐的常规方法为邻甲酚酞络合酮法。

【检测原理】　常用的三种方法原理各不相同：①邻甲酚酞络合酮法（o-cresolphthalein complexone，O-CPC）：邻甲酚酞络合酮是金属复合染料，在pH约为12的碱性溶液中与钙形成紫红色螯合物，570nm～580nm波长测定吸光值定量钙浓度。用8-羟基喹啉消除干扰，加入氰化钾可稳定反应并避免其他重金属的干扰。钙与O-CPC按1∶1和2∶1两种比例结合，1∶1复合物在低浓度时占优势，但是校正曲线在低浓度是非线性范围的，因此，O-CPC法推荐用多点校正。此外，该反应对温度很敏感，应严格控制反应温度。②偶氮胂Ⅲ法（Arsenazo Ⅲ）：偶氮胂Ⅲ，在温和的酸性pH环境中，与钙结合产生一种强烈的紫色络合物。其与钙的亲和力比镁高，反应条件pH为6左右，因为偶氮胂Ⅲ的光谱特性依赖于pH值，故必须在缓冲液中反应。钙和偶氮胂Ⅲ结合后可以后形成的钙染料络合物可通过650nm波长检测，干扰因素较少。枸橼酸可引起负干扰，临床注意接受枸橼酸的血液或血液制品的患者结果偏低。偶氮胂Ⅲ试剂稳定性较好，保存时间较长。③原子吸收分光光度法：血清用镧-盐酸溶液稀释，送入乙炔火焰，基态钙原子吸收来自空心阴极灯的422.7nm光，用检测器测定这种吸收，吸光度值与火焰里的钙浓度成一定比例，根据吸光值可以求出样品中待测元素的含量。

【方法评价】　O-CPC法简便、快速、稳定，同时适于手工和自动化分析仪。但反应体系受pH影响较大，样本溶血、黄疸、脂浊对实验均有干扰。精密度：批内CV 1.08%～2.13%，批间CV 3.05%～4.12%，线性范围1.25～3.75mmol/L，回收率98%～102%。原子吸收分光光度法精密度高，但仪器设备成本较高。

【参考区间】　成人：2.20～2.65mmol/L，儿童：2.25～2.67mmol/L。

（2）离子钙测定：血清离子钙（Ca^{2+}即游离钙）的测定方法目前主要有：生物学法、透析法、超滤法、金属指示剂法、离子选择性电极法（ISE）。WHO 推荐的是离子选择性电极法。多数血气分析仪，采用的是离子选择电极法，该法可快速测定全血或血浆的游离钙。

【检测原理】　离子选择电极法的原理是钙离子选择电极膜与钙离子结合，如果钙离子在膜内、外两面分布不均，将产生一个跨膜电位，因为电极内溶液离子钙浓度是恒定的，所以膜电位的变化与样品中离子钙浓度成正比。

【方法评价】　此方法简便、快速、重复性好，不受样本颜色、浊度等的影响，正确度和敏感性高。高浓度的 Na^+、Mg^{2+}、Li^+、抗凝剂的使用、温度及血液 pH 均影响钙离子检测结果，线性范围 0～3.95mmol/L，精密度：批内 CV 1.08%～2.00%，批间 CV 3.05%～5.0%，干扰试验血红蛋白＜10g/L，胆红素＜300mg/L，维生素 C＜5g/L 不受影响。

【参考区间】　健康成年人血清离子钙浓度 1.15～1.35mmol/L，新生儿为 1.07～1.27mmol/L。

（二）血磷

1. 检验项目

【项目检测依据】　钙磷主要以无机盐形式存在于体内，血中磷酸盐（HPO_4^{2-}/$H_2PO_4^-$）是血液缓冲体系的重要组成成分，细胞内的磷酸盐参与许多酶促反应，是构成核苷酸辅酶类和含磷酸根的辅酶，细胞膜磷脂在构成生物膜结构、维持膜的功能以及代谢调控上均发挥重要作用。

【临床意义】　血清无机磷升高主要见于：①慢性肾脏疾病、急慢性肾衰患者肾脏排磷减少；②甲状腺功能亢进同时出现高钙血症与高磷血症；③磷酸盐摄入过多；④乳酸中毒、酮症酸中毒、细胞溶解致细胞内磷酸盐外移。无机磷降低见于：①使用葡萄糖、营养素、胰岛素致磷向细胞内转移；②甲状旁腺功能亢进使无机磷随尿排出增多；③呕吐、腹泻、维生素 D 缺乏致肠道磷酸盐吸收减少。

【应用评价】　血浆中钙与磷的浓度保持着一定的数量关系，正常人[Ca]×[P]＝2.5～3.5。当（[Ca]×[P]）＞3.5 时，则钙和磷以骨盐形式沉积于骨组织；若（[Ca]×[P]）＜2.5 则妨碍骨的钙化，甚至可使骨盐溶解，影响成骨作用。

2. 检测方法　常用的检测方法有磷钼酸还原法，非还原法，染料结合法，紫外分光光度法，黄嘌呤氧化酶比色测定法，CV- 多元络合超微量测定法，同位素稀释质谱法，原子吸收分光光度法等。决定性方法是同位素稀释质谱法。目前我国卫生部临检中心推荐的常规方法是以硫酸亚铁或米吐尔（对甲氨基酚硫酸盐）作还原剂的还原钼蓝法。

【检测原理】　①磷钼酸还原法：无机磷在酸性环境中与钼酸铵作用生成磷钼酸复合物，米吐尔将该复合物还原生成钼蓝，在 650nm 波长处有最大吸收，其吸光度值与溶液中磷的浓度成正比，与同样处理的标准品比较可得出标本中磷的含量；②黄嘌呤氧化酶法：血清无机磷与次黄嘌呤核苷在嘌呤核苷磷酸化酶（PNP）的催化下，生成次黄嘌呤和核糖 -1- 磷酸，黄嘌呤氧化酶氧化次黄嘌呤生成尿酸和过氧化氢，过氧化氢与 4- 氨基安替比林和 2，4，6- 三溴 -3- 羟基苯甲酸在过氧化物酶的作用下，生成红色产物，在 505nm 有最大吸收。

【方法评价】　①磷钼酸还原法：简便、快速，不需除蛋白，采血后应尽快分离血清并避免溶血，以免因红细胞内磷酸酯释出被水解而使无机磷升高。线性范围：3.88mmol/L，精密度：批内 CV 1.27%～3.71%，批间 CV 4.67%，回收率 97.5%～99.7%。缺点是样本溶血，黄疸和高脂血症、pH 干扰较大。②黄嘌呤氧化酶法：显色稳定，线性范围宽，干扰因素少，可用于自动生化分析系统。线性范围为 0.25～5.0mmol/L，精密度：批内 CV 1.17%，批间 CV 2.79%，平均回收率为 103.4%。但所用的试剂较贵。

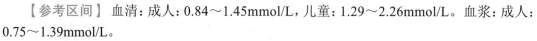

【参考区间】 血清：成人：0.84~1.45mmol/L，儿童：1.29~2.26mmol/L。血浆：成人：0.75~1.39mmol/L。

（三）甲状旁腺激素

1. 检验项目

【项目检测依据】 甲状旁腺激素（PTH）是甲状旁腺主细胞分泌的碱性单链多肽类激素。甲状旁腺激素是由84个氨基酸组成，它能够精细调节骨骼的合成代谢和分解代谢过程。

【临床意义】 PTH增高见于原发性和继发性甲状旁腺功能亢进、甲状旁腺瘤、佝偻病、骨软化症、骨质疏松症等。PTH降低多见于甲状腺手术时误将甲状旁腺切除或损伤所致、先天性甲状旁腺和胸腺发育不全等。

【应用评价】 PTH在血液中的存在形式为完整PTH、PTH-C端、PTH-中段（PTH-M）和PTH-N端，目前应用最广的是测定C端、中段和完整PTH。由于血清PTH片段组成不均一，采用何种方法，需要根据不同疾病状态以及PTH片段的性质、分布和水平而定。

2. 检测方法 目前PTH测定方法主要有RIA、IRMA、ELISA法、化学发光免疫分析（CLIA）等。国外应用最普遍的是IRMA法和ICMA法测定完整的PTH分子，国内应用最普遍的是RIA法和化学发光免疫分析法（CLIA法）。CLIA是新近发展起来的方法，具有快速、灵敏、无核素污染的优点。

【检测原理】 ①放射免疫法（RIA）：采用竞争性RIA法，^{125}I标记PTH-M和PTH-C与患者样本中的PTH-M和PTH-C竞争抗体结合位点。当反应达到动态平衡后将结合物与游离物分离，测定结合部分的放射活度，最后从标准曲线中查得样本中的PTH-M和PTH-C的浓度。②化学发光免疫分析法：是将发光物质（或触发产生发光的物质）直接标记在PTH抗体上，与标本中的PTH进行免疫结合反应，经过孵育后形成抗原抗体结合物，经洗涤分离结合物与游离物，结合物在激发发光剂的作用下分解发光，测定结合物发光的强度，得到PTH的浓度。

【方法评价】 ①RIA法：方法简便、有同位素污染，分析灵敏度为10~12ng/L，精密度：批内CV<6%，批间CV<11.7%，回收率97%~104%，平均回收率96.5%。线性范围7.4~973ng/L。②CLIA法：灵敏度高，稳定性好，方便、简单、快速，无放射性，无毒性。溶血血红蛋白1.5g/L有干扰。该法分析灵敏度为1.20ng/L（0.127pmol/L），精密度：批内CV 1.1%~2.8%，批间CV 1.8%~3.4%，线性范围：1.20~5000ng/L或0.127~530pmol/L。

【参考区间】 ①RIA法：成人PTH-M为50~330ng/L，PTH-C为286±93ng/L，PTH-N为8~24ng/L。实验室应建立自己的正常参考区间。②CLIA法：成人15~65ng/L（1.1~6.8pmol/L）。③完整的PTH（iPTH）15~65ng/L（1.5~6.5pmol/L）。

（四）活性维生素D

1. 检验项目

【项目检测依据】 维生素D在体内的活性形式有：25(OH)D$_3$、1,25(OH)$_2$D$_3$、24,25(OH)$_2$D$_3$等。其中25(OH)D$_3$为主要形式，浓度比1,25(OH)$_2$D$_3$高500~1000倍，并且半衰期最长（15~45天），是反映皮肤合成和食物摄取维生素D营养状态的理想指标，是指导维生素D用量的最适指标。

【临床意义】 ①25(OH)D$_3$升高见于维生素D中毒症（>100ng/ml）。25(OH)D$_3$降低见于维生素D缺乏性佝偻病、骨软化症、长期不见阳光、肝脏疾病、维生素D代谢障碍等。血清25(OH)D$_3$有随季节变化的特点，夏秋季高于冬春季；有随年龄增高而下降的趋势。②1,25(OH)$_2$D$_3$升高见于妊娠期，原发性甲状旁腺功能亢进及高钙血症性类肉瘤；1,25(OH)$_2$D$_3$降低见于肾衰竭、高磷酸盐血症，低镁血症、甲状旁腺功能减退、恶性肿瘤、维生素D缺乏性佝偻病及维生素D依赖性佝偻病等。测定1,25(OH)$_2$D$_3$的重要价值在于鉴别诊断。甲状旁腺功能减退和假性甲状旁腺功能减退、甲状旁腺功能损害或衰竭都与 1, 25(OH)$_2$D$_3$ 减少及低钙血症有关。而原发性甲状旁腺功能亢进导致甲状旁腺素分泌过盛使 1, 25(OH)$_2$D$_3$ 的生成增加并引起高钙血症。

【应用评价】　测定维生素 D 主要有助于骨质疏松症的早期诊断,监测骨丢失速率、预测骨折风险程度和评定骨质疏松治疗效果。

2. 检验方法　主要有放射竞争性蛋白结合法(CPB),高效液相色谱法(HPLC)、放射免疫法(RIA)、放射受体法(RRA)。目前 25(OH)D$_3$ 或 1, 25(OH)$_2$D$_3$ 的测定还没有合适的参考方法,以 RRA 法和 RIA 法最为普遍。

(1) 25(OH)D$_3$

【检测原理】　放射免疫法(RIA):采用佝偻病大鼠血清中维生素 D 结合蛋白作为特异性的结合剂。血清经有机溶剂提取和纯化,样品中的 25(OH)D$_3$ 和 H^3 或 ^{125}I 标记物共同竞争性地与结合蛋白结合,反应平衡后加炭末分离游离型和结合型标记物,在液体闪烁测量仪上测放射性。从标准曲线上查出血清中 25(OH)D$_3$ 浓度。酶联免疫(ELISA)法:应用双抗体夹心法测定标本中人 25(OH)D$_3$ 水平。

【方法评价】　放射免疫法(RIA):该方法简便,结合蛋白较稳定。测定前需要对 25(OH)D$_3$ 进行提取纯化。线性范围:0～100μg/L,分析灵敏度 3μg/L,精密度:批内 CV 6.1%～7.9%,批间 CV 7.1%～8.2%,回收率:97.8%～114%。ELISA 法分析灵敏度 5pmol/L,精密度:批内 CV 6.7%,批间 CV 8.7%,回收率 101%,线性范围:为 7～400pmol/L,干扰试验,血红蛋白小于 147g/L,胆红素小于 513μmol/L 不产生干扰。

【参考区间】　放射免疫法(RIA)成人:11～70μg/L(1μg/L＝2.5nmol/L)。酶联免疫法(ELISA)成人:36～144pmol/L。

(2) 1, 25(OH)$_2$D$_3$

【检测原理】　酶联免疫法(ELISA):采用人类血清或血浆中的 1, 25(OH)$_2$D$_3$ 阳离子从高度特异固相单克隆抗 -1, 25(OH)$_2$D$_3$ 的电势交叉反应孵育中萃取,然后用酶免分析方法进行定量。

【方法评价】　该法分析灵敏度为 6pmol/L,精密度:批内 CV 10.5%,批间 CV 17.1%,回收率 96%,线性范围:6～333pmol/L。

【参考区间】　成人:75～200pmol/L。

(五) 降钙素

1. 检验项目

【项目检测依据】　降钙素是甲状腺的滤泡旁细胞(明亮细胞或 C 细胞)产生和分泌,它由 32 个肽组成。主要生理功能是降低血钙的水平。血浆中钙离子浓度过高可促进降钙素的分泌。

【临床意义】　升高见于:妊娠妇女、儿童、甲状旁腺功能亢进、血促胃液素过多、急慢性肾衰、慢性炎症、泌尿系感染、急性肺损伤、甲状腺降钙素分泌细胞癌、白血病、骨髓增殖症、一些恶性肿瘤。降低见于:甲状腺先天发育不全、甲状腺全切患者、妇女停经以后、低钙血症、老年性骨质疏松等。

【应用评价】　降钙素在血中的含量甚微,临床上常用于一些恶性肿瘤的疗效观察和判断预后。

2. 检测方法　到目前为止,降钙素测定方法主要是放射免疫测定法和化学发光法。

【检测原理】　放射免疫测定法是利用液相竞争抑制原理。先将待测样品、标准品与限量的抗血清加在一起反应一段时间后,再加入碘[^{125}I]标记降钙素抗原进行竞争性结合反应,反应完全后,加入免疫分离剂,分离出抗原 - 抗体复合物,测定复合物的放射性(B),计算各标准管的结合率（B/B0%）。作出标准曲线，查出样品浓度。化学发光法标记物为发光物质，其余相同。

【方法评价】　本方法的灵敏度高，是目前临床上最常用的测定方法，准确且能较快速地分析大量的样品。分析灵敏度：3pg/mL，线性范围 3～2400pg/mL，批内 CV<7.0%，批间 CV<15%。超出线性范围则测定不正确（钩状效应）。

【参考区间】　成人<10pg/mL。

第三节　镁代谢紊乱的生物化学检验

一、镁的代谢

镁（magnesium，Mg）存在于除脂肪以外的所有动物组织及植物性食品中，日摄入量约为 250mg，其中 2/3 来自谷物和蔬菜。小肠对镁的吸收是主动转运过程，吸收部位主要在回肠。

镁的代谢及功能与钙、磷的水平密切相关。人体镁含量约 25g，骨骼中的镁含量占总镁含量的 55%，其余在细胞内，是细胞内重要阳离子之一，细胞外液镁不超过总量的 1%。血浆中的镁约 55% 是游离的，30% 与蛋白质（主要是白蛋白）结合，15% 与磷酸、枸橼酸及其他离子结合。骨骼中镁主要以 $Mg_3(PO4)_2$ 和 $MgCO_3$ 的形式存在，吸附于磷灰石表面。镁与钙不同，不易随机体的需要从骨中动员出来，但镁在一定程度上可置换骨中的钙，其置换的量取决于骨钙动员的状况，故镁的含量影响骨的代谢。肾是体内镁的主要排泄器官。急、慢性高镁血症时，肌肉中镁含量均不增加。红细胞中的镁含量约为血清镁的 3 倍，测定血清镁时应防止溶血。

二、镁代谢紊乱的生物化学检验项目与检测方法

骨镁含量的改变可能会引起一些骨代谢疾病，绝经期妇女的骨质疏松患者中有 60% 发生了镁吸收不良。高镁可影响成骨作用，骨镁升高，使矿化过程减慢，可能发生骨营养不良。此外，镁含量的异常，可导致神经肌肉的兴奋性异常及心律失常。

1. 检验项目

【项目检测依据】　镁是人体内位于钠、钾、钙离子之后的第四种最常见的阳离子，是约超过 300 种酶的辅助因子或激动剂，镁参与体内蛋白质、脂肪和碳水化合物及核酸的代谢，还参与体内氧化磷酸化，离子转运，神经冲动的产生和传递，肌肉收缩等。镁可以维持细胞的兴奋性，Mg^{2+} 与 Ca^{2+} 对于神经肌肉的应激性是协同的，对于心肌又是拮抗的。

【临床意义】　血清镁增高见于：①肾功能不全及急性肾功能不全少尿期致排出镁减少；②内分泌疾病，如甲状腺功能减退症（黏液性水肿），甲状旁腺功能减退症，爱迪森病，未治疗的糖尿病昏迷。血清镁减低见于：①镁摄入不足；②镁的消化道丢失，如长期禁食，吸收不良、慢性腹泻，严重呕吐等；③镁的尿路丢失，如慢性肾炎多尿期或长期使用利尿药后；④镁离子在细胞内外的重新分布，如胰岛素治疗糖尿病酮症酸中毒，糖原合成需镁，甲状旁腺功能亢进伴严重骨病的患者在甲状旁腺切除术后。

【应用评价】　常规生化检测不包括血清镁，临床上只有在一些特殊情况下要求测定血清镁，如有致低镁血症的可能因素存在；不明原因的对治疗无反应的低钾血症或低钙血症，诊断时应反复测定血清镁，若浓度小于 0.67mmol/L，表明细胞内镁耗尽，是使用镁治疗的依据。

2. 检测方法　包括比色法、荧光法、离子层析法，离子选择性电极法（ISE）、酶法、原子

吸收分光光度法（AAS）、核素稀释质谱法（ID-MS）等。其中决定性方法是 ID-MS，参考方法是 AAS 法。国家卫生计生委临床检验中心推荐甲基麝香草酚蓝（MTB）比色法、钙镁试剂（calmagite）法作为常规方法。

【检测原理】 ①甲基麝香草酚蓝比色法：血清中镁在碱性溶液中与甲基百里酚染料结合形成蓝紫色化合物，加入乙二醇双 - 四醋酸（EGTA）可掩盖钙离子的干扰。根据颜色深浅比色定量，EGTA 为一种金属络合剂，在碱性条件下能络合钙而不络合血镁。②原子吸收分光光度法：用酸性氯化镧作稀释剂将血清稀释 50 倍，直接用原子吸收分光光度计检测 285.2nm 吸光度，并与相同方法测定的标准曲线比较，求出待测血镁浓度。

【方法评价】 ①甲基麝香草酚蓝比色法：应用最广泛，它具有操作简便，费用低优点，可用于自动生化分析系统。但存在试剂空白吸光度高，胆红素和其他阳离子的干扰，试剂稳定性差及试剂中含有腐蚀性或毒性成分等缺点。采血后尽快分离，避免溶血。当血清钙浓度达 4.69mmol/L 时，镁的测定值增高 2.7%；血红蛋白 3.3g/L 以上时，有很大的干扰，线性范围（0～5mmol/L）精密度：批内 CV 2.43%，批间 CV 4.12%，平均回收率为 98.9%。②原子吸收分光光度法：比较准确可靠，可用作镁测定的参考方法。回收率为 98.3%～100.7%，总精密度 CV 1.1%，分析灵敏度 0.038mmol/L。

【参考区间】 ①甲基麝香草酚蓝比色法：成人 0.67～1.04mmol/L；②原子吸收分光光度法：成人女性 0.77～1.03mmol/L，成人男性 0.73～1.06mmol/L，成人（24 小时收集的尿液）3～5mmol/L，新生儿 0.48～1.05mmol/L，学龄儿童 0.60～0.95mmol/L。

第四节 骨代谢紊乱的生物化学检验

骨细胞包括：成骨细胞和破骨细胞，成骨细胞的主要功能是生成骨组织的骨纤维和有机基质，破骨细胞的功能则是破坏并吸收分解骨组织，两种细胞协调作用，共同维持骨的正常代谢。骨组织是新陈代谢非常活跃的组织，这种代谢活动的主要标志，就是在全身组织的不同部位，时刻进行的骨吸收和骨形成的代谢偶联，即骨的转换，在骨转换过程中产生的一些代谢物，称作骨代谢生化标志物或骨转换标志物。

一、骨 的 代 谢

（一）成骨作用

成骨作用（osteogenesis）又称骨形成，是骨的生长、修复过程。包括两个过程，即骨的有机（基）质形成和骨盐沉积。骨的有机（基）质形成是成骨细胞分泌蛋白多糖和胶原，由胶原聚合成胶原纤维作为骨盐沉积的骨架，成骨细胞被埋在骨的有机（基）质中成为骨细胞，骨盐沉积于胶原纤维表面，先形成无定形骨盐（如磷酸氢钙等），继而形成羟磷灰石结晶，这种骨的有机质形成和骨盐沉积过程称为成骨作用。在骨盐沉积的同时，成骨细胞内和骨的有机质中的碱性磷酸酶活性增高，碱性磷酸酶可使磷酸酯水解，提高局部磷酸盐的浓度，同时该酶还可使焦磷酸水解，减少对骨盐沉积的抑制，有利于成骨作用。

（二）溶骨作用

溶骨作用（osteolysis）又称骨吸收，指骨的溶解和消失的过程。溶骨作用包括基质的水解和骨盐的溶解，主要由破骨细胞引起。破骨细胞通过接触骨面的刷状缘，使溶酶体释放出多种水解酶类，如胶原酶可水解胶原纤维，糖苷酶水解氨基多糖。同时，破骨细胞通过糖原分解代谢产生大量乳酸、丙酮酸等酸性物质扩散到溶骨区，使局部酸性增加，促使羟磷灰石从解聚的胶原中释出。破骨细胞产生的枸橼酸能与 Ca^{2+} 结合形成不解离的枸橼酸钙，降低局部 Ca^{2+} 的浓度，从而促进磷酸钙的溶解。在溶酶体中多肽被水解为氨基酸、羟磷灰石转变为可溶性钙盐。因骨的有机质主要为胶原，溶骨作用增强时，血及尿中羟脯氨酸和其他胶原降解产物增多，这些物质的含量可作为溶骨程度的参考指标。

正常成人的成骨与溶骨作用维持动态平衡，骨骼发育生长时期，成骨作用大于溶骨作用。而老年人则骨的吸收明显大于骨的生成，骨质减少而易发生骨质疏松症（osteoporosis）。骨中约有 1% 的骨盐经常与血中的钙进行交换维持平衡，骨盐在骨中沉积或释放，直接影响血钙、血磷水平，故血钙浓度与骨代谢密切相关。

（三）骨的重建

骨的重建（remodeling）是指在生长发育期间，旧骨不断吸收，新骨不断形成。骨的重建是在全身激素及局部骨细胞旁分泌和自分泌因子调控下，不断进行骨吸收和骨形成。已形成的骨质可不断被吸收溶解而进行代谢更新，此过程主要依靠破骨细胞的作用。破骨细胞从溶酶体中分泌出一些水解酶，使骨质中的胶原纤维分解，释出胶原组织特有的羟脯氨酸，同时破骨细胞溶解骨质中的羟磷灰石结晶，使血钙增高。在正常情况下，骨骼力学性能得以维持，在骨吸收及骨形成上保持破骨细胞及成骨细胞协调活动。

骨重建始于软骨边缘，先由破骨细胞吸收骨质而成腔，数月后新骨形成沉积于骨腔。如成骨作用占优势，则骨骼变粗。成人骨骼虽无明显增大或缩小，也有 3%～5% 骨质处于不断重建中，放射性核素研究表明每年约有 18% 的总骨钙参与骨骼的重建过程，故骨骼是一个代谢非常活跃的组织，需要充分的血液供应。在骨代谢中，如骨质吸收和骨质形成失去动态平衡，便可出现各种代谢性骨病。

二、骨代谢紊乱的生物化学检验项目与检测方法

骨代谢生化检验项目主要是骨代谢标志物的检测，测定的主要目的是了解骨代谢变化速率，破骨和成骨细胞功能，骨转换的频率和速率。

（一）骨形成标志物

反映骨形成的生化指标有总碱性磷酸酶、骨源性碱性磷酸酶、骨钙素和 I 型前胶原羧基/氨基端前肽（PICP/PINP）等。

1. 骨钙素

（1）检验项目

【项目检测依据】 骨钙素（OC）又称骨谷氨酰基蛋白（bone glutamyl protein，BGP），是骨中含量十分丰富的非胶原蛋白。骨钙素是在 $1, 25(OH)_2D_3$ 刺激下由成骨细胞合成和分泌的一种活性多肽，与羟基磷灰石有较强的亲和力，约 50% 沉积于骨基质，其余 50% 进入血液循环。骨钙素的主要生理功能是抑制异常的羟基磷灰石结晶的形成，维持骨的正常矿化速率。

【临床意义】 骨钙素升高见于：儿童生长期、肾性骨营养不良、畸形性骨炎、甲状旁腺功能亢进、甲状腺功能亢进、骨折、骨转移癌、低磷血症、肾功能不全等。老年性骨质疏松症可有轻度升高。高转换率的骨质疏松患者，绝经后骨质疏松 BGP 升高明显，雌激素治疗 2～8 周后 BGP 下降 50% 以上。骨钙素降低见于：甲状旁腺功能减退、甲状腺功能减退、肝病、长期应用肾上腺皮质激素治疗等。

【应用评价】 血中骨钙素是判断代谢性骨病和评定骨质疏松治疗效果的常用生化指标，可以鉴别骨质疏松是高转换型还是低转换型，骨钙素也是了解成骨细胞状态和骨更新的敏感指标。骨钙素释放入血液循环后，被肾迅速地清除，循环中的骨钙素半衰期仅为 5 分钟左右，故血清骨钙素水平基本上能够反映近期骨细胞合成骨钙素和骨形成的情况。

（2）检测方法：测定 BGP 的方法主要为免疫标记法，如放射免疫法（RIA）、双位免疫放射法、酶联免疫法、亲和素 - 生物素酶免疫测定法（BAEIA）、化学发光免疫分析法（CLIA）、

免疫荧光分析法(FIA)等。目前多用RIA法和ELISA法。

【检测原理】 ①放射免疫(RIA)法：用碘[^{125}I]标记骨钙素和未标记的骨钙素对限量的特异性抗体竞争结合反应。具体同降钙素RIA法原理。②化学发光免疫分析法(CLIA)：采用双抗体夹心法原理，将标本、生物素化的抗N-MID骨钙素单克隆抗体，和发光物质标记的抗N-MID骨钙素单克隆抗体混匀，形成夹心复合物。加入链霉亲和素包被的微粒，使形成的复合物结合到微粒上。经过孵育后形成抗原抗体结合物，经洗涤分离结合物与游离物，结合物在激发发光剂的作用下分解发光，测定结合物发光的强度，得到BGP的浓度。

【方法评价】 血中骨钙素分子片段抗原的敏感性、特异性不同，其完整分子在血中不稳定，标本在室温放置几小时，活性明显下降。① RIA法：分析灵敏度小于1μg/L，线性范围1～16μg/L，其不足之处在于不能鉴别所测定的降钙素是否具有生物学活性。该方法精密度：批内CV 2.6%～4.7%，批间CV 5.7%～7.4%，回收率96.8±5.5%。碘[^{125}I]物理半衰期(T1/2)：60天。② CLIA法：受溶血干扰，血细胞含有的蛋白酶可分解骨钙素。不受黄疸(胆红素<112μmol/L)干扰。线性范围：0.50～300μg/L，分析灵敏度0.50μg/L，本法精密度：批内CV 1.2%～4.0%，批间CV 1.7%～6.5%。

【参考区间】 ① RIA法：成人3.42～6.08μg/L；② CLIA法：成年男性：9.0～70μg/L，绝经前妇女：11.0～43μg/L，绝经后妇女：15.0～46μg/L。每个实验室均应制定自己的正常参考区间。

2. 骨性碱性磷酸酶

(1)检验项目

【项目检测依据】 血清总碱性磷酸酶(total alkaline phosphatase，TALP)广泛存在于人体各器官组织中，其含量以肝脏最多，其次是肾脏、胎盘、小肠、骨骼等。血清中TALP 50%来源于骨即B-ALP，由成骨细胞分泌，半衰期为1～2天，另一半主要来源于肝脏和其他组织。

【临床意义】 碱性磷酸酶活性降低极少见，多数为骨碱性磷酸酶增高。血清碱性磷酸酶和骨碱性磷酸酶增高见于：甲状腺功能亢进、甲状旁腺功能亢进、骨转移癌、佝偻病、软骨病、骨折、畸形性骨炎、氟骨症、高骨转换型的骨质疏松患者如绝经后的骨质疏松症(而老年骨质疏松症形成缓慢，ALP变化不显著)。肝胆疾病时，血清总碱性磷酸酶升高，骨碱性磷酸酶正常。绝经期后碱性磷酸酶增高，但不超过正常值的一倍。骨碱性磷酸酶也可用于骨转移癌患者的病程和治疗效果的监测。

【应用评价】 B-ALP的增高对Paget骨病的诊断和治疗监测具有较高敏感性和特异性，其在反映成骨细胞活性和骨形成上有较高特异性，并优于骨钙素。因为B-ALP在血清中比骨钙素更稳定，其在血清中的半衰期仅为1～2天，并且不受昼夜变化的影响，标本亦不需特殊处理。

(2)检测方法：测定B-ALP的主要是采用物理、化学或生物学方法先识别或分离出BALP，再测定其碱性磷酸酶的活性。热失活法、化学抑制法、电泳法、等电聚焦法、麦胚凝集素法(wheat germ agglutinin，WGA)以及高效液相色谱法(HPLC)都可用于检测B-ALP。近年来建立了对B-ALP特异性很强的单克隆抗体的免疫分析法，该法具有高度的特异性和敏感性，而且操作简便，被认为是目前鉴别和定量分析B-ALP的最佳方法。

【检测原理】 ①免疫活性测定法：将抗-BALP包被在固相载体上，加入被检标本，抗原B-ALP与抗体特异性结合，洗涤其他ALP同工酶，与抗体结合的B-ALP催化对硝基酚磷酸二钠，用酶标仪在405nm波长下比色，测对硝基酚的生成量，查标准曲线得B-ALP的活性。② ELISA法：血清中的B-ALP与结合物(含有生物素标记的特异性骨碱性磷酸酶单克隆抗体）结合，此结合物同时又与包被在孔壁上的链霉素亲和素反应，形成链霉素亲和素-生物素标记的特异性骨碱性磷酸酶单克隆抗体-B-ALP复合物。经洗涤除去未能形成复合物以外的物质，再加入酶作用的底物。底物的消耗量与B-ALP的含量成正比，通过与同样处理的标准品进行比较即可求出血清中B-ALP的含量。

【方法评价】　免疫分析法具有较好的灵敏度、重复性，易于在临床实验室推广，是目前定量分析B-ALP的最常用方法。但目前免疫法存在的主要不足是抗B-ALP抗体特异性不高，与肝性ALP存在约5%~20%的交叉反应。本法精密度：批内CV 3.9%~9.5%，批间CV 4.4%~10.0%。分析灵敏度<1.0μg/L。线性范围7~90μg/L。

【参考区间】　①免疫活性测定法：成年男性：15.0~41.3U/L，成年女性：11.6~29.6U/L。②ELISA法：成年男性：8.0~16.6U/Lμg/L，绝经前妇女：5.8~20.1U/L，绝经后妇女：8.5~17.9U/L，各实验室应建立起自己的参考区间。

3. Ⅰ型前胶原羧基前肽（C-terminal propeptide of type 1 procollagen，PICP）**和Ⅰ型前胶原氨基端前肽**（N-terminal propeptide of type 1 procollagen，PINP）

（1）检验项目

【项目检测依据】　Ⅰ型胶原（procollagen peptide Ⅰ）是由成骨细胞的前体细胞合成，含N-端（氨基端）和C-端（羧基端）延伸段又称为前肽，在形成纤维和释放入血时从Ⅰ型胶原上断裂下来成为Ⅰ型前胶原羧基端前肽（procollagen type Ⅰ carboxy-terminal procollagen PICP）和Ⅰ型前胶原氨基端前肽（procollagen type Ⅰ N-terminal propeptide PINP），并以等摩尔浓度释入血中，它们均可作为评价骨形成的指标。现多检测PICP。

【临床意义】　PINP增高见于：儿童发育期，正常儿童血清PINP含量平均为正常成人的2倍。妊娠最后3个月、骨肿瘤和肿瘤的骨转移，特别是前列腺癌骨转移、乳腺癌骨转移、畸形性骨炎、酒精性肝炎、肺纤维化等。PINP降低：绝经期后骨质疏松患者经雌激素治疗6个月后PINP可降低30%，但其降低的机制尚不清楚。PICP/PINP比值：正常成人血清中PICP/PINP约为3，儿童低于1。Paget骨病时，其比值接近1，而浸润性乳腺癌时比值很低。

【应用评价】　Ⅰ型胶原也是其他组织的主要基质，故敏感性和特异性不如骨钙素和B-ALP，同时它们分别通过与肝上皮细胞甘露糖受体和清除剂受体结合而被清除，所以易受肝功能的影响。血清中Ⅰ型胶原前肽水平在一定范围内是反映成骨细胞活动和骨形成以及Ⅰ型胶原合成速率的特异指标。PINP与骨形成标志物骨性碱性磷酸酶和骨钙素水平呈高度正相关。

（2）检测方法：目前PINP和PICP测定方法主要采用RIA法、ELISA和化学发光法。血清中的PINP以高分子量和低分子量两种形式存在，制备抗PINPα1链的抗体建立的免疫标记法是测定PINP的主要方法。

【检测原理】　①RIA法：目前市售的RIA试剂盒，均是针对PINPα1链的特异抗体，只能检测PINP的高分子量型。基本原理同骨钙素RIA法测定。②化学发光免疫分析法（CLIA）：同骨钙素测定。

【方法评价】　①RIA法：精密度：批内CV 3.1%，批间CV 3.9%，平均回收率106.1%，最低检测限2μg/L。②化学发光法：检测结果不受黄疸（胆红素<1112μmol/L），溶血（血红蛋白<1.1mmol/L），脂血（甘油三酯<17mol/L）的影响。回收实验回收率在90%~110%之内。分析灵敏度<5μg/L，精密度：批内CV 1.8%~2.2%，批间CV 2.3%~3.7%，检测线性范围为5~1200μg/L。

【参考区间】　①RIA法：男38~202μg/L；女50~170μg/L。②化学发光法：成人男性20~40μg/L，绝经前女性20~40μg/L。绝经后女性20~70μg/L。

（二）骨吸收标志物

反映骨吸收的生化指标主要有血抗酒石酸酸性磷酸酶、尿羟脯氨酸、尿羟赖氨酸糖苷、尿中胶原吡啶交联、Ⅰ型胶原交联羧基/氨基末端肽等。

1. 吡啶酚和脱氧吡啶酚

（1）检验项目

【项目检测依据】 吡啶酚（pyridinoline，PYD）是骨内Ⅰ型胶原的重要组分，参与胶原分子间的交叉连接，骨吸收时胶原连接键（PYD）以原型的形式经尿液排出。尽管在软骨的Ⅱ型胶原中亦有少量PYD，但由于其代谢极其缓慢，而且同大量的骨组织胶原相比其数量可忽略不计，故仍可认为尿中的PYD主要反映的是骨组织的代谢情况。脱氧吡啶酚（Deoxy Pyridinoline，DPD）仅见于细胞外Ⅰ型胶原蛋白中，由于Ⅰ型胶原蛋白转换的主要部位是在骨，DPD几乎仅存在于骨中。DPD作为破骨细胞降解的副产品被释放入血，并从尿中排泄。

【临床意义】 吡啶酚水平的评价已用于骨质疏松、Paget病、原发性甲状旁腺功能亢进和甲状腺功能亢进以及其他伴有骨吸收增加的疾病的诊断或病情评价。绝经后妇女与绝经前比较，PYD和DPD通常比其他骨吸收和骨形成标志物增高明显，如果绝经后妇女或骨质疏松症用二磷酸盐或雌激素治疗，PYD和DPD会降低。

【应用评价】 虽然DPD未经代谢且不受饮食中胶原蛋白影响，但为了消除由于尿量增多或减少引起的尿稀释及尿浓缩的影响，测定尿DPD的同时，需检测尿Cr的浓度，并以DPD/Cr作为骨吸收的客观指标。

（2）检测方法：PYD和DPD的测定方法有纸层析法、HPLC法、ELISA法和RIA法。

【检测原理】 ELISA法：用纯化的多克隆抗体包被微孔板，制成固相载体，加入标本、HRP标记的亲和素，经过彻底洗涤后用底物TMB显色。用酶标仪在450nm波长下测定吸光度（OD值），计算样品浓度。测定尿中游离吡啶交联（PYD/DPD），同时测定尿中肌酐，求两者的比值。

【方法评价】 ①PYD精密度：批内CV 4.4%～7%，批间CV 4.6%～10.8%，回收率94.8%～99.6%。②DPD精密度：批内CV 4.4%～7%，批间CV 4.6%～10.8%，回收率96%～106%。

【参考区间】 不同方法参考区间不同，见表15-2。

表15-2 不同方法吡啶酚和脱氧吡啶酚的参考区间

方法	研究对象的标准样品	样本采集	统计学评估	参考区间*
HPLC-PYD	健康的绝经前期妇女	早晨的即时尿液	平均值±2SD	17～60
HPLC-DPD				1.8～9.0
免疫方法PYD	健康的绝经前期妇女及	次日早晨的即时	2.5%～97.5%	13～93
免疫方法DPD	针对年龄调整的男性	尿液		1.3～9.3
HPLC-PYD	2～15岁的健康儿童	当日早晨的即时	平均值±2SD	35～380
HPLC-DPD		尿液	（在对数数据转换之后）	7.1～135

*值以 µmol/mol 肌酐的方式表示

2. Ⅰ型胶原C-端肽和N-端肽

（1）检验项目

【项目检测依据】 Ⅰ型胶原交联C末端肽（carboxy-terminal telopeptide of type-Ⅰ collagen，CTX-Ⅰ）和Ⅰ型胶原交联N末端肽（N-terminal telopeptide of type-Ⅰ collagen，NTX）均是Ⅰ型胶原分解的产物。骨吸收增强时，骨胶原溶解释放出Ⅰ型胶原蛋白，该蛋白在肝脏中分解成为NTX和CTX-Ⅰ，CTX-Ⅰ是骨组织中的Ⅰ型胶原羧基末端通过吡啶酚类结构连接起来的肽链部分，Ⅰ型胶原降解时，CTX-Ⅰ与Ⅰ型胶原降解的产物按 1∶1 比例释放入血液中。

【临床意义】　增加可见于骨质疏松、骨软化、Paget 骨病、其他代谢性骨病、原发性和继发性甲状腺功能亢进，以及其他伴有骨吸收增加性疾病。

【应用评价】　血清 CTX-Ⅰ的变化与骨形态计量学骨吸收参数呈显著正相关，并与其他骨吸收生化指标如 PYD 和 DPD 呈正相关。因此，血清 CTX-Ⅰ水平是破骨细胞性胶原降解的灵敏指标。

（2）检测方法：CTX 和 NTX 检测方法：纸层析法、HPLC 法、ELISA 法和 RIA 法。

【检测原理】　①CTX-Ⅰ，采用 ELISA 法，用纯化的 CTX-Ⅰ抗体包被微孔板，制成固相载体，往微孔中依次加入标本或标准品、生物素化的 CTX-Ⅰ抗体、HRP 标记的亲和素，经过彻底洗涤后用底物（TMB）显色。通过标准曲线计算样品中人Ⅰ型胶原 C 端肽（CTX-Ⅰ）浓度。②尿液中 NTX，采用竞争抑制酶联免疫吸附测定（ELISA 法），用 NTX 包被微孔板，标本中的 NTX 和微孔板的 NTX 竞争与 HRP 标记的Ⅰ型胶原 N 端肽（NTX）抗体结合，标本中的 NTX 的含量与微孔板上结合的抗体量成反比，微孔板经过彻底洗涤后加底物 TMB 显色颜色的深浅和样品中的 NTX 呈负相关。可同时测定尿中肌酐，求两者的比值。

【方法评价】　①CTX-Ⅰ精密度：批内平均 CV 4.4%，批间平均 CV 5.3%。线性范围 25～800ug/L。②尿液中 NTX 精密度：批内 CV 5%～8%，批间 CV 7%～10%。回收率平均为 105%，线性范围 3.0～500nmol/mmol。

【参考区间】　①CTX-Ⅰ，各检测试剂盒差异很大，实验室应建立自己的参考区间。②尿液中 NTX/Cr：男 3.0～63nmol/mmol；女绝经前 5.0～65nmol/mmol，女绝经后 6.0～74nmol/mmol。

3. 抗酒石酸酸性磷酸酶

（1）检验项目

【项目检测依据】　酸性磷酸酶（acid phosphatase，AP）主要存在于骨、前列腺、溶酶体、红细胞、血小板和脾脏中。血浆抗酒石酸酸性磷酸酶（tartrate resistant acid phosphatase，TRAP）是由破骨细胞产生和分泌的。当骨吸收时，TRAP 由破骨细胞释放入血液循环中，所以血浆中 TRAP 水平被认为是骨吸收的一项生化指标，主要反映破骨细胞活性和骨吸收状态。

【临床意义】　增高见于：原发性甲状旁腺功能亢进、慢性肾功能不全、畸形性骨炎、骨转移癌、卵巢切除术后、高转换率的骨质疏松患者。降低见于：骨吸收降低的疾病，如甲状旁腺功能降低。老年性骨质疏松症患者 TRAP 增高不显著。

【应用评价】　TRAP 为最近发现的骨吸收和破骨细胞活性的良好标志物，测定血清中 TRAP 尤其是 TRAP-5b 的浓度，有助于了解生理条件和各种病理条件下的骨代谢状况。TRAP-5b 的半衰期比其他的骨吸收标志物长，其稳定性较好，在室温下可保存 8 小时，4℃下，可稳定 3 天，−80℃下可长期保存。

（2）检测方法：抗酒石酸酸性磷酸酶（TRAP）测定方法有酶动力学法、电泳法、放射免疫法和酶联免疫法等。

【检测原理】　①酶动力学法：以 L- 酒石酸钠作为抑制剂，以 4- 硝基苯磷酸盐为底物测定酶活性。②ELISA 免疫法：用纯化的 TRAP 抗体包被微孔板，制成固相载体，往微孔中依次加入标本或标准品和质控品，TRAP 与孔内包被的抗 TRAP 单克隆抗体结合。加入底物 pNPP 温育，颜色的深浅和样品中的 TRAP 呈正相关。用酶标仪在 405nm 波长下测定吸光度（OD 值），计算样品浓度。

【方法评价】　①酶动力学法：灵敏度为 0.1U/L，精密度：批内变异 CV<6.5%，批间变异 CV<8%。②ELISA 免疫法：纯化的 TRAP 抗体不能完全识别骨性 TRAP，因此敏感性受影响。结果在参考值范围之内，不能完全排除骨代谢没有异常，因此所有的结果应该结合

临床数据和其他的诊断指标来解释。分析灵敏度为 0.5~10U/L,精密度:批内 CV 6.0%,批间 CV 9.2%,回收率 100.9%,高浓度脂血有可能降低 OD 值,干扰检测结果。

【参考区间】　①酶动力学法:成人血浆 3.1~5.4U/L;② ELISA 免疫法:男性血清 22~54U/L,健康妇女绝经前 22~54U/L,健康妇女(绝经后)41~81U/L,健康老人 55~79U/L。

4.尿羟脯氨酸

(1)检验项目

【项目检测依据】　尿羟脯氨酸(hydroxyproline,HOP)是体内胶原代谢的最终产物之一,尿中 HOP 50% 来自骨,还有一部分来自骨以外的各种胶原组织及饮食中胶原的破坏。

【临床意义】　增加见于:各种骨代谢性疾病,如 Paget 病、骨软化症、骨肿瘤等。严重骨折患者尿中也可增加。儿童生长期、甲状旁腺功能亢进、甲亢、骨转移癌、慢性肾功能不全、畸形性骨炎、高转换的骨质疏松症患者、佝偻病和软骨病,绝经后骨质疏松症患者 HOP 均升高。降低见于:甲状腺功能低下、侏儒症等。

【应用评价】　尿中 HOP 排出的量可以反映骨吸收和骨转换程度,但不特异。食物中胶原蛋白的摄入量影响尿中羟脯氨酸的排泄量,如动物的皮肤,肌腱和软骨等含胶原蛋白最多,因此尿 HOP 指标特异性较差。此外,HOP 在排入尿前,大部分已降解,尿 HOP 也缺乏灵敏性。老年性骨质疏松症 HOP 变化不显著。

(2)检测方法:尿 HOP 常用的检测方法有氯胺 T 化学法、离子交换色谱法和反相 HPLC 法等。一般采用氯胺 T 化学法。

【检测原理】　氯胺 T 化学法:尿中与肽结合的羟脯氨酸,经酸水解后释出。用氯胺 T(N-氯-对甲基苯磺酰胺钠)将羟脯氨酸氧化,使其形成含吡咯环的氧化物。再用过氯酸破坏多余的氯胺 T,终止氧化过程。同时,使氧化物与对二甲氨基苯甲醛反应,生成红色化合物进行比色定量。一般检测空腹晨尿、空腹 2 小时尿 HOP 及与肌酐(Cr)的比值、24 小时尿 HOP 等。

【方法评价】　此法不特异,受饮食影响较大,收集 24 小时尿之前,应进素食 2~3 天。

【参考区间】　清晨第二次空腹尿,尿羟脯氨酸与肌酐的比值(HOP/Cr)的参考区间为:0.06~0.016。24 小时尿 HOP 测定的参考区间为:114~300μmol/24h。

第五节　临床生物化学检验项目在骨代谢疾病诊治中的应用

骨代谢疾病是指由多种因素引起骨组织中钙、磷等矿物质、成骨细胞和(或)破骨细胞功能异常,引起的骨形成和骨吸收两者之间的转换异常,骨矿化缺乏、不足或沉积过多的全身性骨病。成骨细胞能合成并分泌胶原和糖蛋白等基质成分,然后基质进行骨盐沉着,形成骨质,已形成的骨质仍不断被吸收溶解而进行代谢更新,此过程主要依靠破骨细胞的作用,破骨细胞自溶酶体中分泌出一些水解酶,使骨质中的胶原纤维分解,释出胶原组织特有的羟脯氨酸,同时溶解骨质中的羟磷灰石结晶,使血钙增高。在生长发育期间,旧骨不断被吸收,新骨不断形成,称为骨骼的重建,由于后者占优势,骨骼变粗。成人骨骼虽无明显增大或缩小,也有 3%~5% 骨质处于不断重建中。常见的骨代谢疾病包括骨质疏松症、骨软化病、佝偻病、骨硬化或过度钙化等。

一、骨质疏松症

骨质疏松症(osteoporosis,OP)是一种全身性的骨量减少,以骨组织显微结构退化为特征,并引起骨脆性增加、骨强度降低的疾病。基本特点是单位体积内骨组织量减少和骨折危险度升高。

主要表现为：骨量减少、骨钙溶出、骨组织退化，骨脆性增高、骨折危险性增加、脊柱压缩性骨折，致使"龟背"出现，并伴老年呼吸困难、骨质增生、高血压、老年痴呆、糖尿病等一些老年性疾病；骨的微观结构退化，骨的强度下降，脆性增加，难以承载原来负荷。我国总患病率为16.1%，60岁以上发病率为女性50%～70%，男性30%～50%。骨质疏松症根据病因一般分为原发性、继发性和特发性三大类。

（一）原发性骨质疏松症

原发性骨质疏松症（primary osteoporosis）中退行性骨质疏松症发病率最高，它又分两型：Ⅰ型骨质疏松症（绝经后骨质疏松症）；Ⅱ型骨质疏松症（老年性骨质疏松症）。Ⅰ型骨质疏松多见于55～70岁的绝经后妇女，骨吸收增加，骨量快速丢失为其特点，主要累及松质骨。Ⅱ型骨质疏松为男女两性与年龄相关的松质骨和皮质骨丢失，多见于70岁以上，骨形成减弱，骨丢失相当缓慢。

1. Ⅰ型骨质疏松症

（1）发病机制为雌激素分泌不足，雌激素具有促进CT分泌和抑制破骨细胞刺激成骨细胞的作用。雌激素分泌不足，抑制CT的分泌，使破骨细胞过于活跃，骨转换增加，即骨形成与骨吸收均增加，骨吸收大于骨形成，影响骨胶原的成熟、转换和骨矿化，造成骨质疏松。Ⅰ型骨质疏松症最常发生于妇女绝经后5～15年。

（2）实验室检查血清钙、磷、碱性磷酸酶一般均在正常范围，但骨形成和骨吸收的生化指标有增高。患者与绝经前妇女比较，血清骨钙素、总碱性磷酸酶、抗酒石酸酸性磷酸酶及25(OH)D_3、尿Ⅰ型胶原交联N末端肽/肌酐比值明显增高，表现骨代谢呈现高转换的状态。性激素中血清E2明显低于绝经前的妇女。

2. Ⅱ型骨质疏松症

（1）发病机制为随着年龄的增长，中老年人的成骨细胞功能的衰减导致，骨的吸收大于骨形成，骨量减少。引起中老年人骨质丢失的因素十分复杂，近年来研究认为中、老年人性激素分泌减少是导致骨质疏松的重要原因之一。另外还与年老致身体各功能退化，消化功能降低，蛋白质、钙、磷、维生素及微量元素摄入不足，户外运动及日照减少使维生素D合成降低等有关。Ⅱ型骨质疏松症骨转换有下降的趋势。Ⅰ型（绝经后）和Ⅱ型（老年性）骨质疏松的特点见表15-3。

表15-3　Ⅰ型（绝经后）和Ⅱ型（老年性）骨质疏松的特点

	Ⅰ型	Ⅱ型
年龄	50～70岁	70岁以上
性别（女：男）	>6：1	>2：1
主要病因	雌激素缺乏	衰老
肠钙吸收	降低	降低
1, 25-(OH)$_2D_3$	继发性减少	原发性减少
骨丢失	松质骨（腰椎）	松质骨和皮质骨（四肢）
骨丢失速率	加速性	匀速性
骨折部位	脊柱骨为主	脊椎骨和髋部
骨代谢	高转换型	低转换型

（2）实验室检查血清钙、磷、碱性磷酸酶一般在正常范围内，骨形成与骨吸收的生化指标均有降低倾向，血清1, 25(OH)$_2D_3$和25(OH)D_3明显下降，血清PTH有升高的趋势。性激素如女性雌二醇和男性睾酮均下降。

（二）继发性骨质疏松症

继发性骨质疏松症（secondary osteoporosis）指基于已知病因的骨量损失，有时能预防甚至逆转。

1. 病因 ①营养缺乏如蛋白质、钙或维生素 C 或 D 缺乏；②多种内分泌系统疾患，如 Cushing 综合征、甲状旁腺功能亢进或性腺功能低下；③肿瘤或占位性骨髓病变造成的骨髓腔压力增加；④钙缺乏症、吸收不良、应用类固醇及肝素类药物等。

2. 实验室检查 主要是原发病的生化异常，骨转换生化指标异常见于原发性骨质疏松症。

（三）特发性骨质疏松症

特发性骨质疏松包括特发性青少年和特发性成人骨质疏松，分别指青春发育期（8～14岁）和成年女性在绝经前、男性在 60 岁以前无确切病因的骨质疏松。

1. 特发性青少年骨质疏松症 特发性青少年骨质疏松症典型表现是青少年以背部段、髋部和脚的隐痛开始，渐渐出现行走困难，常发生膝关节和踝关节疼痛和下肢骨折。特发性青少年骨质疏松的发生率无性别差异，与家族史和饮食结构无关。

2. 特发性成年骨质疏松症 特发性成年骨质疏松症与在成长时期的青少年特发性骨质疏松症不同，它以骨体积下降，骨小梁厚度下降、骨表面活性降低、骨矿化降低和与骨形成率降低的组织形态学为特点。

二、佝偻病和骨软化症

骨软化症（osteomalacia）是继发于骨质疏松症的疾病，是骨矿化（羟磷灰石结晶沉积）障碍造成的慢性全身性疾病，表现为骨组织内类骨组织（即非矿化骨）的增加。病变如发生在生长中的骨骼，则形成佝偻病（rickets），多见于婴幼儿，称为婴幼儿佝偻病。发生在年龄较大的儿童者，称为晚期佝偻病，较为少见。病变如发生在成年人，骨的生长已停止者，则称为骨软化症。佝偻病和骨软化症在病因及病变方面基本相同。

（一）主要病因

1. 维生素 D 缺乏 见于胃肠切除、小肠疾病、肝胆疾病、胰腺疾病；依赖维生素 D 的 I 型佝偻病是一种遗传性疾病，以缺乏 25（OH）D-1α 羟化酶为特征；依赖维生素 D 的 II 型佝偻病也是一种遗传性疾病，以血清中 1,25（OH）$_2$D$_3$ 异常升高为特征，与受体结合的亲和力缺乏，出现维生素抵抗。

2. 磷酸盐缺乏 低磷血症骨软化症是佝偻病的常见类型，为 X- 连锁显性遗传病，以肾小管磷酸盐转运缺陷，大量排泄磷酸盐为特征。肾小管的磷酸盐丢失也偶见于患 Fanconi 综合征和肾间质性肿瘤的患者。

（二）实验室检查

骨软化症的实验室的异常表现主要是血清钙和（或）磷的降低、血清碱性磷酸酶升高、血清 25- 羟基维生素 D 降低、尿钙排泄减少与甲状旁腺激素增高。

三、Paget 病

Paget 病又称变形性骨炎（osteitis deformans）或畸形性骨炎。该病是骨重建（bone remodeling）异常所致的临床综合征，其病变特点是过多的破骨细胞失控后引起高速骨溶解，并导致成骨细胞增多和骨形成过多，生成的骨组织结构脆弱。骨盐及胶原的转换率显著增高，致使骨局限膨大、疏松，易发生病理性骨折；骨周围血管增生或出现骨肉瘤。变形性骨炎的病变侵蚀广泛，全身骨骼均可受累。好发部位是股骨、胫骨、颅骨、脊椎的腰骶部及骨盆。

（一）病因

尚不清楚，目前多认为本病是一种慢性病毒性感染，证据是：①超微结构观察发现，破骨细胞的细胞核及细胞质内有典型的包涵体；②本病有较长的潜伏期，呈亚急性临床过程；③本病的骨破坏及骨形成伴以纤维性变，是一种慢性炎症反应；④病变部位的大量多核巨细胞可能是多核合体巨细胞的遗留；⑤本病发病有一定地区性；⑥不少病例有家族史。

（二）实验室检查

血 ALP 升高有助于本病的诊断但正常时不能排除其患病的可能性。血中骨源性碱性磷酸酶水平和尿羟脯氨酸增加，血钙、磷、镁一般正常，部分患者血钙升高，血磷稍低。Paget 病患者因其骨重建旺盛，羟脯氨酸排泄量可高达 2000mg/d。此外，尿羟赖氨酸也能反映骨重建活动的水平和本病的病变程度。约 15%～20% 的患者因骨重建对钙的需求增加血钙廓清加速导致血 PTH 上升。骨受侵部位广泛的患者或合并原发性甲状旁腺功能亢进症时有高钙血症和高钙尿症。

（张朝霞　陶华林）

本章小结

骨由骨矿物质（无机质）、有机基质和骨组织组成，是体内钙磷的最大储库。在人的一生中，骨通过成骨作用和溶骨作用不断与细胞外液进行钙磷交换，完成代谢更新。在骨骼生长时，血中钙磷等矿物沉积于骨组织，构成骨盐；在骨骼更新时，骨盐溶解，骨中钙磷释放入血。因此，骨的代谢影响着血中钙磷的浓度，而血中钙磷含量也影响骨的代谢。镁在一定程度上可置换骨中的钙，能够影响骨的代谢。维持骨的正常代谢调节激素是 PTH、CT、活性维生素 D，这些激素代谢发生紊乱可引起代谢性骨病。

正常成人体内的成骨和溶骨作用保持着动态平衡。反映骨形成的标志物主要是骨源性碱性磷酸酶、骨钙素和Ⅰ型前胶原羧基/氨基端前肽等。反映骨吸收的标志物主要有血抗酒石酸酸性磷酸酶、尿羟脯氨酸、尿羟赖氨酸糖苷、尿中胶原吡啶交联，Ⅰ型胶原交联羧基/氨基末端肽等。

常见的骨代谢异常导致的疾病是骨质疏松症、骨软化病、佝偻病、骨硬化或过度钙化等疾病。

本章节重点讲述了与骨代谢相关的检验项目钙、磷、镁等矿物质、调节激素（PTH、CT、活性维生素 D）、骨形成和骨吸收标志物的检测方法、检测原理、方法学评价及它们对临床诊断、治疗骨代谢疾病的应用，由于多数采用的是免疫学方法，因此，试剂、仪器不同，参考区间也不同，建议各实验室应建立自己的检测系统参考区间。

第十六章
内分泌疾病的生物化学检验

笔记

> **思考题：**
>
> 1. 简述激素的分类和作用机制。
> 2. 影响激素水平测定的因素有哪些？
> 3. 简述巨人症及肢端肥大症的临床生化诊断方法。
> 4. 由于激素含量甚微，检测方法多样，建议临床上如何使用检测结果？
> 5. 简述甲状腺过氧化物酶抗体测定的原理及临床意义。
> 6. 临床上激素检测的方法有哪些？简述 ECLIA 法检测 GH 的基本原理及临床意义。

内分泌（endocrine）是指机体内某些腺体或散在的特定细胞合成并释放生物活性物质，随血液循环运输到相应的靶细胞、靶组织或靶器官，发挥其特定生物学功能的过程。由内分泌细胞分泌的具有生物学活性的化学物质称为激素（hormone）。内分泌系统在神经系统的支配或参与下，通过所分泌的激素发挥调节作用。

第一节　概　　述

内分泌系统（endocrine system）是由内分泌腺（主要有垂体、甲状腺、甲状旁腺、胰岛、肾上腺和性腺）及存在于某些脏器中的内分泌组织和细胞所组成的一个体液调节系统，它与神经系统相辅相成，共同调节机体的生长发育和各种代谢过程，维持内环境的稳定，内分泌系统通过所分泌的激素发挥调节作用。正常情况下各种激素保持动态平衡，如果内分泌调控障碍导致激素分泌过多或过少，打破了这种平衡，可造成内分泌失调，引起相应的临床表现。医学实验室检测结果对于内分泌疾病的诊断、疗效监测等方面均具有十分重要的意义。

一、内分泌及调控

为了保持机体内激素间的平衡，在中枢神经系统的作用下，机体有一套复杂的监测和调控系统调节机体内的激素水平。激素一般以相对恒定的速度或一定节律释放，生理或病理因素均可影响激素的分泌。激素传送到靶细胞的方式主要有以下 3 种：大多数激素是经血液循环运输到远距离的靶细胞发挥调节作用，称为远距分泌；有的激素是通过扩散进入周围组织液而作用于邻近细胞，称为旁分泌；下丘脑某些神经元分泌的神经激素沿神经纤维轴浆运输到神经垂体或经垂体门脉运输至腺垂体，称为神经分泌。激素的分泌调节主要受下丘脑 - 垂体 - 内分泌腺调节轴的影响。

二、激素的概念、分类、作用机制

激素（hormone）是由内分泌细胞分泌的具有生物学活性的微量化学物质。广义的激素概念还包括原经典激素和众多细胞因子、生长因子、神经肽和神经递质。不同激素，其成分、结构、功能各不相同。

（一）激素的分类

1. 按激素化学本质不同可分为 4 种　即蛋白质肽类、氨基酸衍生物、类固醇和脂肪酸衍生物类激素，常见主要激素的化学本质见表 16-1。

表 16-1　主要激素的化学本质

腺体类型	激素名称	英文或缩写	化学本质
下丘脑	促甲状腺激素释放激素	TRH	肽类
	促肾上腺皮质激素释放激素	CRH	肽类
	生长激素释放激素	GHRH	多肽
	生长激素释放抑制激素	GHIH	肽类
腺垂体	促甲状腺激素	TSH	糖蛋白
	促肾上腺皮质激素	ACTH	肽类
	促卵泡激素	FSH	糖蛋白
	黄体生成素	LH	糖蛋白
	生长激素	GH	蛋白质
	催乳素	PRL	蛋白质
神经垂体	抗利尿激素	ADH	肽类
	缩宫素	oxytocin	肽类
肾上腺髓质	肾上腺素	E	氨基酸衍生物
	去甲肾上腺素	NE	氨基酸衍生物
肾上腺皮质	醛固酮	aldosterone	类固醇类
	皮质醇	cortisol	类固醇类
性腺体	雄激素	androgens	类固醇类
	雌激素	estrogens	类固醇类
	绒毛膜促性腺素	hCG	蛋白质
	前列腺素	prostaglandin	脂肪酸衍生物

2. 按激素作用的受体不同可分为两种

（1）膜受体激素：膜受体激素往往是亲水性的，又称为亲水性激素，包括肽类激素、神经递质、生长因子、前列腺素等。

（2）核受体激素：核受体激素为脂溶性的，又称为脂溶性激素，包括类固醇激素、甲状腺激素、维生素 A 与维生素 D 等。

（二）激素的作用机制

激素能对特定组织细胞（靶细胞）发挥作用，主要是因为靶细胞含有能识别激素信号并与激素特异结合的物质，即激素受体（hormone receptor）。受体与激素结合后，将激素的信号转化为细胞内的一系列化学反应，表现出激素的生物学效应。激素与受体结合具有以下特点：①高度特异性；②高度亲和性；③结合的可逆性；④量—效性与饱和性；⑤类似化合物的可竞争性。

根据激素受体在细胞内定位的不同，通常将激素的作用机制分为两种：即通过细胞膜受体和细胞内受体起作用。但两种机制之间无截然界限，某些激素作用涉及两种机制。

蛋白质及肽类激素、氨基酸衍生物类激素主要通过细胞膜受体起作用,膜受体与激素特异性结合后,能将激素的信息向细胞的其他部位传递,引起膜通透性的改变和膜上某些酶活性的改变。

类固醇激素主通过细胞内受体发挥作用,这类激素疏水性较强,易穿透靶细胞膜进入细胞内与特异性受体结合,形成激素—受体复合物。在一定条件下,受体发生变构,复合物转变成"活性复合物",或转移至细胞核内再转变成活性复合物。活性复合物与核内染色质的亲和力很高,能与染色质特定部位的 DNA 结合,将结合位点的基因活化,从而转录出特异的 mRNA。后者移至细胞质,在核糖体上翻译成酶蛋白或功能性蛋白质,最终显示出激素特有的生物学效应。

三、不同腺体激素的分泌功能与调节

(一)下丘脑垂体激素与调节

下丘脑与垂体在结构和功能上紧密相关,下丘脑、腺垂体分泌多种调节内分泌功能的激素,也分泌一些功能性激素。

1. 垂体分泌的激素 垂体从组织学上可分为神经垂体和腺垂体,分泌的激素相应地分为神经垂体激素和腺垂体激素,这些激素均为肽或糖蛋白。神经垂体激素是指下丘脑视上核和室旁核细胞产生而储存于垂体的激素,包括抗利尿激素和缩宫素。表 16-2 概括了重要的垂体激素及主要的生理作用。

表 16-2　主要的垂体激素及功能

激素名称	生理作用
腺垂体激素	
生长激素(GH)	促进生长发育
促肾上腺皮质激素(ACTH)	促肾上腺皮质激素合成及释放
促甲状腺激素(TSH)	促甲状腺激素合成及释放
促卵泡激素(FSH)	促卵泡或精子生成
黄体生成素(LH)	促排卵和黄体生成,刺激孕激素、雄激素分泌
催乳素(PRL)	刺激乳房发育及泌乳
黑色素细胞刺激素(MSH)	刺激黑色素细胞合成黑色素
神经垂体激素	
抗利尿激素(ADH)	收缩血管,促进远曲小管对水的重吸收
缩宫素(OT)	促子宫收缩,乳腺泌乳

2. 下丘脑激素 下丘脑一些特化神经细胞可分泌多种控制腺垂体激素释放的调节性激素,目前已知的下丘脑调节激素大多是呈间歇式或脉冲式分泌的多肽类激素。按功能的不同,可分为释放激素与抑制激素,详见表 16-3。

表 16-3　下丘脑分泌的主要调节激素

激素分类与名称	调节的腺垂体激素
促甲状腺激素释放激素(throtropin-releasing hormone,TRH)	TSH、GH、FSH、PRL
促肾上腺皮质激素释放激素(corticotropin-releasing hormone,CRH)	ACTH
促性腺激素释放激素(gonadotropin-releasing hormone,GnRH)	LH、FSH、PRL
生长激素释放激素(growth hormone-releasing hormone,GHRH)	GH
催乳素释放激素(prolactin-releasing hormone,PRRH)	PRL

续表

激素分类与名称	调节的腺垂体激素
黑色素细胞刺激素释放激素（melanocyte stimulating hormone-releasing hormone，MRH）	MSH
生长激素抑制激素（growth hormone-inhibiting hormone，GHIH）	GH、TSH、ACTH、PRL
催乳素释放抑制激素（prolactin-releasing-inhibiting hormone，PRIH）	PRL

3. 下丘脑 - 腺垂体激素分泌的调节　该激素分泌主要受体液因素的反馈调节和中枢神经系统的管理调节，反馈调节系统是内分泌系统中重要的自我调节机制，中枢神经系统管理调节的信息经过下丘脑、垂体到达外周腺体，由靶细胞发挥生理效应，其中任何一段均受正反馈或负反馈调节的控制。

（二）甲状腺激素的分泌与调节

甲状腺激素由甲状腺滤泡分泌，包括甲状腺素（thyroxine，T_4）和三碘甲腺原氨酸（3，5，3，-triiodothyronine，T_3），两者均为酪氨酸含碘衍生物。血浆中甲状腺激素主要与甲状腺素结合球蛋白（thyroxine-binding globulin，TBG）结合，其次还可与白蛋白、前白蛋白结合。其血浆中游离 T_3 仅占血浆中 T_3 总量的 0.1%～0.3%，游离 T_4 仅占血浆中 T_4 总量的 0.02%～0.05%，只有游离的 T_3、T_4 才能进入靶细胞发挥作用。甲状腺激素的合成与分泌受下丘脑 - 腺垂体 - 甲状腺轴调节。其合成过程包括甲状腺对碘的摄取、碘的活化及甲状腺球蛋白的碘化 3 个步骤。

1. 碘的摄取　甲状腺是体内吸收碘能力最强的组织，可聚集体内 70%～80% 的碘。甲状腺滤泡上皮细胞通过胞膜上的"碘泵"，主动摄取、浓集血浆中的碘。甲状腺摄取和聚集碘的能力在一定程度上可反映甲状腺的功能状况。

2. 碘的活化　进入细胞中的碘在过氧化物酶催化下，氧化为"活性碘"。

3. T_3、T_4 的合成　"活性碘"使核糖体上的甲状腺球蛋白酪氨酸残基碘化，生成一碘酪氨酸（monoiodotyrosine，MIT）或二碘酪氨酸（diiodotyrosine，DIT）。在过氧化物酶催化下，1 分子 MIT 与 1 分子 DIT 缩合成 1 分子 T_3，而 2 分子 DIT 缩合成 1 分子 T_4。含 T_3、T_4 的甲状腺球蛋白随分泌泡进入滤泡腔贮存。

（三）肾上腺激素的分泌与调节

肾上腺激素分为肾上腺髓质激素和肾上腺皮质激素。

1. 肾上腺髓质激素　包括肾上腺素（epinephrine，E）、去甲肾上腺素（norepinephrine，NE）、多巴胺（dopamine，DA），这三种具有生物学活性的物质在化学结构上均含有儿茶酚及乙胺侧链，其生理功能有许多共同点，故统称为儿茶酚胺类激素。肾上腺素和去甲肾上腺素的主要终产物是 3- 甲氧基 -4- 羟苦杏仁酸（vanillylmandelic acid，VMA）。多巴胺的主要终产物为 3- 甲氧基 -4- 羟基醋酸（homovanillic acid，HVA）。大部分 VMA 和 HVA 与葡糖醛酸或硫酸结合后，随尿液排出体外。

2. 肾上腺皮质激素　肾上腺皮质激素包括盐皮质激素、糖皮质激素和性激素，他们均属类固醇激素，在人体内均以胆固醇为原料，经过一系列酶促反应合成。肾上腺皮质激素释放入血后主要与血浆中的皮质类固醇结合球蛋白（corticosteroid-binding globulin，CBG）可逆结合。CBG 在肝脏合成，对皮质醇有高度亲和力，只有游离形式的皮质激素可进入靶细胞发挥生理作用。肾上腺皮质激素（主要是糖皮质激素）的合成和分泌主要受下丘脑 - 垂体 - 肾上腺皮质调节轴的控制。垂体分泌释放的促肾上腺皮质激素（adrenocorticotropic hormone，ACTH）可通过作用于肾上腺皮质束状带、网状带细胞膜上的 ACTH 受体，促进细胞增殖、合成和分泌糖皮质激素和性激素。

（四）性激素的分泌与调节

性激素可分为雄激素和雌激素两大类，后者又包括雌激素和孕激素。性激素除少量由肾上腺皮质产生外，男性主要在睾丸生成，女性在非妊娠期主要由卵巢产生，妊娠期则主要由胎盘合成和分泌。性激素除在性器官的发育、正常形态和功能的维持上发挥重要作用外，还广泛参与体内的代谢调节。该激素的合成和分泌主要受下丘脑 - 垂体 - 卵巢或下丘脑 - 垂体 - 睾丸内分泌轴的控制。

四、激素常用的生物化学检测方法及评价

（一）检测方法

血中激素相关物质检测方法有多种，临床使用的主要有以下方法：

1. 化学发光免疫法　化学发光免疫法（chemiluminescence immunoassay，CLIA）是用化学发光物质直接标记在抗原、抗体或酶底物上，化学发光物质经催化剂的催化和氧化剂的氧化，形成一个激发态的中间体，当这种激发态中间体回到稳定的基态时，同时发射出光子（hM），利用发光信号测量仪器测量光量子产额，其多少与待测物相关。常用标记物有吖啶酯、碱性磷酸酶、辣根过氧化物酶和三联吡啶钌。

2. 电化学发光免疫分析法　电化学发光免疫分析法（electro-chemiluminescence immunoassay，ECLIA）实质上是属于化学发光免疫分析法中的一种方法，其原理是：待测抗原与标记抗原竞争性地与生物素化的抗体结合。待测抗原的量与标记抗原和生物素化的抗体所形成的免疫复合物的量成反比，再加入链霉亲和素包被的磁性微粒捕获该复合物，在磁场的作用下，磁性微粒被吸附至电极上，其他游离成分被吸弃。电极加压后产生光信号，其强度与检样中一定范围的抗原含量成反比。

3. 放射免疫分析　放射免疫分析（radioimmunoassay，RIA）利用放射性核素标记抗原或抗体，与需检测的抗体或抗原结合，通过测定抗原抗体复合物放射性大小来反映所测物浓度，分为竞争性 RIA 和非竞争性 RIA 两种，前者检测原理是：待测抗原与标记抗原竞争性与定量抗体结合，未知抗原多，标记抗原与定量抗体结合的复合物就少，所测物质浓度与所检测复合物放射性大小呈负相关；后者检测原理是：固相抗体先与未知抗原结合，再与标记抗体结合，去除游离标记抗体后，检测其固相抗体抗原标记抗体复合物的放射性。

4. 质谱法　质谱法（mass spectrometry，MS）是使待测化合物产生气态离子，再按质荷比（m/z）将离子分离，经加速，进入质量分析器，再由检测器检测的分析方法，检测限可达 $10^{-15} \sim 10^{-12}$ mol 数量级，其中串联质谱法（MS/MS）是时间上或空间上两级以上质量分析的结合，在低浓度生物样品的定量分析方面具有很大优势。

5. 色谱法　色谱法（chromatography）是一种利用物质的物理或化学性质的不同，在两相中分配系数或吸附系数的微小差异使各组分分离，以达到分离、分析化学物质的目的。主有液相和气相色谱两大类。用于微量物质分析，如药物浓度监测等。

（二）检测方法的评价

化学发光免疫分析是 20 世纪 70 年代中期 Arakawe 首先报道，发展至今已经成为一种成熟的、先进的超微量活性物质检测技术，应用范围广泛，近 10 年发展迅猛，是目前发展和推广应用最快的免疫分析方法，也是目前最先进的标记免疫测定技术，灵敏度和精确度比酶免法、荧光法高几个数量级，可以完全替代放射免疫分析，该法主要具有灵敏度高、特异性强、方法稳定快速、检测范围宽、操作简单、自动化程度高等优点，但易受溶血、脂血等的影响。电化学发光分析，干扰因素少，但其过程较复杂。RIA 影响因素较多，易受 pH、离子强度、反应温度、反应时间等的影响，具有放射性，随着化学发光免疫分析和电化学发光免疫分析的出现，RIA 即将被淘汰。质谱法可提供分子质量和结构的信息，在复杂混合物中

鉴定待测化合物,尤其在低浓度生物样品的定量分析方面具有很大优势。

(三)影响激素测定的因素

激素的检测受多种因素的影响,需要仔细分析,规范测定方法与全过程,并对结果进行合理解释。在测定中要考虑到分析前、分析中和分析后各种因素的干扰和影响,主要包括生物节律性变化、年龄、妊娠、药物、方法、试剂、仪器和环境等的影响,因此有必要固定方法与试剂,建立本实验室的参考区间。

第二节　内分泌功能紊乱的生物化学检验项目与检测方法

内分泌疾病的实验室诊断主要包括:①检测血液或体液中激素及其代谢物水平或转运蛋白的浓度;②对某些内分泌腺特有的生理功能、调节代谢的对象进行检测;③动态功能试验。值得注意的是,影响内分泌疾病实验室诊断的因素较多,如生物节律变化、年龄、药物、妊娠等,而且标本的采集时间、身体姿势和运动状态、饮食和生活习惯及实验方法等均可对检测结果的应用评价产生影响。因此,在诊断内分泌疾病时,实验室检查结果应密切结合临床进行分析。

一、下丘脑 - 垂体功能检查

(一)生长激素

1. 检验项目

【项目检测依据】　生长激素(growth hormone,GH)是由腺垂体嗜酸细胞合成分泌,由191个氨基酸残基组成的直链肽类激素,相对分子质量为22.124kD,其结构与PRL相似,并有一定交叉抗原性,释放入血液中的GH不与血浆蛋白结合,而以游离形式输送到各靶组织发挥作用。

GH的生理作用最主要的是对成年前长骨生长的促进,加速RNA、DNA及蛋白黏多糖合成及软骨细胞分裂增殖,使骨骺板增厚,身体得以长高。

GH的分泌主要受下丘脑GHRH和GHIH的控制,除GH和SM可反馈性调节GHRH和GHIH释放外,剧烈运动、精氨酸、多巴胺、中枢α_2肾上腺素受体激动剂等,可通过作用于下丘脑、垂体或下丘脑以外的中枢神经系统,促进GH的分泌。正常情况下,随机体生长发育阶段不同而有不同的GH水平。而每日生长激素的分泌存在昼夜节律性波动,分泌主要在熟睡后1小时左右且呈脉冲式进行,其检测对疾病的诊治具有重要意义。

【临床意义】　GH增高见于垂体肿瘤所致的巨人症或肢端肥大症,创伤、麻醉、糖尿病、肾功能不全、低血糖也可引起GH升高。GH降低见于垂体功能减退、垂体性侏儒、遗传性或继发性GH缺乏症等。

【应用评价】　GH的分泌主要受下丘脑释放的GHRH和GHIH调控,一天内生理变化大,在临床应用中要特别注意不同时间段的变化规律和取样时间,若在非脉冲式释放期取样测定,GH水平高低均无多大临床价值,因此不能单凭GH测定作出GH功能紊乱的有关诊断,通常需要同时进行GH的激发试验鉴别垂体性和非垂体性的降低。

2. 检测方法　采用ECLIA法检测。

【标本采集与要求】　使用新鲜血清或肝素血浆,一般在清晨起床前安静平卧时采集样本,由于GH的分泌存在昼夜节律,夜间熟睡后1小时左右分泌最多,因此,在诊断GH缺乏症时,最好在患者熟睡后1~1.5小时取血。若不能在8小时内测定,4~8℃血清可保存2天,延长保存需在 -20℃下低温冰冻,避免反复冻融。

【检测原理】和【方法学评价】　见本章第一节。

【参考区间】　成人：<94.92μmol/L。

(二) 催乳素

1. 检验项目

【项目检测依据】　泌乳素(prolactin, PRL)，又称催乳素，是由腺垂体细胞合成分泌的糖蛋白类激素。由198个氨基酸组成，分子量约22kD，半衰期约为20分钟。其分子结构与人生长激素和胎盘泌乳素相似。泌乳素最重要的生理作用是促进乳腺发育，引起并维持泌乳，故称为泌乳素。PRL对性腺的作用比较复杂。在女性，PRL可刺激LH受体的生成，调控卵巢内LH受体的数量，同时还可为黄体酮的生成提供底物，促进黄体酮生成，减少黄体酮分解；在男性，PRL可促进前列腺及精囊的生长，还可增强LH对间质细胞的作用，使睾酮的合成增加。此外，在应激状态下，血中PRL浓度升高，并常与ACTH和GH浓度的升高同时出现，是应激反应中腺垂体分泌的三种主要激素之一。泌乳素分泌的调节主要受下丘脑调节肽释放因子(PRF)和泌乳素释放抑制因子(PIF)的双重控制，前者促进PRL分泌，而后者抑制其分泌。

【临床意义】　生理性增加见于运动后、性交、妊娠、产后、吮乳、夜间睡眠、应激状态及月经周期中的分泌期。病理性增加见于垂体肿瘤、乳腺肿瘤、非功能性肿瘤、库欣综合征、肢端肥大症、垂体柄肿瘤、下丘脑肿瘤、肉芽肿、脑膜炎等。

【应用评价】　PRL分泌的调节主要受下丘脑分泌的催乳素释放抑制激素(PRIH)的控制，是唯一在生理条件下处于抑制状态的腺垂体激素。PRRH、TRH、GnRH、雌激素、应激与睡眠等因素均可通过不同途径促进PRL的分泌。血清PRL显著升高主要与催乳素瘤(prolactinoma)相关，它是一种最常见的垂体腺瘤。

2. 检测方法　采用CLIA法检测。

【标本采集与要求】　使用新鲜的血清或肝素血浆，溶血或脂血有影响，由于PRL分泌具有生物节律性，即PRL的浓度白天逐渐下降，仅为清晨时一半，睡眠后又逐渐升高，清晨达到最高峰。故标本应在上午8：00～10：00之间采集。此外由于应激或对乳头的刺激均可导致泌乳素浓度升高到高泌乳素血症的范围。故标本采集不应在妇科检查后(应激)或已对泌乳素治疗后进行。若不能在8小时内测定，4～8℃血清可保存2天，延长保存需在-20℃下低温冰冻，避免反复冻融。

【检测原理】和【方法学评价】　见本章第一节。

【参考区间】　<400mIU/L。

(三) 促性腺激素

1. 检验项目

【项目检测依据】　促性腺激素是指由腺垂体分泌的卵泡刺激素(follicle stimulating-hormone, FSH)和黄体生成素(luteinizing hormone, LH)。FSH主要功能为促进女性卵巢的卵泡细胞的发育和成熟，在男性则促进生精管形成和生精作用。LH作用于成熟的卵泡，引起排卵并生成黄体，还可促进黄体、内莱膜和间质细胞分泌动情素。对于男性，它可作用于睾丸的间质细胞，促进其分泌雄性激素。

FSH的合成和释放受下丘脑肽能神经元分泌的促性腺激素释放激素(GnRH)的影响，由于GnRH的分泌呈脉冲式，LH和FSH分泌也呈脉冲式。血中FSH、LH水平随月经周期而发生周期性改变。FSH的半衰期较LH长，脉冲频率和脉冲振幅的变化取决于月经周期。

垂体激素FSH和LH在结构方面与TSH类似，3种激素分子量大约为30 000，由两个多肽链组成，有相同的α-亚基和决定化学特性的β-亚基，独立的α-亚基没有激素活性，β-亚基和α亚基结合后才表现出完全的活性，它们均为糖蛋白激素。

【临床意义】　FSH一般与LH联合测定，两者的测定是判断下丘脑 - 垂体 - 性腺轴功能的常规检查方法。血清中两者增高的疾病有：垂体促性腺激素细胞腺瘤、卵巢功能早衰、性腺发育不全、细精管发育障碍、真性卵巢发育不全、完全性（真性）性早熟症儿童等。血清中两者水平降低的疾病一般因下丘脑-垂体病变而引起，包括垂体性闭经、下丘脑性闭经、不完全性（假性）性早熟症儿童（性腺或肾上腺皮质病变所致）等。月经中期，LH 快速升高刺激排卵，此时快速增加的 LH 峰称为"LH 峰"。绝大多数妇女排卵发生在此后的 24～36 小时后，这段时间妇女最易受孕。因此可通过检测"LH 峰"，明确排卵功能是否正常以提高受孕率。

【应用评价】 LH 与 FSH 在月经周期变化大，临床应用时注意不同时间段的生理变化范围。

2. 检测方法 采用 CLIA 法检测。

【标本采集要求】 使用新鲜的血清或肝素血浆，FSH、LH 的分泌虽无明显的昼夜节律，但每日中仍有波动。通常清晨高于下午，青春期这种波动更明显。为便于比较，一般均在早晨 8 时取血。若不能在 8 小时内测定，4～8℃血清可保存 2 天，延长保存需在 −20℃下低温冰冻，避免反复冻融。

【检测原理】和【方法学评价】 见本章第一节。

【参考区间】 成年男性：5～20U/L。成年女性：卵泡期：5～20U/L；黄体期：6～15U/L。排卵期：12～30U/L；闭经期：20～320U/L。

（四）促黄体素

1. 检验项目

【项目检测依据】 促黄体素（luteinizing hormone，LH）是由腺垂体远侧部嗜碱性粒细胞分泌，为腺垂体产生的糖蛋白，由两种亚单位（α 和 β）组成，含 121 个氨基酸和 3 条糖链，分子量 29kD。需通过与靶细胞膜上的 LH 受体结合后发挥作用，血或尿 LH 测定对预测排卵时间有特殊的意义。LH 对女性的作用主要表现为促进排卵和黄体生成，LH 对男性的作用主要表现在为促进睾丸间质细胞的成熟并分泌雄激素。

【临床意义】 主要用于异常月经周期的评估、不孕诊断的评估以及未绝经期激素替代治疗的评估。FSH 和 LH 持续升高，表明为原发性卵巢衰竭；FSH 和 LH 降低或低于参考区间以下，为继发性卵巢衰竭。连续检测 LH 可用于排卵预测，在 LH 上升后 30 小时，排卵能预期发生。

【应用评价】 LH 呈脉冲式分泌，多次动态检测血清 LH 变化或 3 小时定时检测尿液 LH 更有价值。

2. 检测方法 采用 CLIA 法检测。

【标本采集要求】 使用新鲜的血清或肝素血浆，不能溶血，LH 的分泌虽无明显的昼夜节律，但每日中仍有波动。通常清晨高于下午，青春期这种波动更明显。为便于比较，一般均在早晨 8 时取血。若不能在 8 小时内测定，4～8℃血清可保存 2 天，延长保存需在 −20℃下低温冰冻，避免反复冻融。

【检测原理】和【方法学评价】 见本章第一节。

【参考区间】 成年男性：5～20U/L。成年女性：卵泡期：2～30U/L；排卵期：40～200U/L。黄体期：0～20U/L；闭经期：40～200U/L。

（五）促甲状腺激素

1. 检验项目

【项目检测依据】 促甲状腺激素（thyroid stimulating hormone，TSH）为腺垂体细胞合成和分泌的糖蛋白激素，分子量约 30kD，由 α 和 β 两个亚基组成，β 亚基为其功能亚基。作为下丘脑-垂体-甲状腺调节系统的主要调节激素，血中甲状腺激素水平的变化，可负反馈地导致血清 TSH 水平出现指数级的显著改变。因此，在反映甲状腺功能紊乱上，血清 TSH 是比甲状腺激素更敏感的指标。TSH 不和血浆蛋白结合，其他干扰因素也比甲状腺激素测定少，结果更可靠。由于上述原因，现在国内外均推荐以血清 TSH 测定作为甲状腺功能紊乱的首选筛查项目。

TSH 的生理作用主要是促进甲状腺上皮细胞的代谢及胞内核酸、蛋白质的合成，使细胞呈高柱状增生，促进甲状腺细胞碘的摄取与甲状腺球蛋白的碘化，从而加快甲状腺激素的合成与分泌。

TSH 的分泌，一方面受下丘脑分泌的促甲状腺激素释放激素（TRH）的调节，另一方面又受到血中 T_3、T_4 反馈性的抑制性影响，二者互相拮抗，它们组成下丘脑 - 腺垂体 - 甲状腺轴。正常情况下，下丘脑分泌的 TRH 量，决定腺垂体甲状腺轴反馈调节的水平，TRH 分泌多，则血中 T_3、T_4 水平的调定点高，当血中 T_3、T_4 超过此调定水平时，则反馈性抑制腺垂体分泌 TSH，并降低腺垂体对 TRH 的敏感性，从而使血中 T_3、T_4 水平保持相对恒定。TSH 分泌有昼夜节律性，清晨 2～4 时最高，以后渐降，至下午 6～8 时最低。

【临床意义】 血中甲状腺激素水平的变化，可负反馈地导致血清 TSH 水平出现指数方次级的显著改变。TSH 测定配合甲状腺激素水平的测定，对甲状腺功能紊乱的诊断及病变部位的判断很有价值。①原发性甲状腺功能亢进时，T_3、T_4 增高，TSH 降低，主要病变在甲状腺；继发性甲状腺功能亢进时，T_3、T_4 增高，TSH 也增高，主要病变在垂体或下丘脑。②原发性甲状腺功能减退时，T_3、T_4 降低而 TSH 增高，主要病变在甲状腺；继发性甲状腺功能减退时，T_3、T_4 降低而 TSH 也降低，主要病变在垂体或下丘脑。

【应用评价】 在反映甲状腺功能紊乱上，血清 TSH 是比甲状腺激素更敏感的指标。TSH 不和血浆蛋白结合，其他干扰因素也比甲状腺激素测定少，结果更可靠。

2. 检测方法 采用 CLIA 法检测。

【标本采集要求】 需新鲜血清或血浆，溶血、脂血干扰大，TSH 的分泌存在昼夜节律，每日分泌高峰出现在清晨 2～4 时，低谷则在下午 5～6 时。一般在清晨起床前采血。但新生儿出生后的前 3 天，因面对与母体内截然不同的环境，处于高度应激状态，血中 TSH 水平急剧升高，约 4～7 天后始趋于较稳定水平。故应在分娩时取脐血或出生 7 天后采血，以避开此应激期。

【检测原理】和【方法学评价】 见本章第一节。

【参考区间】 0.2～7mIU/L。

二、甲状腺功能检查

甲状腺内分泌功能紊乱的常见激素检测指标有 TSH、总 T_3（total T_3，TT_3）、总 T_4（total T_4，TT_4）、游离 T_3（free T_3，FT_3）、游离 T_4（free T_4，FT_4）和反 T_3（reverse T，rT_3）；TBG；TRH 兴奋试验及自身抗体的检测等。检测的选择在于临床要求，在不同国家评价甲状腺功能和甲状腺疾病的分类方法是不同的，但 TSH 浓度测定在甲状腺功能评价中起关键作用。

（一）三碘甲腺原氨酸

1. 检验项目

【项目检测依据】 三碘甲腺原氨酸（T_3）是由甲状腺滤泡上皮细胞分泌的具有生物活性的甲状腺激素，T3 在甲状腺总的代谢贡献中约占 65% 左右，其生物活性为甲状腺素 T_4 的 3～5 倍，正常情况下甲状腺激素的分泌相当恒定，并与机体的需求量相适应，如在寒冷时分泌量增加。甲状腺的分泌活动受下丘脑、垂体和甲状腺激素水平的调节，以维持血液循环中的动态平衡，其生理功能主要是促进糖、蛋白质和脂肪的氧化，增大耗氧量和产热效应，使基础代谢率升高，促进机体生长发育、蛋白质的合成等。

【临床意义】 甲状腺功能亢进，包括弥漫性毒性甲状腺肿、毒性结节性甲状腺肿，血清

中 T_3 显著升高,且早于 T_4;T_3 型甲亢,如功能亢进性甲状腺腺瘤、缺碘所致的地方性甲状腺肿、T_3 毒血征等,其血 T_3 升高比 T_4 更加明显;亚急性甲状腺炎、使用甲状腺制剂治疗过量、甲状腺结合球蛋白结合力增高征等,血清中 T_3 也明显升高;轻型甲状腺功能低下时,血清中 T_3 下降不如 T_4 明显;黏液性水肿、呆小征、慢性甲状腺炎、甲状腺结合球蛋白结合力下降、非甲状腺疾病的低 T3 综合征等患者血清中 T_3 值明显下降。

【应用评价】 血清中 T_4 和 T_3 99% 以上与血浆蛋白结合,即与 TBG 结合为主。所以 TBG 含量可以影响 TT_4 和 TT_3。当血清 TBG 增高时,TT_4 也增高;反之,TT_4 也降低。血浆甲状腺激素结合型和游离型之间存在动态平衡,但只有游离型才具有生理活性,所以 FT_3、FT_4 水平更能真实反映甲状腺功能状况并具有更重要的临床参考价值。rT_3 与 T_3 在化学结构上属异构体,但 T_3 是参与机体代谢的重要激素,而 rT_3 则几乎无生理活性,在血清中 T_4、T_3 和 rT_3 维持一定比例,rT_3 可以反映甲状腺激素在体内的代谢情况。

2. 检测方法 采用 CLIA 法检测。

【标本采集要求】 新鲜血清或肝素血浆,溶血、脂血影响大,若不能在 8 小时内测定,$4\sim8℃$ 血清可保存 2 天,延长保存需 $-20℃$ 下低温冰冻,避免反复冻融。

【检测原理】和【方法学评价】 见本章第一节。

【参考区间】 $1.34\sim2.73$nmol/L。

(二)甲状腺素

1. 检验项目

【项目检测依据】 甲状腺素(thyroxine,T_4)是由甲状腺滤泡上皮细胞分泌的具有生物活性的甲状腺激素,是血清中含量最高的碘化氨基酸,占血清中蛋白结合碘的 90% 以上。甲状腺素的分泌受下丘脑、垂体和甲状腺激素水平的调节,其生理功能主要是促进糖、蛋白质和脂肪的氧化和产热效应,促进机体生长发育,促进糖、脂代谢和蛋白质的合成等。

【临床意义】 甲亢、T_3 毒血征、大量服用甲状腺素、慢性甲状腺炎急性恶化期、甲状腺结合球蛋白结合力增高征等患者血清 T_4 值显著升高;原发或继发性甲状腺功能减退时血清 T_4 值显著降低。

【应用评价】 见三碘甲状腺原氨酸测定。

2. 检测方法 采用 CLIA 法检测。

【标本采集要求】 见三碘甲状腺原氨酸测定。

【检测原理】和【方法学评价】 见本章第一节。

【参考区间】 $78.4\sim157.4$nmol/L。

(三)游离三碘甲腺原氨酸

1. 检验项目

【项目检测依据】 血液循环中,三碘甲腺原氨酸主要与甲状腺结合球蛋白结合,仅有少部分(约 0.3%)为不结合的具有生理活性的游离部分(FT_3),其血清浓度与甲状腺的功能状态密切相关,FT_3 的测定不受血液循环中结合蛋白浓度和结合特性变化的影响,较 T_3 的测定更为可靠。

【临床意义】 甲状腺功能亢进包括甲状腺危象时,FT_3 明显升高,缺碘也会引起 FT_3 浓度的代偿性升高,此外 T_3 甲亢、弥漫性毒性甲状腺肿、初期慢性淋巴细胞性甲状腺炎(桥本甲状腺炎)等 FT_3 也明显升高;甲状腺功能减退、低 T_3 综合征、黏液性水肿、晚期桥本甲状腺炎等 FT_3 明显降低;应用糖皮质激素、苯妥英钠、多巴胺等药物治疗时可出现 FT_3 降低。

【应用评价】 见三碘甲腺原氨酸测定。

2. 检测方法 采用 CLIA 法检测。

【标本采集要求】 见三碘甲腺原氨酸测定。

【检测原理】和【方法学评价】 见本章第一节。

【参考区间】 3.67～10.43pmol/L。

（四）游离甲状腺素

1. 检验项目

【项目检测依据】 绝大部分甲状腺素与其转运结合蛋白质（甲状腺结合球蛋白、前白蛋白、白蛋白等）结合，其游离部分仅为0.04%，为T_4的生理活性部分。FT_4的代谢水平不受其结合蛋白质的影响，直接测定FT_4对了解甲状腺功能更有意义。

【临床意义】 甲状腺功能亢进包括甲状腺危象、多结节性甲状腺肿、弥漫性毒性甲状腺肿、初期桥本甲状腺炎等FT_4均明显升高；部分无痛性甲状腺炎、重症感染发热、重危患者以及应用肝素和胺碘酮等药物后，也会引起FT_4升高；甲状腺功能减退、黏液性水肿、晚期桥本甲状腺炎以及应用抗甲状腺等药物后，其FT_4降低比FT_3明显；服用苯妥英钠、糖皮质激素后，其FT_4降低。

【应用评价】 见三碘甲状腺原氨酸测定。

2. 检测方法 采用CLIA法检测。

【标本采集要求】 见三碘甲状腺原氨酸测定。

【检测原理】和【方法学评价】 见本章第一节。

【参考区间】 11.2～20.1pmol/L。

（五）甲状旁腺素

1. 检验项目

【项目检测依据】 甲状旁腺激素（parathyroid hormone，PTH）是由甲状旁腺的主细胞分泌，在血液循环中有4种形式，其中由84个氨基酸组成的相对分子量为9kD的全段PTH和由34个氨基酸组成的氨基酸段PTH具有生物活性。PTH的分泌主要受血钙浓度的调节，其他有关内分泌激素如降钙素、皮质醇、泌乳素、生长激素等也能促进PTH的分泌。PTH的主要作用是加快肾脏排除磷酸盐，促进骨的转移，动员骨钙的释放，加快维生素D的活化，促进肠道对钙的吸收等。

【临床意义】 PTH的升高常见于原发性甲状旁腺功能亢进，由于肾衰、慢性肾功能不全、维生素缺乏、长期磷酸盐缺乏以及低磷血症等引起的继发性甲状旁腺功能亢进；骨质疏松、糖尿病、单纯性甲状腺肿、甲状旁腺癌等疾病也可使PTH升高。

2. 检测方法 采用ECLIA法检测。

【标本采集要求】 见三碘甲状腺原氨酸测定。

【检测原理】和【方法学评价】 见本章第一节。

【参考区间】 1.6～6.9ng/L。

（六）血清甲状腺素结合球蛋白

1. 检验项目

【项目检测依据】 血清甲状腺素结合球蛋白（TBG）为肝细胞合成的一种α-球蛋白，由395个氨基酸残基组成，含有一个甲状腺素结合部位，是血液中甲状腺激素的主要结合蛋白，T_4与TBG的亲和力大于T_3。TBG的浓度变化可以影响总甲状腺激素的水平，但不影响游离甲状腺激素的水平。测定血清TBG浓度常用来排除非甲状腺功能紊乱所引起的T_3、T_4变化。

【临床意义】 血清TBG增多常伴有T_3，T_4总含量升高，而游离T_3、T_4无明显变化，患者一般没有甲状腺功能亢进的表现，如妊娠、口服避孕药、大剂量雌激素治疗、家族性TBG增多症、肝硬化、多发性骨髓瘤等；甲状腺功能减退时TBG升高，但T_3、T_4总含量降低。

TBG降低常伴有T_3、T_4总含量降低，而游离T_3、T_4无明显变化，患者一般没有甲状腺功能减退的表现,如大剂量雄激素或糖皮质激素治疗、家族性 TBG 降低症、肾病综合征、肢端肥大症、失蛋白性肠道疾病等;甲状腺功能亢进时 TBG 降低,但 T_3、T_4 总含量升高。

【应用评价】 为排除 TBG 浓度改变对 TT_4、TT_3 水平的影响,可用 TT_4(μg/L)/TBG(mg/L)的比值进行判断。若此比值在 3.1～4.5 时,提示甲状腺功能正常;比值在 0.2～2.0 时,应考虑存在甲状腺功能减退;而比值在 7.6～14.8 时,则应考虑为甲状腺功能亢进。若因 TBG 基因某些位点缺失、错位导致的遗传性 TBG 缺乏症者,血清 TBG 极度减少,甚至可完全缺乏。

2. 检测方法 采用 CLIA 法检测。

【标本采集要求】 见三碘甲状腺原氨酸测定。

【检测原理】和【方法学评价】 见本章第一节。

【参考区间】 12～28mg/L。

(七)抗甲状腺过氧化物酶抗体

1. 检验项目

【项目检测依据】 甲状腺过氧化物酶抗体由 933 个氨基酸组成,该酶是一种结合糖基化亚铁血红素的膜蛋白质,位于甲状腺卵泡细胞的顶膜中,可与甲状腺球蛋白协同作用,在生物合成 T_3 和 T_4 过程中催化甲状腺球蛋白酪氨酸的碘化。抗甲状腺过氧化物酶抗体(anti-thyroid peroxidase antibody,TPOAb)可以激活补体,被认为是导致甲状腺功能失调和甲状腺功能减退的主要致病原因。在患有自身免疫性甲状腺疾病的人群中,几乎每个淋巴瘤性甲状腺炎的患者和 70% 以上的甲状腺功能亢进患者体内都存在 TPOAb,该类抗体在自身免疫性甲状腺疾病的病因诊断中具有重要意义。另外,在阿托品(atropic)甲状腺炎和原发性黏膜水肿的患者体内也存在 TPOAb。经检测发现甲状腺功能正常的健康人体内含有低水平的 TPOAb。

【临床意义】

(1)TPOAb 为自身免疫性甲状腺病患者体内一种主要自身抗体,在桥本甲状腺炎、Graves 病和特发性黏液水肿患者中多明显升高,尤其以桥本甲状腺炎明显。该抗体检测对自身免疫性与非自身免疫性甲状腺疾病的诊断与鉴别诊断具有重要意义。

(2)对原发性甲状腺功能减退患者,如 TPOAb 水平升高,结合 TSH 升高,可以发现早期甲状腺功能减退患者。对可疑甲状腺功能减退患者,若 TPOAb 升高,有助于原发性和继发性甲状腺功能减退的鉴别。HT 患者,TPOAb 终生存在,如临床表现典型且 TPOAb 持续高水平,可作为诊断依据确诊。

(3)产后甲状腺炎,萎缩性甲状腺、部分结节性甲状腺肿患者,TPOAb 可为阳性;某些自身免疫性疾病如类风湿疾病、系统性红斑狼疮患者可见 TPOAb 水平升高。

【应用评价】 见抗甲状腺球蛋白抗体检测。

2. 检测方法 采用 ECLIA 法检测。

【标本采集要求】 采用血清、肝素血浆或 EDTA 血浆,取血后应尽快地分离血清、血浆,不得使用在室温中保存 8 小时以上的血样。如果分析实验不能在 8 小时内完成,应将血清或血浆与血红蛋白分离开来,用无菌盖盖严血样标本并将其置于 2～8℃环境中冷藏保存。如果血样不能在 48 小时内进行分析,应将其置于 −20℃ 保存,血样只能冷冻一次,解冻后应彻底混合,检测前,应确定样本没有纤维蛋白或其他微粒物质及气泡。

【检测原理】和【方法学评价】 见本章第一节。

【参考区间】 成人 3.2IU/ml 以下。

(八)抗甲状腺球蛋白抗体

1. 检验项目

【项目检测依据】 抗甲状腺球蛋白抗体(anti-thyroglobulin antibody,ATG)的靶抗原为甲状腺球蛋白（TG），TG 是一种由甲状腺上皮细胞合成和分泌的可溶性的碘化糖蛋白，分子量 660kD，由 2748 个氨基酸组成。它是 T_3、T_4 的生物合成前体，正常人血清中含量极微（10～40ng/ml）。

【临床意义】 血清 ATG 是诊断甲状腺自身免疫性疾病的一个特异性指标，桥本甲状腺炎患者血清中 ATG 阳性检出率可达 90%～95%；甲状腺功能亢进患者检出率 40%～90%；原发性甲状腺功能减退症患者检出率 65% 左右；亚急性甲状腺炎、甲状腺癌、甲状腺腺瘤等检出率都很低；系统性红斑狼疮等结缔组织病患者血清 ATG 检出率 20%～30%。

【应用评价】 ATG 阳性尤其是高水平阳性者，对治疗方法的选择应慎重。对部分 ATG 低水平阳性者作甲状腺活检研究发现，这类患者甲状腺组织中均有局限性的淋巴细胞浸润。此外 ATG 可作为甲状腺肿块鉴别诊断的指标，其阳性一般考虑为慢性淋巴细胞性甲状腺炎，而非甲状腺肿块。

2. 检测方法 ECLIA

【标本采集要求】 见抗甲状腺过氧化物酶抗体测定。

【检测原理】和【方法学评价】 见本章第一节。

【参考区间】 成人 13.6IU/ml 以下。

三、肾上腺功能检查

肾上腺是由中心部的髓质和周边部的皮质两个独立的内分泌器官组成。肾上腺皮质和髓质各自分泌化学结构、性质、生理作用都完全不同的激素。

（一）皮质醇

1. 检验项目

【项目检测依据】 肾上腺皮质激素有多种，在腺垂体促肾上腺皮质激素调控下由肾上腺皮质细胞所分泌，释放入血后，大部分与皮质激素结合球蛋白结合，天然肾上腺皮质激素都可由胆固醇衍化而来；均为环戊烷多氢菲的衍生物。肾上腺皮质激素属类固醇激素，其中皮质醇（cortisol）是最主要的糖皮质激素，在体内主影响糖、脂、蛋白质的代谢，具有抗炎、抗过敏和抗毒的作用，对维持血管紧张度和反应性具有重要意义，能使心肌收缩力增强，增强中枢神经系统的兴奋性。

【临床意义】 皮质醇的升高常见于皮质醇增多症、高皮质醇结合球蛋白血症、肾上腺癌、垂体促肾上腺皮质激素腺瘤、异位促肾上腺皮质激素综合征、休克、严重创伤等；皮质醇降低常见于肾上腺皮质功能减退症、Graves 病、家族性皮质醇结合球蛋白缺陷症；服用苯妥英钠、水杨酸钠等药物后也可使皮质醇的水平降低；严重的肝病、肾病和低蛋白血症，其血皮质醇降低。

【应用评价】 正常人皮质醇的分泌存在昼夜节律，正确的样本采集对皮质醇测定结果能否真实反映肾上腺皮质功能状态有重要意义。皮质醇增多症时此节律消失，为诊断皮质醇增多症的依据之一。此外应注意不同厂商其参考值不一，应使用各实验室自己的参考值。

2. 检测方法 采用 ECLIA 法检测。

【标本采集要求】 使用新鲜的血清或肝素血浆，溶血、脂血、黄疸不影响结果，但若不能在 8 小时内测定，4～8℃血清可保存 2 天，延长保存需在 −20℃ 下低温冰冻，避免反复冻融。

【检测原理】和【方法学评价】 见本章第一节。

【参考区间】 上午 7～10 时：71.0～536.0nmol/L；下午 16～20 时：64.0～340.0nmol/L。

（二）醛固酮

1. 检验项目

【项目检测依据】 醛固酮（Aldosterone）是一种由肾上腺皮质分泌的类固醇类激素，分子量：360.44kD，是人体内调节血容量的激素，它的分泌主要受血容量多少、肾素－血管紧张素系统的调节，当细胞外液容量下降时，刺激肾小球旁细胞分泌肾素，激活醛固酮分泌增加；相反细胞外液容量增多时，通过上述相反的机制，使醛固酮分泌减少。醛固酮通过作用于肾脏，与肾小管上皮细胞内受体结合，使膜上钠泵的活动性增加，导致水、Na^+的重吸收增强，K^+的排出增加。维持体内水盐平衡。进行钠离子及水分的再吸收。整体来说，醛固酮为一种增进肾脏对于离子及水分再吸收作用的一种激素，为肾素－血管紧张素系统的一部分。

【临床意义】

（1）增高：见于原发性醛固酮增多症，假性醛固酮增多症（双侧肾上腺球状带增生），利尿剂、心衰、肝硬化、肾衰竭、肾病综合征等所致的继发性醛固酮增多症，原发性周期性水肿，Bartter综合征，肾球旁器增生，手术后，低血容量，各种原因所致的低钾血症，部分恶性高血压及缓进型高血压等。

（2）降低：见于腺垂体功能减退症、肾上腺皮质功能减低（如Addison病）、原发性单一醛固酮减少症、高钠饮食、自主神经功能紊乱、妊娠期高血压疾病、宫内死胎、恶性葡萄胎等。

【应用评价】　由于醛固酮分泌受到循环血量、体位变化等因素影响，故多在过夜空腹（禁水）卧位状态和肌内注射呋塞米后站立2小时采血，测定卧、立位血浆醛固酮水平。在健康个体中，肾素、醛固酮在睡眠后可上升到基础水平的150%～300%。故必须严格遵守标本采集的时间。醛固酮基础水平升高，而在直立位一定时间后不升高反而下降，则可以提示：醛固酮腺瘤或醛固酮分泌性癌、特发性醛固酮增多症、糖皮质激素可治疗的醛固酮增多症；特发性醛固酮增多症患者直立位一段时间后可见醛固酮基础水平轻度升高；在直立位一定时间后不升高或低于正常升高时可以提示存在继发性醛固酮增多症。

2. 检测方法　采用RIA法检测。

【标本采集要求】　卧位：睡眠（入睡不要晚于午夜）后，次日早晨7：00～9：00取卧位，采集静脉血8～10ml，分别置特殊抗凝管及肝素管，并及时检测；直立位：在患者直立位或步行2小时后，采集静脉血8～10ml，分别置特殊抗凝管及肝素管，并及时检测。

【检测原理】和【方法学评价】　见本章第一节。

【参考区间】　卧位9.4～252.3pmol/L，立位110.0～920.0pmol/L。

（三）儿茶酚胺

1. 检验项目

【项目检测依据】　儿茶酚胺是一种含有儿茶酚和胺基的神经类物质，主要包括去甲肾上腺素（norepinephrine NE）、肾上腺素（epinephrine E）和多巴胺（dopamine DA）。去甲肾上腺素和肾上腺素既是肾上腺髓质所分泌的激素，又是交感神经和中枢神经系统中去甲肾上腺素能纤维的神经介质，多巴胺主要集中在锥体外系部位，也是一种神经介质。其生理作用表现在：通过α、β受体的作用，使心肌收缩，心率加快，心输出量增加，心传导速度加快，内脏小血管收缩，同时参与水电解质的代谢调节，改变血容量。因此儿茶酚胺类物质的检测对神经母细胞瘤、嗜铬细胞瘤和原发性高血压等疾病的诊断治疗具有重要意义。

【临床意义】　升高见于嗜铬细胞瘤、神经母细胞瘤、脑梗死、重症肌无力、进行性肌营养不良、低血糖、心肌梗死、躁狂性精神病等；降低见于帕金森病、癫痫、肾上腺切除后、风湿热、营养不良等。

【应用评价】　血、尿儿茶酚胺类激素检测除了作为疾病的诊断依据外，在治疗过程中作为治疗药物时要随时监控血中的浓度，调整治疗方案，同时患高血压、动脉硬化和无尿者、心衰、甲状腺功能亢进、糖尿病、严重肾功能不全、微循环障碍的休克患者、老年人及妊娠妇女等患者要慎用此类激素。

2. 检测方法 采用 HPLC 法检测。

【标本采集要求】 测定尿儿茶酚胺时，要以浓盐酸 5～10ml 作防腐剂，留取 24 小时尿液，取 10ml 送检。

【检测原理】和【方法学评价】 见本章第一节。

【参考区间】 血浆 E: 109～437pmol/L, NE: 0.616～3.240nmol/L；尿儿茶酚胺：<591nmol/24 小时。

四、性腺功能检查

（一）雌二醇

1. 检验项目

【项目检测依据】 雌二醇（estradiol, E_2）主要是由卵巢产生的 17β- 雌二醇，是生物活性最强的雌激素，是以睾酮为前体而合成的。卵泡期主要由颗粒细胞和内膜细胞分泌，黄体期由黄体细胞分泌。睾丸和肾上腺皮质也产生少量的雌激素。妇女妊娠期，雌激素主要由胎盘产生。E_2 的主要生理作用为促进女性生殖器官的发育，是卵泡发育、成熟和排卵的重要调节因素；是促进子宫的发育和子宫内膜周期性变化以及阴道生长发育的重要激素。E_2 可促进乳腺等发育，维持女性的第二性征；E_2 还有预防骨质疏松、降低低密度脂蛋白、增加高密度脂蛋白以减少心血管疾病危险性等作用，血清 E_2 测定是检查下丘脑 - 垂体 - 生殖腺轴功能的指标之一。

【临床意义】 主要用于青春期前内分泌疾病的鉴别诊断和闭经、月经异常时对卵巢功能的评估，卵泡期 E_2 水平 <10ng/L 提示无排卵周期。黄体功能不全时，排卵期 E_2 水平常降低，并缺乏黄体期的第二次高峰；用于辅助诊断下丘脑 - 脑垂体 - 性腺调节功能紊乱、男子女性型乳房、产生雌激素型的卵巢和睾丸肿瘤和肾上腺皮质增生等；也是男性睾丸和肝脏肿瘤的诊断指标。另外检测 E_2 也可用于不孕治疗中的疗效监测以及体外受孕时排卵时间的确定。

血清 E_2 增高主要见于妊娠、性早熟、卵巢癌，其次可见于肝硬化、心肌梗死、红斑狼疮等。血清 E_2 降低主要见于无排卵性月经、原发性或继发性卵巢功能减退、垂体卵巢性闭经、皮质醇增多症等。口服避孕药和雄激素后可见减低。女性 40 岁以后，卵巢功能逐渐减退，血清 E_2 浓度逐渐降低，可表现出更年期综合征和绝经后的多种反应。

【应用评价】 在雌激素中，还可测定血清雌三醇及雌酮。联合测定血清游离雌三醇、甲胎蛋白及 p-hCG 可用于孕中期唐氏综合征的筛查，血清雌酮的测定则用于绝经后出血及由腺体外雌酮产生所致月经紊乱的诊断。

2. 检测方法 采用 CLIA 法检测。

【标本采集要求】 见三碘甲状腺原氨酸测定。

【检测原理】和【方法学评价】 见本章第一节。

【参考区间】 成年男性：0.19～0.24nmol/L。成年女性：卵胞期：0.18～0.27nmol/L；排卵期：0.34～1.55nmol/L；黄体期：0.15～1.08nmol/L；绝经期：0.01～0.14nmol/L。

（二）雌三醇

详见本书第十九章相关内容。

（三）睾酮

1. 检验项目

【项目检测依据】 睾酮（testosterone, T）是体内最主要的雄激素，主要由睾丸间质细胞合成，同时肾上腺也可分泌。血中的睾酮 98% 与血浆蛋白（部分为性激素结合球蛋白，SHBG）结合，仅 2% 以游离形式存在。游离的睾酮才具有生物活性。睾酮主要在肝脏灭活，经尿液排出。睾酮合成分泌受垂体 - 下丘脑负反馈机制的影响。青年和中年男性血中的睾酮水平最高，50 岁以后，随年龄增高而逐渐减少，成年男性血中睾酮水平也呈节律性和脉冲式分泌现象，而且个体差异较大。一般上午睾酮水平较晚上高约 20%。短暂的剧烈运动可使血清睾酮增高，持续的疲劳可使血清睾酮水平降低。睾酮主要促进生殖器官的发育和生长，刺激性欲，并促进和维持男性第二性征的发育，维持前列腺和精囊的功能和生精作用。睾酮还可促进蛋白质合成，促进骨骼生长以及红细胞生成。

【临床意义】 T 分泌过多主见于睾丸良性间质细胞瘤、先天性肾上腺皮质增生、女性皮质醇增多症、女性男性化肿瘤、女性特发性多毛、多囊卵巢综合征、睾丸女性化综合征等；T 分泌不足见于睾丸功能低下、男性性功能低下、原发性睾丸发育不良、阳痿、甲状腺功能减退、男性乳腺发育、肝硬化、慢性肾功能不全等。

【应用评价】 血清睾酮以 3 种形式存在：即游离睾酮、与白蛋白结合的弱结合睾酮以及与 SHBG 结合的紧密结合睾酮。可生物利用的睾酮只包括游离睾酮和弱结合睾酮。因此，SHBG 浓度可影响到睾酮总浓度，测定血清 SHBG 对正确解释血清总睾酮浓度有较大的帮助。对于 SHBG 水平发生改变的患者，测定血清游离睾酮更能反映患者的雄激素状态。

2. 检测方法 采用 CLIA 法检测。

【标本采集要求】 见三碘甲状腺原氨酸测定。

【检测原理】和【方法学评价】 见本章第一节。

【参考区间】 男性：9.4～37.0nmol/L；女性：0.18～1.78nmol/L。

（四）黄体酮

1. 检验项目

【项目检测依据】 黄体酮（progesterone），亦称孕酮，属于类固醇激素，主要由黄体和胎盘产生，黄体酮的浓度与黄体的生长、退化密切相关。在月经周期的卵泡前期可以降低，甚至几乎测不出，在排卵前一天，黄体酮浓度开始升高。排卵后，黄体细胞大量分泌黄体酮，使血中的黄体酮从卵泡期的平均 700ng/L 上升到黄体期的约 9700ng/L。黄体酮在排卵后 6～8 天达高峰，随后逐渐降低。黄体酮降解主要在肝脏，主要降解产物为孕烯二醇，从尿或粪中排出。黄体酮水平在妊娠期持续增高（孕期第 5～40 周可增加 10～40 倍），黄体酮的生理作用绝大部分是以雌激素作用为基础的，黄体酮可以对垂体分泌的某些激素起调节作用，可以影响生殖器官的生长发育和功能活动，促进乳腺的生长发育，并有使基础体温升高的作用。检测血清黄体酮可了解其是否与所处生理阶段即月经周期时相相符，判断黄体、胎盘功能。

【临床意义】 黄体酮水平增高分为生理性增高和病理性增高。生理性增高表明女性排卵，病理性增高可见于葡萄胎、轻度妊娠期高血压疾病、肾上腺癌、库欣综合征、多发性排卵、多胎妊娠、原发性高血压等。

黄体酮水平降低主要为病理性的，可见于垂体功能衰竭、卵巢功能衰竭、黄体功能不全、胎盘发育不良，妊娠毒血症、胎儿发育迟缓或死亡、先兆流产、无排卵性月经等。

【应用评价】 由于妊娠期血清黄体酮水平个体差异很大，而且胎盘有很强的代偿能力，因此妊娠期血清黄体酮水平不是判断胎盘功能的理想指标。除检测血清黄体酮外，还可测定唾液黄体酮，用于非妊娠妇女黄体缺陷调查，监测分娩后生育能力的恢复状况，以及口服黄体酮生物利用度的调查，一般认为，唾液黄体酮反映了血清游离黄体酮水平。

2. 检测方法 采用 ECLIA 法检测。

【标本采集要求】 使用新鲜的血清或肝素血浆，该法不受溶血、脂血和黄疸的影响，但如不能及时检测时样品要避光保存在 2～8℃，或在 −20℃ 冰冻保存。

【检测原理】和【方法学评价】 见本章第一节。

【参考区间】 女性：卵泡期：0.6~4.7nmol/L；排卵期：2.4~9.4nmol/L；黄体期：5.3~86.0nmol/L；绝经期：0.3~2.5nmol/L。

第三节 临床生物化学检验项目在常见内分泌疾病诊治中的应用

内分泌疾病主要表现为内分泌功能紊乱，实验室检测可以从紊乱发生的一个或多个环节入手，设计相应的检验项目和检测方法，在疾病的诊治中应结合临床合理应用实验结果数据。

一、垂体性侏儒

垂体性侏儒（pituitary dwarfism）又称生长激素缺乏症（GH deficiency，GHD），是指在出生后或儿童期起病，因 GH 缺乏或 GH 不敏感而导致生长缓慢，身材矮小，但比例均匀。按病因可分为特发性、遗传性和继发性三种，其生物化学诊断：

1. 血清中生长激素的浓度明显降低，正常人空腹血清 GH 浓度 3μg/L，儿童为 5μg/L，患儿常低于 5μg/L，但由于 GH 以脉冲式分泌，半衰期短（仅 20 分钟），采血时间点不够准确，因此不能单凭 GH 测定作出 GH 功能紊乱的有关诊断，必须要结合生长激素兴奋试验，来作出判断。

2. 血清生长激素依赖性胰岛素样生长因子 1（IGF-1）及 IGF 结合蛋白 3（IGFBP-3）测定，IGF-1 和 IGFBP-3 均是在 GH 作用下由肝细胞合成释放的细胞因子，虽然游离 IGF-1 半衰期仅 10 分钟，但血中几乎全部和血浆蛋白结合，其半衰期长达 2 小时左右，IGFBP-3 和 IGF-1 一样，它们的合成均呈 GH 依赖性，并且血中半衰期长，不会呈脉冲式急剧改变。因此单次测量其血清浓度可了解一段时间内 GH 平均水平，现均推荐检测血清 IGF-1 或 IGFBP-3 作为 GH 紊乱诊断的首选实验室检查项目。

3. 动态功能试验 包括运动刺激和药物刺激试验，正常儿童运动后 GH 水平 > 7μg/L。若运动后 GH < 3μg/L，应考虑为 GHD，运动后 GH 介于 3~7μg/L 之间为可疑。药物刺激试验主要有胰岛素低血糖试验，低血糖可刺激垂体释放 GH、ACTH 及 PRL 等，测定比较用药前后血浆 GH 水平变化，判断标准与运动刺激试验一致。

二、巨人症和肢端肥大症

巨人症（gigantism）和肢端肥大症（acromegaly）均由 GH 过度分泌而致。前者起病于生长发育期，后者起病于成人，其病因多为垂体腺瘤、腺癌或垂体嗜酸细胞异常增生而致。少数为异源性 GHRH 或 GH 综合征，见于胰腺瘤、胰岛细胞癌、类癌等。

巨人症和肢端肥大症的生物化学诊断：

1. 血清 GH 测定 肢端肥大症患者的 GH 分泌丧失昼夜节律性，但仍保持间断的脉冲式分泌。患者分泌 GH 脉冲频率增加，且多数患者血 GH 基础值与空腹结果均增高，垂体 GH 瘤大多呈 GH 自主性分泌。

2. 血清 IGF-1 测定 现认为血清 IGF-1 水平是反映慢性 GH 过度分泌的最优指标，绝大部分活动性肢端肥大症患者的 IGF-1 浓度增高；患者血清 IGF-1 浓度与病情活动性及测定前 24 小时血 GH 值相关，血 IGF-1 与 IGF-1 结合蛋白结合，具有半衰期长，且非脉冲式分泌，浓度在 24 小时内变化很小，GH 对低血糖症的反应迟钝、GH 缺乏脉冲式分泌特点，而血 IGF-I 和 PRL 升高显著。

3. 动态试验 口服葡萄糖抑制试验是临床确诊肢端肥大症和巨人症最常用的试验，亦为目前判断各种药物、手术及放射治疗疗效的金标准。患者口服 75g 葡萄糖，分别于服糖前 30 分钟，服糖后 30、60、90 和 120 分钟采血测 GH 浓度。正常人服糖 120 分钟后，GH 降至 2μg/L 或更低，男性（<0.05μg/L）比女性（<0.5μg/L）降低显著。垂体性腺瘤或异源性 GH 综合征所致巨人症或肢端肥大症者，因 GH 呈自主性分泌，不会被明显抑制。

三、催　乳　素　瘤

催乳素瘤（prolactinoma）是功能性垂体腺瘤中最常见者，好发于女性，多为微小腺瘤，以溢乳、闭经及不育为主要临床表现。男性则往往为大腺瘤，以性欲减退、阳痿及不育为主要症状。血清 PRL 显著升高为该类患者突出的临床表现。

催乳素瘤的生物化学诊断：

1. 血清 PRL 基础浓度测定　患者休息 2 小时后，为排除 PRL 脉冲式分泌的影响，应多次重复采血，然后每次间隔时间约 20 分钟，共采 6 次血取其平均值。

血 PRL 大于 200μg/L 时结合临床及影像学检查可肯定为 PRL 瘤，若达到 300～500μg/L，在排除生理妊娠及药物性因素后，即使影像检查无异常，也可诊断为 PRL 瘤。

2. 动态试验

（1）TRH 兴奋试验：在基础状态下静注入工合成的 TRH 200～400μg，于注射前 30 分钟及注射后 15、30、60、120 及 180 分钟分别抽血测血清 PRL。正常人及非 PRL 瘤的 PRL 峰值多出现在注射后 30 分钟，峰值/基值>2。PRL 瘤者峰值延迟，峰值/基值<1.5。

（2）氯丙嗪兴奋试验：基础状态下肌注或口服氯丙嗪 30mg，分别于给药前 30 分钟，给药后 60、90、120 及 180 分钟抽血测 PRL，正常人及非 PRL 瘤性高 PRL 血症患者的峰值在 1～2 小时，峰值/基值>3，PRL 瘤无明显峰值出现或峰值延迟，但峰值/基值<1.5。

四、肾上腺皮质功能亢进

肾上腺皮质功能亢进又称库欣综合征（Cushing's syndrome），是各种原因致慢性皮质激素（主要为糖皮质激素 glucocorticoid GC）分泌异常增多的综合征。临床上主要表现为向心性肥胖、高血压、骨质疏松以及皮肤和肌肉萎缩，女性可见多毛、痤疮、月经失调，甚至男性化。

常规临床生物化学检查除 GC 升高外，还可见血糖升高，葡萄糖耐量降低，血 Na^+ 升高，血 K^+、Ca^{2+} 降低，血尿素、肌酐显著升高，外周血红细胞、血红蛋白、血小板、中性粒细胞增多，淋巴细胞和嗜酸性粒细胞减少等。

五、肾上腺皮质功能减退

肾上腺皮质功能减退是指各种原因致肾上腺皮质分泌 GC 持续不足产生的综合征，包括原发性及继发性两种，其中原发者又称艾迪生病（Addison's disease），是指自身免疫反应、结核等感染、转移性癌肿、手术切除等破坏肾上腺皮质，导致 GC 并常伴有盐皮质激素分泌不足而致病；继发性者则是因肿瘤压迫或浸润、缺血、手术切除、放疗等破坏下丘脑、腺垂体，致 CRH、ACTH 释放不足，影响肾上腺皮质 GC 分泌所致。临床可见全身各系统功能低下，低血糖、低钠血症、高钾血症、高钙血症等生物化学检查改变，以及红细胞、血红蛋白、血小板、中性粒细胞减少，淋巴细胞和嗜酸性粒细胞增多等。

六、嗜铬细胞瘤

嗜铬细胞瘤（pheochromocytoma，PHEO）是发生于嗜铬细胞组织的肿瘤，多数为良性，嗜铬细胞瘤能自主分泌儿茶酚胺，包括肾上腺素、去甲肾上腺素以及多巴胺，因过量的 E 及 NE 释放入血，产生持续或阵发性高血压，并伴有血糖、血脂肪酸升高，血浆和尿液中儿茶酚胺类显著升高，如果 E 升高幅度超过 NE，则支持肾上腺髓质嗜铬细胞瘤的诊断。

七、原发性醛固酮增多症

原发性醛固酮增多症（primary aldosteronism，PA）是由肾上腺皮质病变致醛固酮分泌增多所致，导致水钠潴留，体液容量扩张而抑制肾素-血管紧张系统，属于不依赖肾素-血管紧张素的盐皮质激素过多症。继发性醛固醇增多症病因在肾上腺外，多因有效血容量降低，肾血流量减少等原因致肾素-血管紧张素-醛固酮系统功能亢进。过多的血管紧张素 II 兴奋肾上腺皮质球状带，使醛固酮分泌过多。原发性醛固酮增多症多见于成人，女性较男性多见，约占高血压病患者的 0.4%～2.0%。该病的生物化学检测主要表现在血尿醛固酮增高，肾素-血管紧张素降低，低钾、低氯，血钠轻度升高等。

八、甲状腺功能亢进

甲状腺功能亢进（hyperthyroidism）简称甲亢，指各种原因所致甲状腺激素分泌增多，功能异常升高，造成机体各系统兴奋性增高，以代谢亢进为主要表现的临床综合征。以毒性弥漫性甲状腺肿伴甲状腺功能亢进即 Grave 病最常见，约占 75%，现已肯定为一种自身免疫性疾病；其次为腺瘤样甲状腺肿伴甲状腺功能亢进（近 15%）、亚急性或慢性淋巴细胞性甲状腺炎早期（近 10%），垂体肿瘤、甲状腺癌性甲状腺功能亢进、异源性 TSH 综合征均少见。

甲状腺功能亢进的临床症状主要表现为食多但消瘦，怕热多汗、烦躁易激动，肌颤、心率加快、突眼。

临床生化检测表现为血清 TT_4、TT_3、FT_3、FT_4 均升高，血浆胆固醇降低、血及尿的尿素、肌酐升高，尤其是血清 TT_4、TT_3、FT_3、FT_4 测定对甲状腺功能紊乱的类型、病情评估、疗效监测均有重要价值，特别是和 TSH 检测联合应用，对绝大部分甲状腺功能紊乱的类型、病变部位均可作出诊断。

九、甲状腺功能减退

甲状腺功能减退（hypothyroidism）简称甲减，是由多种原因引起的甲状腺激素合成、分泌不足或致生物学效应异常低下的一组内分泌疾病。因起病年龄不同而各有特殊的临床症状，起病于胎儿或新生儿者称呆小病或克汀病（cretinism）；起病于儿童者称幼年型甲状腺功能减退；起病于成年者称成年型甲状腺功能减退。

临床生化检测主要表现为血清甲状腺激素水平异常低下，应考虑甲状腺功能减退，但由于甲状腺激素高血浆蛋白结合率的特点，血浆蛋白特别是 TBG 浓度的改变，将导致 TT_4、TT_3 水平产生相应的同向变化使 TT_4、TT_3 水平改变往往与甲状腺功能状态不符，如果出现临床表现为甲状腺功能减退，而 TT_4、TT_3、FT_3、FT_4 均升高，应警惕存在抗甲状腺激素自身抗体的可能。

十、性发育异常

性发育异常是指各种原因所致后天性性腺、性器官及第二性征发育异常的统称，包括性早熟、青春期延迟及性幼稚症。

1. 性早熟（sexual precosity） 即青春期提前出现。正常男女青春期约于 13 岁开始，一般认为，女性在 9 岁前出现包括第二性征在内的性发育，10 岁以前月经来潮；男性在 10 岁以前出现性发育，即为性早熟。各种原因通过下丘脑-腺垂体促进性发育提前的性早熟，称真性早熟。若性早熟不是依赖于下丘脑-腺垂体释放的促性腺激素所致，则称假性早熟，也有因食品、药物等外源性摄入而致性早熟者。

性早熟者血中性激素均显著升高,达到青春期或成人水平,甚至更高。若促性腺激素 LH 及 FSH 水平仍在正常范围或更低,则提示假性早熟。当性激素及促性腺激素水平均达到或超出青春期或成人水平,而动态功能试验呈阳性反应或更强,提示为真性早熟;若兴奋试验无反应或仅有弱反应,则应考虑为假性早熟。

2. 青春期延迟(delayed puberty)　指已进入青春期年龄仍无性发育者,一般指男性到 18 岁、女性到 17 岁以后才出现性发育者。生化检测表现为性激素及促性腺激素 LH、FSH 水平降低。

3. 性幼稚症(sexual infantilism)　指由于下丘脑 - 垂体 - 性腺轴任何环节病变引起性腺各种先天缺陷及后天病变所致的原发性性腺功能低下,以及由各种下丘脑或腺垂体疾病、损伤所致的继发性性腺功能不足。男性 20 岁、女性 19 岁后,性器官及第二性征仍未发育或发育不全。青春期延迟仅是性发育推迟,而性幼稚症如不及时处置,可能终生不会性成熟。

临床生化检测:原发者表现为性激素水平明显降低,血清 LH、FSH 水平增高,男性做 hCG 兴奋试验,出现无反应或反应低下;继发者表现为性激素及促性腺激素 LH、FSH 水平降低。

(陶华林　张朝霞)

本章小结

临床生物化学检验广泛应用于内分泌疾病的诊断、治疗、病情评估和疗效监控。下丘脑 - 腺垂体 - 内分泌腺激素系统的反馈调节是内分泌激素的主要调控机制。多种激素的分泌都呈生理性节律或脉冲式分泌,在血液中主要有结合与游离两种形式存在,但只有游离激素才能发挥作用。理解和掌握各种激素的分泌调控机制和分泌方式,有利于对结果的正确解释和临床疾病诊断的正确引导。由于体内激素含量甚微,检测技术要求较高,目前主要有化学发光免疫分析、时间分辨荧光免疫分析和电化学发光免疫分析、串联质谱、色谱分析、放射免疫分析等技术,其中化学发光免疫、时间分辨荧光免疫分析、电化学发光免疫分析、质谱和色谱技术使用较多,他们是近年来发展起来的新技术,检测速度快,具有灵敏度高、特异性好,没有核素污染等优点。

本章节主要内容包括内分泌激素的概念、分类、作用机制与分泌调节,激素检测指标、方法及临床应用等,重点讲述了下丘脑 - 垂体内分泌、甲状腺内分泌、肾上腺内分泌和性腺内分泌等相关激素的生物合成、分泌调节、生理功能、检测方法、检测原理、标本采集要求以及临床应用与评价。同时阐明了垂体性侏儒、巨人症、肢端肥大症、催乳素瘤、肾上腺皮质功能亢进、肾上腺皮质功能减退症、嗜铬细胞瘤、原发性醛固酮增多症、甲状腺功能亢进、甲状腺功能减退、性发育异常等十一种主要内分泌相关疾病的临床生物化学检测指标、诊断要点等。但由于各种检测方法的不断更新、有待进一步标准化、规范化,在结果的应用中应考虑激素的生物节律性变化、年龄、妊娠、药物、方法、试剂、仪器和环境等因素的影响,各实验室应建立自己的项目检测参考区间,临床与实验室应相互沟通、互相配合。

第十七章
消化系统疾病的生物化学检验

思考题：

1. 简述佐 - 埃综合征（Zollinger-Ellison Syndrome）。
2. 与淀粉酶比较，血清脂肪酶用于急性胰腺炎诊断有何特点？
3. 简述肠道各段在食物消化吸收过程中的功能作用。
4. 简述促胃液素检测的临床意义。
5. 消化道溃疡的生物化学检验项目包括哪些？
6. 论述胃肠胰疾病的生物化学检验项目以及临床意义。

第一节　概　　述

人体所需的各种营养成分均通过消化道对食物进行消化吸收而获取。胃肠胰等消化器官精致的结构与功能和独特的生物化学过程，为各种外源性食物消化和吸收利用提供了条件。消化系统的基本功能是摄入食物并将其消化分解成小分子，从中吸收营养成分，后者经肝脏加工成为体内自身的物质供机体所需，未被吸收的残余物则被排出体外，这些生理功能的完成有赖于消化系统的协调运动和各种物质的分泌，胃肠胰为人体重要的消化器官，在食物的消化吸收过程中发挥着重要的作用。

一、胃肠胰的消化吸收功能

（一）胃

胃具有贮存、消化食物及分泌的功能。胃液中主要成分由不同胃腺细胞分泌，对食物具有初步消化的作用。

1. 胃液成分　正常人每天分泌胃液量为 1.5～2.5L，pH 为 0.9～1.5。胃液成分主要含有盐酸、各种消化酶（胃蛋白酶、凝乳酶、乳酸脱氢酶等）、碱性黏液和内因子、电解质以及一些肽类激素等。

（1）胃酸：胃酸（gastric acid）即壁细胞分泌的 HCl，其排泌量受神经体液调节，并与壁细胞数目直接相关。胃酸主要功能为激活胃蛋白酶原，并提供最适 pH，同时具有杀菌作用。进入小肠的胃酸还可促进胰液和胆汁的分泌。胃酸分泌过多对胃和十二指肠黏膜有侵蚀作用。

（2）胃蛋白酶：胃蛋白酶（pepsin，PP）由胃蛋白酶原在 pH＜5 的酸性环境中激活而来，是胃中最主要的消化酶之一，其最适 pH 为 2～3。

（3）黏液：黏液（mucus）由胃表面上皮细胞、泌酸腺的黏液颈细胞、贲门腺和幽门腺共同分泌，主要成分为黏蛋白。与胃黏膜非泌酸细胞分泌的 HCO_3^- 组成覆盖于胃表面的黏液—HCO₃⁻屏障，保护胃黏液免受 H^+ 的侵蚀，对黏膜起保护作用。

（4）内因子：内因子（intrinsic factor）是由壁细胞分泌的一种糖蛋白，分子量为 50～60kD，它可与维生素 B_{12} 结合形成复合物，保护维生素 B_{12} 在小肠不被破坏，并在维生素 B_{12} 与回肠细胞刷状缘特异受体介导的结合、摄取过程中发挥作用。

2. 胃液分泌的调节　胃液分泌受神经反射、内分泌、旁分泌等许多因素的影响。进食是胃液分泌的自然刺激物，它通过神经和体液因素调节胃液的分泌。

（1）乙酰胆碱：乙酰胆碱（acetylcholine，ACh）是支配胃的迷走神经节后纤维末梢释放的递质，作用于壁细胞的胆碱受体，促进 HCl 分泌，阿托品（atropine）可阻断这一作用。

（2）促胃液素：促胃液素（gastrin，GAS）由胃和十二指肠黏膜内的 G 细胞分泌，释放后主要通过血液循环作用于壁细胞，刺激 HCl 分泌。

（3）组胺：正常情况下胃黏膜中的嗜铬样细胞（ECL cell）恒定释放少量组胺（histamine），经细胞间液弥散到邻近的壁细胞，以旁分泌的形式作用于邻近壁细胞膜上的Ⅱ型组胺受体（H_2 受体），促进胃酸分泌。西咪替丁等 H_2 受体阻滞剂可阻断组胺的作用，减少胃酸分泌。

促分泌物既可以单独作用于壁细胞，又可相互协同起到加强作用（图 17-1）。激活其中一种受体，可加强另一种受体引起的反应。刺激胃酸分泌的其他因素还有 Ca^{2+}、低血糖、酒精、咖啡因等。

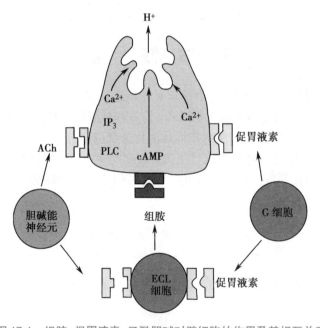

图 17-1　组胺、促胃液素、乙酰胆碱对壁细胞的作用及其相互关系

（4）精神情绪因素、HCl、脂肪亦可抑制胃液分泌：生长抑素、前列腺素（PGF2、PGI2）以及上皮细胞生长因子通过抑制壁细胞的腺苷酸环化酶，降低胞质中的 cAMP，抑制胃酸分泌。生长抑素还可以通过抑制 G 细胞及 ECL 细胞释放促胃液素和组胺，间接抑制壁细胞分泌 HCl。

（二）胰腺

胰腺分为外分泌腺和内分泌腺两部分。外分泌腺由腺泡和腺管组成，腺泡分泌胰液，腺管是胰液排出的通道。胰液中含有碳酸氢钠、胰蛋白酶、脂肪酶、淀粉酶等。胰液通过胰腺管排入十二指肠，有消化蛋白质、脂肪和糖的作用。内分泌腺由大小不同的细胞团——胰岛所组成，分泌胰岛素，调节糖代谢。

胰岛（islets of Langerhans）散布于胰腺的腺泡组织之间的细胞群呈岛状，称为胰岛（表 17-1）。人胰腺胰岛细胞可分为 A 细胞分泌胰高血糖素（glucagon）；B 细胞分泌胰岛素（insulin）；D 细胞分泌生长抑素（生长激素释放抑制素）；D1 细胞可分泌血管活性肠肽（vasoactive intestinal peptide，VIP）；PP 细胞分泌胰多肽（pancreatic polypeptide，PP）。

表 17-1　胰岛的内分泌功能

激素	分泌	细胞残基数	分子量（D）	作用
胰岛素	胰岛 β 细胞（B）	A 链 21 B 链 30		促进组织摄取、贮存和利用葡萄糖，抑制糖异生 促进脂肪的合成（抑制分解） 促进核酸和蛋白质的合成和贮存
胰高血糖素	胰岛 α 细胞（A）	29 单链	3485	促使肝糖原分解，糖异生 促进脂肪分解，酮体生成抑制 Pr 合成 生长激素释放
生长抑素	胰岛 δ 细胞	14 单链（D）		抑制生长素及全部消化道激素的分泌 抑制消化腺外分泌 促进肠系膜血管收缩
血管活性肠肽	胰岛 D1 细胞	28 单链	3326	扩张血管，增强心肌收缩力 扩张支气管和肺血管，增加肺通气量 抑制消化管肌张力，抑制胃酸分泌
胰多肽	PP 细胞	36 单链	4200	调节胃液和胰液的分泌

（三）肠

1. 小肠　在胰液、胆汁和小肠液的消化作用下食糜中的糖（淀粉）、蛋白质、脂肪和核酸等物质受到分解，未被消化和吸收的物质则从小肠进入大肠。

2. 大肠　主要功能是吸收水分、无机盐及由大肠内细菌合成维生素 B、维生素 K 等物质，为消化后的残渣提供暂时贮存的场所。消化道对食物的吸收功能见表 17-2。

表 17-2　消化道的吸收功能

食物成分	主要吸收形式	主要吸收部位	吸收机制	检测方法
糖和淀粉	各种单糖	小肠上部	糖转运载体（耗能）	右旋木糖吸收试验
蛋白质	氨基酸、二肽、三肽	小肠环转运	氨基酸转运载体或 γ- 谷氨酰基循环	^{131}I- 白蛋白吸收、代谢试验
脂类	脂肪酸、甘油、甘油一酯、胆固醇、溶血磷脂	空肠	与胆汁酸乳化成混合微团（mixed micelles），体积小，极性大，易吸收	^{131}I- 油酸酯试验及 ^{131}I 油酸试验
核酸	核苷酸及其水解产物	小肠	嘌呤、嘧啶主要被分解掉，戊糖可再利用	
水	H_2O	小肠、大肠	随 NaCl 等溶质吸收（被动）	
钠	Na^+	小肠、大肠	需 Na^+-K^+ATP 酶（钠泵）	
铁	Fe^{2+}	十二指肠、近端空肠	吸收后可与铁蛋白结合（贮存）或入血与转铁蛋白结合	
钙	Ca^{2+}	小肠	钙结合蛋白主动转运，吸收受维生素 D 和机体需要量控制	

续表

食物成分	主要吸收形式	主要吸收部位	吸收机制	检测方法
水溶性维生素	维生素 C、维生素 B_1、维生素 B_2、维生素 B_6、维生素 B_{12}、维生素 H、维生素 PP、叶酸	小肠	维生素 C、维生素 B_1、维生素 B_2、维生素 H、泛酸为 Na^+ 依赖的主动转运，叶酸亦可易化扩散，维生素 B_6 为简单扩散，维生素 B_{12} 内因子复合物经受体介导在回肠主动吸收	放射性钴维生素 B_{12} 吸收（Schilling）试验
脂溶性维生素	维生素 A、维生素 D、维生素 E、维生素 K（维生素 K_1 和维生素 K_2）	小肠	维生素 A、维生素 D、维生素 E、维生素 K_2 为被动扩散。维生素 K_1 为载体介导的摄入	

（四）胃肠激素

胃肠激素（gastrointestinal hormone）在胃肠道黏膜散布有数十种内分泌细胞分泌的激素统称为胃肠激素。其作用包括影响胃肠道的运动、分泌、消化和吸收，调节胆汁和胰腺激素分泌，影响血管壁张力、血压和心输出量等。某些胃肠激素亦是神经递质。这些激素几乎都是肽类，分子量在 2～5kD 左右。它们之间存在明显的同源性，有 50% 的激素可根据其同源性归类为各种家族（表 17-3）。

表 17-3　主要胃肠激素家族

家族	主要成员
促胃液素	促胃液素（GAS）、胆囊收缩素（CCK）
促胰液素族	促胰液素、胰高血糖素类、血管活性肠肽（VIP）、抑胃肽（GIP）、垂体腺苷酸环化酶激活肽（PACAP）
胰多肽族	胰多肽（PP）、肽 YY（PYY）、神经肽 Y（NPY）
速激肽族	铃蟾肽（BN）、促胃液素释放肽（GRP）、P 物质（SP）
生长因子族	表皮生长因子（EGF）、转化生长因子类（TGF）、肝细胞生长因子（HGF）
胰岛素族	胰岛素、胰岛素样生长因子（IGF）
阿片肽族	脑啡肽、内啡肽、强啡肽
降钙素族	降钙素、降钙素基因相关肽（CGRP）
生长抑素族（SS）	
神经降压素族（NT）	
其他	胃动素（MOT）、甘丙素

胃肠激素释放后，通过不同方式作用于相应的靶细胞而产生效应。调节胃肠功能及协同其他激素调节物质代谢有重要作用的胃肠激素的特征见表 17-4。

表 17-4　5 种主要胃肠激素的分布、作用及释放的刺激物

激素名称	分布部位	主要作用	引起激素释放的刺激物
促胃液素	胃窦、十二指肠 G 细胞	促进胃酸和胃蛋白分泌，使胃窦和幽门括约肌收缩，延缓胃排空，促进胃肠运动和胃肠上皮生长	蛋白质消化产物，迷走神经递质，扩张胃
胆囊收缩素	十二指肠、空肠 I 细胞	刺激胰液分泌和胆囊收缩，增强小肠和结肠运动，抑制胃排空，增强幽门括约肌收缩，松弛 Oddi 括约肌，促进胰外分泌部的生长	蛋白质消化产物、脂肪酸

续表

激素名称	分布部位	主要作用	引起激素释放的刺激物
促胰液素	十二指肠、空肠 S 细胞	刺激胰液及胆汁中 HCO_3^- 分泌,抑制促胃液素释放和胃肠运动,收缩幽门括约肌,抑制胃排空,促进胰外分泌部生长	盐酸、脂肪酸
抑胃肽	十二指肠、空肠 K 细胞	刺激胰岛素分泌,抑制胃酸、胃蛋白酶和胃液分泌,抑制胃排空	葡萄糖、脂肪酸、氨基酸
促胃动素	胃、小肠、结肠 Mo 细胞、肠嗜铬细胞	在消化期间促进胃和小肠运动	迷走神经、盐酸、脂肪

二、胃肠胰疾病的生物化学改变

(一)消化性溃疡

消化性溃疡(peptic ulcer)是胃或十二指肠的黏膜缺损,由于正常黏膜的防御能力下降或胃酸及胃蛋白酶等攻击因子作用过强造成的。主要病因有:服用非甾体抗炎药(NSAID)、慢性幽门螺杆菌感染及高胃酸状态,如佐 - 埃综合征。目前认为,胃黏膜屏障功能减弱在胃溃疡的发病中较为重要;而胃酸、胃蛋白酶过多在十二指肠溃疡的发病中较为重要。

(二)消化不良和吸收不良

消化不良(dyspepsia)是指由于消化酶缺乏或胃肠功能紊乱,以致肠腔内营养物不能被很好地裂解或水解为适合吸收的物质。各种疾病所致小肠对营养物的消化和吸收不良可造成临床和实验室检查相类似的表现,即对脂肪、蛋白质、糖类、维生素和矿物质等吸收不足而造成的临床综合征,称为吸收不良综合征。

(三)佐 - 埃综合征

佐 - 埃综合征(Zollinger-Ellison syndrome,ZES)系由发生在胰腺的一种非 β 胰岛细胞瘤或胃窦 G 细胞增生所引起的上消化道慢性难治性溃疡。由前者所引起的消化性溃疡称之为佐 - 埃综合征Ⅱ型,而由后者引起的称之为Ⅰ型。以显著的高胃酸分泌、严重的消化性溃疡和非胰岛 B 细胞瘤为特征的综合征,亦称胃泌素瘤。超过 90% 的佐 - 埃综合征患者患有消化性溃疡。在大多数病例中,这些症状与其他原因引起的消化性溃疡之间不能区别开,因此,胃泌素瘤可能会很多年不能被发现。

第二节 消化系统疾病的生物化学检验项目与检测方法

胃黏膜屏障被破坏或胃肠激素分泌紊乱,将引起各种胃肠疾病的发生。进行相应实验室检测有助于胃肠疾病的诊断。

一、胃酸分泌量

(一)检验项目

【项目检测依据】 胃酸即壁细胞分泌的 HCl,其基础排出率约为最大排出率的 10%,呈昼夜变化,入睡后几小时达高峰,晨起之前最低;胃液对消化食物起着重要作用。正常胃液呈酸性,可激活胃蛋白酶原,并为胃蛋白酶发挥作用提供适宜的酸性环境;杀死随食物及水进入胃内的细菌;空腹时为 20~100ml,超过 100ml 提示胃酸分泌增多。胃液中的胃酸有两种形式:游离酸和结合酸(与蛋白结合的盐酸蛋白盐),两者统称总酸。在纯胃液中,绝大部分胃酸是游离酸。

【临床意义】 胃酸分泌量检测包含基础胃酸分泌量（basic acid output，BAO）、最大胃酸分泌量（maximum acid output，MAO）、高峰胃酸分泌量（peak acid output，PAO）。

1. 胃酸增高 BAO 和 MAO 均明显增高可见于十二指肠球部溃疡；PAO 分泌的十二指肠溃疡患者发生出血、穿孔并发症的机会大；十二指肠溃疡手术后 BAO 仍 >5mmol/h、MAO>15mmol/h）时，考虑溃疡复发。如胃肠溃疡患者胃酸分泌不增反降，考虑胃黏膜结构缺陷。胃酸增高见于胃泌素瘤、幽门梗阻、慢性胆囊炎等。

2. 胃酸减低 见于胃癌、萎缩性胃炎、继发性缺铁性贫血、口腔化脓感染、胃扩张、甲状腺功能亢进和少数正常人。

3. 胃酸缺乏 指注射五肽促胃液素后仍无盐酸分泌，常见于胃癌、恶性贫血及慢性萎缩性胃炎。

【应用评价】 胃酸分泌量测定是胃酸分泌功能的主要客观评价指标。在胃酸分泌量实验中，以五肽促胃液素刺激法最佳。因个别患者在刺激后 1 小时才出现最大分泌，所以在测定的胃酸分泌量中 PAO 比 MAO 更有价值。BAO 随生理节律变化，其全天分泌高峰在14：00～23：00。影响胃酸分泌的因素很多，可受患者性别、精神、年龄、食欲、烟酒等影响。故胃酸分泌量测定对诊断疾病的特异性较差，仅在十二指肠溃疡、胃泌素瘤、胃癌等诊断中有一定意义。

（二）检测方法

【样本的收集与贮存】

1. 患者准备 胃液分析的患者须停用所有影响试验结果的药物，试验前一天的晚餐清淡的流食，试验前 12 小时内不再进食或饮水。H_2 受体拮抗剂或抗胆碱能药和抗酸剂必须分别在 72 小时或 24 小时之前停用。

2. 胃液分泌刺激剂及用法 胃酸测定包括基础胃酸排量与刺激后的最大胃酸排量两部分，后者尤为重要，故须给五肽促胃液素作为刺激剂。取完基础胃液后，皮下或肌内注射五肽促胃液素 6μg/kg，然后抽取 1 小时胃液做最大胃酸排量测定。

3. 胃液抽取 禁食 12 小时后，咽插管或鼻腔插管。与管端相距 50～60cm 时抽空全部空腹胃液胃残余物，然后连续抽取胃液 1 小时。插胃管或抽胃液受阻时，可在荧光屏下观察，以纠正胃管位置。抽胃液遇到阻力时，可用清洁注射器注入适量空气，冲去堵塞物切不可猛力抽取，以免损伤胃黏膜。

4. 体位影响 体位对抽取的胃液量有很大的影响，坐、卧位时相差悬殊。为尽量取得全部胃液，患者应采取左侧卧位，抽取过程中要求患者不要吞咽唾液；并应避免引起恶心、呕吐以免使十二指肠液逆流入胃。

凡食管静脉曲张、食管狭窄、食管肿瘤或有严重心脏病、晚期妊娠以及身体虚弱者均不适于做此检查。

【检测原理】 将晨间空腹残余胃液抽空弃去。连续抽取 1 小时胃液后，一次皮下注射五肽促胃液素（pentagastrin）6μg/kg。注射后每 15 分钟收集一次胃液标本，连续 4 次（如胃液含有食物颗粒或黏液，离心样品或用纱布过滤），用 pH 计分别测定每份胃液标本量和氢离子浓度。用 NaOH（0.10mol/L）滴定样品至 pH 为 3.5。按如下公式计算：

$$胃酸浓度（mmol/L）= 所耗 NaOH 溶液体积（ml）× 0.1（mol/L）× 1000 ÷ 5（ml）$$

1. 基础胃酸分泌量 注射促胃液素前 1 小时胃液总量与胃酸浓度的乘积（胃酸量）即为 BAO（mmol/h）。

2. 最大胃酸分泌量 注射五肽促胃液素后，每隔 15 分钟连续收集 4 次胃液，分别计算其胃液量和胃酸浓度的乘积（胃酸量），4 份标本胃酸量之和即为 MAO（mmol/h）。

3. 高峰胃酸分泌量 取 MAO 测定中最高分泌量之和乘以 2 的胃酸分泌量,即为 PAO(mmol/h)。

【方法学评价】 本法终点的观察具有主观性,分析误差可达 0.2%。性别、年龄、精神状态、食欲、烟酒等可干扰胃酸的分泌。

除采取胃液直接测定胃酸外,尚有用无管胃液间接测定胃酸的方法。胃液抽吸的有效性受到患者插入吸管位置的影响,放入不当会造成胃液流失到幽门,并通过幽门进入胃内反流。也可给患者口服含有色基团的阳性树脂,其可与胃液盐酸中的氢离子交换后经尿液排出,测定其在尿中含量可推算胃液盐酸量。此法虽简单易行,但准确性与特异性均较低。

【参考区间】 生理状态下 BAO:(3.9±1.98)mmol/h; MAO:(3~23)mmol/h,女性稍低; PAO:(20.6±8.37)mmol/h; BAO/MAO:0.2。

二、胃蛋白酶原Ⅰ、Ⅱ

(一)检验项目

【项目检测依据】 胃蛋白酶原(pepsinogen,PG)是胃蛋白酶的前体,分泌进入胃腔的 PG 在胃液的酸性环境中转化为有活性的胃蛋白酶(pepsin),发挥其消化蛋白质的作用。人胃蛋白酶原可根据生化和免疫活性特征分为两种不同的胃蛋白酶原亚群:胃蛋白酶原Ⅰ(pepsinogen Ⅰ,PGⅠ)和胃蛋白酶原Ⅱ(pepsinogen Ⅱ,PGⅡ),它们均为分子量 42kD 的单链肽链。PGⅠ和 PGⅡ均由分布于胃底腺的主细胞及颈黏液细胞分泌,PGⅡ还可由胃窦黏液细胞及近端十二指肠的 BRUNNER 腺等合成。大部分 PG 经细胞分泌后直接进入消化道,约 1% 经胃黏膜毛细血管进入血液,除血清外,PG 还可在胃液和 24 小时尿液中测定,但血清最为方便快捷,应用最广泛。PGⅠ是检测胃泌酸腺细胞功能的指标,PGⅡ与胃底黏膜病变的相关性较大。PGⅠ和 PGⅡ没有日内变化和季节变化,不受饮食的影响,个体有较稳定的值。

【临床意义】

1. 早期胃癌的筛查指标及进行胃癌的预防干预计划 PG 已经成为早期胃癌的筛查指标,日本筛查胃癌的最佳临界值为 PGⅠ≤70μg/L 和 PGⅠ/PGⅡ(PGR)≤3,其灵敏度和特异度分别为 84.6% 和 73.5%。我国目前没有确定的临界值。有学者认为采用时间分辨荧光免疫分析法情况下,PGⅠ≤60μg/L、PGR≤6 为胃癌和慢性萎缩性胃炎筛查临界值。若应用乳胶增强免疫比浊法进行测定,则以 PGⅠ≤70μg/L 和 PGR≤4 为界值筛查胃癌。

2. 幽门螺杆菌根除治疗效果的评价指标 幽门螺杆菌感染与血清 PG 水平间存在相关性:感染者初期,血清 PGⅠ和 PGⅡ均高于非感染患者(尤其是 PGⅡ),PGR 下降;除菌后则显著下降,PGR 变化率(治疗前/治疗后)在治疗结束后即升高,且持续时间长。

3. 消化性溃疡复发的指标 胃溃疡初发患者 PGⅠ升高明显,复发者 PGⅡ升高明显;十二指肠溃疡复发患者 PGⅠ、PGⅡ均显著升高。

4. 胃癌切除术后复发的判定指标 胃癌切除术后患者的血清 PG 水平显著低于术前,胃癌复发者 PGⅠ、PGⅡ升高,未复发者无明显改变。

【应用评价】

1. 与胃镜检查比较,PG 检测是一种经济、快捷的胃癌高危人群大规模筛查方法,曾称为血清学的胃活检。对于其筛查阳性的人群,应进一步行胃镜等检查,明确最终诊断,实现胃癌早诊断、早治疗。

2. PG 检测如能够与其他胃癌特异性标志物联合检测,可能会获得胃癌筛查更高的敏感性与特异性,提高其应用价值。

3. PG/PGⅡ受质子泵抑制剂、H₂ 受体抑制剂的影响，故检测时有必要确认有无上述药物服用史。

4. 胃切除患者会引起胃蛋白酶原呈阳性，所以不适合做此项检查。

（二）检测方法

采用免疫学相关方法进行测定。

【样本的收集与贮存】 受检者空腹 6～8 小时后抽取血液 3ml，3000 转 / 分的高速离心 5 分钟，2～8℃冰箱保存待测。

【检测原理】 RIA 及 ELISA 检测原理及方法评价见《临床免疫学检验技术》相关内容。

1. 时间分辨荧光免疫分析法（TR-FIA） 是一种非核素免疫分析技术，它用镧系元素标记 PG，根据镧系元素螯合物的发光特点，用时间分辨技术测量荧光，同时检测波长和时间两个参数进行信号分辨，可有效地排除非特异荧光的干扰，极大地提高了分析灵敏度。

2. 乳胶增强免疫比浊法 抗体中含有乳胶颗粒，其表面结合有 PG 抗体，PG 抗体可以与血清中的 PG 抗原结合，血液中的乳胶颗粒通过抗原抗体反应而聚合在一起，用自动生化仪在 570nm 的光波下测定其浊度并与标准液对照，得出血清中 PG 浓度。

【方法学评价】 PG 的检测不是胃癌的确诊方法，只适用于大面积人群的早期筛查，因此敏感性就较特异性显得更为重要。RIA 法虽然敏感性较高，但其标记的核素污染环境，操作烦琐，出报告时间长，试剂稳定性差和不易保存，不利于大规模的胃癌筛查，应用受到一定限制。TR-FIA 法其试剂与仪器成本略高，ELISA 法试剂成本低廉，但其敏感性相对偏低，且不能动态观察 PG 的变化。乳胶增强免疫比浊法是近年来应用于临床的 PG 检测方法，可以用全自动生化分析仪进行检测，其操作简单，但仍需考虑溶血、脂浊、黄疸等这些影响因素对试验造成的干扰及其相应的应对措施。

【参考区间】 不同测定方法以及不同地域的参考区间存在一定差异。

放射免疫测定法：血清 PGⅠ＞70μg/L 且 PGR（PGⅠ/PGⅡ）＞3。

酶免疫测定法（ELISA）：参考范围 PGⅠ 70～18μg/L，PGⅡ 1.70～28μg/L；PGⅠ/PGⅡ 5.2～64。

时间分辨荧光免疫分析法（TR-FIA）：血清 PGⅠ 60μg/ 或 ＞240μg/L 且（PG/PGⅡ）≤6 考虑胃肠癌，PGⅠ＞240μg/L 为胃溃疡临界值。

乳胶增强免疫比浊法：PGⅠ≤70ng/ml 和 PGR≤4 为胃癌筛查临界值。

三、促 胃 液 素

（一）检验项目

【项目检测依据】 促胃液素由胃窦和十二指肠黏膜 G 细胞分泌的多肽类激素。颊黏膜、舌、食管、中枢神经系统也含有促胃液素。促胃液素可促进胃肠道的分泌，促进胃窦、胃体收缩，增加胃肠道的运动，同时促进幽门括约肌舒张。

【临床意义】

1. 高胃酸性高促胃液素血症 为胃泌素瘤（佐 - 埃综合征）的诊断指标。佐 - 埃综合征具有下列三联症：高促胃液素血症，可高达 1000pg/ml；高胃酸排出量，基础胃酸 ＞15mmol/h，可达正常人的 6 倍；伴有反复发作的胃、十二指肠多处溃疡，且多为难治性溃疡，伴慢性腹泻。除胃泌素瘤外，高胃酸性高促胃液素血症还见于胃窦黏膜过度形成、残留旷置胃窦、慢性肾衰竭等。

2. 低胃酸性或无酸性高促胃液素血症 见于胃溃疡、A 型萎缩性胃炎、迷走神经切除术后和甲状腺功能亢进等。

3. 低促胃液素血症 见于 B 型萎缩性胃炎、胃食管反流等。

4. 促胃液素反应性增强见于贲门失弛缓症、十二指肠溃疡病；促胃液素反应性减弱见于皮硬化症。

5. 胃癌时，促胃液素的变化与病变部位有关，胃体癌时血清促胃液素明显升高，而胃窦癌时，促胃液素分泌减少。

【应用评价】　多种病因均可使血清促胃液素增高，如恶性贫血、胃窦 G 细胞增生、肾衰竭、甲状腺功能亢进、萎缩性胃炎、残留胃窦及 H_2 受体阻滞剂、酸泵抑制剂的治疗，临床上应注意鉴别诊断。十二指肠溃疡患者空腹血清促胃液素含量与正常人相似，但试餐后其血清促胃液素含量比正常人高。这可能与十二指肠溃疡患者的反馈机制发生障碍有关。胃泌素瘤、无胃酸的萎缩性胃炎和恶性贫血的患者，血清促胃液素也会很高，测定血清促胃液素有助于上述疾病的鉴别诊断。

（二）检测方法

血清促胃液素常用放射免疫测定法检测。

【样本的收集与处理】　促胃液素的释放受迷走神经的兴奋影响，亦受食物刺激、胃幽门窦扩张、体液等因素影响。同时胃肠内容物的 pH 对促胃液素的释放有很大影响。因此检查前尽量避免食用食物，采集清晨安静状态下空腹静脉血。

【检测原理】　样品（标准、血样等）中的促胃液素和 ^{125}I- 促胃液素与限量促胃液素抗血清进行竞争性免疫反应，待反应达平衡后，利用免疫分离剂分离出抗原—抗体结合物，并测定结合物中的放射性，对照促胃液素标准浓度可得竞争抑制曲线，便可查知样品中促胃液素的含量。

【方法学评价】　放射免疫测定敏感度比较理想，目前也有应用生长抑素受体闪烁成像技术定位诊断胃泌素瘤，但对于直径小于 1cm 肿瘤敏感度较低。

【参考区间】　血清促胃液素 15～100pg/ml。

四、小肠消化与吸收试验

（一）^{131}I 标记脂肪消化吸收试验

1. 检验项目

【项目检测依据】　肠管内甘油三酯受胰液、胆汁的分解作用后被吸收。肠管以外的消化系统疾病，如胰腺功能减退等，使其吸收也受影响。脂肪的消化吸收试验对各种吸收不良综合征的诊断也最敏感。

【临床意义】　全血中 ^{131}I- 甘油三酯值在 5% 以下，粪便排泄率在 4% 以上时，可考虑为脂肪消化吸收障碍，见于慢性胰腺炎、胰癌、口炎性腹泻、甲状腺功能亢进性小肠炎症、肠切除和胃切除等。

【应用评价】　当 ^{131}I- 甘油三酯试验异常时，为鉴别是由于胰腺等不足所致还是由肠管异常所致，可进一步做 ^{131}I- 油酸吸收试验。因脂肪酸可被小肠黏膜直接吸收而与胰液、胆汁等作用无关。如果 ^{131}I- 油酸吸收试验结果正常，即 ^{131}I- 甘油三酯血中浓度低值、粪便中排泄率高值，而 ^{131}I- 油酸值正常，则脂肪消化吸收试验异常系由胰液、胆汁分泌异常所致；若 ^{131}I- 油酸试验不正常，即 ^{131}I- 甘油三酯与 ^{131}I- 油酸均为血中低值、粪便中排出率高值，则考虑为小肠黏膜吸收障碍。

2. 检测方法

【样本的收集与处理】　强调受试者胃排空率，体内粪便脂肪代谢和贮存，^{131}I 经尿路排出的速度均可影响血中的放射性；注意粪便切勿被尿液污染；^{131}I- 油酸三酯与 ^{131}I- 油酸两次间隔时间不应少于 5 天。碘过敏者和肝功能损伤者禁忌此检测方法。

【检测原理】　试验前口服复方碘溶液（Lugol 溶液）以封闭甲状腺吸收 ^{131}I 功能。口服

^{131}I- 甘油三酯及花生油和水各 0.5ml/kg 后,留 72 小时内的粪便,并计算由粪便排出的放射量占摄入放射量的百分比。

【方法学评价】 本试验不如粪脂肪定量试验可靠,因可能有 15% 的假阴性和 10%～20% 的假阳性。亦有学者认为本试验为有价值的检查法。

【参考区间】 正常人 72 小时 ^{131}I- 油酸三酯排出率 <5%,服试餐后 4～6 小时血内放射性量占服用剂量应 >7%。

(二)右旋木糖吸收试验(D-xylose absorption test)

1. 检验项目

【项目检测依据】 右旋木糖与淀粉不同,不需要消化即可在小肠直接吸收,肾小管不重吸收,约有 40% 从尿液中排出。右旋木糖在小肠中被动吸收的能力很大程度上依赖于胃肠道黏膜的完整性,一旦吸收则相当大的一部分迅速由尿液排出。因此,口服木糖后尿中排出的右旋木糖与小肠的被动吸收能力成正比。

【临床意义】 小肠吸收不良时则木糖吸收减少,从尿液中排泄量减少。胰腺疾病时多显示正常值,故可与吸收不良综合征鉴别。

【应用评价】 对溴苯胺法呈线性关系的浓度值范围较低(4.2～66.7μg/ml),而 D- 木糖吸收试验中的尿液浓度通常超过此范围,因此,在实际操作中须根据样品的测定结果确定稀释比例。

2. 检测方法

(1)对溴苯胺法

【检测原理】 D- 木糖在酸性溶液中加热形成糠醛,糠醛与对溴苯胺反应生成粉红色复合物,再结合分光光度法测定。

(2)间苯三酚法

【检测原理】 D- 木糖与间苯三酚与酸性物质共热,可产生红色络合物,此络合物在 554nm 波长下有最大吸收峰,且吸光度与浓度成正比。

【方法学评价】 推荐使用 25g 右旋木糖口服剂量,收集 5 小时尿。由于尿液木糖浓度受肾功能等因素的影响,近年来发展了多种测定血浆木糖的方法,直接了解其吸收状况,其中对溴苯胺法因结果稳定作为推荐方法。温度对显色反应有明显影响,煮沸时间和温度应准确控制。显色后颜色不稳定,室温每放置 1 分钟,颜色降低 0.15%。

【参考区间】 对溴苯胺法:正常人 5 小时尿中排出木糖 >1.2g,木糖排泄率 >30%,为试验阴性。如排出量为 0.9～1.2g 属可疑阳性,排出量 <0.9g 为试验阳性。

间苯三酚法:成人口服 5g 右旋木糖后 1 小时后,血清正常值的下限定为 0.3mg/L;儿童口服右旋木糖剂量为 0.1g/kg 体重。

(三)乳糖耐量试验及乳糖酶加乳糖试验

1. 检验项目

【项目检测依据】 正常人小肠黏膜内有多种双糖酶,如乳糖酶能将乳糖分解为半乳糖及葡萄糖;麦芽糖酶能将麦芽糖分解为葡萄糖及异麦芽糖;异麦芽糖酶能将异麦芽糖分解为两个分子的葡萄糖;蔗糖酶能分解蔗糖为葡萄糖及果糖;以及海藻糖酶能分解海藻糖为两个分子的葡萄糖。因为某些原因使双糖酶缺乏,从而双糖的消化吸收发生障碍导致腹泻。临床此病并不少见,但常不被重视。

【临床意义】 血糖浓度升高 0.56mmol/L 以上,表明乳糖酶缺乏。

【应用评价】 乳糖耐量试验主要用于评价乳糖不耐受性。饮食中摄入的乳糖在小肠乳糖酶的作用下分解为葡萄糖和半乳糖,乳糖酶活性下降会造成乳糖的不耐受。

2. 检测方法

【检测原理】 取乳糖20g,配成10%(W/V)溶液,再加入3g乳糖酶,于清晨空腹时服下一半,服前及服后30、60、120分钟分别取血,测定血糖,共4次。

【参考区间】 血糖上升幅度<0.56mmol/L。

(四)β-胡萝卜素

1. 检验项目

【项目检测依据】 胡萝卜素是维生素A的前身,血清胡萝卜素含量可间接反映脂肪吸收情况。在轻度脂肪泻此色素即不易吸收,如饮食中连日吃胡萝卜或其他富含胡萝卜素的食物,若明显低下,可认为存在脂肪吸收不良。

【临床意义】 一般采用2个切值。血清β-胡萝卜素切值<0.47mg/L诊断的特异性为93%,基本可以排除有正常的脂肪排泄量,但其诊断的敏感性只有58%。当判定标准切值<1mg/L时,则诊断的敏感度为88%,此切值是进行粪脂肪分析和病程监测的指征。

【应用评价】 脂肪吸收不良常降至1~2μg/L,此结果不受维生素A摄入量的影响。但食用较多绿色、黄色蔬菜、水果的病儿可出现假阴性,而不食用这类食物的病儿,如8个月以下婴儿可呈假阳性。

2. 检测方法

【样本的收集与贮存】 受试者在抽血前不宜食用富含胡萝卜素的食物,如绿色或黄色蔬菜,如菠菜、草头、豌豆苗、韭菜、红心甘薯、胡萝卜、南瓜等。

【检测原理】 血清样本采用乙醚提取后用于450nm波长下定量测定分光光度法或高效液相色谱法测定。

【方法学评价】 血清β-胡萝卜素是检查脂肪消化不良(脂肪排泄量>7g/d)的间接指标。

【参考区间】 0.47~4.1mg/L。

(五)肠α₁-抗胰蛋白酶清除率

1. 检验项目

【项目检测依据】 α₁-抗胰蛋白酶(α₁-AT)在肝脏合成,既不被胰蛋白酶消化,也不在小肠和大肠吸收,其分子量与白蛋白相当,肠α₁-抗胰蛋白酶清除率可以代表肠蛋白的丢失。

【临床意义】 蛋白丢失性肠病见于黏膜溃疡、淋巴引流障碍、小肠和大肠的炎症反应、寄生虫、细菌或病毒性肠病、肠黏膜缺血等。

2. 检测方法

【样本的收集与贮存】 患者试验前不需要进行特殊准备,但不可进行吸收试验或内镜检查的肠道准备,最近未做钡餐造影检查。收集至少完整72小时的粪便,称重,测定血清和大便中浓度,计算清除率。

【检测原理】及【方法学评价】 详见本书第六章相关内容。

【参考区间】 单向免疫扩散法<35mg/d;酶速率法(37℃):0.85~2.13U/L;免疫比浊法:14.2~36.4μmol/L。

(六)维生素B₁₂

1. 检验项目

【项目检测依据】 维生素B₁₂在动物体内由微生物合成,营养性缺乏很少见,肠道吸收不足是其缺乏的主要原因。在脂肪和氨基酸代谢过程中,甲基丙二酰CoA变位酶和同型半胱氨酸甲基转移酶为维生素B₁₂依赖酶,维生素B₁₂缺乏时酶活性被抑制,甲基丙二酸和同型半胱氨酸水平升高。测定两者的水平可以反映维生素B₁₂缺乏,但不具备特异性。

【临床意义】 缺乏可见于胃体部慢性萎缩性胃炎、回肠末段疾病、巨幼细胞性贫血、酗酒、多年素食。

2. 检测方法

【样本的收集与贮存】　本实验应注意患者肾功能不良、内因子活性及影响其吸收的干扰因素。

【检测原理】　测定患者口服放射性维生素 B_{12} 后 24 小时尿排除百分比。谷胺酰和甲基谷氨是维生素 B_{12} 的两种辅酶形式。在钴啉环平面上方钴离子与 5,6-2 甲基苯基咪唑的 N-3 相连，在平面下方与 5′- 脱氧腺苷的 C5′ 相连。一般应用的维生素 B_{12}，和钴离子相连的是 CN，称为氰钴胺，为绿色结晶。偶联吸光技术检测。

【方法学评价】　因其缺乏灵敏度，血清维生素 B_{12} 不作为缺乏的指标。放射性排出低者进行内因子 Schilling 试验，Schilling 试验是用于评价维生素 B_{12} 缺乏的有用手段，以鉴别内因子引起的吸收障碍。

【参考区间】　参考值 > 10% 口服剂量。

五、淀　粉　酶

（一）检验项目

【项目检测依据】　血清中的淀粉酶（amylase，Amy）主要有两种同工酶，即同工酶 P（来源于胰腺）和同工酶 S（来源于唾液腺和其他组织）；另一些少量的同工酶为两者的表型或翻译后的修饰物。同工酶用以提高淀粉酶诊断胰腺炎的特异性。

【临床意义】

1. 急性胰腺炎、流行性腮腺炎，血和尿中淀粉酶显著升高。一般认为在急性胰腺炎发病 2 小时血清淀粉酶开始升高，可达参考区间上限的 5~10 倍，12~24 小时达高峰，为上限的 20 倍，2~5 天下降至正常。尿淀粉酶在发病后 12~24 小时开始升高，达峰值时间较血清慢，当血清淀粉酶恢复正常后，尿淀粉酶可持续升高 5~7 天，故在急性胰腺炎后期测尿淀粉酶更有价值。

2. 胰腺癌、胰腺外伤、胆石症、胆囊炎、胆总管阻塞、急性阑尾炎、肠梗阻和溃疡病穿孔、腹部手术、休克、外伤、使用麻醉剂和注射吗啡后，淀粉酶均可升高，但常低于 500U。合成淀粉酶的组织发生肿瘤（如卵巢癌、支气管肺癌）等也可使淀粉酶升高。

3. 约 1%~2% 的人群中可出现巨淀粉酶血症，血中淀粉酶和免疫球蛋白（IgG 或 IgA）形成大分子免疫复合物，临床表现为血中淀粉酶持续升高，尿中淀粉酶正常或下降。进一步实验室检查可发现血中淀粉酶分子量增高，增高者多无临床症状，注意应与病理性淀粉酶升高相区分。

4. 当肾功能严重障碍时，血清淀粉酶可增高，而尿淀粉酶降低。

5. 正常人血清中的淀粉酶主要由肝脏产生，故血清及尿中的淀粉酶同时减少见于肝病。

【应用评价】　血、尿淀粉酶总活性测定用于急性胰腺炎等疾病的诊断已有悠久的历史，但由于淀粉酶组织来源较广，故该指标在诊断中特异性稍差。目前认为测定 P 型淀粉酶的活性及其占淀粉酶总活性的比例是诊断急性胰腺炎的可靠指标。

由于淀粉酶的测定方法较多，不同测定方法有时在同一患者的检测结果中出现较大差异，影响临床的诊断与治疗，也影响了同级别医院间的结果互认，因此质量控制为本实验关键所在。

目前多使用分子组成确定的淀粉酶底物、辅助酶与指示酶组成的淀粉酶测定系统，可以改进酶促反应的化学计量关系，更好地控制和保持酶水解条件的一致性。这些底物为小分子寡聚糖（含 3~7 个葡萄糖单位）和对硝基苯酚 - 糖苷等。其中，麦芽戊糖和麦芽庚糖是极好的淀粉酶底物，试剂稳定，水解产物确定，化学计量关系明确。血清淀粉酶的同工酶检测可使用电泳法、等电聚焦法、层析法及选择性抑制法（使用单克隆抗体抑制 S 型淀粉酶的活性，测定 P 型淀粉酶的活性）。

（二）检测方法

【检测原理】及【方法学评价】 详见本书第十一章相关内容。

【参考区间】 健康成年人（4NP-G7）：血清淀粉酶（37℃）≤220U/L；尿液淀粉酶（37℃）≤1200U/L。

六、脂 肪 酶

（一）检验项目

【项目检测依据】 脂肪酶（lipase，LPS）分子量约为 38kD，是一群低度专一性的酶。主要来源于胰腺，其次为胃及小肠，能水解多种含长链（8～18 碳链）脂肪酸的甘油酯。

【临床意义】

1. 人体脂肪酶主要来源于胰腺。血清脂肪酶增高常见于急性胰腺炎及胰腺癌，偶见于慢性胰腺炎。急性胰腺炎时脂肪酶和淀粉酶均可增高，但血清淀粉酶增高的时间较短，而脂肪酶增高可持续 10～15 天，其增高的程度高于淀粉酶，且特异性高，因此，脂肪酶对急性胰腺炎的诊断更优于淀粉酶。

2. 胆总管结石、胆总管癌、胆管炎、肠梗阻、十二指肠溃疡穿孔急性胆囊炎、脂肪组织破坏（如骨折、软组织损伤、手术或乳腺癌）、肝炎、肝硬化时亦可见增高。

3. 测定十二指肠液中脂肪酶有助于诊断儿童囊性纤维化（cystic fibrosis），十二指肠液中脂肪酶水平过低提示此病的存在。

【应用评价】 由于早期测定脂肪酶的方法缺乏准确性、重复性，限制了其在临床上的广泛应用。血清脂肪酶的检测原理、试剂和测定方法不同，各种方法测定结果相差悬殊，临床应用上需予以注意。

（二）检测方法

【检测原理】 测定脂肪酶的方法目前有多种，如滴定法、pH 电极法、比浊法、分光光度法和荧光光度法等。具体原理见本书第十一章相关内容。

【方法学评价】 1986 年，Hoffmann 等首先将游离脂肪酸的酶法测定原理用来测定脂肪酶，使脂肪酶的测定方法有了较大的改进，其准确性、重复性以及实用性得到了很大的提高。近年来，许多研究者报道脂肪酶测定对急性胰腺炎诊断的特异性和灵敏性已高于淀粉酶。

【参考区间】 偶联法：1～54U/L；色原底物法：13～63U/L。

七、尿胰蛋白酶原Ⅱ

（一）检验项目

【项目检测依据】 胰蛋白酶原是胰蛋白酶的非活性前体，分子量为 24kD，由胰腺泡细胞分泌进入胰液。人体有两种形式的胰蛋白酶原，胰蛋白酶原Ⅰ与胰蛋白酶原Ⅱ。尿胰蛋白酶原由于分子量比较小，所以很容易由肾小球滤出，但是肾小管对两者的回收却不同，对胰蛋白酶原Ⅱ的回收低于胰蛋白酶原Ⅰ，因此，尿液中前者的浓度较大。在急性胰腺炎时尿液中胰蛋白酶原Ⅱ浓度明显升高。

【临床意义】 急性胰腺炎时胰腺蛋白酶过早激活，胰蛋白酶原大量释放入血。肾小管对胰蛋白酶原Ⅱ的重吸收率比胰蛋白酶原Ⅰ低，因此尿中多为胰蛋白酶原Ⅱ，使急性胰腺炎时尿胰蛋白酶原Ⅱ浓度明显升高。所以，尿胰蛋白酶原Ⅱ可作为筛查急性胰腺炎的可靠指标，如结果呈阳性，表明患者需进一步检查，以便确诊。

【应用评价】 约 19% 的病例无高淀粉酶血症,所以淀粉酶作为急性胰腺炎疾病筛选项目其敏感度不够。尿胰蛋白酶原 -2 检测的敏感性和特异性均显著高于血、尿淀粉酶,故临床急性胰腺炎筛选以尿胰蛋白酶原 -2 为优。

尿胰蛋白酶原Ⅱ辅助诊断急性胰腺炎较血、尿淀粉酶及血清脂肪酶简便、快速,并可降低急腹症患者急性胰腺炎的漏诊风险。阴性结果很大程度上可排除急性胰腺炎,阳性结果则应结合血、尿淀粉酶及血清脂肪酶检测或影像学检查加以分析。

(二)检测方法

【检测原理】 定性常用免疫层析法,定量常用免疫荧光法。见《临床免疫检验技术》相关内容。

【方法学评价】 目前尿胰蛋白酶原Ⅱ的检测多为定性方法,虽不能得到具体的检测数值,但试纸条具有快速、简便的优点,能满足临床急诊的需要。

【参考区间】 阴性(免疫层析法);$0.3 \sim 11.0 \mu g/L$(免疫荧光法)。

八、胰腺外分泌功能评价试验

(一)检验项目

【项目检测依据】 各种原因引起胰腺实质受损,如炎症(慢性胰腺炎)、纤维化(囊性纤维化),可以引起胰腺分泌功能减退;或结石、肿瘤、损伤等病变压迫胰管,影响胰液排入肠腔,均可致胰腺外分泌功能紊乱。

【临床意义】 慢性胰腺炎时直接试验胰液排量、最大碳酸氢盐浓度和淀粉酶排量均降低。约 80%~90% 慢性胰腺炎病例有胰外分泌功能异常。

【应用评价】 由于影像技术的发展,使用这些试验来诊断胰腺疾病已大为减少。但胰腺外分泌功能试验仍然是一种不可替代的功能评价试验方法。

(二)检测方法

【样本的收集与贮存】 试验前受试者应停服所有药物。留尿期间可以饮水,避免进食。肠道的吸收和肾排出速度都可以影响测定结果,应加以注意。

本试验方法见表 17-5。

表 17-5 胰腺外分泌功能试验

试验名称	方法	优点	缺点	意义
直接试验				
胰泌素试验	注射(iv)胰泌素后,测胰分泌量及 HCO_3^- 浓度	能对胰外分泌功能进行敏感和特异性测定	十二指肠插管和静脉给予激素,难普遍进行	能对轻、中、重度胰外分泌功能紊乱进行测定
胰泌素加胆囊收缩素	注射(iv)两种激素,测胰液 HCO_3^- 浓度及胰酶			
间接试验(需插管)				
Lundh 餐试验	试验餐后测十二指肠液中胰蛋白酶浓度	不需要静脉(iv)给予激素	需十二指肠插管;需消化道结构正常、小肠黏膜正常;难广泛推广	直接试验不能做时用本法;可测中、重度胰外分泌功能失常
必需氨基酸十二指肠灌注试验	十二指肠混合必需氨基酸灌注后测胰酶分泌情况	不需要静脉给药	临床尚未标准化	

续表

试验名称	方法	优点	缺点	意义
间接试验（不插管）				
粪便脂肪试验	经口摄入脂肪餐然后测粪便中脂肪残量	能进行定量检测	需对脂肪用餐和粪便脂肪进行测定	测定脂肪痢
NBT-PABA	随餐摄 NBT-PABA 然后测定 PABA 吸收量	为胰外分泌功能严重失常提供了一种简单的检测方法	不能检测轻、中度功能失常；小肠黏膜疾病时可致结果异常	测定重度胰外泌功能失常

iv：静脉注射；Lundh：设计该试验的人名；NBT-PABA：N-benzoyl-L-tyrosyl-para-amino-benzoic acid

胰腺外分泌有着非常大的功能贮备，如用胆囊收缩素刺激消化酶分泌试验检测胰腺功能，只有当该功能降至正常的 10% 时，才会出现吸收不良。

九、双标记 Schilling 试验

（一）检验项目

【项目检测依据】 仅在小肠内与唾液中 R 蛋白结合的维生素 B_{12} 经胰蛋白酶降解后释放出的维生素 B_{12} 转移到内因子（IF）上，形成维生素 B_{12}-IF 复合物而被机体吸收。因此胰功能不全者常伴维生素 B_{12} 吸收不良。根据维生素 B_{12}-IF 和维生素 B_{12}-R 的相对吸收率，测定尿内两者比值（R- 维生素 B_{12}/IF- 维生素 B_{12}），可推测受试者胰腺功能情况。

【临床意义】 胰功能不全者因 R- 维生素 B_{12} 吸收不良，以致 $^{58}Co/^{57}Co$ 比值下降，胰外分泌功能减退者比值仅 0.02～0.15。

【应用评价】 本实验对碳酸盐分泌障碍的慢性胰腺炎有早期诊断价值，对 B_{12} 治疗者无意义。

（二）检测方法

【检测原理】 口服人内因子 -[^{57}Co] 维生素 B_{12} 0.2nmol；猪 R 蛋白 -[^{58}Co] 维生素 B_{12} 0.2nmol；游离人内因子 0.4nmol；维生素 B_{12} 衍生物钴宾酰胺（cobinamide）200nmol（可与 R 蛋白结合，阻止内源性 R 蛋白从内因子上移除[^{57}Co]- 维生素 B_{12}）。收集 24 小时尿，测定其中的 $^{58}Co/^{57}Co$ 放射活性比值。

【方法学评价】 本试验简便、迅速，对胰源性和小肠疾病引起的脂肪泻亦有鉴别价值。对于反映胰腺功能，特异性较高。敏感度与检测胰液中胰蛋白酶排量试验或粪脂肪吸收试验相似，如给予必需氨基酸刺激胰腺，可提高本试验的敏感性。

【参考区间】 0.45～0.86。

第三节　临床生物化学检验项目在消化系统疾病诊治中的应用

一、胃　溃　疡

胃溃疡（gastric ulcer，GU）指发生于贲门与幽门之间的炎性坏死性病变。机体的应激状态、物理和化学因素的刺激、某些病原菌的感染都可引起胃溃疡病。

实验室标志物检查：

1. 胃酸测定 BAO>5mmol/h 考虑可能为十二指肠溃疡，BAO>7.5mmol/h 建议手术治疗。BAO>20mmol/h，MAO>60mmol/h，或 BAO/MAO>0.6 者怀疑为胃泌素瘤，建议进一

步测定促胃液素。

2. 血清促胃液素及血清钙测定　血清促胃液素>200pg/ml 则考虑有胃泌素瘤可能；促胃液素>1000pg/ml 并伴有相应的临床症状者，则确定为胃泌素瘤。甲状旁腺功能亢进患者易并发消化性溃疡，因此血清钙的测定亦有一定的帮助。

3. 大便潜血试验　胃溃疡活动期，粪潜血试验可为阳性，治疗背景下 1～2 周内转阴，如持续阳性，应怀疑有胃恶性病变。

4. 与胃溃疡合并出血的相关检查　血红蛋白、血细胞比容、网织红细胞计数、出血和凝血时间。

5. 幽门螺杆菌检查　血清抗幽门螺杆菌 IgG 抗体检测结合 ^{13}C 或 ^{14}C 尿素呼气试验，结果阳性者，进行抗幽门螺杆菌感染治疗。

二、吸收不良综合征

吸收不良综合征(malabsorption syndrome)指各种原因引起的小肠消化、吸收功能障碍，造成营养物质不能正常吸收而从粪便中排泄，引起营养物质缺乏的临床综合征。主要病因有：肝、胆、胰疾病导致的胆盐及胰消化酶缺乏；胃大部切除术后、短肠综合征、消化道 pH 改变及小肠疾病或肠系膜疾病等影响小肠的吸收功能和消化功能的疾病；全身性疾病及部分免疫性缺陷所致的消化吸收功能不全，如麦胶性肠病和热带口炎性腹泻等。

实验室标志物检查：

1. 血液检查　贫血常见，多为大细胞性贫血，也有正常细胞性贫血，血浆白蛋白减低，低钾、钠、钙、磷、镁、低胆固醇，碱性磷酸酶增高，凝血酶原时间延长。严重者血清、叶酸、胡萝卜素和维生素 B_{12} 水平亦降低。

2. 粪脂定量试验　24 小时内脂肪量<6g 或吸收率>90% 为正常。

3. 木糖吸收试验　肾功能正常者尿 D- 木糖排泄<3g 可确定为小肠吸收不良。

4. 维生素 B_{12} 吸收试验　正常人 24 小时尿内排出放射性维生素 B_{12}>7%。肠内细菌过度繁殖，回肠吸收不良或切除后，尿内排出量减低。

5. 呼气试验　正常人口服 ^{14}C 甘氨胆酸 10mCi，4 小时内粪 ^{14}CO_2 的排出量小于总量的 1%，24 小时排出量小于 8%，小肠细菌过度繁殖，回肠切除或功能失调时，粪内 ^{14}CO_2 和肺呼出 ^{14}CO_2 明显增多，可达正常的 10 倍以上，乳糖 H_2 呼吸试验可检测乳糖酶缺乏。

6. 标记 Schilling 试验　肠内细菌过度繁殖，回肠吸收不良或切除后，尿内排出量减低。

7. 促胰液素试验　通过直接或间接法检测胰腺外分泌功能，由胰腺功能不全引起的吸收不良显示异常。

8. 粪便常规检查　注意性状、红白细胞、未消化食物、寄生虫(卵)，苏丹Ⅲ染色检查脂肪球。

三、胰　腺　炎

(一)急性胰腺炎

急性胰腺炎(acute pancreatitis，AP)是指多种病因引起的胰酶激活，继以胰腺局部炎症反应为主要特征，伴或不伴有其他器官功能改变的疾病。

1. 淀粉酶　急性胰腺炎发病 8～12 小时血清淀粉酶可为参考值上限的 5～10 倍，12～24 小时达参考值上限的 20 倍，2～5 天后下降至正常。如超过 500U 即有诊断意义。尿淀粉酶在发病后 12～24 小时开始升高，达峰值时间较血清慢，当血清淀粉酶恢复正常后，尿淀粉酶可持续升高 5～7 天，故在急性胰腺炎的后期测尿淀粉酶更有价值。当血清淀粉酶升高而 P- 同工酶不高时可除外急性胰腺炎的诊断。血清淀粉酶持续增高要注意：病情反复、并发假性囊肿或脓肿、疑有结石或肿瘤、肾功能不全、巨淀粉酶血症等。要注意鉴别其他急腹症引起的血清淀粉酶增高。

2. 脂肪酶　当血清淀粉酶活性已经下降至正常，或其他原因引起血清淀粉酶活性增高，血清脂肪酶活性测定有互补作用。

3. 其他项目　包括白细胞、血糖、肝功能、血钙、血气分析及 DIC 等。暂时性血糖升高（>10mmol/L）反映胰腺坏死，预示预后严重。暂时性低钙血症与临床严重程度平行。患者多有轻重不等的脱水，呕吐频繁可有代谢性碱中毒。重症者脱水明显并出现代谢性酸中毒，伴血钾、血镁和血钙下降，血钙低于 1.75mmol/L 时将出现手足搐搦，可见于出血坏死性胰腺炎。发病 72 小时后 CRP>150mg/L 提示胰腺组织坏死。动态测定血清白介素 -6 水平，增高提示预后不良。

（二）慢性胰腺炎

慢性胰腺炎（chronic pancreatitis，CP）是由于各种因素造成的胰腺组织和功能的持续性、永久性损害。胰腺出现不同程度的腺泡萎缩，胰管变形、纤维化及钙化，并出现不同程度的胰腺外分泌和内分泌功能障碍，从而出现相应的临床症状。

1. 苯甲酰 - 酪氨酰 - 对氨基苯甲酸（BT-PABA）试验　测定胰腺外分泌功能。

2. Lundh 餐试验　胰蛋白酶活性低于 22.69U/h/kg。

3. ^{131}I- 三油酸酯和 ^{131}I- 油酸对比吸收试验　如 ^{131}I- 甘油三酯血中浓度低值，粪便中排泄率高值，而 ^{131}I- 油酸值正常，提示胰性消化吸收不良。

4. 粪便中脂肪球检测　粪便经苏丹Ⅲ染色后，镜下可见大量脂肪球，当高倍视野下脂肪球超过 100 个，可考虑脂肪吸收不良的诊断。

5. 胰腺内分泌功能测定　CP 晚期可导致继发性糖尿病。表现为空腹血糖多次>7.2mmol/L，或餐后 2 小时血糖>111mmol/L 及口服葡萄糖耐量曲线（OGTT）异常。

四、胃肠胰神经内分泌肿瘤

胃肠胰神经内分泌肿瘤（gastrointestinal pancreatic neuroendocrine tumor，GEP-NET）是一组起源于胃肠道及胰腺肽能神经元和神经内分泌细胞的异质性肿瘤，约占全身所有神经内分泌肿瘤的 55%～70%。GEP-NET 的诊断主要基于临床症状、激素水平、各种影像学检查以及病理学检查。但由于绝大多数 GEP-NET 的临床表现缺乏特异性，早期诊断比较困难。

1. 生化标志物检测　使用酶联免疫法或放射免疫测定法检测血中嗜铬粒蛋白 A（chromogranin A，CgA），CgA 水平与肿瘤大小、患者预后及其恶性进展有关。尿 5- 羟基吲哚醋酸（5-HIAA）升高常见于回肠神经内分泌肿瘤。

2. 激素水平检测　GEP-NET 能产生多种胃肠激素，检测这些激素水平有助于确定肿瘤类型。例如胃泌素瘤患者的血清促胃液素水平增高，胰岛素瘤患者有高胰岛素血症，血管活性肠肽瘤患者血中可检测到高水平的血管活性肠肽。此外，胰多肽、胰高血糖素、生长抑素等检测也有助于区分神经内分泌肿瘤的种类。

（袁丽杰　章　尧）

本章小结

胃具有贮存食物、运动、消化及分泌功能。营养物质也多在小肠内受胰液、胆汁和小肠液的消化被吸收。大肠的主要功能在于吸收水分。胃肠胰的上述功能受到神经体液的调控。胃肠激素由胃肠道黏膜内分泌细胞分泌。主要影响胃肠道的运动、分泌、消化和吸收；调节胆汁分泌，胰腺激素分泌和影响血管壁张力，影响血压和心输出量。临床常见的溃疡分为消化性溃疡和急起的应激性溃疡。根据胃肠胰功能特征可进行有关生物化学的分析检测，包括胃酸测定、胃蛋白酶原、促胃液素、小肠消化与吸收试验、淀粉酶、脂肪酶、尿胰蛋白酶原Ⅱ及各种胰腺外分泌功能评价试验。消化系统疾病时可根据其病理导致的生物化学改变进行实验室相关检查。

第十八章
神经及精神疾病的生物化学检验

思考题：

1. 何谓血-脑脊液屏障？简述血-脑脊液屏障的结构特点和生物学意义。
2. 简述神经精神病变的生物化学机制。
3. 简述神经系统疾病常用的实验室诊断方法。
4. 脑脊液生物化学检验包括哪些主要项目？
5. 脑脊液中蛋白质和特殊酶有哪些测定方法？简述其临床意义。
6. 简述脑脊液中常用的神经递质检测及临床意义。

神经系统是由神经元相互联系组成的错综复杂的电-化学信号网络，具有协调控制人体的运动、感觉、语言和思维等多种生命活动功能。任何原因引起的神经系统结构和功能的改变，或者神经系统与其他系统相互关系的失调，均可能导致神经及精神疾病。因此，本章从医学检验认识神经和精神疾病的角度，对常见神经及精神疾病的临床生物化学检验进行介绍。

第一节 概　　述

神经系统具有极为复杂精细的结构和功能。人的神经系统分成两个部分：①中枢神经系统（central nervous system，CNS），包括脑和脊髓；②周围神经系统（peripheral nervous system，PNS），包括脑神经、脊神经和内脏神经。

一、血-脑脊液屏障和脑脊液

中枢神经系统中神经元的正常生理活动，有赖于周围微环境的稳定。血液和脑组织之间、血液和脑脊液之间以及脑脊液和脑组织之间存在特殊的组织结构和物质交换途径，以维持该微环境的稳定，即为血-脑脊液屏障。

（一）血-脑脊液屏障

1. 血-脑脊液屏障的结构特点　血-脑脊液屏障（blood-brain barrier，BBB）是指脑毛细血管壁与神经胶质细胞形成的血浆与脑细胞之间的屏障和由脉络丛形成的血浆和脑脊液之间的屏障，其具有阻止某些物质（多为有害物质）由血液直接进入脑组织的作用，对维持中枢神经系统正常生理状态具有重要生物学意义。

血-脑脊液屏障的物质基础是脑毛细血管。与其他组织器官的毛细血管相比，脑毛细血管及其邻近地区在结构上具有以下特点：①脑毛细血管内皮细胞彼此重叠覆盖、连接紧密，缺少一般毛细血管所具有的孔隙，能有效阻止大分子物质从内皮细胞连接处通过；②内皮细胞被一层连续的基底膜（basement membrane）覆盖；③基底膜外有大量星形胶质细胞的血管周足（终足）将脑毛细血管约 85% 的表面包绕。这形成了脑毛细血管的多层膜形结构，构成了脑组织的防护性屏障。

2. 物质通过血 - 脑脊液屏障的方式　血 - 脑脊液屏障是具有类脂膜性质的扩散屏障，其渗透性受流体静压、渗透性梯度、脂溶性、电离程度以及胞膜孔径等影响。血液中的溶质通过血 - 脑脊液屏障有以下几种方式：①被动扩散：血浆中的蛋白质及与蛋白质结合的物质不易通过血 - 脑脊液屏障，如血中与转运蛋白结合的甲状腺激素、金属离子及药物等。而乙醇、麻醉剂普鲁卡因和利多卡因、烟碱、安替比林等脂溶性物质则可扩散通过。②载体运输：脑毛细血管内皮细胞膜上存在多种物质转运的载体，多种糖类尤其是葡萄糖、氨基酸、嘌呤、核苷、激素等物质可通过此途径跨血 - 脑脊液屏障转运。③主动转运：K^+、Na^+、Ca^{2+}、Mg^{2+} 等离子物质通过主动转运途径从血液透过血 - 脑脊液屏障进入脑组织。主动转运对保证维持中枢神经系统代谢所需的物质浓度，并排出有害物质，维持中枢神经内环境稳定极为重要。④其他：脑毛细血管内皮含有调节运输的特定酶（包括各种氧化酶和水解酶）形成的酶屏障。如单胺氧化酶降解并阻止 5- 羟色胺进入脑组织；多巴胺脱羧酶能降解并阻抑 L- 多巴进入脑组织。

如发生脑外伤、梗死、缺氧、炎症、肿瘤等可使血 - 脑脊液屏障遭到破坏，血管内皮细胞的紧密连接程度破坏，局部毛细血管通透性增高，使蛋白及大分子物质、离子、细菌、病毒等可通过血 - 脑脊液屏障进入脑组织。

（二）脑脊液

脑脊液（cerebrospinal fluid，CSF）是由脑室中的脉络丛产生的一种无色透明的液体，充满于各脑室、蛛网膜下腔和脊髓中央管内。其相对密度为 1.004～1.007，正常成人 CSF 总量约 100～500ml，其沿着一定的方向流动，形成脑脊液循环。

1. 脑脊液的形成　在中枢神经系统内，CSF 产生的速率约 0.3ml/min，日分泌量约 400～500ml。侧脑室内的脉络丛组织是产生脑脊液的主要结构，其结构是一簇毛细血管网，其上覆盖有一层室管膜上皮，形似微绒毛。此微绒毛犹如单向开放的膜，只向脑室腔和蛛网膜下腔分泌 CSF。此外有少量 CSF 可由软膜、蛛网膜的毛细血管和脑细胞外液经过脑室的室管膜上皮渗出。如果 CSF 产生过多，或循环通路受阻，均可导致颅内压升高。

2. 脑脊液的功能　CSF 对维持 CNS 内环境稳定具有重要作用。主要表现在：①脑脊液包围脑组织，有效地缓冲脑和脊髓的压力，避免振荡对脑组织的冲击，对脑和脊髓有保护和支持作用。同时，在受外力而突然移位时，不致受过度张力影响而致脑组织破裂。②脑和脊髓无淋巴管，循环流动的脑脊液可以为脑组织提供营养，并运走部分代谢产物。③脑脊液对维持脑组织的渗透压及酸碱平衡有重要作用。④通过脑脊液循环，可在一定程度上调节颅内压。

如果中枢神经系统发生病变，或神经细胞的代谢紊乱，将使脑脊液的性状和成分发生改变；若脑脊液的循环路径受阻，颅内压将增高。因此，当中枢神经系统病变时，脑脊液的检测成为重要的辅助诊断手段之一。

二、神经组织的代谢

神经组织的生物化学代谢是研究神经、精神活动的物质基础，任何神经、精神活动如学习与记忆、情绪与行为以及神经组织的发育与退化等，均与神经系统的物质代谢有关。神经组织的主要代谢特点如下：

1. 糖代谢　神经组织的糖原含量很低，每克脑组织仅含有约 0.9mg 糖原，脊髓的糖原含量为 2～3mg/g。因此，来自血浆中的葡萄糖和通过扩散进入神经组织的少量磷酸己糖，是维持脑日常功能所必需的。神经组织中糖代谢具有以下特点：①在氧供应充足的情况下，正常神经组织主要通过糖的有氧氧化产生 ATP 供能，脑内 ATP 水平甚高，其合成和利用均很迅速。脑组织的磷酸肌酸（creatine phosphate，CP）水平比 ATP 高，它是 ATP 末端高能磷酸键的一种贮存形式。②神经组织中戊糖磷酸途径产生的 NADH ＋ H⁺ 参与还原反应及脂类代谢，该途径在脑组织中很活跃。③通过物质代谢快速生成神经递质（如谷氨酸、γ-氨基丁酸等）。虽然脑的重量仅占体重的 2%，但脑耗氧量却占全身总耗氧量的 20%。所以，脑组织对缺糖和缺氧均极为敏感，血糖下降 50% 即可致昏迷，而中断脑血流几分钟就可引起死亡。

2. 蛋白质和氨基酸代谢 蛋白质约占人脑干重的 50%，其中灰质较白质富含蛋白质。神经组织的蛋白质包括白蛋白、球蛋白、核蛋白和神经角蛋白等；此外，还含有谷胱甘肽、胱硫醚、磷酸乙醇胺等多种神经系统特有的肽。该类蛋白质含量较为恒定，但转换快。在脑组织中谷氨酸、天冬氨酸、N-乙酰天冬氨酸等相关的氨基酸含量较高（与氨基酸衍生为神经递质有关）。进入脑中的氨基酸可被迅速合成蛋白质，其主要在细胞内进行，轴突中亦可少量合成。

3. 脂质代谢 神经系统中脂质含量丰富，髓鞘质（myelin）、白质和灰质的脂类含量各占其干重的 80%、60% 和 40%。脑组织的脂质成分以类脂为主，甘油三酯很少。鞘脂中主要是脑苷脂和神经节苷脂，为神经组织的特殊脂。脑脂类中大多数代谢较为缓慢，但磷脂酰胆碱和磷脂酰肌醇转换较快。许多长链不饱和脂肪酸在脑内不能合成，依赖外源提供。神经系统脂质在神经髓鞘和膜相关物质的合成及能量供应中起重要作用。

4. 核酸代谢 脑中 RNA 的含量特别高。核酸代谢速度的快慢与神经系统所处的功能状态相关。多种因素会加速脑组织的核苷酸代谢率。脑中的 DNA 主要存在于神经细胞核内，成熟神经元内 DNA 含量相当恒定。部分生长因子如神经生长因子、生长激素等可促进脑内核酸的合成与更新。

三、神经精神病变的生物化学机制

神经系统疾病除了常见的病原体感染、脑血管意外、脑组织肿瘤和精神障碍之外，还有一类重要的代谢性疾病，即神经变性病。

神经变性病（neurodegenerative disorder）指以神经元变性为主要病理改变的一类慢性疾病，可累及大脑、小脑、脑干和脊髓等不同部位。其特点是 CNS 某种或某些特定部位神经元进行性变性以至于坏死，可伴有胞质内结构紊乱，但无炎症或异常物质堆积。神经变性病的重要生物化学环节简介如下。

1. 基因突变 随着克隆技术及快速 DNA 测序方法的建立，已从 DNA 分子水平明确了一些神经、精神疾病遗传缺陷的关键，揭示了其 DNA 的变异。如应用 P105-599Ha、P105-153R 探针发现精神分裂症的致病基因位点位于第 5 号染色体长臂近端 D_5S_{79} 和 D_5S_{76}；阿尔茨海默病的病理基因定位于第 21 号、14 号和 1 号染色体上等。由于基因突变，参与神经细胞代谢、信号传递及各种功能活动的蛋白质分子结构发生改变，不能正常发挥功能，从而导致神经细胞变性乃至死亡。

2. 神经递质的异常 神经递质（neurotransmitter）的代谢及其受体的异常在神经、精神疾病中起着重要作用，如精神分裂症发生与多巴胺代谢紊乱有关，抑郁症的发病与 5-羟色胺异常密切相关，AD 的发病主要与乙酰胆碱代谢障碍相关等。此外，兴奋性氨基酸释放过度，可通过对其相应受体的作用，诱导离子通道改变，在神经变性病病变过程中起着重要的作用。例如脑损伤时谷氨酸和天冬氨酸从神经末梢释放增加而摄取减少，使其在突触间歇蓄积引发神经毒作用。

3. 钙离子通道异常开放 钙超载是导致细胞死亡的最后共同通路。静息状态下，细胞

内外游离 Ca^{2+} 浓度相差近万倍，细胞外液中 Ca^{2+} 可通过电压门控通道和兴奋性氨基酸受体门控通道进入细胞内。当兴奋性氨基酸释放过度，相应的受体门控通道开放，Ca^{2+} 内流增加，胞内 Ca^{2+} 浓度可达正常浓度的 200 倍，出现细胞内钙超载，受其调节的磷脂酶、蛋白酶、核酸内切酶等被激活，导致膜磷脂分解、细胞骨架破坏、细胞变性坏死。因此，钙通道的异常开放与脑缺氧、中毒、水肿及惊厥的发病相关，是致脑缺血后神经元迟发型坏死的重要机制之一。

4. 能量代谢缺陷　在线粒体中进行的能量代谢过程有多达几十种蛋白质参与，包括参与线粒体 DNA 复制、转录、翻译过程的蛋白质，这些蛋白质由信号肽引导，转运到线粒体特定区域发挥作用。以上过程任何环节存在缺陷，都将导致线粒体功能障碍，损伤神经细胞。如研究发现帕金森症患者存在脑细胞线粒体 DNA 缺陷，亨廷顿病（Huntington Disease，HD）、神经肌病和脑肌病等都与线粒体内结构损害有关。线粒体的功能障碍不仅影响能量代谢，还可通过影响其他代谢对神经细胞造成损害。

5. 自由基分子代谢异常　在某些神经、精神疾病中，机体内自由基产生与清除的动态平衡受到破坏，过多的自由基不仅可直接损伤细胞间质成分，还可触发脂质过氧化反应，生成有毒性的脂质过氧化物（lipid peroxide，LPO），并诱发蛋白氧化、水解、ATP 消耗、DNA 破坏等一系列连锁反应导致细胞损伤。此外，自由基可促进兴奋性氨基酸释放，增强对神经细胞的毒性作用。研究发现，Huntington 病、Alzheimer 病患者脑中自由基浓度增加；帕金森病脑黑质区的 LPO 活性增高，GSHPX 活性下降，线粒体中 SOD 活性降低。

除以上因素外，神经营养因子缺乏、神经内分泌改变、微量元素与环境因素、药物依赖性作用及神经细胞凋亡等，对神经、精神疾病的发生也产生影响。近年来，人们逐步从基因分子水平观察和认识脑神经，提出多种概念及假说。包括兴奋性神经毒作用、梗死周围去极化、炎症和程序性细胞死亡等，这些原因也可导致神经细胞的损伤不可逆转。

第二节　神经及精神疾病的生物化学检验项目与检测方法

神经系统疾病的诊断往往通过临床症状并结合实验室检查完成，其中生物化学检验可为某些神经与精神疾病的诊断提供有价值的依据，其检测标本多采用脑脊液。脑脊液化学成分的改变不仅能直接影响中枢神经系统的功能，也反映其功能状态和病变情况。脑脊液生化检查包括蛋白质、葡萄糖、氯化物、乳酸等常规测定及特殊标志物测定。

一、脑脊液蛋白质

正常 CSF 中的蛋白质 80% 以上来源于血浆，通过血 - 脑脊液屏障的超滤作用进入，其中 80% 为白蛋白，20% 为球蛋白。临床上检测脑脊液中的蛋白质对神经、精神系统疾病的诊断具有一定的价值。

（一）脑脊液总蛋白

1. 检验项目

【项目检测依据】　CSF 蛋白质总量随年龄增长而增加，但新生儿较高，可达 1g/L，早产儿可达 2g/L，生理状态下较恒定。正常成人 >450mg/L 时，一般是由于血 - 脑脊液屏障损伤或颅内病变导致的生成增加的病理性增高，如感染、出血、占位性病变、蛛网膜粘连及多次电休克治疗等。因此，检测 CSF 蛋白质总量有助于了解有无上述病变。

【临床意义】　化脓性脑膜炎、流行性脑膜炎蛋白质含量为 3.0～6.5g/L。结核性脑膜炎刺激症状期蛋白质含量为 0.3～2.0g/L，压迫症状期为 1.9～7.0g/L，麻痹期为 0.5～6.5g/L；脑炎蛋白质含量为 0.5～3.0g/L。引起脑脊液循环梗阻的疾病，如脊髓蛛网膜炎与脊髓肿瘤等,其蛋白质含量可在 1.0g/L 以上;脑软化、肿瘤、退行性病变等,脑脊液蛋白可增至 0.25～0.8g/L。

根据脑脊液蛋白变化可以进行疾病的鉴别诊断。

(1)急性脊髓炎的鉴别:急性脊髓炎脑脊液中蛋白质含量正常或轻度升高,多在 0.4～1.0g/L 范围变化,但最高可达 4.8g/L。急性脊髓前角灰质炎蛋白早期轻度升高,1 周后增至 1.0～1.5g/L,连续 3～4 周后逐步恢复正常。急性播散性脑脊髓炎蛋白含量正常或轻度升高,若有明显升高,且无椎管梗阻,则提示神经根受损。脊髓压迫症蛋白定量可高至 10.0g 以上,高蛋白样本放置一段时间可发生自凝现象。一般阻塞越完全、阻塞时间越长、阻塞水平越低,蛋白含量越高。

(2)结核性脑膜炎与脑肿瘤的鉴别:结核性脑膜炎脑脊液透明或呈毛玻璃状,标本放置数小时后有白色纤维膜形成。蛋白含量中度升高,约 1～2g/L,也有高达 5.0g/L。CSF 中肿瘤细胞数较少而蛋白含量高则较符合脑室内或脑表面肿瘤及神经鞘瘤。97.2% 的听神经瘤病例的脑脊液蛋白质含量高,多在 1.0～2.0g/L,个别患者可达 10.0g/L。

(3)其他疾病的鉴别:蛛网膜下腔出血蛋白含量高,这种情况在出血后 2～3 周仍可见到,均由于红细胞溶解释放出大量的血红蛋白所致。糖尿病周围神经病蛋白含量增加,球蛋白增高显著,以 α_2 球蛋白和 γ 球蛋白为主。腰椎间盘突出症脑脊液一般无异常,较大的椎间盘突出可有微量蛋白增加,一般均 <1.0g/L。

【应用评价】　脑脊液蛋白质总量的检测是临床上诊断神经及精神疾病的重要手段,也是神经及精神疾病最常用的检验项目。

2. 检测方法

【检测原理】与【方法学评价】　脑脊液蛋白测定与血清中蛋白测定的方法相同,见本书第六章相关内容。

【参考区间】　不同部位的脑脊液蛋白质含量不同。脑室液为 50～150mg/L,脑池液为 100～250mg/L,腰池液为 150～450mg/L。

(二)脑脊液蛋白质电泳

【项目检测依据】　神经及精神疾病可导致 CSF 中某些蛋白组分的特异性改变,采用电泳的方法分析脑脊液蛋白的组分变化,更能对神经及精神疾病提供有用的信息。

【临床意义】　成人脑脊液蛋白的电泳组分及其变化的临床意义见表 18-1。

表 18-1　脑脊液蛋白电泳组分及其变化的临床意义

蛋白组分	脑脊液(%)	血清(%)	临床意义
前清蛋白	2%～6%	微量	增高:帕金森病、脑外伤、脑积水、脑萎缩等 降低:脑膜炎及其他脑内炎症
清蛋白	44%～62%	56%	增高:脑肿瘤、椎管阻塞、脑出血、脑梗死 降低:脑外伤
α_1- 球蛋白	4%～8%	4.50%	增高:脑膜炎、脊髓灰质炎
α_2- 球蛋白	5%～11%	9.50%	增高:脑肿瘤 降低:脑外伤急性期
β 球蛋白	13%～26%	12%	增高:肌萎缩和帕金森病等退行性变
γ- 球蛋白	6%～13%	18%	增高:感染、多发性硬化、脱髓鞘疾病、癫痫

【应用评价】　除表 18-1 列出的外,在 γ 球蛋白区域有时会出现寡克隆区带(oligoclone bands,OB),它是在 γ 球蛋白区带中出现的一不连续的、一般在外周血不能见到的区带,是 CNS 内部合成 IgG 的标志,临床意义见本节。

（三）脑脊液蛋白指数

分别以定量免疫浊度法测定 CSF 中白蛋白，IgG 浓度，计算下列指数。

1. 白蛋白指数　清蛋白指数 = CSF 白蛋白（mg/L）/ 血清白蛋白（g/L）。白蛋白指数主要用于反映血 - 脑脊液屏障功能，指数 <9，提示血 - 脑脊液屏障无损害；指数为 9～14，提示血 - 脑脊液屏障轻度损害；指数为 15～30，提示血 - 脑脊液屏障中度损害；指数为 31～100，提示血 - 脑脊液屏障严重损害；指数 >100 时，提示血 - 脑脊液屏障完全崩溃。

2. IgG 与白蛋白比率　IgG 与白蛋白比率 = CSF IgG（mg/L）/CSF 白蛋白（mg/L）。在脱髓鞘疾病时，鞘内免疫球蛋白合成增加，该比率升高。70% 的多发性硬化症该比率 >0.27。

3. 免疫球蛋白指数　免疫球蛋白指数 = [CSF IgG（mg/L）× 血清白蛋白（g/L）]/[CSF 白蛋白（mg/L）× 血清 IgG（g/L）]。参考区间：0.30～0.77；如该指数 >0.77，表明鞘内 IgG 合成增加，见于 90% 以上的多发性硬化症患者。

（四）S100 蛋白

1. 检验项目

【项目检测依据】　S100 蛋白（S100 protein）是神经组织蛋白的一种，由 Moore 于 1965 年首先在牛脑组织中发现，因其在中性饱和硫酸铵中 100% 溶解而得名。S100 蛋白是一类酸性低分子量 Ca^{2+} 结合蛋白，由 α、β 两种亚基组成，形成 S100αα、S100αβ、S100ββ 三种组合体，其中 S100αβ、S100ββ 统称为 S100β。在哺乳动物的中枢神经系统中，S100 蛋白主要由神经胶质细胞合成和分泌，特别是星形胶质细胞和少突胶质细胞。因此，检测 S100 蛋白水平，可协助了解 CNS，特别是累及神经胶质细胞的损伤。

在 S100 蛋白家族中，应用最广的是 S100β。这是一种分子量为 21kD 的酸性钙结合蛋白，95% 存在于中枢神经系统的星形胶质细胞，在神经胶质、神经元和小胶质细胞中发挥自分泌和旁分泌的作用。脑中 S100β 浓度的变化可引起行为紊乱和认知损害。

【临床意义】　S100β 升高见于脑出血、脊髓压迫症、缺血性脑血管病、病毒性脑炎及多发性硬化症等。

【应用评价】　目前主要将 S100 蛋白作为脑损伤的一种标志物，是中枢神经系统损伤，尤其是胶质细胞破坏的可靠指标。此外，S100 蛋白功能异常可导致多种疾病，并参与多种肿瘤的发生发展，因此检测血清及肿瘤组织中 S100 蛋白表达水平，可用于上述疾病的辅助诊断及病情判断。

此外，应用 S100β 检测心脏手术和冠状动脉分流移植术时对大脑的损伤情况；应用血清 S100β 浓度进行心肺分流术后对神经心理影响的预后判断；S100 可作为严重头部损伤的血清生化标志物，对轻微头部损伤也有预测价值；它不仅作为脑损伤的生化标志物，而且还可以作为肿瘤标志物，检测恶性黑色素瘤等的疗效和疾病进展情况。

2. 检测方法

【检测原理】　目前 S100 蛋白测定方法主要有：非竞争性结合反应的放射免疫测定法（IRMA 法）、竞争性结合反应的放射免疫测定法（RIA 法）和荧光免疫测定法（FIA 法）3 种。均为基于抗原 - 抗体特异性反应的定量免疫学检测，只是标记物及对象不同。FIA 通常是用荧光物质标记抗体；IRMA 是放射性物质标记抗体，而 RIA 是标记抗原。

【方法学评价】　在上述 3 种方法中，以 FIA 法灵敏度高，应用较广。IRMA 比 RIA 法灵敏度、特异性高，但均涉及放射性物质，受到限制。

【参考区间】　0～0.105μg/L。

（五）脑脊液异常磷酸化 Tau 蛋白

1. 检验项目

【项目检测依据】　CSF 中 Tau 蛋白主要来自坏死的神经细胞。Tau 蛋白是一重要的微管相关神经蛋白,对微管的构成和稳定起着关键作用。当 Tau 蛋白高度磷酸化、异常糖基化、异常糖化以及泛素蛋白化时,失去对微管的稳定作用,神经纤维退化,功能丧失。异常磷酸化 Tau 蛋白是主要异常形式,因此,检测 CSF 中异常磷酸化 Tau 蛋白可了解 CNS 神经纤维退化及功能损伤病变。

【临床意义】 脑脊液中异常磷酸化 Tau 蛋白升高主要见于阿尔茨海默病(Alzheheimer's disease,AD)。

【应用评价】 研究表明 AD 患者脑脊液中 Tau 蛋白水平比同龄正常及非神经疾病患者组均显著增高。脑脊液中异常磷酸化 Tau 蛋白含量增高可诊断 AD,其敏感性为 82%,特异性达 70%;如同时测出异常磷酸化 Tau 蛋白水平增加及 β-AP42 水平降低,对 AD 诊断的特异性可达 70%~90%。

虽然 AD 患者脑中异常磷酸化 Tau 蛋白总量多于正常人,但应用 ELISA 法检测脑脊液 Tau 蛋白对诊断早期 AD 及与其他类型痴呆鉴别缺乏敏感性和特异性。

2. 检测方法

【检测原理】 双抗体夹心酶联免疫吸附试验。

【方法学评价】 如果标本有类风湿因子(RF)存在,可出现假阳性反应。

【参考区间】 异常磷酸化 Tau 蛋白的参考区间为 0.2~10.0ng。

(六)脑脊液 β- 淀粉样蛋白

1. 检验项目

【项目检测依据】 β- 淀粉样蛋白(β-amyloid protein)相对分子质量约 4000kD,是 β- 淀粉样蛋白前体蛋白(β-amyloid precursor protein)的酶解产物,在细胞基质沉淀聚积后具有很强的神经毒性作用,研究表明 β- 淀粉样蛋白是各种原因诱发阿尔茨海默病(Alzheimer's disease,AD)的共同通路,是 AD 形成和发展的关键因素。通过脑病理研究发现,AD 患者脑组织内 β- 淀粉样蛋白明显增多,并形成大量的老年斑。老年斑、神经元纤维缠结和血管壁淀粉样变是 AD 的大脑特征性病理改变,而 β- 淀粉样蛋白是老年斑和血管壁淀粉样变性的主要成分。AD 患者的变性、坏死脑细胞或颅脑外伤将大量释放 β- 淀粉样蛋白至 CSF,检测其水平可辅助 AD 及颅脑损伤诊断。

【临床意义】 神经元中 β- 淀粉样蛋白的聚积能够激发 AD 患者的记忆减退,脑脊液中该蛋白的升高对阿尔茨海默病的诊断有重要价值,颅脑外伤亦出现 β- 淀粉样蛋白升高。

【应用评价】 β- 淀粉样蛋白在 AD 患者的脑脊液、血浆及血小板中均存在。近年来发现在脑血管疾病后,该蛋白的表达上调,也是造成血管损伤的因素。

β- 淀粉样蛋白对神经细胞具有营养和毒性双重作用,低浓度对未分化的不成熟神经元有神经营养作用,而高浓度对已分化的成熟神经元却有神经毒性作用。β- 淀粉样蛋白有很强的聚集性,大量 β- 淀粉样蛋白聚集起来形成高聚态,构成淀粉样蛋白纤维,是 AD 的诱发因素。在 AD 患者脑中 β- 淀粉样蛋白浓度很高,对成熟神经元起毒性作用,引起神经细胞变性死亡。

β- 淀粉样蛋白除对神经元直接毒性外,还能提高许多其他物质,包括兴奋性氨基酸神经递质,如谷氨酸的毒性,与破坏细胞 Ca^{2+} 内环境平衡有关。此外,β- 淀粉样蛋白还可以促进自由基细胞损伤效应,增加细胞因子所致炎症反应等。

2. 检测方法 双抗体夹心酶联免疫吸附试验和放射免疫分析法检测。

【检测原理】及【方法学评价】 详见《临床免疫学检验技术》。

【参考区间】 40.5 ± 5.5ng/L。

(七)脑脊液其他蛋白

近年来,研究发现了髓鞘碱性蛋白、神经胶质纤维酸性蛋白及载脂蛋白 E 等一些神经系统特有或在神经系统含量丰富，而在其他组织缺失或含量甚微。测定方法可采用电泳法、放射酶联免疫法、酶联免疫法或蛋白印迹法。

1. 髓鞘碱性蛋白（myelin basic protein，MBP） MBP 是 CNS 的一种特有蛋白质，当各种 CNS 病变累及髓鞘时，MBP 可释放入 CSF 和血液中，导致其含量升高。因游离的 MBP 极易被降解，因此，CSF 和血液中 MBP 可作为急性脑损害和急性脱髓鞘特异性标志物。多发性硬化患者和髓鞘损伤性疾病，CSF 中 MBP 多升高。

2. 胶质纤维酸性蛋白（glial fibrillary acidic protein，GFAP） GFAP 富含谷氨酸和天冬氨酸，以中间微丝蛋白和可溶性蛋白两种形式存在于胶质细胞胞质中，是星形胶质细胞的骨架蛋白。它在神经元内环境维持和血 - 脑脊液屏障中起重要作用。CSF 中 GFAP 含量升高见于脑星形细胞病、AD、神经胶质瘤及海绵状脑病等。

3. 寡克隆区带（oligoclone bands，OB） OB 的出现提示中枢神经系统内存在体液免疫反应，是检测中枢神经系统亚急性、慢性炎性病变鞘内免疫球蛋白合成的最可靠指标，检测方法多为电泳法和免疫印迹。OB 在 95% 的多发性硬化症患者中比 IgG 升高出现更早，有重要的辅助诊断价值。但阳性也见于急性感染性多发性神经炎、癫痫、痴呆、脑血管病视神经炎及浆液性脑膜炎等。

二、脑脊液葡萄糖

1. 检验项目

【项目检测依据】 CSF 中葡萄糖含量主要取决于以下因素：血液葡萄糖的浓度、血 - 脑脊液屏障的通透性、CSF 中葡萄糖的酵解程度、携带运转系统的功能等。

病理状态下，CSF 中葡萄糖有不同程度的变化。如脑膜肿瘤细胞大量消耗葡萄糖，特别是化脓性脑膜炎患者其 CSF 中葡萄糖因细菌大量消耗，含量明显降低或消失；而病毒性脑膜炎无明显下降。故测定 CSF 中葡萄糖浓度，可用于细菌性和病毒性脑膜炎鉴别，以及脑膜肿瘤等的辅助诊断。

【临床意义】 CSF 葡萄糖含量减低见于：①脑部细菌性或真菌性感染：急性化脓性脑膜炎、结核性脑膜炎、隐球菌性脑膜炎；②脑寄生虫病：脑囊虫病、锥虫病、血吸虫病、肺吸虫病、弓形虫病等；③脑膜肿瘤：弥散性脑膜肿瘤浸润时减低甚至消失，淋巴瘤、神经胶质瘤、白血病、黑色素瘤，胃、肠、乳腺和胰腺癌转移至脑膜时也可使脑脊液葡萄糖减低；④低血糖：低血糖昏迷、胰岛素过量；⑤神经梅毒：梅毒性脑膜炎和麻痹性痴呆。

脑脊液葡萄糖含量增高见于：①脑或蛛网膜下腔出血：因血液葡萄糖进入脑脊液；②下丘脑损害：急性颅脑外伤、一氧化碳中毒、缺氧性脑病、感染中毒性脑病、脑炎、脑出血（尤其是脑室出血）、弥漫性脑软化等，因下丘脑损害，影响碳水化合物代谢；③急性脑外伤和中毒等影响脑干；④糖尿病或静脉注射大量葡萄糖后、精神分裂症等；⑤早产儿和新生儿。

【应用评价】 正常 CSF 与血糖的比值约为 0.66。当该比值 < 0.40 时，对鉴别细菌性与非细菌性脑膜炎的敏感性达 80%，特异性为 98%。上述比值易受患者的年龄和被感染微生物的种类的影响，而且应保证两种标本采集时间的一致性。化脓性脑膜炎葡萄糖含量多在 0～0.5mmol/L；结核性脑膜炎时，CSF 葡萄糖含量可降低至 2.2mmol/L 以下，而病毒性脑膜炎糖含量一般正常，但在腮腺炎及淋巴细胞脉络丛脑膜病毒感染时，糖含量可减少。真菌性脑膜炎其葡萄糖含量降低，但在疾病早期可在正常范围内。

急性化脓性脑膜炎，脑脊液中葡萄糖早期减低最为明显，甚至测不出来。结核性脑膜炎、隐球菌性脑膜炎的 CSF 中葡萄糖降低多发生在中、晚期，且葡萄糖含量越低预后越差。病毒性脑膜炎时脑脊液中葡萄糖多为正常。

注意脑脊液标本应加保护盖，因为暴露空气中的时间如果较长，空气中的杂菌会将脑脊液中的葡萄糖分解,而使其降低。

2. 检测方法 脑脊液葡萄糖测定与血清葡萄糖测定的方法相同。

【检测原理】及【方法学评价】 见本书第七章相关内容。

【参考区间】 正常 CSF 中葡萄糖含量约为血糖的 60%～70%。正常成人腰穿 CSF 葡萄糖含量为 2.5～4.5mmol/L,10 岁以下儿童 CSF 葡萄糖含量为 2.8～4.8mmol/L,新生儿 CSF 葡萄糖含量为 2.8～5.0mmol/L。

三、脑脊液氯化物

1. 检验项目

【项目检测依据】 CSF 中氯化物含量较高,约为血浆浓度的 1.2～1.3 倍,这有利于维持 CSF 和血浆渗透压的平衡。在某些疾病状态下 CSF 氯化物浓度可能会发生改变,而脑炎、良性淋巴细胞性脑膜炎、神经梅毒以及其他各种非细菌性炎症与脑肿瘤等,CSF 氯化物含量变化不明显。

【临床意义】 脑脊液氯化物减低见于细菌或真菌感染,特别是化脓性、结核性和隐球菌性脑膜炎急性期、慢性感染的急性发作期。细菌性脑膜炎的后期,由于脑膜有明显的炎症浸润或粘连,局部有氯化物附着,使脑脊液氯化物减低。呕吐、肾上腺皮质功能减退时,由于血氯减低,使脑脊液氯化物含量亦减低。

脑脊液氯化物增高见于尿毒症、肾炎、心力衰竭、病毒性脑膜炎或脑炎。当血液中氯化物含量增多,如肾炎及尿毒症时,脑脊液氯化物含量亦增多。

【应用评价】 脑脊液内氯化物的测定主要用于脑膜炎的鉴别诊断及预后观察。结核性脑膜炎时,氯化物含量显著减低;化脓性脑膜炎时亦减低,但减低程度较小。此外,当血液内氯化物含量减低,如患大叶性肺炎、呕吐、腹泻或大量出汗等,脑脊液内氯化物含量亦减低。

2. 检验方法

【检测原理】 CSF 氯化物定量检验方法与血清氯化物检验方法相同,详见本书第九章相关内容。

【方法学评价】 几种脑脊液氯化物检测的方法学评价见表 18-2。

【参考区间】 正常成人脑脊液氯化物的参考区间为 120～130mmol/L,婴儿为 110～130mmol/L。

表 18-2 脑脊液氯化物检测方法的评价

方法	优点	缺点
硝酸汞滴定法	操作简便、应用广泛、不需特殊仪器	影响因素多、准确度差、效率低,多被电极法和电量法取代
硫氰酸汞比色法	准确度、精密度良好	不适合体液标本检测
电量分析法	精密度和准确度高,为参考方法	操作要求高,不适合常规检测
电极法	准确度和精密度良好,为常规方法	专用仪器

用生化分析仪测定脑脊液离子的方法与血清基本相同,其操作规程也基本相同,定量测定符合临床需要,既快又准,方法可行。

四、脑脊液酶类

1. 检验项目

【项目检测依据】 正常人由于血 - 脑脊液屏障完整,CSF 内酶浓度比血清内酶浓度低。当颅脑损伤、颅内肿瘤或脑缺氧时,血 - 脑脊液屏障破坏,细胞膜通透性改变,使 CSF 内酶量增加,且不受蛋白总量、糖含量及细胞数的影响。其主要与脑细胞坏死程度和血-脑脊液屏障损害程度有关。因此,测定CSF中的酶活性或质量可以反映中枢神经系统疾病。其中一些酶在神经系统病变中具有特异性,而另一些酶则在多种神经、精神疾病中表现异常。

【临床意义】　脑脊液中普通酶虽非神经系统所特有,但CSF中这些酶在多种神经、精神疾病中有明显改变,因此可起辅助诊断作用(表18-3)。

表 18-3　脑脊液中酶的种类及临床意义

酶种类	临床意义
LDH 及同工酶	增高:癫痫、脑肿瘤、痴呆、脑膜炎、脑积水、肌萎缩侧束硬化、脑血管性疾病及脑外伤等
AST	增高:痴呆、癫痫、脑外伤、小脑病变、脑肿瘤、周围神经病及多发性硬化等
溶菌酶	增高:化脓性脑膜炎、脑瘤或血-脑脊液屏障破坏和结核性脑膜炎 降低:病毒性脑炎
酸性磷酸酶	增高:脑萎缩、脑肿瘤、脑膜炎及多发性硬化等
核糖核酸酶	增高:癫痫、脑肿瘤、痴呆、脱髓鞘性疾病及脑膜等
多巴胺 -β- 羟化酶	增高:精神分裂症 降低:老年性痴呆患者
乙酰胆碱酯酶	增高:癫痫患者 降低:阿尔茨海默病
假胆碱酯酶	降低:阿尔茨海默病
β- 葡萄糖苷酶	增高:脱髓鞘性疾病、糖尿病性神经病、癫痫、脑瘤及细菌性脑膜炎

脑脊液及血液中特殊酶类:

(1)神经元特异性烯醇化酶:神经元特异性烯醇化酶(neuron specific,NSE)主要存在于大脑神经元和神经内分泌细胞的胞质内,其他组织含量甚微。CSF中NSE含量的改变是神经元损伤的特异性生化标志。在脑梗死、癫痫、颅内高压、脑外伤、脑肿瘤等各种原因导致的中枢神经损害时,CSF中NSE含量均增加。此外,在新生儿缺氧缺血性脑病时,神经细胞崩解,血-脑脊液屏障破坏,血液中NSE的含量也显著增高,因此CSF和血清NSE可以用来作为新生儿缺氧缺血性脑病早期判断脑损伤程度的生化指标。

(2)脑型肌酸激酶同工酶:脑型肌酸激酶同工酶(CK-BB)为脑型CK同工酶,其主要分布在脑内神经元,是神经损伤的特异性生化标志。正常情况下,CK-BB在血中或CSF中不能检出,也不能通过完整的血-脑脊液屏障。各种原因引起脑损伤时,病灶内细胞膜受到破坏,CK-BB释放入细胞间隙,再扩散至CSF,并通过受损的血-脑脊液屏障进入血液,导致CSF和血清中CK-BB迅速升高。在脑肿瘤、脑梗死、脑出血、脑外伤等疾病时可增高。

2. 检验方法

【检测原理】和【方法学评价】　脑脊液酶类定量检验方法与血清酶类检验方法相同,见本书第四章及第十一章相关内容。

【参考区间】　见表18-4。

表 18-4　脑脊液中主要酶类的检测方法和参考区间

检测酶类	检测方法	参考区间
天冬氨酸氨基转移酶(AST)	连续监测法	5～22U/L
肌酸激酶(CK)	连续监测法	0～8U/L
乳酸脱氢酶(LD)	连续监测法	<20U/L

续表

检测酶类	检测方法	参考区间
LD 同工酶	琼脂糖电泳	LD1：(27.2±1.1)%
		LD2：(27.0±0.9)%
		LD3：(23.8±0.8)%
		LD4：(17.6±1.5)%
		LD5：(2.4±0.8)%
神经元特异性烯醇化酶（NSE）	酶活性：连续监测法 酶含量：ELISA 法	酶含量＜10ng/ml

五、脑脊液中常用的神经递质和神经肽

临床上常用于检测神经、精神疾病的神经递质和神经肽主要有 3 类：生物胺、氨基酸与肽类。生物胺类递质常检测 5 羟色胺（5-HT）及其代谢产物 5- 羟基吲哚乙酸（5-HIAA）、多巴胺（DA）及其代谢终产物 3- 甲氧基 -4- 羟基苯乙酸（HVA）；氨基酸类常检测抑制性递质 γ-氨基丁酸（GABA）、甘氨酸（Gly）及兴奋性递质谷氨酸（Glu）、天门冬氨酸（Asp）；肽类物质主要检测内啡肽、P 物质及胆囊收缩素（CCK）等。

（一）生物胺神经递质

1. 检验项目

【项目检测依据】　生物胺神经递质的作用广泛，参与调节多种多样的生理功能，如情绪、饮食、痛觉、调节运动和参与精神活动等。神经及精神疾病时神经组织受损害程度与单胺类递质代谢有密切关系。目前的研究表明，许多神经系统疾病如脑卒中、帕金森病、老年性痴呆与抑郁症等均与生物胺类神经递质的异常有关。故检测 CSF 中这些生物胺神经递质的改变，有助于这些疾病的诊断和病情判断。

【临床意义】　脑脊液中生物胺神经递质的临床意义见表 18-5。

表 18-5　脑脊液中生物胺神经递质的检测及临床意义

检测物质	临床意义
5-HT	增高：颅脑外伤与脑血管疾病
5-HIAA	降低：帕金森病、癫痫、精神分裂症
多巴胺（DA）	增高：精神分裂症 降低：帕金森病、癫痫
HVA	同上

【应用评价】　生物胺神经递质是一类具有广泛生物学活性的物质，生物胺神经递质的检测对于辅助诊断神经及精神疾病有一定价值。此外，生物胺神经递质及其受体也是许多治疗神经系统疾病药物的作用靶点，可用作个体化药物选择及疗效评估指标。

2. 检测方法　脑脊液生物胺神经递质定量检验方法主要有高效液相色谱（HPLC）、酶法、荧光法和电化学检测。

【方法学评价】　CSF 中生物胺神经递质浓度低。HPLC 法特异性、灵敏度均高，并可同时测定样本中多种生物胺神经递质，应尽量采用。酶学分析法和荧光法特异性、灵敏度较低，但操作简便。电化学检测是今后发展的方向。

【参考区间】　见表 18-6。

表18-6 脑脊液生物胺神经递质检测方法及参考区间

检测物质	检测方法	参考值范围
5-HT	HPLC、酶学分析法、荧光法等	<20ng/ml
5-HIAA	HPLC、酶学分析法、荧光法等	（17.1±6.5）ng/ml
多巴胺（DA）	HPLC，电化学检测	（2.19±0.60）μmol/l
HVA	HPLC	（1.73±0.30）μmol/l

（二）氨基酸类神经递质的检测

1. 检验项目

【项目检测依据】 神经系统中存在有大量氨基酸，他们除了参与神经系统的一般代谢过程，维持细胞内外水分和电解质平衡外，还作为神经递质参与神经兴奋和抑制的调节。神经及精神疾病时多伴有这些氨基酸类神经递质的改变，故检测 CSF 中氨基酸类神经递质，有助于这些疾病的诊断和病情判断。

【临床意义】

（1）神经退行性疾病（Neurodegenerative disease）是大脑和脊髓的细胞神经元丧失的疾病状态。其神经元或其髓鞘丧失随着时间的推移而恶化，导致功能障碍。主要包括 AD、帕金森病（Parkinson Disease，PD）、多发性硬化症、重症肌无力等。越来越多研究证明氨基酸类神经递质与神经退行性疾病关系密切。

在 AD 患者血浆中，兴奋性氨基酸类神经递质 Glu 和 Asp 显著增加，表明兴奋性氨基酸类神经递质参与了 AD 病的致病过程，并对其形成起着重要作用。

诸多研究也表明，氨基酸类神经递质与 PD 的发生和发展有着密切的联系，在 PD 时，兴奋性氨基酸类神经递质 Glu 和 Asp 增加显著，而抑制性氨基酸类神经递质的水平与 PD 的联系尚无确切联系。

（2）原发性癫痫的病因和发病机制尚未完全明确，动物实验及一些临床研究均提示其发病的病理生理机制与中枢神经系统内兴奋性氨基酸递质和抑制性氨基酸递质的平衡失调有关，即 Glu、Asp 等兴奋性氨基酸递质含量增高，而 GABA、Gly 等抑制性氨基酸递质含量降低。

【应用评价】 虽然许多神经系统疾病与氨基酸类神经递质的改变有关，但总的来说，由于 CNS 功能的复杂性，这些疾病的发生机制至今尚未完全明确，目前氨基酸类神经递质在临床上的应用尚不广泛，但随着研究的深入，氨基酸类神经递质与神经精神疾病关系将被阐明，其测定的临床价值也将得到重视。

2. 检测方法

【检测原理】 目前氨基酸常用分析的方法有氨基酸分析仪法、HPLC 法和质谱法等。

【方法学评价】 与氨基酸分析仪和 HPLC 法相比较，质谱法无论是从精度、灵敏度上，还是从稳定性和重复性上都有了很大的提高和改善。质谱法直接针对每个氨基酸的结构和分子量进行分析，可以有效地避免氨基酸之间的相互干扰。

【参考区间】 脑脊液中氨基酸浓度低于血浆浓度，但谷氨酸和 GABA 高于血浆。

（三）神经肽类检测

1. 检验项目

【项目检测依据】 神经肽是泛指存在于神经组织并参与神经系统功能作用的内源性活性物质，是一类特殊的信息物质。特点是含量低、活性高、作用广泛而又复杂，在体内调节多种多样的生理功能，如痛觉、睡眠、学习与记忆乃至神经系统本身的分化和发育都受神经肽的调节。多种神经精神疾病都可出现 CSF 中这些神经肽类水平改变，检测其变化，有助于这些疾病的诊断和病情判断。

【临床意义】 见表18-7。

表18-7 脑脊液神经肽类检测方法及参考区间

检测物质	临床意义
β- 内啡肽	增高：躁狂症、精神分裂症等 降低：AD 患者
P 物质	增高：精神抑郁性患者 降低：PD 患者，但病情严重时升高
生长抑素（SS）	降低：神经退行性变（Alzheimer 型老年痴呆患者、帕金森病等）

【应用评价】 神经肽广泛分布于哺乳动物的中枢神经系统和脑血管周围，在体内起传递信息、调节代谢及协调器官活动等化学信使作用。已有许多研究证实，脑脊液中的神经肽含量与神经及精神疾病有着密切的关系，因此，脑脊液神经肽的检测应用越来越广泛。

2. 检测方法

【检测原理】 脑脊液神经肽定量检验方法主要有 RIA 和 ELISA 两种方法。

【方法学评价】 RIA 和 ELISA 法都有较高特异性，但重复性都不高。RIA 灵敏度更高，但涉及放射性物质，使用受限。

【参考区间】 见表18-8。

表18-8 脑脊液神经肽检测方法及参考区间

检测物质	检测方法	参考区间
β- 内啡肽	RIA 和 ELISA	（196±18）mg/L
P 物质	RIA	（160±14）mg/L
生长抑素（SS）	RIA	（29.49±4.47）ng/L

第三节 临床生物化学检验项目在神经精神疾病诊治中的应用

目前，神经系统疾病的诊断主要通过临床症状结合实验室检查进行，其中生物化学检验为一些神经精神疾病的诊断及鉴别诊断提供了重要依据。因此了解这些疾病的生物化学变化对理解其发病机制，提高实验诊断效率具有重要意义。

一、帕金森病

帕金森病（PD）是一种常见的老年性锥体外系变性疾病。此病发病率高，是第二位神经变性疾病，好发于 50 岁以上人群。PD 患者主要临床表现有静止性震颤、肌强直、运动迟缓和姿势反射障碍。主要的病理和生化改变是黑质致密部广泛、进行性多巴胺能神经元退行性变及纹状体多巴胺缺失。PD 的发病机制尚不明确，目前认为可能由多种级联反应导致多巴胺能神经细胞凋亡、变性、坏死过程中涉及线粒体功能障碍和谷氨酸毒性、氧化应激、蛋白水解应激和基因突变等有关。

（一）血清学生物化学检验

血清中肾素活力降低，酪氨酸含量减少；黑质和纹状体内 NE、DA、5-HT 含量减少，多巴脱羧基酶、谷氨酸脱羧酶活性减低。

（二）脑脊液的生物化学检验

CSF 中 GABA 下降，DA 和 5-HT 的代谢产物 HVA、5-HIAA 含量均降低，与神经肽相关的物质缩胆囊肽、甲硫氨酸脑啡肽、P 物质、生长抑素等含量降低。

（三）尿液的生物化学检验

尿液中 DA 及其代谢产物、5-HT 及其代谢产物减少，肾上腺素和去甲肾上腺素减少。

二、阿尔茨海默病

阿尔茨海默病（AD）又称老年性痴呆，是一种中枢神经系统慢性退行性疾病，主要临床表现为痴呆综合征，起病缓慢，病程呈进行性。多有家族史，病变发展较快。关于本病的病因和发病机制目前尚不清楚，多数学者认为，遗传因素和中枢神经递质的广泛缺失在本病的发生发展过程中起重要作用。此外中枢神经递质、淀粉样蛋白、神经节苷脂、微量元素、神经生长因子等物质的代谢改变也与本病有关。

目前尚未发现诊断 AD 的特异性实验室指标，但通过检测某些神经生化标志物的改变有助于 AD 病的鉴别诊断。

（一）神经递质的变化

AD 患者脑中胆碱能神经元减少或胆碱代谢紊乱，进而导致 CSF 中乙酰胆碱酶（AChE）活性显著降低。大量尸检和活检发现老年性痴呆患者大脑皮质和海马中胆碱乙酰酶（ChAT）及 AChE 活性降低，ChAT 活性可降至正常同龄者的 35%～40%。测定脑脊液中 ChAT 活性减低与智力损害程度相关。脑脊液中 ChAT 和 AChE 的检测有助于观察胆碱能神经元的功能。

此外，CSF 中生长抑素、精氨酸加压素、多巴胺及其代谢产物、NE、5-HT 及其代谢产物、多巴胺 β 羟化酶（DβH）、促甲状腺释放激素及促性腺激素水平等均有不同程度的降低，但缩宫素含量增高。

（二）β- 淀粉样蛋白

β- 淀粉样蛋白（AP）也叫 βA4 蛋白，是 β- 淀粉样蛋白前体的一个片段，由 40～42 个氨基酸构成的多肽。AD 患者脑中明显的病理改变是神经炎斑（老年斑）及脑血管壁淀粉样变性，这些病变都与 β- 淀粉样蛋白等异常蛋白质有关。AD 患者 CSF 中 AP 含量明显增高。

（三）与神经原纤维缠结形成相关成分检测

AD 患者脑中另一个重要的特征是形成神经原纤维缠结（NFT），NFT 发展到一定程度，可使神经元细胞发生变性、坏死，形成嗜银性原纤维斑块。AD 患者的痴呆程度与 NFT 的数量成正比。故与 NFT 形成相关的成分检测对 AD 的鉴别诊断有重要意义。

1. Tau 蛋白和 Alz68 Tau 蛋白是一种微管状结合蛋白，有多种同型物，在 AD 患者脑中 Tau 蛋白及其同型物质被异常磷酸化，在 NFT 中也可见被异常磷酸化的高分子量神经元丝状物的积聚。Alz68 则是与 Tau 蛋白形成有密切联系的物质，AD 患者脑中 Tau 蛋白和 Alz68 含量增多。

2. 泛素 泛素是 NFT 重要蛋白组成成分，是由 76 个氨基酸组成的多肽，具有高度恒定性，与蛋白质的二价修饰有关，是一种与其他结构蛋白变性有关的蛋白。AD 患者脑中泛素水平增高。

三、肝豆状核变性

肝豆状核变性（hepatolenticular degeneration，HLD）是一种常染色体隐性遗传病，是由于基因突变引起铜蓝蛋白（Cp）合成障碍或胆道铜排泄障碍，导致铜代谢异常疾病。1912 年由 Wilson 首次报道，故又称 Wilson 病。

正常成人每天从食物中吸收的 Cu^{2+} 约 2.0～4.0mg，吸收入血的 Cu^{2+} 先与白蛋白疏松结合，90%～98% 被运送至肝内与 α- 球蛋白牢固结合成铜蓝蛋白；仅有约 5.0% 与白蛋白或组氨酸结合，其余大部分经胆道系统排泄，很少由尿排出。

Cp 基因定位于 13q14.3，全长约 80kb，当其发生突变，导致铜蓝蛋白合成障碍，编码的铜转运蛋白 ATP 酶功能部分或完全缺失，Cu^{2+} 不能很好进入肝细胞被处理，大量 Cu^{2+} 沉积于肝、脑、肾和角膜等组织，造成肝、神经系统的损伤以及神经精神异常。典型的 HLD 患者表现为肝和（或）神经系统症状体征、实验室铜代谢生化检查异常和角膜色素环（K-F 环）。但一般累及多系统、多脏器者无典型临床特征改变。

（一）血清铜蓝蛋白和铜氧化酶活性的检测

HLD 患者特征性的生化改变是铜代谢指标异常，表现为 Cp 显著降低（Cp＜200mg/L），甚至为 0，正常值为 0.26～0.36g/L。血清 Cp 水平与病情、病程及疗效无明显相关性。血清铜氧化酶活性与血清 Cp 含量成正比，因此，测定铜氧化酶活性可间接地反映血清 Cp 的含量。

（二）血清铜和尿铜的检测

正常人血清铜为 14.7～20.5μmol/L，90% 左右的 HLD 患者血清铜降低。某些疾病如慢性活动性肝炎、严重营养不良、肾病综合征等患者也可表现出血清铜降低。但严重肝细胞坏死时胞内的铜释放入血，可引起血清游离铜不同程度升高。正常情况下，铜从尿中排泄较少，HLD 患者 24 小时尿铜排泄增加（24 小时尿铜排泄量＞100μg）。尿铜含量增高是该病的主要诊断指标之一，可作为疗效观察。血清铜对 HLD 的诊断价值不如尿铜及肝铜。

（三）肝铜的测定和肝铜染色

HLD 患者 Cu^{2+} 在肝细胞中沉积，故肝穿刺活检测定肝铜含量和进行肝铜染色对该病的诊断更具特异性，对高度怀疑的不典型病例具有极高的诊断价值。肝铜含量≥250μg/g 干重具有显著特异性，认为是目前诊断 HLD 的金标准。

四、亨廷顿病

亨廷顿病（Huntington disease，HD）又称大舞蹈病或亨廷顿舞蹈症，是一种以不由自主运动、精神异常和进行性痴呆为主要临床特点的常染色体显性遗传性、神经退行性疾病。该病由美国医学家乔治·亨廷顿于 1872 年发现，故而得名。主要病因是由于患者第 4 号染色体短臂（4p16.3）上的 Huntington 基因（IT15 基因）发生变异，产生了变异的蛋白质，该蛋白质在细胞内聚集，形成大分子团，影响神经细胞的功能。一般患者在中年发病，表现为舞蹈样动作，随着病情进展逐渐丧失说话、行动、思考和吞咽的能力，病情大约持续发展 10～20 年，最终导致死亡。

（一）遗传学检测

IT15 基因 1 号外显子内含一段多态性三核苷酸（CAG）重复序列，当 CAG 的重复拷贝数超过 36 次时易引起发病。遗传学检测就是采用 PCR 技术检测该基因（TT15）中 CAG 重复拷贝数，正常人一般不超过 38 个拷贝，患者在 39 个以上，阳性率高。只需检测患者本人，可作出疾病症状前诊断和产前诊断等，是确诊 HD 的重要手段。

（二）脑脊液的生物化学检测

亨廷顿病患者脑内 γ- 氨基丁酸（GABA）减少，胆碱能神经活动受抑制，而多巴胺能神经活动过度，故检测可发现患者 CSF 中 γ- 氨基丁酸、Ach 含量下降，多巴胺水平可能增高。但患者血清、脑脊液、尿常规检查一般无异常。

五、其 他

（一）精神分裂症

精神分裂症（schizophrenia）是一种慢性、严重性、致残性、病因和发病机制不明的脑病。多数学者认为精神分裂症是一种多因素的疾病，但遗传因素和环境因素起重要作用。目前对于精神分裂症发生有几种神经生化方面假说。一种是多巴胺（DA）假说：多巴胺受体可分为 D1 和 D2 家族，其中 D1 家族有 2 种亚型，主要激活腺苷酸环化酶；D2 家族有三种亚型，主要对腺苷酸环化酶有抑制作用。有学者认为精神分裂症患者同时存在 DA 功能亢进及 DA 功能低下，分别表现出精神分裂症的亢进性症状和抑制性症状，故可用受体抑制剂或激动剂进行治疗。另一种是 5-羟色胺（5-HT）假说：5-HT$_{2A}$ 受体可能与情感、行为控制及调节 DA 释放有关。非典型抗精神药物对 D2 受体及 5-HT$_{2A}$ 受体均有拮抗作用，临床研究结果提示，非典型抗精神分裂症药物对精神分裂症亢进性和抑制性症状都有效。可能是因为药物对 5-HT$_{2A}$ 受体有相对高的亲和力，而 5-HT 神经元传递也可调节 DA 的释放。另外一种是谷氨酸假说：1990 年 Carlsson 就提出精神分裂症是由于皮质下 DA 系统和谷氨酸系统不平衡所致。动物模型和药理研究显示，精神分裂症患者脑内存在谷氨酸和 γ-氨基丁酸等递质的功能紊乱，非典型抗精神分裂症药物能够防止谷氨酸的 N-甲基-D-天冬氨酸（NMDA）受体功能减退效果，改善患者精神症状和认知功能。另外，除遗传因素外，社会心理因素也对本病发病产生重要影响。

故精神分裂症患者对脑脊液进行生物化学检测，DA 及其代谢产物水平升高，5-羟色胺及 5-羟吲哚醋酸的功能及水平低下，谷氨酸浓度下降。除此之外，其他物质如乙酰胆碱、去甲肾上腺素、P 物质、NO 和胆囊收缩素可能也有相应改变。

（二）癫痫

癫痫（epilepsy）是由于大脑神经元异常放电引起的突发的、短暂性的大脑功能失调，主要表现为短暂的一过性的全身强直阵挛、呆滞、意识模糊、流口水等。癫痫的确切发病机制至今仍未完全阐明。研究表明，癫痫发作是由于脑神经元异常和过度同步放电所致的大脑短暂功能障碍。

癫痫的脑脊液生化、培养、常规检查，血液生物化学检查及尿液等生物化学检查主要用于排除颅内感染、出血、代谢异常等相关疾病。

（三）脑卒中

脑卒中（stroke）俗称脑中风，又叫脑血管意外，为一种突发的脑部血液循环障碍性疾病，是血管性疾病患者由于各种诱发因素引起的脑血管狭窄、阻塞、破裂等，造成急性脑血液循环障碍，产生一系列脑功能障碍症状和体征。临床上分为缺血性、出血性、高血压病和血管性痴呆 4 类。脑卒中发生率高，危害严重，致死、致残率高。该病发病与脑血管形态结构受损、血流动力学改变、血液成分变化等因素有关。早期测量血清同型半胱氨酸及超敏 C-反应蛋白水平有助鉴别缺血性进展性脑卒中和完全性脑卒中，并且有助于判断缺血性脑卒中患者病情严重程度及预后。此外，S100β 蛋白被认为是脑损伤程度和预后判断的标志物。

（闵　迅）

本章小结

神经系统由中枢神经系统和周围神经系统构成。脑脊液对中枢神经系统有营养、保护和调节的作用。血-脑脊液屏障由脑毛细血管内皮、基膜及星形胶质细胞突起构成，可以选择性的让血中物质通过，保证脑的正常代谢和功能。神经递质在神经系统信号传递过程中发挥重要作用。神经递质是神经元间或神经元与靶细胞（肌肉、腺细胞）间起信号传递作用的化学物质，神经末梢通过释放神经递质与靶细胞膜上的特异受体结合而发挥效应。葡萄糖是神经组织最重要也是唯一有效的能量来源；蛋白质也是脑细胞的营养物质；神经系统中脂质含量丰富，是脑组织的重要成分，部分脂质是脑组织特有成分。神经变性病是指以神经元变性为主要病理改变的一类疾病,病变可涉及大脑、小脑、脑干和脊髓等不同部位,其特点是中枢神经系统某个或某些特定部位神经元进行性病变以至于发生坏死,伴有胞质结构改变,但无炎症或异常物质累积。

神经系统疾病的诊断往往通过临床症状结合实验室检查进行,其中实验室检查包括脑脊液蛋白质和特殊酶的测定、神经递质的测定、分子生物学诊断等手段。帕金森病是一种中老年患者常见的神经系统变性疾病,其发病机制与氧化应激、谷氨酸毒性、线粒体功能障碍及遗传因素有关。阿尔茨海默病则是一种中枢神经系统原发性退行性疾病,其发病机制与免疫、胆碱能系统功能低下及遗传等因素有关,可选用 β- 淀粉样蛋白、tau 蛋白及神经递质协助诊断。肝豆状核变性是一种基因突变引起的常染色体隐性遗传病,可以通过检测血清铜蓝蛋白、铜氧化酶活性、血清铜和尿铜进行辅助诊断,目前认为肝铜测定是诊断该病的金标准。亨廷顿病是一种常染色体显性遗传性神经退行性疾病,遗传学检测是该病主要诊断手段。其他神经精神系统疾病可以通过检测某些神经递质的变化进行辅助诊断。

第十九章
妊娠及新生儿的生物化学检验

思考题：

1. 正常妊娠分为几个阶段？
2. 胎盘生理、生物化学功能及主要激素有哪些？
3. 简述妊娠期母体及胎儿的主要生物化学变化。
4. 妊娠与相关疾病的常用生物化学检验指标有哪些？
5. 简述胎儿肺成熟度检测意义及其主要生物化学指标。
6. 产前筛查的主要生物化学检测指标有哪些？如何应用？
7. 简述新生儿筛查的意义及疾病。
8. 简述苯丙酮尿症及先天性甲状腺功能减退症的生物化学检验。

妊娠（pregnancy）是胚胎及胎儿在母体内发育成长的复杂过程。自分娩出结扎脐带起至出生后满 28 天，称为新生儿期（the neonatal period）。临床实验室检查在妊娠监测、妊娠期相关疾病的诊治以及产前、新生儿筛查方面发挥着极其重要的作用，对妊娠妇女和新生儿血液、尿液及羊水等样本进行检测，不仅能作出早孕诊断，还可了解胎儿在宫内发育成熟状态及发现遗传性疾病，并对各种妊娠并发症作出诊断。本章主要阐述妊娠及新生儿相关的生物化学检验。

第一节　概　　述

本节介绍妊娠过程、胚胎和胎儿的生长发育、胎盘在妊娠中的作用、羊水组成以及妊娠期母体和胎儿的生物化学变化，有助于理解实验室检查在妊娠监护及相关疾病的应用。

一、正常妊娠

（一）妊娠、胚胎和胎儿发育

从末次月经（last menstrual period，LMP）第 1 天开始算起，妊娠期通常持续 280 天（40周）。全程分为 3 个时期，妊娠 13 周末以前称为早期妊娠，第 14～27 周末称为中期妊娠，第28 周及以后称为晚期妊娠。

卵子在输卵管受精后成为合子（fertilized ovum），然后从输卵管移向子宫植入内膜。合子分裂成为 16 个细胞的桑葚胚（morula），再分裂发育为 50～60 个细胞的原始卵黄囊（yolk sac），进一步发育成囊胚（blastocyst）。大约在受精 5 天后，囊胚侵入子宫壁。囊胚外壁的滋养层细胞能协助囊胚侵入子宫内膜，然后滋养层细胞发育成绒毛膜（chorion），继而发育成胎盘（placenta）。滋养层细胞依据其位置和细胞形态可分为合体滋养层细胞与细胞滋养层细胞。以上这个时期的妊娠产物称为胚胎（embryo）。在胎盘的营养作用和羊水的保护作用下，胚胎经历快速的细胞分裂、分化和生长。在三种主要的细胞形式（外胚层、中胚层、内胚层细胞）的联合作用下，器官开始形成。在 10 周左右时，胚胎已经发育成熟形成大多数重要结构，此时称为胎儿（fetus）。中期妊娠胎儿生长非常迅速，许多重要的器官开始成熟。在此期末胎儿约重 700g，长约 30cm。晚期妊娠是许多胎儿器官完全成熟的时期，胎儿生长速度减缓。在该期的最后阶段，胎儿重约 3400g，长约 50cm。正常的分娩发生在 37~42 周这段时期内。

（二）胎盘

胎盘由胎儿部分羊膜、叶状绒毛膜及母体部分底蜕膜构成，介于胎儿与母体之间。随着胎儿的成熟，胎儿 - 胎盘复合体（fetal-placental unit）可合成分泌某些激素、妊娠相关蛋白及一些酶，从而影响母体代谢。

1. 胎盘功能　胎盘具有物质交换、合成、分泌、防御及免疫等多种功能。母体血液循环中的可溶性物质必须穿过滋养层和数层生物膜才能进入胎儿血液循环，其通透性取决于母体和胎儿血液中物质的浓度梯度差、血液中结合蛋白的浓度、物质在血液中的溶解性和转运系统。正常胎盘运输包括不转运、限制性被动运输、被动运输、跨细胞膜主动运输及受体介导的细胞摄取等多种形式。胎盘能有效地阻挡大分子蛋白质和与血浆蛋白结合的疏水化合物通过。

2. 胎盘激素　胎盘蛋白质类激素主要包括人绒毛膜促性腺激素和胎盘催乳素；类固醇激素有黄体酮、雌酮、雌二醇和雌三醇等。由于母体的血管毗邻胎盘产生激素部位，大部分胎盘激素分泌入母体血液循环，仅少量到达胎儿血液循环。人绒毛膜促性腺激素为胎盘中最重要的激素，在早期妊娠末母体外周血已达最大浓度。除人绒毛膜促性腺激素外，通常随着胎盘质量增大，其产生的激素相应增多，在母体外周血中的浓度也上升。主要的胎盘激素见表 19-1。

表 19-1　主要胎盘激素

名称	合成部位	生物化学特征	妊娠期生理功能
人绒毛膜促性腺激素（human chorionic gonadotropin, hCG）	胎盘合体滋养层细胞，男性和未受孕女性的垂体也少量分泌	糖蛋白，含糖量约为 40%，糖链末端是唾液酸，分子量 36.7kD。由 α 和 β 亚基糖蛋白组成的异源二聚体	维持月经黄体寿命并使其成为妊娠黄体，维持妊娠；促进雌激素、黄体酮形成；刺激胎儿睾丸分泌睾酮，促进男胎性分化；刺激甲状腺活性
胎盘催乳素（placental lactogen, PL）	胎盘合体滋养层细胞	单链多肽，含 191 个氨基酸和两个链内二硫键，分子量 22.28kD	催乳、代谢调节、促进生长、促黄体生成、促进胰岛素生成、促红细胞生成和刺激醛固酮分泌等
黄体酮（progesterone）	妊娠早期主要由卵巢黄体分泌，妊娠 8~10 周后主要由胎盘合体滋养层细胞合成	类固醇化合物，基本结构为孕烷核，含 21 个碳原子	促进子宫内膜增厚，抑制子宫收缩，防止流产，利于胚胎及胎儿宫内生长发育；扩增血容量；促进乳腺发育
雌激素（estrogen）	妊娠早期主要由卵巢黄体分泌，妊娠 10 周后主要由胎儿 - 胎盘复合体合成	类固醇化合物，基本结构为雌烷核，含 18 个碳原子，硫酸脱氢表雄酮（DHEAS）为主要前体物质	促进和维持子宫发育；促进乳腺发育；分娩时促进子宫收缩，利于分娩；促进女胎生殖器官发育

（三）羊水

羊水（amniotic fluid）是充满在羊膜腔内的液体，为胎儿在子宫内生活的环境，由胎盘、胎儿肾脏、肺、皮肤及羊膜等器官产生，体积和化学组成被控制在一个动态的范围内。其功能是保护胎儿和减少胎动引起的母体不适感。

1. 羊水量　妊娠期羊水量逐步增加，在妊娠38周时达到最高峰。在临床中常可见到羊水量的病理性改变：羊水过少（oligohydramnios）见于子宫内膜生长迟缓和胎儿输尿管异常；羊水过多（polyhydramnios）见于妊娠期糖尿病、严重的Rh血型不相容、胎儿食管闭锁、多胎妊娠、无脑畸形和脊柱裂等。

2. 羊水组成　妊娠早期的羊水可被视为母体血浆透析液，组成类似于细胞外液。随着胎儿的生长，羊水组成在多方面发生变化。最显著的是钠离子浓度和渗透压降低，而尿素、肌酐和尿酸浓度增加。羊水蛋白质来源于胎儿皮肤、泌尿道、胃肠道及呼吸道，来源于呼吸道的蛋白质主要为Ⅱ型上皮细胞分泌的脂蛋白，为肺表面活性系统的重要成分。胎儿产生的某些蛋白存在与母体交换的现象，如AFP。羊水中已发现有50多种酶，其中乙酰胆碱酯酶可用于诊断胎儿神经管缺陷。羊水脂类中最重要的是磷脂，其种类和浓度可反映胎儿肺成熟度。羊水中还存在多种甾体类和蛋白质类激素。

在早期妊娠，羊水无色澄清，几乎不存在有形物。在妊娠16周时，羊水中出现从羊膜、胎儿皮肤及支气管树脱落的大量细胞，它们在产前诊断上有重要用途。随着妊娠的继续，胎儿头发和胎毛也脱落到羊水中，从而影响羊水的浊度。肺的表面活性剂微粒即薄层小体，可明显增加羊水的浊度。妊娠足月羊水略浑浊、不透明，可见其中悬有小片状物质。

二、母体及胎儿的生物化学改变

在妊娠期产生的大量胎盘激素参与和神经内分泌的影响下，母体的生物化学代谢及各系统的功能会发生显著变化。胚胎及胎儿在发育过程中，也会发生一系列生物化学变化，主要包括肺功能、肝功能、肾功能、血红蛋白等代谢变化。

（一）母体适应

妊娠期母体生物化学代谢特殊，如对血管紧张素的抵抗性增加，脂肪利用强于葡萄糖利用，肝脏合成甲状腺素结合蛋白、类固醇结合蛋白、纤维蛋白原和其他蛋白质增加，因此应建立妊娠妇女的实验室检查参考值范围。

1. 血液学变化　母体妊娠期的血容量平均增加45%左右，平均约增加1450ml，血浆容量的增加多于红细胞的增加。尽管红细胞生成增加，但由于血液稀释，红细胞计数、血红蛋白和血细胞比容反而下降。白细胞计数变化范围较大，为$(4.0\sim13.0)\times10^9/L$，在临产时和产褥期可明显增加。妊娠期多种凝血因子Ⅱ、Ⅴ、Ⅶ、Ⅷ、Ⅸ和Ⅹ合成增加，血浆纤维蛋白原增加约65%，血液处于高凝状态。

2. 物质代谢变化　妊娠妇女胰岛素分泌增加，随着孕期进展，组织抗胰岛素作用加强，敏感性下降。在妊娠早期就可出现尿糖排泄量增加而发生糖尿病，这可能与肾小管对葡萄糖的重吸收能力下降有关。糖尿病妇女可被妊娠加重，少数健康妇女则在妊娠期间可发生临床糖尿病。对妊娠妇女进行口服葡萄糖耐量试验已成为妊娠期糖尿病筛查的常规性试验。妊娠期血脂升高，血清甘油三酯、胆固醇、磷脂和游离脂肪酸增加约40%，产后逐渐下降。β-脂蛋白水平增高180%，致使妊娠妇女容易发生动脉粥样硬化及血栓栓塞。妊娠期蛋白质合成和分解代谢均增加，但总蛋白下降，在妊娠末期白蛋白减少至34g/L，血浆球蛋白浓度轻度增加。妊娠妇女血中起运输作用的球蛋白明显增加，免疫球蛋白IgG轻度下降，IgD增高，IgA、IgM水平基本不变。妊娠妇女电解质基本不发生变化，必要时补充钙、铁剂。

3. 肾功能变化 在妊娠20周时GFR增加至170ml/(min·1.73m²),使肾脏对尿素、肌酐和尿酸的清除增加,多数妊娠妇女这三种物质血清浓度会轻微下降。但是在妊娠最后4周,尿素及肌酐浓度将轻度增加,同时因肾小管对尿酸的重吸收明显增加,使血清尿酸浓度水平高于非妊娠期。分娩后GFR逐渐回复到妊娠前的情况。蛋白质从尿中丢失增加约30mg/d。

4. 内分泌变化 妊娠期多种激素发生不同程度的改变见表19-2。

表19-2 妊娠期母体激素变化

名称	变化
促性腺激素	促卵泡激素和黄体生成素分泌减少,卵泡不再发育成熟,无排卵
皮质醇	血浆皮质醇增加,昼夜节律性存在
甲状腺激素	合成和分泌增加,TT_4和TT_3浓度升高,游离甲状腺激素水平仍然维持在参考区间之内,FT_4浓度在妊娠中、晚期轻微降低
甲状旁腺素	增加约40%,而血浆游离钙离子基本不变
降钙素	不一定增加,但1, 25-二羟维生素D3升高
黄体酮	在早期妊娠,母体卵巢黄体可分泌足量黄体酮来维持妊娠,一直持续到胎盘能够产生足够黄体酮为止
雌激素	分泌增加,使催乳素分泌增加达10倍,并抑制黄体生成素和卵泡刺激素的分泌

(二)胎儿功能发育

妊娠10周内的人胚称为胚胎,是器官分化、形成的时期。自11周起称为胎儿,是生长、成熟的时期。胚胎和胎儿功能发育主要表现在以下几个方面。

1. 肺功能 新生儿出生时胎肺发育不成熟可导致呼吸窘迫综合征,影响新生儿存活力。胎儿肺脏发育包括胎儿肺组织结构发育和肺表面活性物质的合成、储存和释放。肺脏发育应形成具有充足表面积的肺泡,并充分血管化,以利于气体交换;同时必须获得足够的表面活性物以支持通气运动。表面活性物可避免末端呼吸树的塌陷而维持肺泡的稳定性,同时减少呼吸起始相时肺扩张所需的压力。

2. 肝功能 红细胞最早来自卵黄囊,妊娠10周胎肝是主要的造血器官,在妊娠22～24周,骨髓则成为主要的造血器官。胎儿肝脏合成蛋白质所需氨基酸需由母体血液经胎盘逆浓度差主动转运至胎儿血液循环。由于胎儿肝脏发育不完全成熟,肝内缺乏许多酶,不能结合红细胞破坏产生的大量游离胆红素,所以在一些新生儿可出现生理性黄疸。

3. 肾功能 胎儿的水、电解质平衡主要靠胎盘完成,所以胎儿肾功能虽然不完善,也不会出现水、电解质紊乱。妊娠11～14周胎儿肾已有排尿功能。胎儿通过排尿参与羊水循环,伴随着胎儿肾系统发育及肾脏功能的逐渐成熟,羊水中尿素、肌酐、尿酸等含氮化合物逐渐增加。在妊娠37周羊水中尿素及肌酐浓度为正常人血清浓度的2～3倍。胎儿出生后,肾脏功能发育完全成熟。

4. 血红蛋白 胚胎最先产生胚胎型血红蛋白,随后被胎儿血红蛋白(HbF)取代。妊娠10周左右,胚胎型血红蛋白下降至10%。中期妊娠时HbF可升高至90%左右,其余为成人血红蛋白(HbA)。高比例的HbF可持续至妊娠第36周,随后逐渐下降,至临产时HbF仅占25%。HbF对氧的亲和力较HbA为高,使母体血中的氧得以逆浓度差弥散至胎儿血液循环。

第二节　妊娠相关的生物化学检验项目与检测方法

近些年,关于胎儿及母体的相互作用、胎儿生长发育以及妊娠与围生期相关疾病的生理、生物化学机制的研究取得了很多进展,为妊娠与相关疾病的实验室诊断提供了许多敏感性和特异性均较好的生物化学检验指标,在妊娠诊断、母体及胎儿健康评价、妊娠期特有及合并疾病、胎儿异常的早期发现等方面均发挥了重要作用。另外,除测定母体血液中成分变化外,羊水穿刺可用于母体 - 胎儿 Rh 血型不合的管理、分析胎儿肺脏成熟度、确定胎儿发育情况及胎儿遗传异常的发现等。本节所涉及的激素检测原理及方法学评价参照本书第十六章相关内容。

一、妊娠与相关疾病

(一)人绒毛膜促性腺激素

1. 检验项目

【项目检测依据】 hCG 的 α 亚基基因在 6 号染色体,与促甲状腺激素(TSH)、黄体生成素(LH)和卵泡刺激素(FSH)的 α 亚基均由同一单独基因编码,所以这四种激素的 α 亚基结构高度同源。hCG 的 β 亚基在 19 号染色体上,受控于一个含 7 个基因的基因家族,但其中仅有 3 个基因具有活性。hCG 与 LH 的 β 亚基在肽链部分具有广泛的同源性。前述四种同源性高的糖蛋白激素 β 亚基的前 115 个氨基酸中 80% 是相同的,差别仅仅在于 β 亚基 C- 端的后 30 个氨基酸,这一特性可作为检测 hCG 的理论基础。若针对 β 亚基特异性进行的 hCG 检测,临床检验报告单上以 β-hCG 表示。

hCG 的清除在肝脏和肾脏进行,肝清除率约为 $2ml/min/m^2$,肾清除率约为 $0.4ml/min/m^2$。hCG、β-hCG 和 α-hCG 在妊娠期末都会消失。三者都分别具有短、中、长三个半衰期:hCG 为 3.6、18 和 53 小时;β-hCG 为 1、23 和 194 小时;α-hCG 为 0.63、6 和 22 小时。首次晨尿样本与血清中 hCG 浓度具有可比性。

【临床意义】 hCG 主要用于正常妊娠、妊娠期特有疾病的诊断和监护、胎盘功能评价以及胎儿先天性异常的筛查。临床妊娠诊断主要依靠月经变化情况、体检、首次胎心搏动、超声检查、宫颈黏液检查和 hCG 检测。在停经第一天约半数妊娠女性血清 hCG 浓度就可达到 25U/L。妊娠期的前 8 周,母体血清 hCG 浓度呈对数上升。血清 hCG 峰值在妊娠 8～10 周时出现,随后浓度缓慢下降;在中期妊娠末,hCG 浓度为峰值的 10%(表 19-3)。在早期妊娠,母体血清 hCG 96%～98% 是完整的二聚体形式,1%～3% 是 α 亚基,1% 以下是 β 亚基。在晚期妊娠,hCG 的浓度水平保持恒定,主要形式也是完整的二聚体。此时 hCG 含量若增加 1 倍,提示为孪生子。

表 19-3 妊娠期血清 hCG 浓度变化

妊娠期(周)		U/L
受精后	距末次月经	
2	4	5～100
3	5	200～3000
4	6	10 000～80 000
5～12	7～14	90 000～500 000
13～24	15～26	5000～80 000
26～38	27～40	3000～15 000

葡萄胎患者尿 hCG 可达到 300 000U/d,术后 1 月内尿 hCG 逐渐下降,90% 的患者在 3 个月内可转为阴性。对于葡萄胎清宫残留或恶性变,如演变为恶性葡萄胎或绒毛膜癌等患者,尿 hCG 在下降后转而持续上升,所以动态监测尿 hCG 变化可用于病情监控、治疗效果,尤其是化疗效果的评价。

异位妊娠妇女与同孕龄妇女相比,hCG 水平较低。只有 50% 的异位妊娠妇女尿妊娠试验为阳性,所以尿妊娠试验阴性并不能排除异位妊娠的可能性。目前测定 hCG 更加敏感的方法已用于异位妊娠的诊断,如果 48 小时内血清 hCG 升高程度 <60%,则异位妊娠的可能性较大。同样在 48 小时内多次测定母体血清 β-hCG 也可用于异位妊娠的诊断。在妊娠开始 5 周内,如果妊娠正常进行,绝大多数母体血清 β-hCG 升高幅度可高于 66%,也有 15% 的正常妊娠妇女血清 β-hCG 升高低于此幅度,但异位妊娠母体血清 β-hCG 升高却远低于此幅度。妊娠 5 周后,血清 β-hCG 升高幅度下降,此时测定血清 β-hCG 升高幅度无法区分宫内妊娠失败及异位妊娠。

母体血清低水平的 hCG 也可出现在 18- 三体综合征,大约有 75% 的此种胎儿在妊娠第 3 个三月期发生自发性流产。唐氏综合征母体血清 hCG 浓度则升高。

【应用评价】 hCG 是目前妊娠期检测最重要的激素。确定妊娠最重要的标志是定量血液或尿液 hCG。当尿 hCG 含量超过停经后第 1 周的含量时,即可诊断妊娠,血清妊娠定量试验可更早地诊断早期妊娠。如采用敏感、特异的方法测定血液 β-hCG,则可更早期诊断妊娠。hCG 还可作为肿瘤标志物使用。

由于 hCG 具有一定的 TSH 活性,存在高浓度 hCG 的葡萄胎患者可能出现甲亢表现。所以,如果检测到尿 hCG 超过 100 000U/d 或血 hCG 超过 300U/L,并伴有甲亢表现,则可高度怀疑患者患有葡萄胎。

2. 检测方法 随着现代检验学技术的不断进步和发展,已有多种 hCG 的检测方法。这些方法基本上均采用免疫学方法对 hCG 进行定性或定量测定。

(1) hCG 定性试验

1) 血凝抑制试验和胶乳凝集抑制试验:这些试验分为玻片试验和试管试验。玻片试验将 hCG 抗血清加入尿中,再加入 hCG 包被的胶乳微粒。如果尿中无 hCG 存在,抗血清与 hCG 包被的胶乳结合出现凝集(结果阴性);而在妊娠时,hCG 在尿中浓度很高,可中和 hCG 抗体,在 2 分钟内不出现凝集(结果阳性)。试管法的原理也是抑制凝集,用 hCG 包被的红细胞代替胶乳,试管试验需要两小时孵育,在 hCG 浓度低至 150U/L 时仍会有阳性结果。目前凝集抑制试验已被更敏感的免疫放射分析(IRMA)和酶联免疫分析(ELISA)取代。

2) 尿液 hCG 定性试验:是最常用的妊娠试验,试验操作简单,能由女性在家中自己进行。多数为单一试剂,使用免疫胶体金、免疫酶法。检测限为 50U/L,需 2~30 分钟完成。虽然这种方法结果很直观,但结果容易错判。

(2) hCG 定量试验:定量测定血清 hCG 常用时间分辨荧光免疫分析、ELISA、免疫层析法、化学发光及电化学发光免疫分析,夹心法使用 IRMA 或 IEMA 等检测。有五种常见反应策略即:抗 -hCGβ RIA;抗 hCGβ:抗 hCGβ 夹心;抗 hCGβ:抗 -hCGα 夹心;抗 hCGβC 末端:抗 hCGβ 夹心;抗 -hCG:抗 hCGβ 夹心。不同方法检测血清中 hCG 浓度差异达 2.2 倍,归因于抗体对不同形式的 hCG、缺口型 hCG、hCGβ 亚基和血清中其他片段的识别不同。

目前所用的 hCG 免疫测定法与 LH 几乎没有交叉反应。为了评价免疫测定法的特异性,应确定高浓度 LH 对 hCG 测定结果影响程度。高特异性方法能够检测低含量 hCG 而同时将 LH 干扰所致的假阳性结果减至最小。

【方法学评价】 妊娠定性试验的样本最好是首次晨尿,此时 hCG 含量最高。由于尿中存在干扰物质如蛋白质、药物、细菌、红细胞或白细胞,所以该试验有 1% 的假阳性。同时也有假阴性结果,这是因低于 25~50U/L 的 hCG 浓度水平不能检出。在停经后的第一天,50% 的受检者可出现阳性。某些情况(如高温、高 pH、试剂过期等)也可使抗血清变性而出现错误结果。为了获得稳定可靠的结果,阳性和阴性对照十分重要。

血清 hCG 定量试验结果准确,应用最广。hCG 放射免疫分析技术检测的敏感度为 3.1ng/ml,酶放大化学发光、电化学发光免疫分析等的检测敏感度 <1IU/ml,特异性接近 100%。干扰

因素包括：注射应用 hCG 针剂可使血清 hCG 升高；采用不同的试剂盒、器材检测结果可不尽相同；人的异源性抗体产生可致 hCG 假阳性。血清样本如在 48 小时内不测定，应 −20℃ 冻存并避免反复冻融。血清样本如有明显溶血、脂血或浑浊时会产生错误结果。

【参考区间】　非孕期 hCG 定性试验阴性，妊娠后阳性；正常情况下血清 hCG 浓度 <6U/L。

（二）胎盘催乳素

1. 检验项目

【项目检测依据】　PL 又称人类胎盘催乳素（human placental lactogen，hPL）或人类绒毛膜促乳腺生长激素（human chorionic somatomammotropin，hCS）。PL 分泌后绝大部分进入绒毛间隙和胎盘血窦，很少出现于胎儿体内。其结构与生长激素有 96% 同源性，与催乳素有 67% 同源性。GH 和 PL 都由 17 号染色体上含 5 个基因的基因组编码。妊娠 4～5 周左右可在血液中检测出 PL。随妊娠期发展，母体血清 PL 浓度增高，其浓度增加与胎盘组织的增大和合体滋养层组织的功能相关。妊娠 15～30 周时迅速上升，到 34 周时达到高峰，之后一直维持在此水平上直到分娩。在分娩前胎盘分泌 PL 量达 1～2g/24h，是所有已知人类激素中分泌量最高的激素。双胎妊娠比单胎水平高。产后妇女血中的 PL 水平会迅速下降，产后 7 小时即不能检测出来。正常的妊娠中很少有 PL 完全缺乏。

【临床意义】　妊娠时，母体血中的 PL 浓度相对增高。母体血 PL 水平与胎盘发育密切相关，因此在产前诊断时，测定妊娠妇女血 PL 可用于判断胎盘的功能，确定分娩时间的选择，此外对妊娠期高血压疾病、胎儿宫内发育迟缓也有一定诊断价值。妊娠期 PL 异常增高见于妊娠期糖尿病、母子血型不合；PL 减低见于胎盘功能低下、妊娠期高血压、子痫前期、子痫、异位妊娠、葡萄胎、先兆流产、胎儿宫内发育迟缓和胎儿宫内窒息等。

【应用评价】　葡萄胎患者血中 PL 减低，hCG 反而升高，因此 hCG/PL 比值比正常妊娠高 100 倍。以往 PL 被用于胎儿健康状况评价，现已很少使用。

2. 检测方法　ELISA、放射免疫分析（RIA）、化学发光免疫分析（CLIA）及电化学发光免疫分析（ECLIA）等。

【检测原理】及【方法学评价】　详见《临床免疫学检验技术》。

【参考区间】　未妊娠妇女：<0.5mg/L；妊娠 22 周：1.0～3.8mg/L；妊娠 30 周：2.8～5.8mg/L；妊娠 42 周：3.0～8.0mg/L。

（三）雌三醇

1. 检验项目

【项目检测依据】　胎盘合成雌激素与卵巢不同，因为胎盘缺乏 17α 羟化酶，因此所有雌激素都必须从中间产物 17- 羟黄体酮合成。雌三醇（estriol，E_3）是雌二醇（estradiol，E_2）的代谢产物，约占总量 90% 的 E_3 来自胎儿肾上腺合成的 DHEAS，其余部分来自胎儿的 E_2 和母体的 DHEAS。在非妊娠女性卵巢分泌 E_2 的量为 100～600μg/d，其中 10% 代谢为 E_3。在晚期妊娠，胎盘 E_3 产量为 50～150mg/d，E_2 和雌酮产量为 15～20mg/d。胎盘合成的 E_3 通过母体血液循环在肝脏代谢，和硫酸或葡糖醛酸结合形成结合性 E_3，再经尿排出。母体血液中的 E_3 以结合型和未结合雌三醇（unconjugated Estriol，uE_3）两种形式存在。

【临床意义】　测定妊娠妇女血清 E_3，是判断胎盘功能、预测胎儿状态及监护胎儿安全且较可信的方法。动态监测母体血清及尿 E_3 水平，如发现持续下降，提示胎盘功能不良。3 天内 E_3 水平平均下降 30%～50% 预示可能对胎儿产生危害。母体血清或尿 E_3 超过参考区间的上限提示双胞胎的可能。母体患有高血压、肾疾病、糖尿病时，E_3 测定值对胎儿死亡具有较好的预测价值。与长期低血清 E_3 水平相关的疾病有：妊娠期高血压、子痫前期、胎儿宫内发育迟缓、无脑畸形、死胎、胎盘硫酸酯酶缺乏、唐氏综合征及 18- 三体综合征等。在上述情况测定血清 uE_3 最有价值，因为 uE_3 由胎儿产生。

【应用评价】 对于处在月经初潮到更年期前这段期间的未妊娠女性，E_2是最重要的雌激素。然而，对于妊娠女性，重要角色就转换到 E_3。测量尿液和血清中 E_3 浓度曾被用于评估胎儿健康状况，但价值不大。在胎儿为唐氏综合征时，中期妊娠母体血清 uE_3 浓度会降低，所以可用于预报胎儿患唐氏综合征的风险。由于 uE_3 在血液循环中的量较少，uE_3 的浓度比 AFP 和 hCG 都低，而且分子量也比 AFP 和 hCG 小，所以直接检测 uE_3 比较困难。

2. 检测方法 时间分辨荧光免疫分析（TRFIA）、RIA、CLIA 及 ECLIA 等。

【方法学评价】 必须注意的是在室温和 4℃ 时，uE_3 浓度会增加，这是因为结合型 E_3 会自发性解离。所以，用于测定 uE_3 的血清仅可在 4℃ 下保存 24 小时，如要更长时间保存，则应 −20℃ 冻存。雌酮、3-硫酸雌三醇、3-葡萄糖苷酸雌三醇与 E_3 的交叉反应很小，故测定 E_3 的特异性良好。由于雌激素包括 E_3 的产生具有昼夜节律，因此在动态观察时要求每天均在同一时间采样。血中 E_3 亦有阵发性波动，多主张连续采血测 3 次取平均值。

【参考区间】 未妊娠妇女：0.14～0.48nmol/L；妊娠 21 周：14.01～17.49nmol/L；妊娠 35 周：27.31～43.21nmol/L；妊娠 41～42 周：45.39～67.39nmol/L。羊水：0.64～4.69nmol/L，<0.35nmol/L 为危险值。

（四）黄体酮

非妊娠期见本书第十六章相关内容。

1. 检验项目

【项目检测依据】 在妊娠期，黄体酮（黄体酮）主要由胎盘利用母体的胆固醇合成，从妊娠 36 天起胎盘即能生产足够黄体酮，伴随孕周增加其水平亦逐渐升高，可一直保持到临产前才稍降，待胎盘娩出后迅即降至 10～20ng/ml。早期妊娠黄体酮分泌量为 30～50mg/d 左右，而未妊娠妇女仅 1～25mg/d，主要为妊娠黄体分泌。雌激素和黄体酮在妊娠过程中维持子宫内膜的正常形态和功能、充足血供并为分娩做准备。

【临床意义】 测定血清黄体酮可用于早期妊娠状况的评价及妇女妊娠期胎盘功能的监测。子痫、先兆流产、胎儿发育迟缓、死胎及异位妊娠妇女血清黄体酮水平较低，大约有一半的异位妊娠妇女血清黄体酮 <20mg/L。双胎和多胎妊娠时黄体酮合成量明显增加，血液中黄体酮水平相对升高；妊娠期高血压、妊娠期糖尿病、子痫前期、葡萄胎及原发性高血压时，黄体酮含量也会升高。

【应用评价】 在妊娠中后期，测定血清黄体酮可以反映胎盘功能，若妊娠期血清黄体酮持续降低，则预示早产，但由于个体差异较大，此方面应用意义不如 E_3。

2. 检测方法 RIA、CLIA 及 ECLIA 等。

【检测原理】及【方法学评价】 详见《临床免疫学检验技术》。

【参考区间】 未妊娠妇女：0～15mg/L；妊娠 5 周：16.7～31.3mg/L；妊娠 32 周 88.2～162.2mg/L；妊娠 37 周达最高峰约 150mg/L。

（五）甲胎蛋白

1. 检验项目

【项目检测依据】 AFP 最早由卵黄囊少量合成，在卵黄囊退化后由胎儿肝脏大量合成，肠和肾也能合成微量 AFP。AFP 在早期胚胎血清中浓度很高，可为白蛋白浓度的 1/10。在妊娠 9 周时，胎儿血清中 AFP 浓度最大，约 3g/L，然后开始逐渐减少到 0.2g/L。羊水和胎儿血清中 AFP 浓度的变化大致相同。母体血清中 AFP 约在妊娠 10 周时可检测到，妊娠 26 周左右可达 0.5g/L，然后母体血清 AFP 浓度缓慢下降直到分娩。分娩后母体血清 AFP 迅速下降到 2μg/L 以下。新生儿血清 AFP 呈指数性下降，在出生后 10 个月左右接近成人水平。AFP 进入胎儿血液循环后，通过尿液进入羊水，并经胎儿内吞及进入母体循环得以清除。

【临床意义】　血清 AFP 浓度在妊娠妇女中呈对数正态分布。对母体血清和羊水 AFP 的检测可用于产前发现某些严重的胎儿先天缺陷，母体血清 AFP 升高预示胎儿神经管缺陷发生的危险性增加，而母体血清 AFP 降低预示胎儿唐氏综合征发生的危险性增加。母体血清 AFP 结果一般用同孕周正常妊娠中位值的倍数（multiple of normal median，MoM）来表示。

由于母体 AFP 升高与多种因素有关，如妊娠周数、母体体重、糖尿病、母亲种族、胎儿数量、胎儿肾病引起的蛋白尿和胎儿结构异常等。因此，单凭母体血清 AFP 升高不能用于胎儿异常的确诊，进一步确诊还需进行超声辅助羊水穿刺检查。在充分考虑上述提及的影响母体 AFP 的因素的基础上，如果在妊娠 15～20 周母体血清 AFP 及羊水 AFP 均 >2.0MoM，且羊水乙酰胆碱酯酶活性升高，则应考虑脊柱裂、无脑儿、腹裂、脐膨出的可能。随着母体年龄的增大及母体血清 AFP <0.4MoM，就应考虑唐氏综合征的可能。在 85%～95% 的开放性神经管畸形中，母体血清 AFP 浓度上升，而在约 30% 的唐氏综合征中 AFP 浓度则下降。

【应用评价】　AFP 在男性及非妊娠女性中还作为肿瘤标志物使用。

2. 检测方法　RIA、TRFIA、ELISA、CLIA 及 ECLIA 等。

【检测原理】及【方法学评价】　详见《临床免疫学检验技术》。

【参考区间】　AFP MoM：0.5～2.5。

（六）胎儿纤维连接蛋白

1. 检验项目

【项目检测依据】　胎儿纤维连接蛋白（fetal fibronectin，fFN）是一个广泛存在的黏附性糖蛋白家族的统称。fFN 与胶原交叉连接从而将细胞结合在一起，这种蛋白质在细胞表面、血浆和羊水中均存在。胎儿 fFN 能与 FDC-6 单抗进行特异性反应。发育胚胎黏附于子宫内膜表面，fFN 起到重要作用。当妊娠囊植入子宫壁的妊娠早期，阴道分泌物可检测到 fFN。在妊娠 24 周后，宫颈阴道分泌物则无法检测到 fFN，除非绒毛蜕膜连接被破坏或胎膜破裂。分娩开始时，胎盘和子宫壁间的细胞黏附破坏，使子宫颈和阴道分泌物中的 fFN 含量增加。

【临床意义】　fFN 检测主要用于检测早产高危妊娠妇女。在妊娠中期和晚期，如果母体宫颈和阴道分泌物中 fFN 的含量超过 50ng/ml，发生早产的危险性较高。对于无症状妊娠妇女，fFN 检测应在妊娠 24～30 周期间进行。通过涂抹阴道后穹隆采集阴道拭子，将拭子贮存于缓冲溶液送检。当 fFN 为阴性时，在此后 1～2 周生产的可能性极小，fFN 检测的阴性预示值高达 99%。相反，fFN 的阳性预示值则没有那么高，高水平的 fFN 除预示即将分娩外，慢性羊膜炎、胎儿出生后发生脓毒血症也表现出高水平的 fFN。

【应用评价】　fFN 的预测期（1～2 周）较短，所以对于高危早产妊娠妇女 1～2 周重复测定 fFN 是必要的。一次阳性后紧接一次阴性结果，则早产危险性降低。两次阴性结果，则危险性降到正常水平。

2. 检测方法　ELISA 及侧流免疫分析等。

【检测原理】及【方法学评价】　详见《临床免疫学检验技术》。

【参考区间】　阴性或≤50ng/ml。

（七）抑制素 A

1. 检验项目

【项目检测依据】　抑制素为转化生长因子（transforming growth factor-β，TGF-β）蛋白超家族的成员，参与 FSH 分泌的负反馈调节，可完全抑制 FSH 分泌，对 LH 的分泌也具有轻微的抑制作用。抑制素是由不同的亚基（α 和 β）通过二硫键连接组成的异源二聚体蛋白质类激素，分子量约 30kD。所有抑制素均含有 α 亚基，根据 β 亚基不同可将其分为抑制素 A （inhibin A）和抑制素 B，两者均为生物活性形式。男性可分泌抑制素 B，但不分泌抑制素 A。妊娠早期，胎儿 - 胎盘复合体即可产生抑制素 A，逐渐上升至妊娠 8～10 周达峰值，妊娠 17 周左右降到最低值（约 175ng/L），妊娠 15～20 周水平比较稳定，然后缓慢恢复并上升直至分娩。

【临床意义】 妊娠早期检测母体血液中的抑制素 A 水平，升高可以提示妊娠成功。发生子痫前期的妊娠妇女，其体内抑制素 A 浓度在妊娠 15～20 周时就开始升高，因此可将抑制 A 作为早期筛查子痫前期的标记物。抑制素 A 在早期、中期妊娠的唐氏综合征筛查中均有重要作用，在筛查标志物组合中加入抑制素 A，可明显提高唐氏综合征的检出率。

【应用评价】 胚胎移植后 2 周可检测抑制素 A 水平来确定是否妊娠，避免促排卵周期中人工使用 hCG 导致对 hCG 测定值的影响。抑制素 A 在唐氏综合征筛查中的价值不如 hCG、AFP 及 uE_3。

2. 检测方法 ELISA、RIA、CLIA 及 ECLIA 等。

【检测原理】及【方法学评价】 详见《临床免疫学检验技术》。

【参考区间】 50～400ng/L。

（八）妊娠相关血浆蛋白 A

1. 检验项目

【项目检测依据】 妊娠相关血浆蛋白 A（pregnancy-associated plasma protein-A，PAPP-A）是一种妊娠期在母体的血液中逐渐增多的高分子糖蛋白。其基因位于 9 号染色体上，由 22 个外显子编码，成熟蛋白含有 1546 个氨基酸。它由两个二聚体聚合，每个二聚体又由两个单体通过二硫键相连接，分子量约 500kD。PAPP-A 主要由胎盘合体滋养层细胞分泌，妊娠妇女血清中可能有因子刺激其合成，非妊娠妇女子宫内膜、卵泡、黄体以及男性精液中也有少量存在。生物学功能为协调细胞滋养层的增生分化并影响母体免疫系统，保护胎儿免遭排斥，促进凝血，对早期配子发育、着床、妊娠保持、胎儿胎盘生长发育起至关重要的作用。PAPP-A 在妊娠 4～5 周即可检出，伴随孕周增加而持续上升，足月时达到峰值，产后迅速下降。

【临床意义】 妊娠早期 PAPP-A 低浓度与唐氏综合征、早产、胎儿发育迟缓、妊娠期高血压及子痫前期等有关。在胎儿染色体核型异常的妊娠早期妊娠妇女血中，PAPP-A 水平明显下降，是目前唐氏综合征早期筛查的可靠指标之一。

【应用评价】 母体血中 PAPP-A 浓度在早期妊娠与胎盘、胎儿的健康与发育密切相关，是妊娠早期唐氏综合征筛查的独特血清标志物。

2. 检测方法 ELISA、TRFIA 等。

【检测原理】及【方法学评价】 详见《临床免疫学检验技术》。

【参考区间】 早期妊娠母体血中 PAPP-A MoM＞0.34。

（九）羊水胆红素

1. 检验项目

【项目检测依据】 羊水中胆红素的浓度通常很低（0.17～0.51μmol/L），可用标准分光光度法检测，最大吸光度在 450nm 处，其变化与孕周相关。母体血清抗 Rh 抗体滴度＞1∶8 或以上，或有继往胎儿溶血史，均应检测现孕胎儿发生溶血性疾病的可能性。

【临床意义】 可通过间断性采集羊水并检测羊水胆红素来监测胎儿是否发生溶血性疾病。吸光度的增加幅度（ΔA_{450}，相对于基线吸光度值）与孕周及溶血疾病的程度具有较好的相关性。在孕周相同的情况下，ΔA_{450} 升高幅度越大，溶血的程度就越高。A_{450} 升高后，若持续下降表明预后良好，即胎儿可幸存；若继续升高或不变提示可能存在严重的胎儿成红细胞增多症。

【应用评价】 羊水过多可导致假阴性结果，母体高胆红素血症或镰状细胞疾病也可导致羊水胆红素升高。羊水胆红素还可作为胎儿肝脏成熟度评价指标。

2. 检测方法 【检测原理】及【方法学评价】等见本书第十二章相关内容。

二、母体健康评价

妊娠前健康状况评价应包括健康史（包括年龄、职业、月经周期、婚育史、家族史、既往病史尤其是否患有糖尿病等）、全身性一般检查、内科、妇科检查和实验室检查。相关的实验室检测有血尿常规、ABO 血型、Rh 血型、肝肾功能、红细胞抗体筛查、人乳头状瘤病毒检测、风疹病毒效价、快速血浆反应素试验、脱落细胞涂片、淋病奈瑟菌培养、梅毒螺旋体检查、衣原体检测以及乙肝表面抗原检查等。此外，对高危人群应作肝炎病毒、人类免疫缺陷病毒抗体检测、禁忌药物的筛查。必要时按人口风险进行地中海贫血和镰状红细胞贫血的基因检查。推荐补充叶酸以减少胎儿神经管病变的风险。妊娠 24～28 周时，应进行葡萄糖耐量试验来筛查妊娠期糖尿病。有时还应该在 24～30 周时筛查妊娠妇女早产的风险。

三、胎儿健康评价

胎儿健康状况的评估主要包括胎儿成熟度评价和胎儿先天性缺陷的筛查（见第四节内容）。虽然 PL、E_3 等激素检测曾广泛用于反映胎儿健康状况，但现在监测胎儿健康的主要方法是：从母体观察记录胎儿运动、超声检查以及在随机子宫收缩或胎儿运动过程中监测胎儿心率。

胎儿肺成熟度（fetal lung maturity，FLM）评价是目前最主要的胎儿成熟度评价方式，能帮助判断围生期胎儿能否获得最佳生存，对分娩时机选择，降低新生儿特发性呼吸窘迫综合征（idiopathic respiratory distress syndrome，IRDS），提高生存率具有重要意义。FLM 评价常用于：①预产期不确定需要进行剖宫产之前；②在内科或产科检查显示有早产、胎膜早破、母体严重高血压、严重肾脏疾病、胎儿宫内生长迟缓及呼吸窘迫等迹象。如结果显示胎儿肺不成熟，就应该在产前使用皮质类固醇促进胎儿肺成熟，推迟分娩或进行产科干预，预防 IRDS 发生。

FLM 评价主要通过生物化学或生物物理学的方法直接或间接检测羊水中来源于胎儿肺的表面活性物质成分来进行的。实验室应该至少建立一种快速方法如荧光偏振法、磷脂酰甘油测定和泡沫稳定指数用于常规和急诊。对参考实验室和有条件的实验室还应做卵磷脂/鞘磷脂比值及胎肺成熟度组合试验。

（一）卵磷脂/鞘磷脂比值

1. 检验项目

【项目检测依据】 表面活性物质主要包括脂质、蛋白质及碳水化合物。而具有表面活性作用的脂质主要是卵磷脂（双棕榈酰卵磷脂），其次是磷脂酰甘油，以及少量的磷脂酰肌醇、磷脂酰乙醇胺（又称脑磷脂）、磷脂酰丝氨酸、溶血卵磷脂及鞘磷脂。羊水中绝大部分卵磷脂及全部鞘磷脂来自于胎儿肺，经支气管排出。在妊娠早期，羊水中卵磷脂浓度非常低，在 20 周时卵磷脂仅为总脂质的 21%，而此时鞘磷脂占总脂质的 51%。随着妊娠进展，鞘磷脂水平仍然保持恒定，而卵磷脂水平逐渐升高，在 34～36 周后出现剧烈上升。在成熟肺，卵磷脂占总表面活性脂质的 50%～80%。由于鞘磷脂水平恒定，可作为参照，计算卵磷脂/鞘磷脂比值（lecithin/sphingomyelin ratio，L/S ratio）可准确地反映出羊水中卵磷脂的水平。

【临床意义】 ①L/S 比值＞2.0 提示肺成熟，其预测 FLM 符合率达 97%～98%；②如母亲有糖尿病，则尽管检测 L/S 比值＞2.0，其发生 IRDS 的概率仍会增大，必须使用特殊的参考区间,应将 L/S 比值定为 3.0;③在多胎妊娠时,每个胎儿羊膜腔均应取样,一个以上胎儿共用同一个羊膜腔的例子很罕见。双胞胎中体重较轻的易发 IRDS。

【应用评价】 该试验在描述胎儿肺不成熟度上并不可靠,如 L/S 比值在 1.5 到 2.0 之间,约有半数新生儿不会发生 IRDS。

2. 检测方法 用三氯甲烷 - 甲醇混合物从羊水提取磷脂后,用薄层层析分离磷脂各组分,染色后通过扫描密度仪扫描计算 L/S 比值。

【参考区间】 由于不同的染色方法结果有差异,故不同染色方法的 L/S 比值参考区间有所不同。一般将 L/S 比值 > 2.0 作为肺成熟的判断值。

(二)荧光偏振胎儿肺成熟度检测

1. 检验项目

【项目检测依据】 荧光偏振(fluorescence polarization assay,FPA)是目前最普遍使用的定量方法。在羊水中加入荧光染料 NBD- 卵磷脂(NBD-PC)时,NBD-PC 可渗入磷脂形成的微粒和聚集体中,具有表面活性的磷脂含量越高,荧光偏振值越低。近来常使用低差别荧光染料 PC-16,此荧光染料不仅可与脂质微粒结合,也可与白蛋白结合,由于羊水中白蛋白含量相对恒定,同样可作为参照。用含磷脂和白蛋白的校正液进行校正,报告单位为磷脂 / 白蛋白(mg/g)。

【临床意义】 ①NBD-PC 荧光偏振值 < 260mP 提示肺明显成熟,260～290mP 之间说明肺正向成熟过渡,> 290mP 提示肺不成熟。该法灵敏度为 94%,特异性为 84%。260mP 临界值很适于高危妊娠,对于需剖宫产的患者,230mP 为临界值更合适。②如羊水中血液污染超过 0.5%,会降低 P 值结果,故以 < 230mP 为明显成熟,> 290mP 为不成熟,230～290mP 之间难以解释。③糖尿病妊娠妇女的预测值同非糖尿病妊娠妇女,糖尿病不影响 FPA 的医学决定水平。④ TDx FLM Ⅱ法商品试剂用 PC-16 来代替 NBD-PC,结果报告形式为磷脂 / 白蛋白(mg/g),经评估其精密度很好。推荐的临界值是 70mg/g,对于高危妊娠 50mg/g 更适宜。

【应用评价】 FPA 较测定 L/S 比值更加精确。大多数利用 FPA 法测定 FLM 的实验室都使用 TDx FLM Ⅱ法。

2. 检测方法 TDx FLM Ⅱ法、NBD-PC 法。

【参考区间】 正常妊娠末磷脂 / 白蛋白 > 70mg/g,NBD-PC 荧光偏振值 < 260mP。

(三)薄层小体计数

1. 检验项目

【项目检测依据】 薄层小体(lamellar bodies,LB)是肺泡Ⅱ型细胞质中特殊结构,是肺表面活性物质在细胞内存储的地方,它通过胞吐作用到达肺泡表面,可进入羊水中,因此在羊水中检测出 LB 可用于评价 FLM。

【临床意义】 羊水 LB 计数 ≥ 50 000/μl 表示胎儿肺成熟,16 000～49 000/μl 表示过渡状态,≤ 15 000/μl 表示胎儿肺不成熟。

【应用评价】 LB 计数的敏感性和特异性均好于 L/S 比值。

2. 检测方法 使用标准血细胞计数仪的血小板通道,可以对羊水中 LB 微粒直接进行计数测定。这些表面活性物质颗粒从 2～20fl 不等,用全血细胞的血小板计数和血小板大小测定的方法可对这些颗粒进行定量。

【参考区间】 LB 计数 ≥ 50 000/μl。

(四)泡沫稳定指数

1. 检验项目

【项目检测依据】 当羊水中肺表面活性物质达到足够浓度时,能够形成一个高度稳定的膜,从而支撑泡沫的架构。羊水中其他物质包括蛋白质、胆盐、游离脂肪酸盐也可支持泡沫的稳定,但乙醇能将该类物质从膜中除去。因此测定泡沫稳定指数(foam stability index,FSI)可间接反映羊水中肺表面活性物质的含量。

【临床意义】 FSI>0.47 为肺成熟。

【应用评价】 该方法预测肺成熟度误差<1%,预测肺不成熟度误差为66%。

2. 检测方法 在固定体积的未稀释羊水中,逐渐增加乙醇量并混合,在羊水能够支持泡沫稳定的情况下,记录所需乙醇的最大体积。

【参考区间】 FSI>0.47。

第三节 临床生物化学检验项目在妊娠相关疾病诊治中的应用

尽管大多数妊娠过程不会出现问题,但在母亲、胎盘及胎儿也可以产生特有疾病或并发症。本节主要介绍临床生物化学检验项目在妊娠期特有疾病以及合并症诊治中的应用。

一、临床生物化学检验项目在妊娠期特有疾病诊治中的应用

(一)异位妊娠

受精卵在子宫体腔以外着床称为异位妊娠(ectopic pregnancy),习称宫外孕(extrauterine pregnancy)。大多数着床异常发生于输卵管,而卵巢、腹腔、宫颈等罕见。输卵管感染、内分泌紊乱、胚胎从子宫逆向移动至输卵管均可导致异位妊娠。对异位妊娠早期发现、及时终止妊娠是降低母体大出血和死亡率、保持生育能力的有效办法。异位妊娠由于胚胎发育受限,hCG 及黄体酮产生量较少,故异位妊娠母体血清 hCG 及黄体酮水平低于同孕期正常妊娠妇女。

(二)滋养层细胞疾病

有关胎盘异常的疾患很少,葡萄胎(hydatidiform mole)是少见的胎盘疾患之一,系胎盘发育畸形并具有恶性生长的潜能,可进展为恶性葡萄胎或者绒毛膜癌(choriocarcinoma)。由于葡萄胎起源于胎盘绒毛滋养层细胞,故同样能产生 hCG。如果在妊娠后特定时间检测尿 hCG,其值超过一定水平即可怀疑为葡萄胎。由于目前定量检测血清 hCG 方法具有很高的特异性和灵敏度,可通过检测患者血 hCG 来评价葡萄胎的治疗效果。近来又发现葡萄胎、绒毛膜癌产生的 hCG 存在结构变异,即具有明显不同的寡糖糖化模式,这有望用于两者的实验鉴别诊断。

(三)早产

早产(preterm labor)是指妊娠满 28 周至不满 37 周间分娩者。早产婴儿具有发生致死性并发症的高危险性,主要包括肺不成熟导致的呼吸窘迫综合征和脑室内出血、坏死性小肠结肠炎等。此外,胎膜早破可增加胎儿感染的可能性。目前,有两种手段用于早产的预测,一是用超声检查宫颈长度,如果宫颈长度<1.5cm 则早产的可能性增加;另一种方法是检测宫颈、阴道分泌物的 fFN。检测 fFN 可反映羊膜的完整性,具有较高的阳性预测值。

(四)妊娠期高血压疾病

妊娠期高血压疾病是妊娠与血压升高并存的一组疾病,发生率 5%~12%。包括妊娠期高血压(gestational hypertension)、子痫前期(preeclampsia)、子痫(eclampsia)、慢性高血压并发子痫前期和慢性高血压合并妊娠。前三种是妊娠妇女所特有的疾病,曾被统称为妊娠期高血压综合征(pregnancy induced hypertension,PIH)。妊娠高血压指妊娠期出现高血压,但无蛋白尿。子痫前期分轻度和重度,妊娠 20 周后出现高血压伴蛋白尿≥0.3g/24h 或随机尿

蛋白(+)则为轻度；血压和尿蛋白持续升高，发生母体脏器功能不全或胎儿并发症则为重度。子痫是指在子痫前期基础上发生不能用其他原因解释的抽搐。

妊娠期高血压的其余表现有血液黏度高，血浆黏度比值≥1.6；血液中纤维蛋白降解产物增多，为正常女性的5~30倍；血浆抗凝血酶Ⅲ明显下降；较可靠的指标是血浆纤维连结蛋白，其值≥4.0g/L时，94%的妊娠妇女发展为子痫前期；可溶性酪氨酸激酶1（soluble Fms-like tyrosine kinase-1, sFlt-1）升高者子痫前期的发生率升高5~6倍；胎盘生长因子（placenta growth factor, PLGF）对子痫前期预测的敏感性、特异度也较高；胎盘蛋白13（placental protein 13, PP13）可作为早发型子痫前期（妊娠34周前发病）危险评估的合理标志物。

二、临床生物化学检验项目在妊娠合并症诊治中的应用

（一）妊娠期糖尿病

见本书第七章相关内容。

（二）妊娠期肝脏疾病

妊娠时有许多独特的肝功能紊乱，包括妊娠呕吐、妊娠期肝内胆汁淤积症、妊娠脂肪肝以及HELLP综合征等。这些疾病必须与妊娠的正常生理变化相区别。妊娠中可发现某些与肝脏有关的物质发生显著变化，包括血清白蛋白下降和胎盘碱性磷酸酶升高，而总胆红素、5-核苷酸酶、γ-谷氨酰转移酶、ALT和AST则维持不变。

1. 妊娠脂肪肝 妊娠脂肪肝发生率为1/10 000，其特征是肝内脂肪小泡堆积，确切病因和发病机制尚不明，可能是妊娠本身影响脂肪代谢所致。通常发生于妊娠37周时，临床表现为迅速发作的乏力、恶心、呕吐和右上腹疼痛。氨基转移酶浓度轻度升高，AST升高幅度通常明显大于ALT，但二者浓度都低于参考区间上限的6倍。血清总胆红素浓度常>171μmol/L。可发生严重的低血糖，同时血尿酸过多（可能是由于组织破坏和肾衰所致）。

2. 妊娠期病毒性肝炎 病毒性肝炎在妊娠中发生的频率和相应年龄段人群相同，且预后与非妊娠女性一样。其主要表现为全身乏力、恶心、呕吐、深色尿和低热。典型实验室检查可见转氨酶明显升高，AST和ALT多高于参考区间上限10倍，有时会高于参考区间上限20倍。总胆红素轻度升高。妊娠妇女最好进行乙肝五项尤其是HBsAg、HBeAg的筛查。

3. HELLP综合征 HELLP综合征以溶血、肝脏酶谱升高、血小板减少为临床特征，发生率为0.1%。其病因和病理生理尚不清楚，发生常与妊娠期高血压疾病、弥散性血管内凝血（DIC）、微血管病理性溶血性贫血以及肝肾损害有关。HELLP大多发生在妊娠27~36周，也可发生在产后。妊娠妇女常有上腹或右上腹疼痛、乏力、恶心、呕吐、抑郁和头痛等临床症状，5%患者可发生黄疸。患者乳酸脱氢酶（LD）浓度急剧升高，AST和ALT达参考区间上限的2~10倍。

4. 妊娠期肝内胆汁淤积症 是一种以妊娠中、晚期出现黄疸、皮肤瘙痒、氨基转移酶升高、脂代谢异常、胆汁酸升高及高凝血症等为特点的综合征。其发病机制尚不十分明确，可能与雌激素升高、地域和种族差异以及遗传因素相关。实验室检查血清总胆汁酸>10μmol/L，AST和ALT轻度升高。总胆红素很少高于85.5μmol/L，以结合胆红素升高为主。碱性磷酸酶可超过参考区间上限的4~6倍。血小板计数异常升高，凝血酶原时间也可升高。

（三）妊娠期肾脏疾病

以急、慢性肾炎引起肾功能损害较为常见，临床表现有蛋白尿、血尿、水肿和高血压等。血清尿素和肌酐值可作为判断妊娠合并肾功能损害的预后及指导处理的重要指标。在妊娠前血清肌酐>265.2μmol/L或尿素氮>10.71mmol/L，妊娠后常致流产或死胎，宜及时终止妊娠。妊娠期间若血清肌酐<132.6μmol/L，不再增加，可继续妊娠，但应加强监护。

第四节　产前与新生儿筛查的生物化学检验

产前筛查(prenatal screening)是通过安全、经济、简便且无创伤的实验室检测技术来发现可能怀有先天性缺陷胎儿的高危妊娠妇女,以便进一步明确诊断,最大限度地减少异常胎儿的出生。新生儿筛查(newborn screening)是指在新生儿群体中,对危及其生命、影响生长发育的一些先天性及遗传性疾病进行的筛查,目的是便于早期诊断、早期治疗并及时避免或减轻严重后果。产前与新生儿筛查具有重要的意义,均可应用生物化学检验来进行。

一、胎儿先天性缺陷的产前筛查

一般在妊娠 16~18 周时,妊娠妇女应该进行胎儿神经管缺陷、唐氏综合征和 18- 三体综合征的筛查试验,唐氏综合征的筛查也可提前到妊娠 10 周。产前筛查中常用的生物化学检验指标包括 hCG(或 β-hCG)、AFP、uE$_3$ 及 PAPP-A 等,MoM 的引入可使结果判断更加直观、可靠。

(一)神经管缺陷

神经管缺陷(neural tube defects,NTD)是指在胚胎发生期,如神经管不能融合,会导致永久性的脑和(或)脊髓发育缺陷,即无脑畸形、脊柱裂和脑积水。90% 的 NTD 是属于多因素遗传病。叶酸缺乏与神经管缺陷有关,可能是叶酸缺乏导致同型半胱氨酸代谢紊乱所致。新生儿无脑畸形和脊柱裂的发生概率为 1/1800。所有无脑畸形和 95% 的脊柱裂都是开放性的,没有皮肤覆盖,直接与羊水接触。甲胎蛋白 AFP 可大量进入羊水中,使母体血液循环中 AFP 浓度增加,因此测定母体 AFP 水平,可检出约 90% 的开放性 NTD。

(二)唐氏综合征

唐氏综合征(down syndrome,DS)是最常见的由染色体畸变所致的出生缺陷类疾病,在安全出生的婴儿中发生率约为 1/700。DS 是由于 21 号染色体 q22.1~q22.3 的额外复制所致,绝大部分 DS 患儿存在 21 号染色体的三次拷贝(即 21- 三体,见图 19-1),另外 5% 是由于翻译错误,还有 1% 由嵌合体引起。高龄妊娠妇女容易导致胎儿患 DS。许多产科医生对于 35 岁或 35 岁以上的妊娠妇女,均利用羊水测定胎儿染色体核型。这种措施对患 DS 的胎儿的检出率为 20%。如果联合血清 AFP 筛查,检出效率则增至 33%,再联合母体血清 hCG

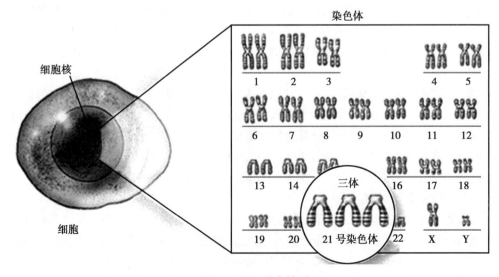

图 19-1　DS 异常核型

测定检出率增至53%，再加上 uE$_3$ 测定使检出率提高到58%。大约每50个三联试验结果异常的母亲中有一个的婴儿患 DS。

在妊娠早期，可通过检测母体血清 hCG（或 β-hCG）及 PAPP-A 来筛查 DS。而在妊娠中期，母体血清 hCG、AFP、uE$_3$ 是筛查胎儿先天缺陷最重要的三个指标，三种指标的测定可以发现大多数的胎儿 NTD、DS 和 18-三体综合征。常以 hCG 为基础，组合二联试验（hCG 和 AFP）或三联试验（hCG、AFP 和 uE$_3$）。结果的报告方式可采用 MoM 形式，并结合妊娠妇女年龄、是否吸烟、孕周、体重、双胞胎与否、糖尿病、异常妊娠史、前胎情况和人种等因素，可以计算出胎儿先天缺陷的危险系数（方法不同，数值有所不同）。抑制素 A 及降解 hCG 等是近年来引入到 DS 筛查的新指标，抑制素 A 可作为四联试验的第四种指标。筛查实验的报告应该包含以下信息：分析物的浓度、正常或异常结果的解释、对疾病危险性的评估和影响结果解释的相关信息。唐氏筛查试验不是唐氏妊娠的确诊性试验，仅仅用于确定唐氏妊娠发生的可能性，进一步的确诊试验是进行羊水穿刺及绒毛采样，通过分析胎儿细胞的染色体核型来确诊。

（三）18-三体综合征

18-三体综合征（18-trisomy syndrome）的病因是减数分裂时染色体不分裂，造成胎儿18号染色体的额外复制。虽然发生率仅为 1/8000，但它仍然是妊娠过程中常见的染色体缺陷疾病。其最大危害是在妊娠的前8周和妊娠中、后期有非常高的流产、早产概率（分别为大于80%和约70%）。25%的患儿有脊柱裂或脐膨出。50%患儿在出生后5天内死亡，剩下的有90%在100天内死亡。母体血清三联筛查试验结果常是 hCG、AFP 和 uE$_3$ 三者浓度均降低。

二、新生儿筛查

目前许多国家制定了对新生儿进行疾病普查的计划，建立相应的筛选方案，如半乳糖血症、果糖贮积症、苯丙酮尿症、枫糖尿症、同型胱氨酸尿症、GM$_1$ 和 GM$_2$ 神经节苷脂病、胰腺囊性纤维病及先天性甲状腺功能减退症等。其中最重要的是苯丙酮尿症和先天性甲状腺功能减退症，因为这两种疾病的发病率高，有危害智力发育的风险，及早发现可阻止其发生。一般是在婴儿出生后3天采取脐血或足跟血的纸片进行筛查。

（一）苯丙酮尿症

苯丙酮尿症（phenylketonuria，PKU）为一种常见的常染色体隐性遗传性氨基酸代谢病，是由于苯丙氨酸代谢途径中的苯丙氨酸羟化酶缺陷，使得苯丙氨酸不能转变为酪氨酸，导致苯丙氨酸及其酮酸体内蓄积并从尿中排出的苯丙氨酸而得名。PKU 是第一个被确认的因代谢障碍导致智力发育迟缓的遗传学代谢病，也是第一个通过新生儿筛查可确诊的疾病。PKU 可通过治疗或控制外部因素（如低苯丙氨酸奶粉替代一般婴儿奶粉或母乳）而治愈。

1. 病因和发病机制　苯丙氨酸作为必需氨基酸，正常小儿每日需要的摄入量约为 200～500mg，其中 1/3 供蛋白合成，2/3 则通过肝细胞中苯丙氨酸羟化酶（phenylalanine hydroxylase，PAH）转化为酪氨酸，来合成甲状腺素、肾上腺素和黑色素等。苯丙氨酸转化为酪氨酸的过程中，除需 PAH 外，还必须有四氢生物蝶呤（tetrahydrobiopterin，BH4）作为辅酶参与。基因突变有可能造成相关酶的活性缺陷，致使苯丙氨酸发生异常累积。

2. 临床表现　患儿出生时都正常，通常在3个月后出现症状，如生长发育迟缓，尤其是智力发育迟缓；反复发作的抽搐，可随年龄增大而减轻；肌张力增高，反射亢进，兴奋不安、多动和异常行为；皮肤干燥，常有湿疹，患儿毛发色淡而呈棕色；全身和尿液有特殊鼠臭味等。

3. 生物化学检验　检测方法见本书第六章相关内容。

（1）血清苯丙氨酸浓度测定：是诊断 PKU 的首选方法。正常苯丙氨酸浓度为 $0.06\sim$ 0.12mmol/L，患儿可 >1.2mmol/L，且血中酪氨酸正常或稍低。当苯丙氨酸浓度 >0.24mmol/L 时，应复查或采静脉血定量测定苯丙氨酸和酪氨酸浓度。

（2）尿三氯化铁试验及 2,4- 二硝基苯肼试验：主要针对较大婴儿和儿童的筛查。将三氯化铁滴入尿液，如立即出现蓝绿色反应，即为阳性。2,4- 二硝基苯肼试验也可以用来测定尿中的苯丙氨酸，若尿液呈黄色浑浊为阳性。

（3）血浆氨基酸分析和尿液有机酸分析：可采用氨基酸分析仪、高效液相色谱（HPLC）、串联质谱技术及荧光法等。不仅可提供生物化学检验依据，同时也可鉴别其他的氨基酸、有机酸代谢病。

（4）尿蝶呤分析：应用 HPLC 测定尿液中新蝶呤和生物蝶呤的含量，用以鉴别各型 PKU。

（二）先天性甲状腺功能减退症

先天性甲状腺功能减退症（congenital hypothyroidism，CH）又称呆小症或克汀病，是由于甲状腺功能发育不良或甲状腺激素合成途径中酶缺陷，导致甲状腺激素合成或分泌不足而引起的遗传代谢性疾病。其发病率居先天遗传代谢性疾病的首位，大多数为散发，少数有家族史。我国在 1995 年 6 月实施的《中华人民共和国母婴保健法》已将其列入筛查的疾病之一。

1. 病因和发病机制　CH 的主要病因是甲状腺不发育、发育不全或异位甲状腺，可能与体内存在抑制甲状腺细胞生长的免疫球蛋白及遗传基因缺陷有关。其次是甲状腺素合成途径中酶缺陷，如过氧化物酶、偶联酶、脱碘酶及甲状腺球蛋白合成酶等，系常染色体隐性遗传代谢性疾病。促甲状腺激素（TSH）缺陷与甲状腺或靶器官反应低下所致者少见，继发感染致 CH 者目前增多。暂时性 CH 多见于未成熟新生儿、双胎及伴有严重感染的低体重儿。

2. 临床表现　因为不能产生足够的甲状腺素，主要表现为体格和智力发育障碍。多数 CH 患儿在出生时并无症状，因为母体 T_4 可通过胎盘，维持胎儿出生时正常 T_4 浓度中的 $25\%\sim$ 75%。新生儿期症状出现的早晚及轻重与甲减强度和持续时间有关，约有 1/3 患儿出生时囟门及颅缝明显增宽，可有暂时性低体温、低心率、极少哭、少动、易呕吐和呛咳、喂养困难、淡漠、黄疸消退延迟、体重不增或增长缓慢及多睡等症状。多数在出生 6 个月以后出现典型症状和体征，如特殊面容和体态、智力发育迟缓、生长发育落后、黏液性水肿及甲状腺肿大等。

3. 生物化学检验　检测方法见本书第十六章相关内容。

（1）新生儿筛查：常采用出生后 $2\sim3$ 天的新生儿干血滴片检测 TSH 浓度作为初筛，TSH >20mU/L 时，进行血清 T_4、TSH 检测以确诊。该法费用少，采集样本简便，假阳性和假阴性率均较低。早期确诊可避免患儿神经精神发育严重缺陷，减轻家庭和社会负担。

（2）血清 T_4、T_3 及 TSH 测定：任何新生儿筛查结果可疑或临床可疑的小儿都应检测血清 T_4、T_3 及 TSH 浓度，如 T_4 降低、TSH 明显升高即可确诊，血清 T_3 浓度可降低或正常。

（3）TRH 刺激试验：若血清 T_4、TSH 均降低，则疑有 TRH 或 TSH 分泌不足，应进一步做 TRH 刺激试验。若 TSH 峰值不出现，应考虑垂体病变。若 TSH 峰值出现时间延长，则提示下丘脑病变。

（邬　强　刘新光）

本章小结

妊娠为过程复杂的生理现象，有时会出现异常的情况。胎盘的功能有隔离母体和胎儿的血液循环、营养胎儿、清除胎儿废物并制造妊娠必需的激素。羊水是胎儿在子宫内生活的环境,随妊娠期的变化其体积和化学组成控制在一个动态的范围内。妊娠时母体的许多生物化学指标随着胎儿的成熟发生变化。胚胎及胎儿在发育过程中,同样会发生一系列生物化学变化。

可利用妊娠妇女血样、尿液及羊水等作为样本,进行相关生物化学指标的检测,为妊娠诊断、母体及胎儿健康状况评价、妊娠期特有及合并疾病诊断及产前筛查提供重要依据。常用指标包括 hCG、PL、E_3、黄体酮、AFP、抑制素 A、fFN、PAPP-A 及羊水胆红素等,大多采用免疫学方法测定。胎儿健康状况的评估包括胎儿成熟度评价和胎儿先天性缺陷的筛查,胎儿肺成熟度评价指标有卵磷脂/鞘磷脂比值、荧光偏振胎儿肺成熟度检测、薄层小体计数及泡沫稳定指数等。妊娠期特有或合并疾病的诊断中,应根据疾病的不同而选择应用相应的生物化学检验指标。

神经管缺陷、唐氏综合征和 18-三体综合征等产前筛查主要应用 hCG(或 β-hCG)、AFP、uE_3 及 PAPP-A 等指标。目前国内对苯丙酮尿症、先天性甲状腺功能减退症等先天遗传性疾病进行新生儿筛查,以便早期发现、早期诊断和治疗。临床实验室检测尤其是生物化学检验在新生儿筛查中具有重要价值。

第二十章
治疗药物监测

治疗药物监测（therapeutic drug monitoring，TDM）是临床化学和临床药理学的一个分支，它应用现代先进的体内药物分析技术，测定血液或其他体液中药物浓度，获取有关药动学参数，使临床给药方案个体化，以提高疗效、避免或减少毒副作用的一门应用性学科。近年来国外也有将 TDM 称为治疗药物管理（therapeutic drug management），使 TDM 的定义范畴更广。

第一节　概　　述

药物具有两重性，既能治病，也能致病。传统给药方法是参照药物说明书推荐的平均剂量，但因存在个体差异，不同个体需要的药物剂量则不同。为使药物达到最佳疗效，减少毒副作用，必须根据不同个体对药物的反应调整给药剂量。一些药物可根据临床表现和生化指标就可判断疗效，如利尿药、降糖药等可通过水肿程度，血糖、尿糖值来判断疗效，指标客观，方法易行。但有些药物缺乏直观简便的效应指标，且有些药物剂量与血药浓度之间只在一定范围内呈线性关系，超过此剂量后，剂量稍增加，就可导致血药物浓度显著增高，极易导致药物中毒。对这类药物的使用，根据监测血药浓度来调整用药方案，可得到很好的疗效。

一、治疗药物监测的目的与意义

TDM 是近代药物治疗学划时代的重大进展之一，TDM 工作已渗入到临床各个专业，许多不同专业人士如医生、临床药理学家、临床药师、护士和临床检验师等都参与其中，是一个真正的多学科参与过程。任何一个环节未能正确执行都可严重影响 TDM，因此 TDM 在临床的合理用药方面发挥了重要作用。

TDM 的目的与意义主要表现在：

1. TDM 可为临床制订合理的给药方案，对单一患者确定最佳的给药方式与治疗剂量，即实现给药方案个体化，这是 TDM 的最主要用途。

2. 出现药物过量或中毒可通过 TDM 明确诊断，筛选出中毒药物。TDM 可为判断中毒程度和制订治疗方案提供依据。

3. 确定患者是否按医嘱服药，提高用药的依从性。

二、药物在体内的基本过程

药物进入体内的过程包括吸收（血管内给药除外）、分布、生物转化和排泄四个过程。

（一）药物吸收

药物吸收（drug absorption）是指药物从给药部位进入体循环的过程。血管内给药不存在吸收。血管外注射给药时，药物主要通过毛细血管内皮细胞间隙，以滤过方式迅速入血。其吸收速度主要受注射部位血管丰富程度和药物分子大小的影响。口服药物的吸收大多通过胃、肠黏膜以被动扩散方式进行。口服药物的主要吸收部位在小肠。影响口服药物吸收的主要因素有：

1. 药物理化性质 包括药物本身的水/脂溶性、分子大小等。

2. 药物制剂的性质 包括药物制剂的崩解速度与溶解度。

3. 胃肠功能与胃肠血流动力学状态 包括胃排空速度、肠蠕动等胃肠功能状态以及胃肠血流动力学状况等。

某些口服药物通过胃肠黏膜与首次随肝门静脉血流经肝脏时，可有部分药物被肝细胞和胃肠黏膜中酶代谢失活，使进入体循环的药量减少，这一现象称"首过消除"（first pass elimination）。由于不同个体对同一药物代谢能力不同，首过消除强的药物对口服药吸收度产生明显影响。

（二）药物分布

药物分布（drug distribution）是指药物随血液循环至各器官、组织，并通过转运进入细胞间液、细胞与细胞器内的过程。药物在体内的分布可达到动态平衡，但往往并非均匀的。只有分布到靶器官、组织或细胞的药物，才能产生药理效应。而以被动转运方式分布的药物，其靶位浓度与血药浓度成比例。影响药物在体内分布的主要因素有：

1. 药物的理化性质 包括药物的分子大小、pKa、脂溶性等理化性质。

2. 药物与血浆蛋白的结合 绝大多数药物都不同程度地与血浆蛋白形成可逆结合，并可视为药物的暂时贮存与调节方式。通常弱酸性药主要与白蛋白结合，弱碱性药与 α_1-酸性糖蛋白结合。只有游离的药物才能进行被动转运分布，发挥作用。药物与血浆蛋白结合可达饱和，此时再加大药物剂量将会导致游离药物浓度不成比例升高，甚至中毒。此外血浆蛋白含量的变化，也将影响药物的血浆蛋白结合率。因此，理想的 TDM 应直接测定血游离药物浓度。

3. 特殊的膜屏障 血脑（眼）屏障是由该处连接紧密的毛细血管内皮细胞，并在其外包裹有一层神经胶质细胞膜形成的脂质膜屏障。只有脂溶性高的药物才能以被动扩散方式进入脑脊液、脑组织和房水。而胎盘屏障和一般生物膜无明显区别，在药物分布上几乎没有影响。因此妊娠妇女用药必须考虑对胎儿影响。

4. 生理性体液 pH 差异 生理情况下细胞外液 pH 为 7.4，细胞内液为 7.0，乳汁更低，约为 6.7。因此弱酸性药主要分布在血液等细胞外液中，而弱碱性药则主要分布在细胞内液和乳汁中。

5. 主动转运或特殊亲和力 少数药物可被某些组织细胞主动摄取而积聚，如甲状腺滤泡上皮细胞对碘的主动摄取，可导致甲状腺中 I^- 浓度较血浆高数十倍。另有少数药物对某些组织、细胞成分具特殊亲和力或形成难解离的共价结合，可使药物在这些部位高分布。

（三）药物生物转化

机体对药物进行的化学转化和代谢称**药物生物转化**（drug biotransformation）。药物的生物转化主要在肝细胞微粒体混合功能氧化酶的催化下进行。主要反应类型、酶系组成与催化过程，都与肝细胞对内源性物质的生物转化相同。药物的生物转化具有双向性。有些药物经生物转化失去药理活性，称药物灭活。有些药物须经生物转化才生成有药理活性的代谢物，称药物活化。药物经生物转化无论是灭活还是活化，总的效果是使药物极性升高，利于从肾和胆管排泄。肝微粒体混合功能氧化酶存在饱和性，当血药浓度超过其最大生物转化能力后，将会出现药物消除动力学方式的转化。

（四）药物排泄

药物排泄（drug excretion）是药物及其代谢物排出体外的过程。药物排泄的主要途径是经肾随尿排出。游离的原形药物和代谢物均通过肾小球毛细血管壁小孔隙滤入原尿中，也有少数弱酸、弱碱药可在近曲小管上皮细胞，以主动转运方式分泌入原尿中。原尿中的原形药物仍可以被动扩散等方式被肾小管重吸收，此时尿液 pH 可影响药物解离度，改变原尿中药物被重吸收量。这也是弱酸或弱碱性药物中毒时，可通过碱化或酸化尿液，促进药物排泄的原因。而代谢物因极性高，一般不会被重吸收。随着原尿逐渐浓缩，其中的药物与代谢浓度均上升，最终远远超出血中浓度。这种浓集现象是许多药物产生肾毒性的原因，另一方面对用以治疗泌尿道疾患的药物来说，则利于其发挥治疗作用。

除经肾排泄外，部分药物及其经肝生物转化的代谢物，可经胆道排入十二指肠。进入肠腔的药物及其代谢物可随粪便排出体外。亦有些药物及其葡糖醛酸或硫酸酯代谢物经肠菌水解后，重新被肠道吸收，形成肠肝循环。

此外，挥发性气体药可由肺排泄，而汗液也可排出少量药物。某些药物特别是弱碱性药，可有相当部分从乳汁排泄。

药物的生物转化和排泄，都可使原形药在体内减少，这两种过程统称为药物消除（drug elimination）。

三、血药浓度与药物效应

药物进入体内经过上述吸收、分布、转化与排泄等过程，血药浓度随时间而不断变化，且和药物效应密切相关。从药物剂量到药物效应多个环节可受到许多因素影响（图 20-1）。

当药物被吸收入血后，通过血液循环到达作用部位或受体部位。血中药物一部分与血浆蛋白结合，另一部分则呈游离状。游离药物可通过扩散进入细胞外液，或扩散到胞内与受体结合产生药物效应。药物效应的大小，与药物和受体的结合程度相关。药物与受体结合属可逆的生理生化过程，服从质量作用定律，并处于动态平衡。因此，靶部位的游离药物浓度越高，与受体结合量越大，药物效应则越强。作用部位的游离药物浓度与血药浓度（总浓度，包括游离的和结合的）保持动态平衡，因此，血药总浓度可作为反映药理效应的间接指标。

许多药物的血药浓度与药物的临床疗效、毒性反

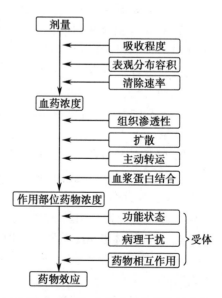

图 20-1 剂量、血药浓度与药物效应的关系与其影响因素

应相关,因此血药浓度测定在制定给药方案方面具有重要意义。

四、治疗药物监测与给药方案个体化

TDM 最主要用途是为单一患者设计给药方案,以达到最佳的治疗效果和最小的副作用。

(一)需考虑进行 TDM 的药物(表 20-1)

一般认为,TDM 最佳候选药物,需符合以下一项或多项:

1. 治疗指数低、安全范围窄,毒性反应强的药物,如地高辛、茶碱、环孢素、甲氨蝶呤等。

2. 需长期治疗的药物,这类药物依从性差,患者常不按医嘱用药;或长期使用产生耐药性的药物。

3. 血药浓度与临床反应存在密切相关性的药物。

4. 药代动力学的个体内或个体间差异大的药物。同一剂量不同患者可出现有效、无效、中毒等不同反应,血药浓度相差很大。如苯妥英、三环类药物。

5. 缺乏与治疗结果相关的生物标志物的药物。有些药物能影响药物代谢酶引起药效变化,但又缺乏及时、明显、易观察的治疗终点或能预知疗效的生物标志物,不易快速判断疗效。如茶碱、抗癫痫药、抗心律失常药等。

6. 产生不良相互作用、影响药物疗效的合并用药。

7. 具有非线性动力学特性的药物。当药物代谢酶或转运载体处于饱和时,剂量稍增,血药浓度便急骤上升,极易产生中毒。如苯妥英、茶碱等。

8. 治疗浓度与中毒浓度很接近的药物,如地高辛可用于控制心律失常,但药物过量也可引起心律失常;苯妥英中毒引起的抽搐与癫痫发作不易区别。

9. 常规剂量下出现毒性反应的药物,此时使用 TDM 可为用药过量中毒以及医疗事故提供法律依据等。

表 20-1　常考虑进行 TDM 的药物

分类	药物
强心苷	地高辛、洋地黄毒苷
抗心律失常药	奎尼丁、利多卡因、普鲁卡因胺等
抗癫痫药	苯妥英、苯巴比妥、卡马西平、扑米酮、丙戊酸、乙琥胺
抗抑郁药	丙米嗪、地昔帕明、阿米替林、多塞平等
抗躁狂症药	碳酸锂
免疫抑制剂	环孢素、他克莫司(FK506)、西罗莫司、吗替麦考酚酯、FTY720
平喘药	茶碱
β受体阻滞剂	普萘洛尔、阿替洛尔、美托洛尔等
抗生素	氨基糖苷类、万古霉素、庆大霉素、氯霉素等
抗恶性肿瘤药	甲氨蝶呤、环磷酰胺、多柔比星等

(二)不必进行 TDM 的药物

并非所有药物都需开展 TDM。下列情况就不必进行 TDM:

1. 有客观而简便的观察其作用指标的药物。根据患者临床表现和生化检测指标即可判断疗效的药物,如降压药、降糖药等,通过确定的临床信息如血压、血糖就可给出判断,则不必进行 TDM。总之,好的临床指标总是优于血药浓度监测。

2. 有效血药浓度范围大、毒性小的药物。这些药物是不需要进行给药方案个体化的。

3. 短期服用、局部使用或不易吸收进入体内的药物。

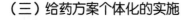

（三）给药方案个体化的实施

给药方案个体化的程序为：

1. 患者已明确诊断，并确定所用的药物后，临床医师与实验室人员共同制定药物的试验剂量和给药时间间隔，即确定给药方案。

2. 根据药代动力学参数计算程序要求，给药后按一定时间采集适当次数的血样本，测定血药浓度，求出有关的药代动力学参数，同时观察临床疗效。

3. 根据求得的个体药代动力学参数与临床观察情况进行用药剂量的调整，得到适合个体的用药剂量。给药个体化程序见图 20-2。

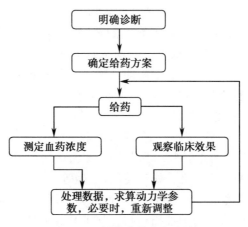

图 20-2　给药个体化程序图

初始给药方案的设计是试探性的，以平均剂量为依据。有时根据患者的某些生理、病理特征，按照简单经验公式估算剂量。如地高辛维持剂量的估算，需将患者的性别、年龄、体重、身高、血清肌酐清除率等代入公式计算剂量。这种初始方案不一定得到合适的血药浓度，也不可能保证获得最佳疗效，因此需在此基础上进行 TDM，根据个体药代动力学参数与患者实际情况，调整给药方案，最终达到较合适的个体化方案。个体化给药方案过程是"实践 - 认识 - 再实践"的过程，需实验室人员与临床医师密切配合，方可保证得到正确数据，作出正确的解释与判断，最终才能达到正确的调整。

第二节　药物代谢动力学基础与主要参数的应用

药物代谢动力学（pharmacokinetics），简称为药动学，广义药动学泛指研究药物的体内过程即机体对药物的吸收、分布、生物转化和排泄四个过程及其量变规律。狭义药动学则是指以数学模型和公式，研究体内药物随时间的量变规律。本节主要介绍狭义药动学。在 TDM 中，药动学主要用于：①建立监测个体的体内药量或药物浓度随时间变化的数学表达式，并求出有关药动学参数；②应用动力学模型、表达式和药动学参数，制定和调整个体化的用药方案，保证药物治疗的有效性和安全性。

一、药物代谢动力学模型

药物代谢动力学模型是为了定量研究药物体内过程的速度规律而建立的模拟数学模型。常用的有：房室模型、非线性药物消除动力学模型、生理药代动力学模型、药理药代动力学模型和统计矩模型等，但最常用的是房室模型和消除动力学模型。

（一）房室模型

房室模型（compartment model）是为了研究药物动力学特征,把机体看成由一个或几个房室组成的系统。即把药物转运速率常数相同或相近的器官、组织归纳为同一房室。同一房室内各部分药物处于动态平衡。房室仅是按药物转运动力学特征划分的抽象模型,并非代表解剖或生理学的固定结构或成分。不同药物的房室模型与组成均可不同。用房室模型可将机体视为由一个或多个房室组成的系统,从而将复杂的分布过程模型化。

1. 单房室模型　它将机体视为一均匀单位,是最简单的药代动力学模型,是假设给药后药物立即且均匀分布至全身各体液和组织中,并以一定速率从该室消除。药物如经静脉注射入体,无吸收过程,其血药浓度 - 时间曲线为一指数曲线,转换成 $\lg C$ 对时间 t 作图,则为一直线（图 20-3）。

2. 二房室模型　将机体视为两部分,并假设药物首先以很快速率分布到中央室,在该室中瞬间达到动态平衡,然后再以较缓慢速率分布到周边室。药物只从中央室消除,且为不可逆过程。但药物在中央室与周边室之间是可逆转运过程。二房室模型见图 20-4 上部分。图 20-4 下部分为二房室模型药物单次快速静脉注射的浓度 - 时间曲线。曲线 A 反映血中（中央室）药物水平,该曲线是双指数曲线,初期血药浓度下降很快,称 α 相,主要反映药物从中央室向周边室的分布,故称分布相,但在该相中也包括消除过程,故 α 相为分布与消除同时进行的结果。当分布达平衡后,曲线将进入较缓慢的衰减过程,称 β 相,反映药物从中央室的消除过程,故又称消除相。曲线 B 为周边室中的药物浓度,初期随中央室血浓度下降而上升,当达到高点后曲线 B、曲线 A 呈平行衰减。

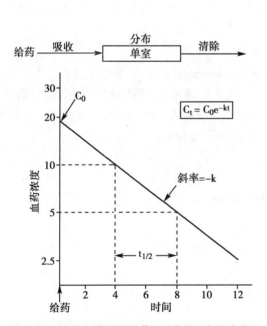

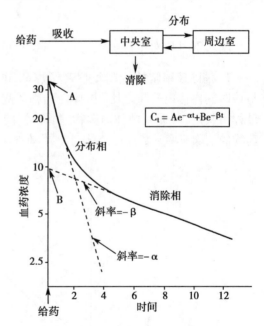

图 20-3　单房室模型及其药 - 时曲线（静脉给药）　图 20-4　二房室模型及其药 - 时曲线（静脉给药）

（二）消除动力学模型

消除动力学（elimination kinetics）是研究体内药物浓度变化速率的规律,可用下列微分方程表示：

$$\frac{\mathrm{d}C}{\mathrm{d}t} = -kC^n \qquad\qquad 式 20-1$$

式中 C 为药物浓度,t 为时间,k 为消除速率常数,n 为消除动力学级数。当 $n=1$ 时即为一级消除动力学,$n=0$ 时则为零级消除动力学。药物消除动力学模型即指这两种。

1. 一级消除动力学 一级消除动力学（first order elimination kinetics）的表达式为：

$$\frac{dC}{dt} = -kC，积分得 C = C_0 e^{-kt}$$ 式 20-2

由方程式可知，一级消除动力学的最主要特点是药物浓度按恒定的比值减少，即恒比消除。

2. 零级消除动力学 零级消除动力学（zero order elimination kinetics）是 $n=0$，其微分表达式为：

$$\frac{dC}{dt} = -k，积分得 C = C_0 - kt$$ 式 20-3

由方程式可知，零级消除动力学的最基本特点为药物浓度随时间以恒定量（k）衰减，即恒量消除。必须指出，并非某药固定按一级或零级动力学消除。任何药物当其在体内量较少，未达到机体最大消除能力时，都将按一级动力学方式消除；而当其量超过机体最大消除能力时，则只能按最大消除能力这一恒量消除，变成零级消除动力学方式，即出现消除动力学模型转换。苯妥英、阿司匹林、氨茶碱等药物存在这种模型转换。

二、单室模型一级消除动力学

（一）单剂静脉注射

由于为单室模型，且药物直接入血，因此可不考虑吸收和分布的影响，其血药浓度 - 时间关系曲线如图 20-5，血药浓度的数学表达式为：

$$C = C_0 e^{-kt}$$ 式 20-4

或式 20-4 取对数得 $$\lg C = \lg C_0 - \frac{k}{2.303} t$$ 式 20-5

1. 消除速率常数 消除速率常数（elimination rate constant，k）表示单位时间消除的药量与该时间内体内药量之比，指体内药物从测量部位消失的速率，由药物的生物转化和排泄过程所决定。k 是反映体内药物消除快慢的重要参数，k 值越大，表明药物消除越快。一种药物的消除速率常数存在个体间差异，但对同一个体，k 一般恒定。

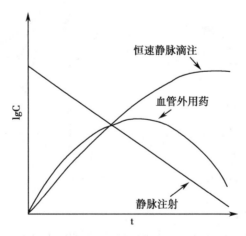

图 20-5 不同方式单剂用药的血药浓度 - 时间关系曲线

2. 消除半寿期 消除半寿期（elimination half-life，$t_{1/2}$）表示体内药量或血药浓度下降一半所需时间。药物的消除半寿期也可反映体内药物清除速度的快慢。当 $t=t_{1/2}$ 时，$C=C_0/2$，$t_{1/2} = 0.693/k$。由于 k 为常数，半寿期亦为常数，半寿期恒定不变，是一级消除动力学的又一特点。药物的消除半寿期存在个体间差异，且同一个体在不同病理状况下半寿期也会改变。

消除半寿期是疾病状态下调整给药方案的重要参考依据。

3. 表观分布容积 表观分布容积（apparent volume of distribution，V）是为了用血药浓度计算体内药量而引入的比例常数。药物分布平衡后，体内的药物按血药浓度均匀分布所需要的容积。即 $V=X_t/C_t=X_0/C_0$（式中 X_t 为 t 时间的体内药量，X_0 为注射量；C_t 为 t 时间的血药浓度，C_0 为刚注射完时的血药浓度）。V 表示给药剂量或体内药量与血药浓度的比值，表明当所给剂量如以该药的血药浓度来分布所需的理论体积数。V 是一理论容积，无直接的生理意义，并不代表真实容积，V 仅取决于药物本身的理化性质，反映药物分布的广泛程度或药物与组织成分的结合度。

4. 药 - 时曲线下面积 药 - 时曲线下面积（area under the c-t curve，AUC）指血药浓度 - 时间曲线下所围的面积，单位为浓度单位×时间单位。AUC 代表一次用药后药物的吸收总量，反映药物的吸收程度。AUC 主要用于测定生物利用度，以及计算其他药物动力学参数。药 - 时曲线下面积常用积分法和梯形法计算。

5. 药物清除率 药物清除率（drug clearance，DC）表示药物从体内清除的药物动力学参数。其定义为单位时间内机体清除药物的表观分布容积，单位为 ml/min。DC 表示从血中清除药物的速率，反映药物排泄器官和代谢器官消除药物的能力，受器官血流量、药物与血浆蛋白结合度和器官的功能状态等多因素影响。药物在体内的清除率分总清除率、肝清除率、肾清除率、肺清除率和其他途径清除率。清除率具有加和性，即总体清除率为各途径药物清除率之和。

（二）恒速静脉滴注

恒速静脉滴注用药为危重病症治疗中常用方法。与单剂静脉注射不同，此时药物既以恒速的零级动力学方式进入体内，又按一级动力学的方式从体内恒速消除。其药 - 时关系表达式为：

$$C=\frac{R_0}{Vk}(1-e^{-kt})$$ 式 20-6

式中 R_0 为滴注速度，k 为消除速率常数，t 为滴注时间。

1. 稳态血药浓度 稳态血药浓度（steady state plasma concentration，C_{ss}）是指从体内消除的药量与进入体内药量相等时的血药浓度。此时血药浓度将维持在恒值或波动在一定范围内（多剂用药时）。恒速静脉滴注时，只要滴注速度能使体内药量保持在一级动力学范围内，当滴注时间 $t\rightarrow\infty$ 时，式 20-6 中 $e^{-kt}\rightarrow0$：

$$C_{ss}=\frac{R_0}{Vk}$$ 式 20-7

R_0、k、V 均为常数，故血药浓度亦为常数，即达到稳态浓度 C_{ss}。从上式可知，欲达所需 C_{ss}，应使用的滴注速度 $R_0=C_{ss}\cdot V\cdot k$。若时间以半寿期数 n 表示，即 $t=nt_{1/2}=0.693n/k$。当 $n=6$ 时，$e^{-kt}=0.0156$，可视为趋近于 0。因此临床上恒速静脉滴注时，经 6 个半寿期后，可视为已达稳态浓度。

2. 负荷剂量 负荷剂量（loading dose，D）因达到 C_{ss} 至少需 6 个半寿期时间，对半寿期长的药物为能立即达治疗药物浓度则需先给一个负荷剂量 D（$D=C_{ss}V$）。

（三）血管外单剂用药

血管外单剂用药包括除直接血管内用药外的肌内、皮下、口服等方式。此时既存在药物从用药部位以一级动力学方式吸收入血中，同时也存在药物从血中以一级动力学方式消除。其药 - 时关系表达式为：

$$C=\frac{F\cdot k_a\cdot X_0}{V(k_a-k)}(e^{-kt}-e^{-k_at})$$ 式 20-8

式中 F 为生物利用度，k_a 为吸收速率常数，X_0 为用药量。

1. 生物利用度 又称吸收分数（absorption fraction，F）指血管外用药时，药物被吸收到体循环的速度和程度。包括生物利用程度（extent of bioavailability，EBA）与生物利用速度（extent of bioavailability，RBA）。

2. 吸收速率常数 吸收速率常数（absorption rate constant，k_a）表示单位时间内机体从用药部位吸收的固定比值，单位为时间的倒数。反映药物被吸收的快慢。

3. 达峰时间 达峰时间（time of the peak concentration，t_p）血管外用药时，其血药浓度首先上升，达到某一浓度后下降。达到最高血药浓度所需的时间即 t_p。

4. 峰浓度 峰浓度（maximum concentration，C_{max}）指血管外用药时所能达到的最大浓度。

三、多剂重复用药的消除动力学

为维持和巩固疗效，临床上常采用按恒定剂量和固定间隔时间多次用药。在这种情况下，根据 TDM 结果调整用药方案，保证血药浓度稳定在治疗浓度范围内，达到最佳治疗效果。下面将介绍有关多剂用药的药 - 时关系表达式。

（一）多剂量函数与多剂用药的药 - 时关系表达式

多剂量函数（multiple dose function，r）表示多剂用药时，给药时间间隔 τ 和用药次数 n，对体内血药浓度或药量影响的通用函数表达式。由于多剂量给药后药物在体内有积蓄，积蓄程度用多剂量函数来描述。

$$r = \frac{1 - e^{-nki\tau}}{1 - e^{-ki\tau}}$$ 式 20-9

式中 k_i 为消除速率常数或吸收速率常数，当 $n\tau \geq 6t_{1/2}$ 时，$e^{-nki\tau} \to 0$，则

$$r = \frac{1}{1 - e^{-ki\tau}}$$ 式 20-10

此即多剂用药稳态函数式。将前述单剂用药的各药 - 时关系表达式中含有速率常数的对数或指数项乘以稳态多剂函数式，即可得多剂用药达稳态浓度时的药 - 时关系表达式。但需注意：①此时稳态多剂函数式中 k_i 应变成该项的 k 或 k_a；②对数项时，稳态多剂函数式应放在对数内与含速率常数的项相乘；③所得表达式中 t 为末次用药后的时间。由此可得：

多剂静脉用药： $$C_{ss} = C_0 \left(\frac{1}{1 - e^{-k\tau}} \right) e^{-kt} = \frac{X_0}{V} \left(\frac{1}{1 - e^{-k\tau}} \right) e^{-kt}$$ 式 20-11

多剂血管外用药： $$C_{ss} = \frac{F \cdot k_a \cdot X_0}{V(k_a - k)} \left(\frac{1}{1 - e^{-k\tau}} e^{-kt} - \frac{1}{1 - e^{-k_a\tau}} e^{-k_a t} \right)$$ 式 20-12

多剂稳态达峰时间： $$t'_p = \frac{2.303}{k_a - k} \lg \frac{k_a(1 - e^{-k\tau})}{k(1 - e^{-k_a\tau})}$$ 式 20-13

多剂静脉用药和多剂血管外用药时，时间 t 在 $0 \sim \tau$ 的范围内变化，故血药浓度将处于一定范围内波动的稳定状态（图 20-6）。τ 越大，波动范围越大。从式 20-11、式 20-12 看出，无论血管内或血管外用药，在每次用药间，最小稳态浓度[minimun steady state concentration，$(C_{ss})_{min}$]总出现在 $t = \tau$ 即下次用药前；而最大稳态浓度[maximun steady state concentration，$(C_{ss})_{max}$]在静脉注射时，出现在 $t = 0$ 即注射完毕的瞬间，血管外用药则出现在按式 20-13 计算出 t'_p 时间。

按固定剂量和间隔时间多次用药，在一级消除动力学范围内，经过 6 个半寿期以上即可达稳态浓度。如果改变剂量或间隔时间，无论达稳态与否，必须再经 6 个半寿期以上才达

到新稳态。如已知有关药动学参数，根据治疗所需的稳态浓度，在剂量 X_0 和间隔时间 τ 两个可调整的参数中先任选一个，应用式 20-11 或式 20-12 即可计算另一参数，从而制定出合理的个体化用药方案。

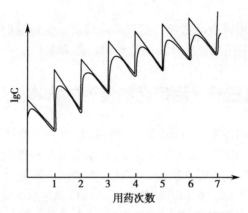

图 20-6　多剂用药时的药 - 时关系曲线示意图

(二) 负荷剂量(D)

对半寿期较长或急需迅速发挥疗效的药物，往往需使用负荷剂量。多剂用药时欲使首次用药后即达到稳态浓度，可按下式计算应使用的负荷剂量 D。

静脉注射：$D = \dfrac{X_0}{1 - e^{-k\tau}}$，式中 X_0 为拟使用的固定剂量

血管外用药：$D = \dfrac{X_0}{(1 - e^{-k\tau})(1 - e^{-ka\tau})}$，式中 X_0 为拟使用的固定剂量

首剂使用按上式计算出 D，再按恒定剂量 X_0 和间隔时间 τ 用药，即可在首次用药后达到稳态浓度范围，并维持该浓度。

四、非线性动力学消除

产生非线性动力学消除的主要原因是体内药物浓度超过了生物转化酶系的最大催化能力，故可用描述酶促反应动力学的米氏方程表达非线性动力学消除的速率，即

$$\frac{\mathrm{d}C}{\mathrm{d}t} = -\frac{V_m \cdot C}{K_m + C} \qquad\qquad 式 20\text{-}14$$

式中 V_m 为最大消除速度，K_m 为米氏常数，相当于可产生 V_m 一半时的药物浓度。当 $C \ll K_\mathrm{m}$ 时，式 20-14 式可写成：$\dfrac{\mathrm{d}C}{\mathrm{d}t} = -\dfrac{V_m}{K_m} C$，令 $k = \dfrac{V_m}{K_m}$，$\dfrac{\mathrm{d}C}{\mathrm{d}t} = -kC$；当 $C \gg K_\mathrm{m}$ 时，可得 $\dfrac{\mathrm{d}C}{\mathrm{d}t} = -V_\mathrm{m}$，符合前述零级消除动力学的表达式。因此，用米氏方程描述非线性动力学消除速率，可反映消除动力学方式的转换。其他药动学参数的计算式为：

$$t_{1/2} = \frac{C_0}{2V_\mathrm{m}} + 0.693\frac{K_\mathrm{m}}{V_\mathrm{m}} - kC, \ \mathrm{AUC}_{0 \to \infty} = \frac{C_0}{K_\mathrm{m}}\left(K_\mathrm{m} + \frac{C_0}{2}\right)$$

$$V = \frac{F \cdot X_0 \cdot t_{1/2}}{0.693\mathrm{AUC}_{0 \to \infty}} \qquad\qquad 式 20\text{-}15$$

从式 20-15 可知，与一级消除动力学不同，非线性动力学消除时，半寿期、表观分布容积等参数均是随血药浓度而改变的变量。

根据稳态浓度 C_ss 的定义，只有当用药速度(R)恰好等于药物自体内消除的速率时才会出现，由上述米氏方程可得

$$R = \frac{V_m \cdot C_{ss}}{K_m + C_{ss}}$$ 式 20-16

$$C_{ss} = \frac{K_m \cdot R}{V_m \cdot R}$$ 式 20-17

只要已知 V_m 和 K_m，用以上两式便可算出非线性动力学消除的药物达到某稳态浓度 C_{ss} 所需的用药速度 R，或按某用药速度 R 所能达到的稳态浓度 C_{ss}。

第三节 治疗药物监测的样本处理

TDM 工作中可检测的样本有血浆、血清、唾液、尿液和脑脊液等。尽管尿液收集便利，属无损伤性，易于测定，但因尿液 pH 随饮食成分、水电解质和酸碱平衡状态的改变而变化。因此，在 TDM 工作中以尿液为样本甚少。但对用作治疗泌尿道感染的药物，以及可产生肾小管损害的药物，检测尿药浓度则有其特殊意义。直接测定脑脊液中药物浓度，可排除血 - 脑屏障对药物分布的影响，且脑脊液中蛋白质少，对作用于中枢神经系统的药物，更接近于靶位浓度。但因取样特别是多次取样难以实现，而有关脑脊液中药物的药动学资料少而不全，在 TDM 工作中难推广。因此在 TDM 工作中常用的样本则是血浆、血清与唾液。

一、常用样本

血清与血浆是 TDM 最常用样本，两者主要差别是后者含纤维蛋白原。血中药物存在两种形式，游离型和结合型。游离药物浓度与药理效应的关系更密切，测定游离药物浓度更利于用药调整，但游离药物浓度测定较复杂、难以实施。在 TDM 中通常测定的药物浓度是血药的总浓度。

（一）血浆

血浆样本短期保存可置 4℃冰箱，长期保存则置 -20℃冰箱。血样采集后应及时离心分离，血浆若有溶血，则不能供测定用。

（二）血清

血清保存方法同血浆。

（三）唾液

唾液中药物几乎均以游离态存在，与血中游离药物浓度成一定比值，用以反映作用部位药物浓度较总血药浓度更适合。但唾液分泌量与成分受机体功能状态影响。唾液采样时应尽可能在刺激少、安静状态下进行。唾液作 TDM 样本主要适用于：

1. 已知唾液药物浓度与血药浓度比值较恒定的药物。

2. 在唾液与血浆间能较快达到分布平衡的药物，如多数弱碱性、中性与在体内分布属单房室模型的药物。

3. 本身或同时使用的药物无抑制唾液分泌的 M 胆碱受体阻断作用。

用唾液作 TDM 的药物有对乙酰氨基酚、水杨酸类、苯妥英、苯巴比妥、氨茶碱、锂盐等。

二、取样时间

不同时间取样测得的结果具有不同的意义，因此取样时间是 TDM 中一项重要内容，应根据 TDM 目的选择相应的取样时间。

（一）不同情况下取样时间的确定

应在达到稳态血药浓度后取样。恒速静脉滴注时，达稳态后，任何时间取样均可。但多剂量间隔用药时，稳态血药浓度在一定时间范围内波动，何时取样应根据需要确定。若长期用药,观察药物浓度波动是否低于有效血药浓度,应在给药前(谷浓度)取样测定;若是观察药物浓度的波动是否达到中毒浓度,需测峰值浓度,可在峰值时间取样。未知个体的峰值时间,可参考群体的峰值时间确定。

急性药物中毒的诊断应立即取样测定,并据需要,随时取样监测抢救效果。

(二)计算个体药代动力学参数

计算个体药动学参数的取样时间可按以下原则进行。

1. 在血药浓度 - 时间曲线中每个时相取样不少于 3～4 点,在曲线有关时相转折点附近至少有 2 个点,以便较准确地确定转折点。

2. 消除相取样时间尽量长,一般应到 3～5 个半寿期。

三、样本预处理

生物样本成分复杂,干扰杂质多,一般按所用测定方法先进行相应样本预处理,以去除干扰,提高检测灵敏度和特异性,并降低对仪器的污染和损害。

(一)去蛋白

血清、血浆中含大量蛋白质,测定时会形成泡沫、浑浊或沉淀干扰测定,因而在测定前需去蛋白处理。除蛋白方法有沉淀离心法、层析法、超滤法和超速离心法,其中沉淀离心法简便快捷,最常选用。药物与血浆蛋白结合一般是通过弱作用力形成,蛋白质变性沉淀时,这类结合也同时被破坏,药物被释放出来。因此,用沉淀离心法去蛋白处理的样本,测得的药物浓度是包括游离的和与蛋白结合的两部分药物的总浓度。

(二)提取

若需提高检测灵敏度、或减少样本杂质的干扰,可用液 - 固或液 - 液提取法(纯化样本)。

1. 液 - 固提取　根据待测组分的理化性质,选用合适的常压提取短色谱柱,选择性收集含待测组分的洗脱液作进一步测定。液 - 固提取法根据选用不同极性的色谱柱,可提取低极性、高极性化合物,也可用于两性化合物。其溶剂的选择原则上为从样本中有效提取所需化合物的溶剂。

2. 液 - 液提取　药物多为有机物,不少为弱酸、弱碱,在不同 pH 溶液中将发生不同程度解离。选用对待测组分分配比高,与样本不混溶且不发生乳化的有机溶剂,可使高脂溶性的分子态化合物转移到有机溶剂中,与高极性的干扰组分分离。离心分离有机相和水相,可达到提取目的。

第四节　治疗药物浓度测定的常用方法

体液中药物浓度较低,且存在很多内源性物质、结构相似的药物自身代谢产物等干扰,因此对检测方法的特异性、灵敏度、准确度都有较高要求;另一方面,药物的有效浓度范围和中毒水平,是结合大量的临床观察确定的,要求各实验室建立的测定方法具有高度的可比性。

在 TDM 中常用的测定方法主要有三类:光谱法,色谱法,免疫化学法。

一、光　谱　法

光谱法常用有紫外 / 可见和荧光分光光度法。紫外 / 可见分光光度法快速、方法简便,但灵敏度较低、特异性差,易受内源性物质、代谢物、联合使用药物干扰。荧光分光光度法与紫外 / 可见分光光度法相比具有较高的选择性与灵敏度,但多数药物不能发射荧光,样本需经衍生处理后才能测定。光谱法所需仪器在一般临床实验室都具备,检测成本低,技术简单,便于推广,对于一些治疗药物浓度水平较高的药物来说,仍为可行方法。

二、色 谱 法

色谱法主要包括高效液相色谱（HPLC）、气相色谱（GC）、液相色谱 - 质谱联用（HPLC-MC）等。色谱法的主要特点是各组分经分离后测定，专一性好，分辨率、准确性、灵敏度高，且可同时测定多种药物。在 TDM 中，HPLC 是最常用方法，其样本处理简单，多数样本只需简单地去蛋白处理即可直接进样测定；应用范围广，HPLC 常配备有紫外与荧光检测器，多数有机物药物在紫外光范围内有较强吸收，或可经衍生为具荧光吸收的化合物，在常需 TDM 的药物中，除地高辛、锂以外的药物几乎都可用该法；重复性好，若采用内标法定量，还可消除样本处理过程中的误差，方法精密度的变异系数一般小于 5%。HPLC 为 TDM 的推荐方法，且常作为评价其他方法的参考方法。

气相色谱检测的药物必须是低沸点、易气化、热稳定性好的化合物，体液样本常需经提取、浓缩、衍生化等预处理才能测定；与 HPLC 相比，其应用范围窄、样本处理复杂，在 TDM 中应用不太广。

HPLC-MC 是利用液相色谱分离，质谱检测，比 HPLC 中的紫外、荧光检测器定量专一性更好、准确性更高，结果更可靠；但仪器昂贵，样本检测成本高，一般临床实验室难以配制，在 TDM 中应用受限。

三、免疫化学法

根据标记物性质不同，免疫化学法可分为放射免疫法、酶免疫法与荧光免疫法、化学发光免疫分析四类，放射免疫法灵敏度高，检测成本低，但因重复性较差，且有放射性污染，目前在 TDM 中已很少应用。荧光免疫分析法具有灵敏度高、重现性好、速度快等特点，在 TDM 中被广泛应用，特别适合于急救和常规监测。酶免疫法的灵敏度较荧光免疫法低，但已可满足绝大多数药物 TDM 的要求，酶标仪、生化分析仪等可检测标记物，易推广应用。

四、其 他 技 术

1. 毛细管电泳技术（capillary electrophoresis，CE） 该技术具有微量、高效、灵敏并可自动化检测等特点。CE 可一次同时完成样本中多组分分离、检测。CE 分离效率和灵敏度较 HPLC 更高，几乎不消耗溶剂，且通过改变缓冲液、检测器及其他电泳条件，应用范围更广。

2. 抑菌试验 曾用于体液中抗菌药物浓度测定，但因仅为分级式半定量，且特异性、灵敏度、重复性都差。现已被淘汰。

应当指出，一种药物往往有多种检测方法。此时应根据该药最小治疗浓度水平要求的灵敏度，是否需同时测定多组分，可供使用的仪器与检测成本等综合考虑来确定一种检测方法。

第五节 需要进行治疗药物监测的主要药物

TDM 的主要临床应用是：①有效监测临床用药，制订合理给药方案，确定最佳治疗剂量，提高疗效和减少不良反应；②研究与确定常用剂量下，不产生疗效或出现意外毒性反应的原因；③确定患者是否按医嘱服药。

一、强 心 苷 类

强心苷是一类由植物提取的糖苷类强心物质。目前在临床使用的主要有毒毛花苷 K、毛花苷丙、地高辛（digoxin）和洋地黄毒苷。其中毒毛花苷 K 和毛花苷丙起效快、消除也较快，药效维持时间短，仅有注射剂型供急症短期用药，一般不需 TDM。洋地黄毒苷起效慢，消除也慢，临床少用。而地高辛起效与消除均居中。地高辛（digoxin）治疗药物浓度范围窄，个体差异大，药效强，作用机制复杂，治疗剂量接近中毒剂量，其用量不足与剂量偏高的临床表现又很相似，是国内外公认的常规监测药物。故本类药仅介绍地高辛。

（一）药效学与血药浓度参考区间

地高辛主要用于治疗各种伴有心衰的心脏病，对有水肿的充血性心衰、室上性心动过速、期前收缩与心房纤颤等更为有效。地高辛血清治疗浓度参考区间成人为 0.8~2.0μg/L，安全范围极小，当血药浓度超过 1.5μg/L 时便有部分患者出现毒性反应，而超过 2.0μg/L 后，毒性反应的发生率呈指数式急剧增加。

（二）药动学

地高辛以片剂和酊剂供口服，在胃肠道被动扩散吸收。片剂生物利用度约 60%~80%，酊剂可达 80%~100%。影响片剂生物利用度的主要因素是地高辛颗粒大小和溶出度。片剂生物利用度差异很大，长期服用时，最好用同厂家同批号产品。地高辛吸收后的分布属二房室模型，8~12 小时转入消除相，只有在消除相，心肌与血药浓度比值才恒定，因此 TDM 取样时间应选在消除相。地高辛在体内代谢少，70% 以上药物以原形由肾排泄，仅 10% 在肝转化，肾功能不全患者服用地高辛易中毒。地高辛表观分布容积为 6~10L/kg，消除半寿期成人为 36 小时。血浆蛋白结合率低，为 20%~25%。长期口服给药后，5~7 天达到稳态血药浓度。

（三）其他影响血药浓度的因素

1. 病理状态　肾功能受损患者，地高辛清除率下降，血药浓度升高；甲亢患者地高辛吸收减少，血药浓度降低；相反，甲减者出现血药浓度升高，并因心肌敏感性增高，极易中毒。

2. 药物相互作用　同时使用奎尼丁、钙拮抗剂、胺碘酮、普罗帕酮等心血管系统药，可致地高辛血药浓度升高。特别是奎尼丁可使 90% 以上患者地高辛血药浓度升高 1 倍以上，这与两种药在肾小管排泌和组织结合上的竞争性抑制有关。而两者在治疗心房纤颤时常联合使用，这是极其危险的。此外，广谱抗生素、螺内酯和呋塞米等利尿药、环孢素等亦可使地高辛血药浓度升高。而同时使用苯妥英等肝药酶诱导剂，可使地高辛血药浓度下降。

（四）检测技术

地高辛 TDM 样本一般用血清。其消除半寿期平均约 36 小时，只有在消除相，心肌与血药浓度比值才恒定，地高辛多采用每日一剂给药法，故多在连续用药 10 日以上达稳态后某次用药前取样。若达稳态前已现毒性作用，则应立即采血。

地高辛用免疫法测定。放射免疫法、荧光偏振免疫法等均有地高辛测定试剂盒供应，根据条件选用。免疫法检测地高辛的主要问题仍是特异性易受干扰。

二、抗心律失常药

抗心律失常药可通过不同作用机制治疗各种心律失常。药物所致心肌电生理特性过度改变，将导致新的心律失常，这类药大多安全范围窄。因心肌血供丰富，该类药血药浓度较能反映靶位浓度，且大多与治疗作用和毒性反应，特别是心脏毒性相关。使用本类患者，往往存在心血管、肝、肾功能改变，影响该类药的体内过程。因此本类药物大多需进行 TDM。本类药主要有奎尼丁（quinidine）、利多卡因、普鲁卡因胺、异丙吡胺等。以奎尼丁（quinidine）为例进行介绍。

（一）药效学与血药浓度参考区间

奎尼丁为典型的 Ⅰa 类抗心律失常药，可用于治疗各种快速性心律失常，为最常用的口服抗心律失常药物之一。奎尼丁用于长期预防室性和房性期前收缩以及房颤转为正常窦性节律后的维持治疗。

奎尼丁的血药浓度参考区间为 3～6mg/L，大于 8mg/L 时会出现中毒，本药治疗指数低，约 1/3 患者发生不良反应。

（二）药动学

奎尼丁口服吸收快且完全，生物利用度在 45%～98%，个体差异大。蛋白结合率为 70%～80%，表观分布容积为 0.47L/kg。口服后 30 分钟起效，1～3 小时达最大作用，持续约 6 小时。成人半寿期 6～8 小时，小儿 2.5～6.7 小时，肝功能不全者延长。药物主要通过肝代谢消除，经肾排泄，其中以原形药形式排出约占总用药量的 10%～20%，尿液酸化利于药物排泄，尿液碱化排泄减少。

（三）检测技术

奎尼丁测定主要有 HPLC 与荧光分光光度法，后者测定奎尼丁简便、快速、灵敏度较高。HPLC 分正相色谱法与反相色谱法，尤以反相色谱法最常用，可用 220nm 紫外波长或荧光检测，该法可满足血浆样本的直接进样分析。

三、抗 癫 痫 药

抗癫痫药是一类控制与预防癫痫发作的药物。1990 年前引入现仍使用的抗癫痫药物包括卡马西平、苯妥英、苯巴比妥、扑米酮、氯硝西泮、地西泮、乙琥胺、磷苯妥英和丙戊酸。1990 年后引入现仍使用的抗癫痫药物包括非尔氨酯、加巴喷丁、拉莫三嗪、左乙拉西坦、奥卡西平、普瑞巴林、噻加宾、托吡酯、唑尼沙胺和氨己烯酸。这类药物有效浓度范围窄，大多需进行 TDM。以本类药中最常用，也是最需进行 TDM 的苯妥英（phenytoin）为例介绍。

（一）药效学与血药浓度参考区间

苯妥英（phenytoin）一直是抗癫痫的首选药，对癫痫大发作疗效最好，是癫痫大发作的首选药；对单纯或复杂部分性发作次之，无催眠作用。苯妥英可治疗外周神经痛，对三叉神经痛疗效较好，对坐骨神经痛也有一定疗效。苯妥英还可用于治疗强心苷中毒所致的心律失常，效果显著。

苯妥英的血药浓度参考区间为 10～20mg/L，90% 患者在此范围内可满意控制癫痫发作。中毒反应与癫痫发作有时难区别。

（二）药动学

苯妥英口服后，在小肠被动扩散吸收，吸收缓慢，个体差异大，达峰时间为 3～12 小时，吸收过程可持续 48 小时。本药吸收后可迅速分布于全身，分布容积 V 平均为 0.7L/kg，与血浆蛋白结合率高，为 88%～92%。脑组织药物浓度与血药浓度相近，脑脊液与唾液中的药物浓度约为血药浓度的 10%，相当于血中游离药物浓度。苯妥英主要在肝转化成无药理活性的代谢物，最终由尿排泄。苯妥英属非线性动力学药物，剂量与稳态血药浓度只在一定范围内呈线性关系，低剂量时以一级动力学消除；当剂量超过肝药酶的代谢能力时，以零级动力学消除，此时只要增加很小剂量就可明显升高，出现中毒。苯妥英没有相对恒定清除率、半寿期与达稳态时间，这些参数存在很大的个体差异并随着血药浓度的变化而变化。在有效血药浓度范围内，苯妥英消除半寿期成人为 18～30 小时，达稳态时间 5～14 天。

（三）其他影响血药浓度的因素

苯妥英的动力学参数个体差异大，在调整给药过程中，要根据患者具体情况（如合并用药、肝功能等）调整，有时甚至需作数次调整方能达到理想效果。需注意以下几点：

1. 药物的互相作用 服用苯妥英期间若同时服用苯巴比妥、卡马西平、利福平等肝药酶诱导剂,可致肝药酶活性增强,苯妥英代谢加快,血药浓度降低;相反,使用异烟肼、胺碘酮等肝药酶抑制剂,可使苯妥英血药浓度升高。

2. 血浆蛋白结合率的改变　苯妥英在血的游离药物浓度仅为10%,绝大部分与血浆蛋白结合,因此,游离药物浓度受血浆蛋白量以及血浆中与苯妥英竞争蛋白结合位点物质的影响。如肾衰竭、低蛋白血症等患者可致游离药物浓度升高;同时服用保泰松、水杨酸类、磺胺类等药物时,可使苯妥英蛋白结合率下降,游离药物浓度升高而总浓度无变化。

3. 肝功能状况　肝功能影响苯妥英的V_m,如肝炎、年龄增大,会导致V_m下降,血药浓度增高,因此,老年人的用药剂量往往比年轻人要低。

(四)检测技术

测定苯妥英方法很多,在TDM中最常用方法有HPLC、紫外分光光度法、均相酶免疫分析法与荧光偏振免疫分析法。① HPLC最主要特点是可同时完成多种组分测定,在常需联合用药的抗癫痫药TDM中尤为重要,可同时检测苯妥英、苯巴比妥、卡马西平、扑米酮、乙琥胺等5种常用抗癫痫药。该法以反相C_{18}为固定相,流动相由乙腈/甲醇/水(体积比9:37:54)组成,5-乙基-5-甲基-巴比妥酸为内标物,检测波长254nm。对5种药物的线性范围均可覆盖治疗与中毒血清浓度水平,灵敏度都在2μg/ml以下,完全可满足上述药物的TDM要求。②紫外分光光度法是将样本pH调节至6.8后,用二氯甲烷提取与沉淀蛋白,再转提至NaOH溶液中,加入$KMnO_4$再加热,使苯妥英氧化为吸光值大的二苯酮衍生物,用环己烷提取后在247nm紫外光比色测定。该法虽操作步骤多,无法完全排除代谢物干扰,但灵敏度、线性范围均可满足要求,且成本低,仪器较普及。③均相酶免疫分析法与荧光偏振免疫分析法,两种方法与HPLC都有良好相关性,可根据条件选用。

四、抗情感性精神障碍药

(一)三环类抗抑郁药

三环类抗抑郁药是目前治疗抑郁症的主要药物,包括丙米嗪、地昔帕明、去甲替林、阿米替林、多塞平等。

1. 药效学　该类药可通过抑制脑内突触前神经细胞膜对去甲肾上腺素和5-羟色胺的再摄取,增加突触间隙内上述单胺递质的浓度而发挥抗抑郁症作用。其治疗作用和毒性反应均与血药浓度密切相关。

2. 药动学与血药浓度参考区间　该类药物脂溶性高,口服吸收快而完全,但因首过消除强且差异大,故生物利用度不一。血中三环类抗抑郁药90%左右与血浆白蛋白、脂蛋白、$α_1$-酸性糖蛋白结合,游离药物能迅速分布至各组织。该类药绝大部分经肝转化后,由肾排泄。其中丙米嗪、阿米替林、多塞平的去甲基化代谢物,都有和原药同样的药理活性,并且地昔帕明、去甲替林本身也为三环类抗抑郁药。在常用剂量下,该类药物消除均属一级动力学。但对代谢物仍有药理活性者,判断药效持续时间不能仅凭原形药的消除半寿期。

常用三环类抗抑郁药的药动学参数与血药浓度参考区间,见表20-2。需要指出的是,本类药中多数血药浓度存在特殊的"治疗窗"(therapeutic window)现象,即低于"治疗窗"范围无效,而高出此范围,不但毒副作用增强,并且治疗作用反下降。

3. 检测技术　三环类抗抑郁药中不少需同时测定其活性代谢物浓度,故以HPLC与GC最为适合,以前者多用。共同测定步骤为碱化血清后,以含有一定浓度内标物的适宜有机溶剂提取,并沉淀蛋白。移取有机相挥发干,以流动相重溶残留物,取样上柱行色谱分析。色谱系统大多用反相,但也可用正相,一般都用紫外检测器。由于丙米嗪与地昔帕明本身有较强荧光活性,单独测定这两药可使用荧光检测器,提高灵敏度与特异性。三环类抗抑郁药化学结构相似,检测方法大多可通用于该类药物的单独或同时分析。

表 20-2 常用三环类抗抑郁药药动学参数与血药浓度参考区间

	丙米嗪	地昔帕明	去甲替林	阿米替林	多塞平
生物利用度(%)	26～68	33～68	46～56	56～70	17～37
血浆蛋白结合率(%)	89～94	90～93	93～96	82～96	>90
表观分布容积(L/kg)	9～21	26～42	14～22	6～10	12～28
原形药半寿期(小时)	10～16	13～23	18～44	10～20	11～23
治疗血药浓度(μg/L)	150～300*	150～300	50～200	150～250*	30～150*
中毒血药浓度(μg/L)	>500*	>500	>500	>500*	>500*

* 原型药和有活性的去甲基代谢物总浓度

免疫化学法操作简便、灵敏度高，与 HPLC 有较好的相关性。不足是同时服用的三环类抗抑郁药之间，以及 N- 去甲基化等代谢物与原形药之间，存在交叉免疫反应，干扰测定。对要同时测定有活性的去甲基化代谢物的阿米替林时、丙米嗪与多塞平单独使用时，用免疫化学法较适合。

（二）碳酸锂

1. 药效学与血药浓度参考区间 碳酸锂可抑制脑内去甲肾上腺素（norepinephrine，NE）释放与促进其再摄取，降低突触间隙 NA 浓度；碳酸锂还可抑制 α_1- 肾上腺素受体激动后的胞内信使物质生成，产生抗躁狂症作用。过量碳酸锂易产生肌颤、共济失调、抽搐、意识障碍和多种心律失常，严重者可致死。其毒性反应呈血 Li^+ 浓度依赖性。

为便于比较，TDM 中规定在达稳态后的某次用药后 12 小时取血测定血清 Li^+ 浓度，称 12 小时标准血清锂浓度（12 hour standard serum concentration of lithium，12h-stS Li^+）。治疗 12h-stS Li^+ 参考区间为 0.8～1.2mmol/L，最小 12h-stS Li^+ 中毒参考区间为 1.3mmol/L。

2. 药动学 口服吸收完全。Li^+ 不与血浆蛋白结合，呈二室分布模型，V 约 0.79L/kg。Li^+ 几乎都从肾分泌排泄，消除动力学呈二相，首先为半寿期约 24 小时的快消除相，继之出现半寿期 48～72 小时的慢消除相。

3. 其他影响血药浓度因素

（1）肾功能：肾功能损伤时血 Li^+ 浓度明显升高。

（2）合并用药：同时使用噻嗪类、呋塞米等中强效利尿药，可升高血 Li^+。而螺内酯等保钾利尿药、茶碱、碳酸氢钠和大剂量各种含钠药物，均促进 Li^+ 肾排泄，降低血 Li^+ 浓度。

4. 检测技术 一般都在达稳态后末次服药后 12 小时的次晨采血，检测 12h-stS Li^+。由于 Li^+ 以主动转运方式入唾液，唾液 Li^+ 浓度约为血的 2～3 倍，但对同一个体比值相当恒定。故在确定监测对象二者比值后，亦可考虑用唾液作样本。

Li^+ 为体内微量存在的金属离子，故可用火焰发射光谱法、原子吸收光谱法和离子选择性电极法检测。

五、免疫抑制剂

免疫抑制剂可治疗各种自身免疫性疾病，在器官移植中免疫抑制治疗主要用于预防和治疗术后移植物排斥反应和移植物抗宿主病。免疫抑制在诱导移植受者产生特异性耐受过程中也发挥重要作用。根据其作用机制，免疫抑制剂可分为：①细胞因子合成抑制剂：如 CsA 类、他克莫司（FK506）；②细胞因子作用抑制剂：西罗莫司、来氟米特（leflunomide）；③DNA 或 RNA 合成抑制剂：咪唑立宾、吗替麦考酚酯（mycophenolate mofetil，MMF）；④细胞成熟抑制剂：脱氧精瓜素；⑤非特异性抑制细胞生长诱导剂：SKF105685。现以环孢素为例介绍。

（一）药效学与血药浓度参考区间

环孢素（cyclosporin A, CsA）是常用的免疫抑制剂，是环孢菌培养基中提取的高脂溶性肽类大分子药，它可通过对免疫应答过程多环节作用，选择性抑制辅助性 T 淋巴细胞（TH）的增殖与功能，用于器官移植后的抗排斥反应和多种自身免疫性疾病的治疗。该药虽较其他免疫抑制剂毒性作用少，但仍存在肝肾损害、震颤、高血压等毒性反应。环孢素的治疗作用、毒性反应与血药浓度关系密切，安全范围窄。本药又大多为长期预防性用药，而肾、肝毒性在肾、肝移植时，难以与排斥反应区别。鉴于上述原因，环孢素需进行 TDM。

免疫法测得环孢素的全血治疗浓度参考区间为 0.1～0.4mg/L，最小中毒浓度参考区间 0.6mg/L。

（二）药动学

环孢素的药动学有独特之处，并随移植物的种类与功能恢复而变化。口服与肌内注射均吸收慢、不完全并且不规则，约 4 小时达峰浓度，剂量与血药浓度间无可靠相关性。t_p 约 5 小时，生物利用度随移植物不同而有差异，大多为 30% 左右。该药在血中 95% 以上和血细胞（主要为红细胞）与血浆蛋白结合。其分布呈多室模型，易分布至细胞内。表观分布容积个体差异大，平均约 4L/kg。消除需先经代谢转化为 30 余种代谢物，再由肾、胆排泄。其消除呈双相，首先是半寿期约 5 小时的快消除相，继之出现半寿期约 16 小时的慢消除相。

（三）其他影响血药浓度因素

1. 药物相互作用　同时使用大环内酯类、氨基糖苷类、磺胺、两性霉素 B、酮康唑等化疗药，可干扰环孢素消除，升高血药浓度。而苯妥英、利福平等肝药酶诱导剂则降低环孢素的血药浓度。

2. 肝、肾、心脏功能状况　肝、肾、心移植前，移植后不同功能恢复期，以及长期用药中影响体内过程的任一环节发生改变，都将导致血药浓度变化。

（四）检测技术

环孢素与红细胞和血浆蛋白都有很高的结合率，一般认为测定全血环孢素的浓度较测定血浆或血清浓度更易得到稳定结果。

测定环孢素方法有免疫法和 HPLC 法。荧光偏振放射免疫法（FPIA）是目前最广泛采用的检测环孢素方法。它较其他免疫荧光分析法具有：①简便快速、可进行自动化测定；②血样本可直接测定，样本用量少；③精密度高，结果准确。HPLC 选择性好，结果可靠，但样本需经较复杂预处理，耗时较长。

六、茶　碱

茶碱（theophylline）通常制成氨茶碱等水溶性较高的盐类供使用，在体内解离出茶碱发挥作用。

（一）药效学与血药浓度参考区间

茶碱可抑制胞内磷酸二酯酶，使肾上腺素 β 受体激动产生的 cAMP 水解受阻而堆积，产生肾上腺素 β 受体激动样效应。茶碱用于预防和治疗支气管哮喘、早产儿呼吸暂停等。此时，其他肾上腺素 β 受体激动效应便成为不良反应，严重者可出现心律失常、抽搐等毒性反应。茶碱的治疗作用和毒性反应呈血药浓度依赖性，是进行 TDM 最多的药物之一。

茶碱的血药浓度参考区间：成人和少年为 8～20mg/L，新生儿约 5～10mg/L。最小中毒浓度成人和少年为 20mg/L，新生儿则为 15mg/L。

（二）药动学

茶碱水溶性差且不稳定，口服对胃肠道有刺激；氨茶碱系茶碱与乙烯二胺的结合物，其水溶性好,口服后迅速经胃肠道吸收,60～120分钟血药浓度可达峰值。茶碱表观分布容积 V 为 0.45L/kg。血浆蛋白结合率为 37%～79%,新生儿的血浆蛋白结合率为 36%,血液 pH 降低、肝硬化患者和老年人均使其血浆蛋白结合率降低。若与血浆蛋白结合率高的药物同用,部分与血浆蛋白结合的茶碱会被解离,造成血游离茶碱浓度增高。茶碱主要经肝代谢,仅 10% 左右茶碱以原形从肾排泄。

(三)其他影响血药浓度因素

1. 药物相互作用 同时使用大环内酯类、异烟肼、西咪替丁等肝药酶抑制剂,可使茶碱血药浓度升高;而苯妥英等肝药酶诱导剂则致茶碱血药浓度降低。

2. 其他 吸烟、长期进食高蛋白低糖饮食者,茶碱消除半寿期显著缩短;肝功能减退、慢性充血性心衰、肺心病者,茶碱消除半寿期可延长数倍。

(四)检测技术

茶碱检测方法很多,可用 HPLC、紫外分光光度法、荧光光度法、免疫法等。测定茶碱大多用反相色谱法,选择性高、方法简便。紫外光谱法首选双波长法,该法酸化样本后以有机溶剂提取,再反相提至 NaOH 液中,以氯化铵调节 pH 至 10 左右,分别在 275nm 和 300nm 测定 A_{275} 和 A_{300}。以 $A_{275} - A_{300}$ 差值作为茶碱吸光值。该法可排除大部分干扰物。

七、氨基糖苷类抗生素

氨基糖苷类抗生素为结构中含多个氨基糖的强极性糖苷类抗生素,包括链霉素,庆大霉素、妥布霉素等。其药效学与药动学具共同性,故一并介绍。

(一)药效学与血药浓度参考区间

该类药通过抑制敏感病原蛋白质合成,以及改变菌膜通透性,发挥杀菌作用。主要用于各种需氧革兰阴性杆菌、部分阳性球菌、结核分枝杆菌感染的治疗。但可产生第八对脑神经损伤和肾损害以及神经-肌肉接点阻断毒性反应。其治疗作用和毒性反应均与血药浓度密切相关。

治疗血清稳态谷浓度参考区间:庆大霉素、妥布霉素为 0.5～2.0mg/L,阿米卡星为 4.0～8.0mg/L。最小中毒稳态谷浓度:庆大霉素、妥布霉素为 2.0mg/L,阿米卡星为 8.0mg/L。

(二)药动学

该类药口服不吸收,肌内注射吸收迅速完全,t_p 约 1 小时。因极性强,与血浆蛋白结合率低,多在 10% 内,主要分布在细胞外液,V 多在 0.3L/kg 左右,儿童可增大。其消除几乎全部以原形从肾排泄,消除半寿期 2～3 小时。

(三)其他影响血药浓度因素

心衰、肾功能损害是影响血药浓度的主要因素。肾功能减少 10% 即可显著延长该类药消除半寿期,肾衰者则为正常的数十倍,而该类药物又有肾毒性,将加重肾衰,形成恶性循环。该类药主要分布在细胞外液中,任何生理性或病理性细胞外液量变化,都会发生血药浓度改变。血透析可降低该类药血药浓度。

(四)检测技术

氨基糖苷类抗生素 TDM 多检测稳态谷浓度,亦有主张还应测定稳态峰浓度。由于该类药可和肝素形成复合物而干扰测定,故一般均用血清测定。若用血浆则不能以肝素作抗凝剂。

该类药在体内几乎不代谢转化,故无代谢物的干扰,尤其适用于免疫学方法检测。现有多种免疫学方法试剂盒可供选用。氨基糖苷类抗生素间存在交叉免疫性,若治疗换用了不同氨基糖苷类抗生素后进行 TDM,应注意这类干扰。

(刘新光 邬 强)

本章小结

　　药物分为两类：一类毒性低，有效浓度范围宽，使用较安全，多数药物属该类，一般不需进行 TDM；另一类毒性较大，治疗范围窄，个体差异大，常需进行 TDM，调整用药剂量或实行个体化给药方案，这是 TDM 最主要用途。

　　药物进入体内经过吸收、分布、转化和排泄四个过程。从药物剂量到药物效应的多个环节可受到许多因素影响。TDM 过程包括血药浓度测定，动力学参数的计算、给药方案的调整与临床应用三个方面。

　　最常用药动学模型为房室模型和消除动力学模型，它们均涉及一系列参数。

　　检测体液药物浓度的样本主要有三种，血液、尿、唾液，以血液为主。血药测定前往往都要预处理样本，去除干扰物。样本处理方法主要有去蛋白、液-液萃取、液-固萃取。应用在 TDM 中的主要测定方法有高效液相色谱、气相色谱、紫外分光光度法、荧光分光光度法、酶免疫法、荧光免疫法等。高效液相色谱是 TDM 的首选取方法。紫外分光光度法仪器普及，操作简单，亦可获得可靠的结果。荧光免疫法灵敏度高、速度快，尤其适合急救和常规监测。

　　临床上较常进行 TDM 的药物有：强心苷类、抗心律失常药、抗癫痫药、抗情感性精神障碍药、免疫抑制剂、茶碱、氨基糖苷类抗生素和抗肿瘤药物等。每类药物均按药效学与血药浓度参考区间、药动学、其他影响血药浓度的因素以及检测方法进行了介绍。每类药物都有其特点。

　　需要指出的是，目前 TDM 在临床应用中有一定局限性，其在药物分析技术，游离药物浓度、药物活性代谢物和手性新药的监测以及群体药代动力学等诸多方面现均取得了较好的研究进展。

第二十一章
临床毒物检验

思考题:

1. 毒物和药物有何区别?
2. 临床毒物的检测技术有何特点?
3. 简述有毒金属和微量元素的区别和联系。
4. 简述环境接触限的含义。
5. 调查你所在地区临床毒物的现状,并分析其原因。

　　人们接触和使用有毒有害的物质越来越多,各种中毒事件时有发生,特别是在快速工业化和社会日益多样化的中国。环境污染、食物中毒、药物滥用、吸毒、鼠药中毒、化妆品砷中毒,还有罕见的铊中毒等事件均引起社会的广泛关注。对于中毒患者,我们应该及时诊断和治疗。以往对于中毒患者的抢救,都是临床医师根据患者家属提供的线索及患者的症状和医师的经验确定中毒性质、程度并制定抢救方案,具有一定的盲目性。体液毒物浓度测定对于临床中毒患者的抢救有着重要的意义,可及时为临床医师提供抢救依据及制订合理的治疗方案。

第一节　概　　述

　　临床毒物学(clinical toxicology)是毒物学的重要分支。它通过分析人体体液和组织中的药物、金属和其他化学物质为人类健康服务。毒物不同于药物,其差别主要是剂量。16世纪瑞士著名医学家 Paracelsus 有一句名言,"所有的物质都是毒物,没有一样无毒,只有正确的剂量才能使其不成为毒物"。临床毒物检验(clinical toxicology test)是以临床诊断为目的,对人体内体液或组织中的毒物成分进行分析。临床常见毒物包括镇静类药物、精神病类药物、毒品、农药鼠药、重金属、挥发性有毒气体,其他如氰化物、亚硝酸盐、植物毒素等。下面对目前在临床上常检测的几类毒物进行介绍。

一、有毒有机物

　　有毒有机物(toxic organic compounds)是指具有毒性、持久性和生物蓄积性,能产生致癌、致畸、致突变效应、生态食物链毒理学效应,对人类健康可产生长远的危害和影响的一类有机污染物。它们可通过空气、水和食物等多条途径进入人体,造成慢性中毒、致癌、致畸、致突变等生理危害。主要包括芳香烃物质、有机氯农药、有机磷农药、鼠药、含氯有机物、酮类有机物等(表21-1)。

　　临床上有毒有机物的检测主要是分析血液或尿液中有机物的含量,少部分可以分析其代谢产物或相关物质(表21-1)。由于有毒有机物大部分易挥发,因此常用气相色谱法(GC)或气相色谱-质谱法(GC-MS)进行分析,少部分采用高效液相色谱法(HPLC)。

表21-1　临床常见有毒有机物

类型	常检测的有毒有机物	常检测的相关代谢物
芳香烃类物质	苯、甲苯、乙苯、苯乙烯、二甲苯、苯酚	扁桃酸(苯乙烯) 甲基马尿酸、2-甲基马尿酸、3,4甲基马尿酸(二甲苯) 邻甲酚(甲苯)
有机氯农药	六氯化苯、氯丹、狄氏剂、异狄氏剂、七氯、环氧七氯、六氯苯、二氯苯三氯、二氯苯二氯乙烯、二氯苯二氯乙烷	
有机磷农药	对硫磷、内吸磷、马拉硫磷、乐果、美曲磷脂及敌敌畏等	胆碱酯酶
鼠药	毒鼠强、氟乙酰胺、氟乙酰钠、抗凝血类鼠药等	
含氯有机物	多氯联苯、三氯乙烯、四氯乙烯	
酮类有机物	丁酮、甲基异丁基甲酮、甲基正丁酮	
其他有机物	甲醇、二甲基乙酰胺、氰化物、鹅膏毒肽、百草枯	

二、临床药物

毒物和药物的概念是相对的,其中关键是剂量。任何的药物一旦用过了量就成了毒物。因此从这个意义上说,所有的药物都可能导致中毒的发生。药剂量超过极量而引起的中毒称为临床药物中毒。临床上容易发生中毒的药物主要有镇痛剂、镇静类药物和精神病类药物等。

临床药物的检测方法包括免疫学方法、气相色谱法和液相色谱法等。此外,快速广谱药物检测系统作为快速筛查方法在临床也常用。例如,REMEDi HS就是一种广谱的临床药物快速检测系统,它可在30分钟内对916种药物及其代谢产物进行检测。它是液相色谱技术、紫外全光谱检测技术和信息技术有机结合的产物。REMEDi HS检测的标本可以是血清、尿液或胃内容物,也可以是原药或者组织脏器等。

三、成瘾性物质

成瘾性物质(addictive substances)是指能够影响人类情绪、行为、改变意识状态,并能使人成瘾的一类化学物,又称为精神活性物质。通常分为违禁性成瘾物质(如鸦片、海洛因、冰毒、摇头丸、大麻等)和非违禁性成瘾物质(如烟草、酒精等)。违禁性成瘾物质即毒品,根据《国际禁毒公约》把毒品分为两大类,即精神类药品和麻醉药品,在世界范围内被禁止和限制使用的麻醉药品有128种,精神类药品有104种,共计232种(表21-2)。

表21-2　常见成瘾性物质

类型	常检测的成瘾性物质	常检测的相关代谢物
精神类药品	镇静催眠药、抗焦虑药、苯丙胺、冰毒(甲基苯丙胺)、麦角二乙胺、赛洛西宾、麦司卡林	
麻醉药品	阿片、吗啡、可待因、海洛因、哌替啶、美沙酮、芬太尼、可卡因、大麻	
其他	乙醇、尼古丁、咖啡因	糖缺失性转铁蛋白(乙醇)

成瘾性物质的分析方法主要包括免疫分析法、气相色谱法、液相色谱法和各种联用技术。免疫学方法,如胶体金等,主要用于筛查,如需确诊必须采用气相色谱法或高效液相色谱法。

四、有毒金属

有毒金属（toxic metal）是指那些有毒性的无机元素，少量就会引起人的功能损伤和器官改变。化学上根据金属的密度将其分为重金属和轻金属，通常把密度大于 4.5g/cm³ 的金属称为重金属（heavy metal）。有毒金属一般多为重金属，如金、银、铜、铅、锌、镍、钴、镉、铬和汞等 45 种。在毒性方面，重金属（如汞、镉、铅、铬、铍），以及类金属砷等的生物毒性强，这些金属在水中不能被分解，人饮用后毒性放大，与水中其他物质结合生成毒性更大的有机物。其他的是一般毒性重金属，如铝、锑、铜、钴、铁、镁、钼、镍、锡、银、钒等。

有毒金属的检测方法很多，常用的有化学法、分光光度法、原子荧光法、原子吸收法、电感耦合等离子体发射光谱法、电感耦合等离子体质谱法等。其中电感耦合等离子体质谱（inductively coupled plasma-mass spectrometry, ICP-MS）法以其快速且多元素能同时测定、线性范围宽、精密度高、准确性好、检出限低等优点广泛应用于临床检验。

第二节　临床毒物检验项目与检测方法

临床毒物的检测常用的标本是血液和尿液，有时也采用胃液、透析液或滤过液。这些标本的检测均有助于是否毒物中毒和何种毒物中毒的临床诊断。不同标本的检测具有不同的临床目的：通过血中毒物浓度测定，可了解患者中毒的严重程度，从而决定是否采取血液透析、滤过等治疗措施；通过对患者尿液的测定，可以了解毒物在尿液的排泄情况。在各种中毒患者中，如果尿液能检测到中毒毒物，患者恢复都比较快。如果检测不到，血药浓度一般下降较慢；通过胃液的测定，可以初步了解患者的服药量及洗胃的程度；通过对透析液、滤过液等的测定，可以了解血液净化技术对该毒物中毒的治疗效果。

一、有毒有机物

（一）鹅膏毒肽

1. 检验项目

【项目检测依据】　鹅膏毒肽（amanita toxin）是由氨基酸组成的环肽化合物，存在于许多种类的蘑菇中。鹅膏毒肽已经分离出 9 种不同类型，其中 α- 鹅膏毒肽、β- 鹅膏毒肽和 γ- 鹅膏毒肽毒性大。鹅膏毒肽能够被消化道吸收，经血液循环很快进入肝细胞，并与 RNA 聚合酶相结合，抑制 mRNA 的生成。鹅膏毒肽与聚合酶解离后，被排进胆汁中，随胆汁流入肠中，在小肠处被吸收，经过血液循环，又被肝脏重新吸收，从而形成肠肝循环，如此反复对肝脏造成损害。

【临床意义】　检测血液和尿液中鹅膏毒肽含量是诊断毒蘑菇中毒的重要依据。

【应用评价】　因误食含有鹅膏毒素蘑菇而中毒死亡的事件在世界各国都普遍发生。鹅膏毒肽中毒可导致心电图异常和心肌酶的升高。

2. 检测方法

【检测原理】　血液、尿液鹅膏毒肽含量检测可采用放射性免疫测定法、毛细管区带电泳法、反相高效液相色谱法、免疫亲和柱净化液相色谱质谱联用法和超高效液相色谱三重四极杆质谱法等多种方法。

【方法学评价】　高效液相色谱 - 电喷雾离子化 - 四级杆飞行时间串联质谱为临床检测鹅膏毒肽的首选方法。

【参考区间】　环境接触限：未检出。

（二）有机磷农药

1. 检验项目

【项目检测依据】 有机磷农药（organophosphorus pesticide）绝大多数为杀虫剂，如常用的对硫磷、内吸磷、马拉硫磷、乐果、美曲磷酯及敌敌畏等。有机磷农药多为磷酸酯类或硫代磷酸酯类，可以合成多种有机磷化合物。

有机磷类农药对人的危害作用从剧毒到低毒不等。其中毒的机制是抑制乙酰胆碱酯酶活性，使乙酰胆碱积聚，引起毒蕈碱样症状、烟碱样症状以及中枢神经系统症状，严重时可因肺水肿、脑水肿、呼吸麻痹而死亡。重度急性中毒者还会发生迟发性猝死。某些种类的有机磷中毒可在中毒后8～14天发生迟发性神经病，有机磷中毒者血胆碱酯酶活性降低。

【临床意义】 评估是否接触有机磷农药以及是否中毒的指标。

【应用评价】 有机磷农药中毒时，胆碱酯酶的活性被抑制。检测血清胆碱酯酶活性是诊断有机磷农药中毒的重要依据之一。

2. 检测方法

【检测原理】 气相色谱、液相色谱、免疫学分析等。

【方法学评价】 气相色谱 - 质谱联用是分析有机磷农药的首选方法。

【参考区间】 环境接触限：未检出。

（三）苯

1. 检验项目

【项目检测依据】 苯（benzene）在常温下为一种无色、有甜味的透明液体，具有强烈的芳香气味，挥发性大，暴露于空气中很容易扩散。人和动物吸入或皮肤接触大量苯进入体内，会引起急性和慢性苯中毒。一部分苯可通过尿液排出，未排出的苯则首先在肝细胞色素 P450 单加氧酶作用下被氧分子氧化为环氧苯，继续代谢为苯酚、邻苯二酚、对苯二酚等，以葡萄糖苷酸或硫酸盐结合物形式随尿排出。

【临床意义】 测定血液中芳香烃类物质有助于确定有机毒物类型和判断中毒程度，对于治疗和预防芳香烃类物质中毒特别是职业性中毒具有重要意义。

【应用评价】 芳香烃类物质如苯、甲苯、乙苯、苯乙烯和二甲苯等均为挥发性有机物，检测血中这类物质的含量能反映个体接触这类物质的程度，是评价芳香烃类物质对人体健康危害程度的重要指标。

2. 检测方法

【检测原理】 气相色谱法。

【方法学评价】 气相色谱法是临床检测芳香烃类物质如苯、甲苯、乙苯、苯乙烯和二甲苯等的首选方法。

【参考区间】 环境接触限：未检出。职业接触限（尿液）：<20.0mg/L。

（四）三氯乙烯

1. 检验项目

【项目检测依据】 三氯乙烯（trichloroethylene，TCE）是一种无色易挥发性液体，微溶于水，可溶于甲醇等有机溶剂。TCE 主要通过呼吸道侵入人体，同时也可经皮肤或消化道侵入。其进入人体后主要通过血液循环到达肝脏并被氧化成三氯醋酸（TCA）或被还原成三氯乙醇，随后主要经肾随尿排出体外，但仍有相当一部分贮存于人体重要组织器官中如脑、肾等。三氯乙烯作为有机溶剂在电子厂、玩具厂、印刷厂等作为清洗剂广泛使用，易导致职业中毒事件。三氯乙烯具有高挥发性、高脂溶性，并在人体有蓄积作用，对中枢神经系统的抑制毒性作用很强。吸入性中毒一般数小时内可出现一系列神经系统症状，亦可累及心脏、肝脏、肾脏等器官严重者可致死亡。长期接触三氯乙烯可致多发性皮肤病变。

【临床意义】　三氯乙烯中毒的预防和诊断。

【应用评价】　由于三氯乙烯中毒往往发病急骤,病情严重而且发展迅速,临床表现无明显特异性。容易出现误诊漏诊,治疗不当不及时,病死率可高达30%,因此监测工人血液三氯乙烯及尿液三氯醋酸的水平,可为预防三氯乙烯中毒或为三氯乙烯中毒的诊断提供依据。

2. 检测方法

【检测原理】　血液中的三氯乙烯及其代谢物、尿液中的三氯醋酸和三氯乙醇的检测方法较多,主要采用顶空气相色谱ECD检测法,该法简单、快速、灵敏,适用于三氯乙烯中毒的法医学鉴定。

【方法学评价】　气相色谱法是临床检测三氯乙烯的首选方法。

【参考区间】　环境接触限:未检出。

我国职业接触三氯乙烯的生物限值:尿三氯醋酸<0.3mmol/L(50mg/L)。

二、临床药物中毒

(一)对乙酰氨基酚

1. 检验项目

【项目检测依据】　对乙酰氨基酚(paracetamol)也称为对羟基乙酰苯胺、醋氨酚或扑热息痛,是一种常用的退热和止痛药物,常用于发热、头痛和其他轻微疼痛。它是许多感冒药和止痛药的主要成分。按标准剂量服用对乙酰氨基酚是相当安全的,但是由于其在不同类型药物中均有存在,故意或偶然的过量服用也较为常见。在许多非处方药中都有对乙酰氨基酚成分,种类超过200种,主要包括泰诺、必理通、感冒清、白加黑、酚麻美敏胶囊、双扑伪麻片、复方对乙酰氨基酚片、三九感冒颗粒等。

【临床意义】　对乙酰氨基酚中毒的诊断。

【应用评价】　对乙酰氨基酚中毒主要表现为"药物性肝炎"或"暴发性肝衰"的症状。药物血浆浓度测定可发现潜在中毒,间隔几小时后重复测定,有助中毒诊断。

2. 检测方法

【检测原理】　血中对乙酰氨基酚的检测常用薄层扫描、紫外光度法、GC法和HPLC法。

【方法学评价】　薄层扫描检测方法具有操作简便快速、定性准确的特点,可用于对乙酰氨基酚的体内浓度监测和对乙酰氨基酚中毒的快速诊断。2010版《中华人民共和国药典》修订增订内容中对乙酰氨基酚片的检测参照高效液相色谱方法进行,该方法专属性强、灵敏度高,操作方便。

【参考区间】　正常人血液和尿液中对乙酰氨基酚为阴性。血浆浓度≥990μmol/L则为中毒。

(二)水杨酸

1. 检验项目

【项目检测依据】　水杨酸(salicylic acid)化学名为邻羟基苯甲酸,也称柳酸,在柳树及水杨树中含有。水杨酸对胃刺激较大,故仅限于局部应用,常在皮肤疾病中作为角质溶解剂,为许多软膏制剂的成分之一。口服水杨酸类药物后,很快由胃及小肠上部吸收。2小时后,血浆内浓度达到高峰。水杨酸盐主要由肾脏排泄,肾功能正常者内服后,几分钟即可见于尿中,24小时约可排出中毒量的一半;如尿为碱性(pH 7.5以上),则排泄加快3倍,6小时就可把血中水杨酸盐量下降一半。小儿摄入阿司匹林或水杨酸钠等药物治疗量的2~4倍可以出现中毒症状。阿司匹林的最小致死量约为0.3~0.4g/kg。水杨酸钠的最小致死量约为0.15g/kg,小儿内服冬绿油(水杨酸甲酯)的致死量约为4ml。

【临床意义】 水杨酸中毒的诊断。

【应用评价】 长期使用水杨酸类药物可引起机体出现水杨酸反应,导致水杨酸中毒。在婴儿时期更易发生误服过量的意外事故。外用水杨酸油膏或粉类于皮肤大面积破损处,可经皮肤吸收中毒。在有脱水,肝、肾功能不全,低凝血酶原血症的患者更易发生严重毒性反应。水杨酸盐可以透过胎盘屏障,妊娠妇女服用过量,常致胎儿或新生儿中毒。小儿摄入阿司匹林或水杨酸钠等治疗量的2～4倍可以出现中毒症状。

2. 检测方法

【检测原理】

(1)三氯化铁定性试验:将胃洗出液或尿放在试管内煮沸,冷却后加酸,然后加入数滴5%～10%三氯化铁溶液,出现紫色转为紫红色。

(2)血液水杨酸盐检测:主要用HPLC及其衍生技术。在服水杨酸盐30分钟后,即可测定其浓度,轻度中毒为2.16～2.88mmol/L(30～40mg/dl);中度中毒为2.88～4.32mmol/L(40～60mg/dl);严重中毒为4.32mmol/L(60mg/dl)以上。

【方法学评价】 HPLC为检测水杨酸盐的首选方法。

【参考区间】 正常人血液和尿液中水杨酸类药物为阴性。

(三)吩噻嗪类

1. 检验项目

【项目检测依据】 吩噻嗪类药物(phenothiazine drugs)按侧链结构不同,又可分为三类:①脂肪族(例如氯丙嗪,chlorpromazine);②哌啶类(如硫利达嗪);③哌嗪类(如奋乃静、氟奋乃静,三氟拉嗪)。本类药物临床用途较多,以氯丙嗪使用最广泛,本组药物口服后肠道吸收很不稳定,有抑制肠蠕动作用,可长时间滞留于肠内,吸收后分布于全身组织,以脑及肺组织中含量最多,主要经肝脏代谢,大部分以葡糖醛酸盐或硫氧化合物形式排泄。药物排泄时间较长,半寿期为10～20小时,作用可持续几天。吩噻嗪药物主要作用于网状结构,以减轻焦虑紧张、幻觉妄想和病理性思维等精神症状。过量服用吩噻嗪类抗精神病药物可导致中毒。

【临床意义】 吩噻嗪类药物中毒的诊断及监测。

【应用评价】 吩噻嗪类抗精神病药物中毒可以导致心血管系统紊乱,主要表现为心动过速等心律失常、低血压甚至休克等;神经系统可表现为抽搐、昏迷和反射消失,锥体外系兴奋症状如帕金森病综合征、静坐不能及强直反应等。

2. 检测方法

【检测原理】 紫外分光光度法、钯离子比色法、高效液相色谱串联质谱法等,其他如胶束电动毛细管电泳、胶束液相色谱、高效毛细管电泳、酶联免疫以及光度法在吩噻嗪类药物分析中均可应用。

【方法学评价】 LC-MS是检测吩噻嗪类药物的首选方法。

【参考区间】 正常血尿吩噻嗪类药物参考值为阴性。

(四)抗组胺药物

1. 检验项目

【项目检测依据】 抗组胺类药物(antihistamines)分为第一代、第二代和第三代抗组胺药物,以苯海拉明、氯苯那敏和异丙嗪等为代表的第一代抗组胺药物因具有较强的中枢神经抑制作用而逐渐被无镇静作用或镇静作用轻微的第二代抗组胺药物所取代。而部分第二代抗组胺药物由于发现有较明显的心脏毒性而逐渐减少使用(如特非那定、阿司咪唑等),非索非那丁、左旋西替利嗪等是第三代抗组胺药物。

抗组胺类药物内服或注射后,吸收均很迅速。口服15～30分钟以内发挥作用,一次量的作用大都能维持 4 小时,也有维持 8～12 小时者。大部分在肝脏破坏,少量以原形从肾脏排出。其毒理表现主要为对中枢神经系统产生抑制与兴奋两方面的作用,先抑制,后兴奋,最后产生衰竭性抑制。

【临床意义】 抗组胺类药物中毒的诊断。

【应用评价】 抗组胺药物长期应用可有成瘾性、耐药性和中毒机会。

2. 检测方法

【检测原理】 HPLC、LC-MS 等。

【方法学评价】 LC-MS 是检测抗组胺药物的首选方法。

【参考区间】 正常血尿抗组胺类药物参考值为阴性。

三、成瘾性物质

(一)乙醇

1. 检验项目

【项目检测依据】 乙醇(ethanol)俗称酒精,化学结构式为 C_2H_5OH,在常温、常压下是一种易燃、易挥发的无色透明液体。饮酒后,乙醇很快通过胃和小肠的毛细血管进入血液。血液中酒精的浓度在 30～45 分钟内将达到最大值,随后逐渐降低,血液中酒精水平超过 1000mg/L 时,通常会引起明显的乙醇中毒。在体内,乙醇先经乙醇脱氢酶作用氧化为乙醛,再经乙醛脱氢酶作用生成醋酸,最后代谢为二氧化碳和水。

【临床意义】 急性酒精中毒时呼气中乙醇浓度与血清乙醇浓度相当。对于尚未形成酒精依赖的个体而言,其中毒症状轻重与血中乙醇浓度有一定相关性,即血乙醇浓度越高,中毒症状越严重。根据临床症状和血中乙醇浓度可以判断中毒程度,并有助于估计预后。

【应用评价】

(1)大量饮酒所造成的酒精急性中毒,可以使人丧命,即使少量喝酒所造成的慢性中毒也会对消化、呼吸、神经等系统造成危害。酒后驾车造成的交通事故频频发生,从这个意义上说酒精正在成为"马路杀手"。我国规定血液酒精浓度大于 20mg/100ml、小于 80mg/100ml 时为酒后驾车,大于或等于 80mg/100ml 时则为醉酒驾驶。

(2)酒精滥用会导致酒精性肝病。血清糖缺失性转铁蛋白(carbohydrate-deficient transferrin,CDT)是目前最特异的酒精性肝病的实验诊断指标。此外,转氨酶、γ-GT、平均红细胞体积等检测指标也有意义。

2. 检测方法

【检测原理】

(1)血液乙醇:常用血乙醇测定方法有气相色谱法、酶速率终点法、化学发光法、干化学法等。中华人民共和国公共安全行业标准 GA/T842-2009《血液酒精含量的检验方法》推荐使用气相色谱法。其原理为利用乙醇的易挥发性,以叔丁醇为内标,用顶空气相色谱火焰离子化检测器进行检测;经与平行操作的乙醇标准品比较,以保留时间或相对保留时间定性,用内标法以乙醇对内标物的峰面积比进行定量分析。

(2)呼吸乙醇:运用氧化反应原理,在测试仪内置一种橙色的重铬酸钠(钾)氧化剂。该氧化剂会与被测者呼出的乙醇气体发生反应,产生绿色的醋酸物质。这种颜色改变会被转化为电子信号,显示成数字信号输出。

(3)唾液乙醇:检测通常是利用酶学原理,将一定量乙醇氧化酶(ALO)和过氧化物酶以及底物四甲基联苯胺(TMB)固定于试剂条上,当样品中含有乙醇时,酶学反应使底物 TMB 显色,通过比对反应的不同颜色,对样本中乙醇质量浓度进行半定量。这种试纸条快速简便、准确可靠,适合现场使用。

【方法学评价】 呼吸乙醇、唾液乙醇只是快速初筛方法,临床诊断需要检测血液中的乙醇。

【参考区间】 未检出。

(二)咖啡因

1. 检验项目

【项目检测依据】 咖啡因(caffeine)是一种植物生物碱,化学式为 $C_8H_{10}N_4O_2$。咖啡因在摄取后 45 分钟内被胃和小肠完全吸收,可分布到身体各组织器官。咖啡因主要在肝脏代谢,由细胞色素氧化酶 P450 酶系统氧化,生成三个初级代谢产物副黄嘌呤(84%)、可可碱(12%)和茶碱(4%),这些化合物进一步代谢,最终通过尿液排泄出体外。

【临床意义】 检测咖啡因浓度有助于咖啡因中毒的诊断;咖啡因可用于疾病治疗监测。

【应用评价】 咖啡因是一种黄嘌呤生物碱化合物,是一种中枢神经兴奋剂,能够暂时的驱走睡意并恢复精力,含有咖啡因成分的饮料如咖啡、茶等被普遍饮用。适度饮用咖啡因能提神、解除疲劳,但大剂量服用咖啡因则能够导致"咖啡因中毒"。咖啡因中毒包括上瘾和一系列的身体与心理的不良反应。

2. 检测方法

【检测原理】 尿液咖啡因检测方法有碘量法、免疫法、气相色谱法(GC)、高效液相色谱法(HPLC)、液相色谱 - 质谱联用法(LC/MS-MS)等。

【方法学评价】 筛查采用免疫学方法,确认采用 LC/MS-MS 法。

【参考区间】 健康人:未检出。毒性浓度:>50.0μg/ml。治疗浓度:3.0~15.0μg/ml。

(三)苯丙胺

1. 检验项目

【项目检测依据】 苯丙胺(amphetamine)也称安非他明,是中枢神经系统与周边神经系统交感区的刺激物,分子式为 $C_9H_{13}N$,其甲基化产物甲基苯丙胺即为冰毒。苯丙胺由化学方法合成,纯品为无色至淡黄色油状碱性液体,其盐酸盐或硫酸盐为微带苦味之白色结晶体粉末。苯丙胺口服吸收迅速,于 1~2 小时达血药浓度,约 50% 经肝脏代谢,30%~50%以原形经肾脏排泄,血浆 $t_{1/2}$ 约 10~13 小时。

【临床意义】 检测苯丙胺浓度有助于预防和诊断苯丙胺中毒。

【应用评价】 苯丙胺是刺激剂的一种,能够增加人的机敏性,暂时减轻疲劳感并增加攻击性。重复使用会成瘾,中毒症状包括多话、头痛、错乱、高热、血压上升、盗汗、瞳孔放大、食欲丧失。大剂量使用引起精神错乱,思想障碍,类似妄想性精神分裂症,多疑、幻听、被害妄想等,长期使用导致器官性脑综合征。

2. 检测方法

【检测原理】 尿液苯丙胺检测采用 ELISA、胶体金标记免疫法、气相色谱法(GC)、高效液相色谱法(HPLC)、薄层层析法(TLC)、气相色谱 - 质谱联用法(GC-MS)和高效液相色谱 - 质谱联用法(HPLC-MS)等。

【方法学评价】 筛查试验采用免疫学方法。如果筛查试验为阳性,进一步采用确认试验。确认试验采用 GC-MS 法。可用全血或尿液标本。

【参考区间】 未检出。

(四)二亚甲基双氧苯丙胺

1. 检验项目

【项目检测依据】 二亚甲基双氧苯丙胺(methylenedioxymethamphetamine,MDMA)俗称摇头丸,是一种化学合成毒品,分子式为 $C_{11}H_{15}NO_2$。口服 MDMA 后 30~60 分钟开始起作用,血药浓度高峰约在服药后 90 分钟,药效可维持 8 小时以上。MDMA 在体内代谢经

N-脱甲基形成 MDA,65% 经尿排除。

【临床意义】 用于 MDMA 中毒的预防和诊断。

【应用评价】 MDMA 属苯丙胺类兴奋剂,为人工合成的有机胺类化合物,对中枢神经和交感神经系统具有强烈的作用,被认为是 21 世纪流行最广泛的毒品。

2. 检测方法

【检测原理】 尿液中 MDMA 的检测采用胶体金标记免疫法、GC-MS 等。

【方法学评价】 筛查试验采用免疫学方法,如果筛查试验为阳性,进一步采用确认试验。确认试验采用 GC/MS 法。均采用尿液标本。

【参考区间】 未检出。

(五)大麻素

1. 检验项目

【项目检测依据】 大麻素[cannabinoid(marijuana)]是从印度大麻里发现的一组萜酚类化合物,目前已鉴定了 60 多种大麻素类似成分,其中以四氢大麻酚为主,其分子式为 $C_{21}H_{30}O_2$。抽吸大麻后约 10%～20% 的四氢大麻酚通过肺部吸收进入体内,吸入量的多少与抽吸的速度、抽吸的总时间、吸毒的程度、吸入后屏气时间长短及"大麻烟"的品种有关,平均吸入量为 18%。大麻抽吸后起效极快,数秒钟即有感觉,最慢者数分钟出现效应。四氢大麻酚的代谢过程主要在肝脏中进行,为细胞色素 P450 酶类所催化。55% 以上的四氢大麻酚从粪便中排泄,约 20% 从尿液排泄。

【临床意义】 大麻中毒的预防和诊断。

【应用评价】 大麻来源于大麻花叶部分,是最古老、最有名的致幻剂,是目前最常见的滥用药物之一。滥用高剂量的大麻会产生焦虑、狂妄、抑郁、神志混乱等精神症状,危害极大。科学、快速和准确地筛选和确定血液或尿液中大麻含量对打击吸毒和刑事案件侦破意义重大。

2. 检测方法

【检测原理】 大麻素的筛查试验可采用胶体金标记免疫分析。大麻素的确认试验则可采用气相色谱法(GC)、高效液相色谱法(HPLC)、气相色谱 - 质谱联用法(GC-MS)和高效液相色谱 - 质谱联用法(LC-MS)等。

【方法学评价】 筛查试验采用免疫学方法,如果筛查试验为阳性,进一步采用确认试验。确认试验采用 GC-MS 法。均采用尿液标本。

【参考区间】 未检出。

四、有 毒 金 属

(一)砷

1. 检验项目

【项目检测依据】 砷(arsenic,As)是一种有毒的类金属,其以三种不同晶格结构的类金属形式砷存在于自然界,但砷化物与砷酸盐化合物更容易被发现,砒霜(三氧化二砷,As_2O_3)就是一种被我们熟知的砷化物。砷及其化合物经呼吸道、消化道和皮肤吸收入血后主要与血红蛋白结合,分布在肾、肝、脾、肌肉等处。砷的排泄主要通过肾脏随尿排出,小部分经毛发、指甲、皮肤、胆汁等途径排泄。

砷对细胞中的巯基(—SH)有很强的亲和力,破坏细胞的氧化还原能力,影响细胞正常代谢,引起组织损害和机体障碍。砷中毒可引起剧烈恶心、呕吐、腹痛、腹泻、休克、心肌的脂肪变性和坏死、肝肾功能损害及神经、血液系统的异常。临床上常通过检测血液砷和尿液砷水平确定是否砷中毒。

【临床意义】

（1）砷中毒：砒霜中毒为砷中毒的常见类型，多因误服或药用过量。生产加工过程吸入其粉末、烟雾或污染皮肤中毒也常见。三氧化二砷经口服 0.01～0.05g 即可中毒，0.06～0.20g 即可致死，在含砷化氢为 1mg/L 的空气中，呼吸 5～10 分钟，可发生致命性中毒。砷中毒死亡者尸体皮肤呈脱水状，口唇、指甲明显青紫。检测血液中砷的含量可以监测近期或急性砷暴露。

（2）砷缺乏：砷缺乏主要表现为生长抑制和生殖异常，后者表现为受精能力的损伤和围生期死亡率的增加。缺砷时各器官内矿物质含量均发生改变。

【应用评价】

（1）检测前 72 小时避免摄入红酒、海鲜等富含砷的食物，以排除干扰。

（2）砷在血液中的半衰期较短，因此在测定血药浓度时有一定的局限性，仅用于监测近期或急性暴露。

2. 检测方法

【检测原理】 原子吸收光谱法、电感耦合等离子体发射光谱法、电感耦合等离子体 - 质谱法。

【方法学评价】 电感耦合等离子体 - 质谱法是临床测定体液砷的首选方法。

【参考区间】 血液：2～23μg/L；尿液：0～50μg/L。

（二）铅

1. 检验项目

【项目检测依据】 铅（lead，Pb）是一种具有神经毒性的重金属元素，很少以游离状态存在于自然界中。其理想血浓度为零，主要经呼吸道、消化道和皮肤吸收，入血后随血流分布到全身各器官和组织。铅的排泄大部分经肾脏由尿排出，小部分通过胆汁分泌排入肠腔，然后随粪便排出，微量由乳汁、汗液、唾液、头发及指甲脱落排出体外。

目前认为铅中毒最重要的机制是卟啉代谢紊乱，导致血红蛋白的合成障碍。铅可致血管痉挛，也可直接作用于成熟红细胞引起溶血，还可使大脑皮质功能紊乱，从而引起一系列神经系统症状。

【临床意义】 铅中毒的预防和诊断。

【应用评价】 尿液 δ- 氨基 -γ- 乙酰丙酸、原卟啉与锌原卟啉的测定对铅中毒的诊断和治疗也有重要意义。

2. 检测方法

【检测原理】 铅检测方法有原子荧光测定法、原子吸收分光光度法、电感耦合等离子体 - 质谱法（ICP-MS）等。

【方法学评价】 美国国家疾病控制中心制定的儿童铅中毒标准以血铅为依据。因血铅容易测定，较其他指标相关性好，且有标准方法，一直为各实验室所采用，便于相互比较。在稳定、低水平铅接触状态下，血铅也能较好反映儿童体内铅负荷状况。而头发、指甲等受外界环境污染的影响很大，测定的铅含量不能反映身体内的真实情况。

【参考区间】 环境接触限值：血液：0～190μg/L；尿液：<50μg/L。

（三）汞

1. 检验项目

【项目检测依据】 汞（mercury，Hg）俗称水银，是银白色液态金属，游离存在于自然界并存在于辰砂、甘汞及其他几种矿中。摄入过量的汞和汞化合物都可能对人体造成伤害，因此认为汞是有毒金属元素。汞及其化合物主要以蒸气和粉尘形式通过呼吸道、皮肤及消化道等不同途径侵入人体（皮肤完好时短暂接触不会中毒），主要分布在脑、肾中，其次是肺、肝脏、甲状腺、睾丸等。汞的排泄主要经肾由尿排出，粪便也是汞排泄的重要途径。此外，汞还能经肺、汗液、乳汁、唾液、毛发脱落等途径排出。

汞的毒性作用主要是由于汞离子与酶的巯基（—SH）结合，使酶活性丧失，影响细胞的正常代谢而出现中毒症状。汞在红细胞和其他组织中被氧化成 Hg^{2+}，并与蛋白质结合而蓄积，很难再被释放。

【临床意义】 血液汞可监控暴露于汞环境中时体内的汞水平，防止汞中毒发生和发展。

【应用评价】 汞在体内半衰期较短，因此需接触汞之后的 4～5 天内检测体内汞水平。血液汞测定虽然能在一定程度上反映体内汞的吸收量，但常与汞中毒的临床症状和严重程度无平行关系，因此需了解接触史，以免造成误诊。

2. 检测方法

【检测原理】 电感耦合等离子体 - 质谱法（ICP-MS）或原子吸收分光光度法。

【方法学评价】 ICP-MS 是临床测定体液汞的首选方法。

【参考区间】 环境接触限值：血液：0～14.9μg/L；尿液：<5.0μg/g 肌酐。

（四）镉

1. 检验项目

【项目检测依据】 镉（cadmium，Cd）是有毒元素，在自然界中主要存在于锌、铜和铝矿内，其中以锌矿石含量最高。镉的主要吸收途径为呼吸道及消化道，也可经皮肤吸收，主要分布于肾、肝、骨组织中。镉的排泄主要由粪便排出，其次经肾由尿排出，少量可随胆汁排出。

镉化合物可抑制肝细胞线粒体氧化磷酸化过程，对各种氨基酸脱羧酶、过氧化物酶、组氨酸酶、脱氢酶均有抑制作用，从而使组织代谢发生障碍。镉还可直接损伤组织细胞和血管，引起水肿、炎症和组织损伤。

【临床意义】 镉中毒主要因接触无机镉烟雾或无机镉盐引起。日本发现的"痛痛病"就是因为摄食被镉污染的水源而引起的一种慢性镉中毒。血液镉检测可监控近期或急性镉中毒，以防止毒性作用进一步发展。

【应用评价】 镉在体内的半衰期很长，并长期在体内蓄积，因此职业暴露的采样时间不受限制。使用一次性注射器和含镉少的塑料容器，尽可能减少污染。

2. 检测方法

【检测原理】 电感耦合等离子体 - 质谱法（ICP-MS）或原子吸收分光光度法。

【方法学评价】 ICP-MS 是临床测定体液镉的首选方法。

【参考区间】 环境接触限值：血液：0.3～1.2μg/L；24 小时尿液：<3.0μg；随机尿：<2.0μg/g 肌酐。

（五）铬

1. 检验项目

【项目检测依据】 铬（chromium）广泛分布于全身各组织，以肌肉、肺、肾、肝脏和胰腺的含量较高。铬可经口、呼吸道、皮肤及肠道吸收，入血后与运铁蛋白结合运至肝脏及全身。组织中铬含量为血铬含量的 10～100 倍。铬主要由尿中排出，少量从胆汁和小肠经粪便排出，微量通过皮肤丢失。

铬的主要生理功能是在糖和脂肪的代谢中起作用。铬参与形成葡萄糖耐量因子（glucose tolerance factor，GTF）。GTF 由三价铬、烟酸、甘氨酸、半胱氨酸和谷氨酸组成，它能增强胰岛素的生物学作用，可通过活化葡萄糖磷酸变位酶而加快体内葡萄糖的利用，并促使葡萄糖转化为脂肪。铬能增加胆固醇的分解和排泄，降低血浆胆固醇。此外，铬与机体中核蛋白、蛋氨酸、丝氨酸等结合，促进蛋白质代谢和生长发育。铬还能促进血红蛋白的合成及造血过程。

【临床意义】

（1）铬中毒：铬中毒主要见于急性铬中毒和从事含铬作业工人的慢性铬中毒。此外还见于肾透析患者。

（2）铬缺乏：主要是摄入不足或消耗过多，其临床表现主要是高血糖、高脂血症等与胰岛素缺乏相类似的症状，引起葡萄糖耐量降低、生长停滞、动脉粥样硬化、冠心病和神经系统损伤等。

【应用评价】 铬的检测可用于铬毒性、铬接触、缺铬获得性糖尿病或糖耐量减低评价，胃肠外营养补铬监测。

2. 检测方法

【检测原理】 电感耦合等离子体 - 质谱法（ICP-MS）、原子吸收分光光度法。

【方法学评价】 ICP-MS 是临床测定体液铬的首选方法。禁止接触玻璃器皿，可用无菌一次性聚丙烯样品杯或其他无铬污染的器皿收集。采样及测定过程中应严格防止铬污染。

【参考区间】 血清 / 血浆：2～3nmol/L；全血（肝素）：14～538nmol/L；红细胞：384～692nmol/L；24 小时尿：1.9～38.4nmol/d。

五、致细胞低氧物

（一）一氧化碳

1. 检验项目

【项目检测依据】 一氧化碳（carbon monoxide，CO）是无色、无臭、无味的气体，密度1.291，空气中 CO 浓度达到 12.5%～74%，有爆炸的危险。一氧化碳中毒是含碳物质燃烧不完全时的产物经呼吸道吸入引起的中毒。CO 与血红蛋白的亲和力比氧与血红蛋白的亲和力高 200～300 倍，极易与血红蛋白结合，形成碳氧血红蛋白，使血红蛋白丧失携氧的能力和作用，高浓度的一氧化碳还能与细胞色素氧化酶中的二价铁离子相结合，直接抑制细胞内呼吸，造成组织窒息。而解离又比氧合血红蛋白慢 3600 倍。CO 对全身的组织细胞均有毒性作用，中枢神经系统和心肌对缺氧特别敏感，因此，CO 中毒对神经系统损害较大。

【临床意义】 一氧化碳（煤气）中毒的诊断和治疗。

【应用评价】 组织缺氧程度与血液中碳氧血红蛋白（HbCO）占 Hb 的百分比例有关系。血液中 HbCO% 与空气中 CO 浓度和接触时间有密切关系。急性 CO 中毒在 24 小时内死亡者，血呈樱桃红色。

2. 检测方法

【检测原理】

（1）血 HbCO 快速简易测定法（加碱法）：采血 1～2 滴，置于 4ml 蒸馏水试管内，加入10% 氢氧化钠溶液 2 滴，混匀后血液呈淡粉红色，约经 15 秒、30 秒、50 秒、80 秒后（相当于HbCO 饱和度 10%、25%、50%、75%），再变为草黄色。正常 HbCO 立即变草黄色。

（2）连二亚硫酸钠还原法测定血中 HbCO：血液中含有四种血红蛋白成分，即还原血红蛋白（Hb）、氧合血红蛋白（HbO_2）、碳氧血红蛋白（HbCO）及微量的高铁血红蛋白（methemoglobin，MetHb），用连二亚硫酸钠将 HbO_2 和 MetHb 还原成 Hb，则血液中只存在 HbCO 和 Hb 两种成分。HbCO 的最大吸收波长在 420nm，Hb 的最大吸收波长在 430nm。测出被检血样在两个波长的吸光度，利用 HbCO 和 Hb 在两个波长下的摩尔吸光系数计算 HbCO 的百分浓度。

【方法学评价】 目前应用的方法有测压法、加碱法、连二亚硫酸钠还原法、气相色谱法等。连二亚硫酸钠还原法测定血中 HbCO，快速简单，适合基层医院使用。

【参考区间】 正常人血液中 HbCO 含量可达 5%～10%,其中有少量来自内源性一氧化碳,约为 0.4%～0.7%,轻度一氧化碳中毒者血中 HbCO 可高于 10%,中度中毒者可高于 30%,严重中毒时可高于 50%。

(二)氰化物

1. 检验项目

【项目检测依据】 氰化物(cyanide)特指带有氰基(CN)的化合物,其中的碳原子和氮原子通过三键相连接。氰化物可通过消化道、呼吸道和皮肤等途径进入人体,氰离子进入血液后经血流迅速分布至全身,抑制体内多种酶的活性,致使呼吸链中其他各成分均处于还原状态而不被氧化,造成组织缺氧,导致机体陷入内窒息状态而迅速死亡。

【临床意义】 检测血液和尿液中氰化物含量是诊断氰化物中毒的重要依据。

【应用评价】 氰化物系剧毒物质,广泛应用于冶金、电镀等化工生产中。口服氢氰酸或氰化钠(钾)的致死量为 0.7～3.5mg/kg 或 1～2mg/kg。很多含氰化物的物质(如苦杏仁)都可引起急性中毒。

2. 检测方法

【检测原理】 血液、尿液中氰化物含量检测有气相色谱法、高效液相色谱法、化学法等。

【方法学评价】 HPLC 法具有灵敏度高、操作简便迅速、不产生新的污染物的特点被广泛采用。

【参考区间】 环境接触限:未检出。

第三节 毒物检测的临床应用

一、铅 中 毒

(一)铅中毒

铅中毒(lead poisoning)是指铅及其化合物由呼吸道吸入其蒸气或粉尘,然后呼吸道中吞噬细胞将其迅速带至血液;或经消化道吸收,进入血液循环而发生中毒。中毒者一般有铅及铅化物接触史。口服 2～3g 可致中毒,50g 可致死。临床表现为腹痛、腹泻、呕吐、大便呈黑色;头痛、头晕、失眠,甚至烦躁、昏迷;心悸、面色苍白、贫血;血管痉挛,肝肾损害等。与成人相比,儿童是铅污染的敏感人群,儿童消化道对铅的吸收是成人的 5 倍,同时儿童单位体积呼吸的空气和摄取的食物也比成人多。儿童血铅超标后,就会出现精神行为缺陷和电生理改变,血红蛋白合成受抑制,生长发育缓慢。铅中毒的临床诊断一般依据以下三方面状况作出判断:①有铅及其化合物接触史;②有典型的临床症状和体征;③尿中或血中铅浓度明显升高。

(二)铅中毒机制

铅吸收后进入血液循环,主要以磷酸氢铅($PbHPO_4$)、甘油磷酸化合物、蛋白复合物或铅离子状态分布全身各组织,主要在细胞核和浆的可溶性部分以及线粒体、溶酶体、微粒体。铅在体内可与含硫、氮、氧基团(作为电子供应者)的物质相结合,与—OH、—H_2PO_3、—SH 和—NH_2 等基团在体内形成较稳定的络合物。与细胞膜、线粒体及线粒体膜上的蛋白质的—SH 结合,最突出的表现是抑制血红素和细胞色素的生成。例如,铅抑制血红素的合成,首先是抑制 δ- 氨基 -γ- 乙酰丙酸(ALA)脱氢酶,使卟胆原合成受阻;抑制粪卟啉原氧化酶,使血粪卟啉升高,经尿排出增多;抑制亚铁络合酶,使红细胞中的原卟啉增多,原卟啉与红细胞线粒体内丰富的锌结合,导致锌原卟啉(ZPP)增多,ZPP 与游离原卟啉(FEP)存在于红细胞内;铅还抑制铁螯合酶,阻碍原卟啉与二价铁结合为正铁血红素。其结果是血中 ZPP、

FEP、ALA、粪卟啉增多，尿中 ALA、粪卟啉排出增加。此外，铅还可通过抑制线粒体的氧化磷酸化而影响能量的产生，抑制细胞膜上的 Na^+，K^+-ATP 酶，影响细胞膜的运输功能。

（三）铅中毒的实验室诊断

1. 铅中毒的诊断及分级标准

轻度中毒：血铅≥2.9μmol/L 或尿铅≥0.58μmol/L；且具有下列一项表现者，可诊断为轻度中毒：①尿 δ- 氨基 -γ- 酮戊酸≥61.0μmol/L；②血红细胞游离原卟啉（EP）≥3.56μmol/L；③红细胞锌原卟啉（ZPP）≥2.91μmol/L；④有腹部隐痛、腹胀、便秘等症状。诊断性驱铅试验，尿铅≥3.86μmol/L 或 4.82μmol/24h 尿者，可诊断为轻度铅中毒。

中度中毒：在轻度中毒的基础上，具有下列一项表现者：①腹绞痛；②贫血；③轻度中毒性周围神经病。

重度中毒：具有下列一项表现者：①铅麻痹；②中毒性脑病。

2. 儿童铅中毒的诊断标准 儿童铅中毒的诊断和分级主要依照血铅水平：①血铅 < 0.483μmol/L，相对安全；②血铅 0.484～0.917μmol/L，血红素代谢受影响，神经传导速度下降；③血铅 0.965～2.32μmol/L，铁锌钙代谢受影响，出现缺钙、缺锌、血红蛋白合成障碍，可有免疫力低下、学习困难、注意力不集中、智商水平下降或体格生长迟缓等症状；④血铅 2.364～3.330μmol/L，可出现性格多变、易激怒、多动症、攻击性行为、运动失调、视力和听力下降、不明原因腹痛、贫血和心律失常等中毒症状；⑤血铅≥3.378μmol/L，可导致肾功能损害、铅性脑病（头痛、惊厥、昏迷等）甚至死亡。

3. 职业性慢性铅中毒的诊断原则 根据确切的职业史及以神经、消化、造血系统为主的临床表现，结合相关实验室检查，参考作业环境调查，进行综合分析，排除其他原因引起的类似疾病，方可诊断。有密切铅接触史，无铅中毒的临床表现，具有下列表现之一者：①尿铅≥0.34μmol/L 或 0.48μmol/24h 尿；②血铅≥1.9μmol/L；诊断性驱铅试验后尿铅≥1.45μmol/L 而 <3.86μmol/L 者。

二、酒精中毒

（一）酒精中毒

酒精中毒（alcoholism）俗称醉酒，是指患者一次饮大量酒精（乙醇）后出现的机体功能异常状态，对神经系统和肝脏伤害最严重。医学上将其分为急性中毒和慢性中毒两种，前者可在短时间内给患者带来较大伤害，甚至可以直接或间接导致死亡。后者给患者带来的是累积性伤害，如酒精依赖、精神障碍、酒精性肝硬化及诱发某些癌症（口腔癌、舌癌、食管癌、肝癌）等。

（二）酒精中毒机制

酒精吸收后在体内的代谢主要分为三步：首先经肝代谢酶系统乙醇脱氢酶转化为乙醛，再经乙醛脱氢酶催化氧化生成醋酸，最后代谢分解为二氧化碳和水。其中乙醛可刺激肾上腺素、去甲肾上腺素等的分泌，此时患者表现为面色潮红、心跳加快等。酒精具有直接的神经系统毒性、心脏毒性和肝脏毒性，因此中毒后患者出现一系列神经系统异常的表现，甚至发生昏迷或休克，此外还可发生心脏病、低血糖和代谢性酸中毒。

乙醇在肝内代谢会生成大量 NADH，使细胞内还原氧化比（NADH/NAD$^+$）增高，甚至可高达正常的 2～3 倍。酒精中毒时，依赖于 NADH/NAD$^+$ 的代谢可发生异常，如乳酸增高、酮体蓄积导致代谢性酸中毒，糖异生受阻可出现低血糖。

进入人体的乙醇如果不能被及时代谢，会随着血液进入大脑。在大脑中，乙醇会破坏神经元细胞膜，并会非特异性地同许多神经元受体结合，将破坏中枢神经系统，并通过激活抑制性神经递质（γ- 氨基丁酸）和抑制兴奋性神经递质（谷氨酸盐）使大脑活动迟缓。γ- 氨基丁酸神经元的紊乱和体内阿片物质（抗焦虑、抗病痛）的分泌会导致多巴胺的急剧分泌。体内阿片物质同时还与多巴胺分泌的自动调节有关。酒精会对记忆、决断和身体反射产生影响，并能导致酒醉和昏睡，有时还会出现恶心。饮酒过量可导致酒精中毒性昏迷。

（三）酒精中毒的实验室诊断

饮酒后，乙醇很快通过胃和小肠的毛细血管进入血液。一般情况下，饮酒者血液中乙醇的浓度在 30～45 分钟内达到最大值，随后逐渐降低。当血液乙醇浓度（blood alcohol concentration, BAC）超过 1000mg/L 时，可能引起明显的乙醇中毒。BAC 指的是血液中的酒精百分比含量。世界上的 BAC 有多种单位。目前美国常用的单位是：酒精质量和血液体积的比例（百分比 W/V，即 1% BAC 指的是 1g 酒精 /100ml 血液）。当人饮酒后，酒精会渗透到体内血液中。通过肺部呼吸交换，血液中的酒精蒸汽会随着废气而呼出体外。血液中酒精含量越高，呼出气体中的酒精蒸汽的浓度越大。通常认为呼出气体中酒精含量是血液中酒精含量的 1/2200。换言之，0.1% BAC＝0.1g/dl 血液酒精＝0.1g/220L 呼出酒气＝0.46mg/L 呼出酒气。血液酒精浓度的测定有助于急性酒精中毒的诊断和对病情的判断（表 21-3）。

表 21-3　不同血液乙醇浓度的典型症状

BAC（%）	BAC（mg/dl）	呼气浓度（mg/L）	酒醉程度	症状
0.05～0.1	50～100	0.23～0.46	微醉	颜面色红、轻度血压上升，亦有人无症状
0.1～0.15	100～150	0.46～0.69	轻醉	轻度酩酊、解除抑制、多辩、决断快
0.15～0.2	150～200	0.69～0.92	茫醉	中度酩酊、兴奋状、合并麻痹症状、语言略不清楚、运动失调、平衡障碍、判断力迟钝
0.25～0.35	250～350	1.15～1.61	深醉	强度酩酊、恶心、呕吐、意识混乱、步行困难、言语不清、易进入睡眠状态
0.35～0.45	350～450	1.61～2.07	泥醉	昏睡期、意识完全消失、时有呼吸困难，弃之不顾可能导致死亡
0.45 以上	450 以上	2.07 以上	死亡	呼吸麻痹或心脏功能不全而死

（徐克前　韩学波）

本章小结

在一定条件下，较小剂量就能够对生物体产生损害作用或使生物体出现异常反应的外源化学物称为毒物（toxicant）。毒物可以是固体、液体和气体，与机体接触或进入机体后，能与机体相互作用，发生物理化学或生物化学反应，引起机体功能或器质性的损害，严重的甚至危及生命。毒物不同于药物，其差别主要是剂量。临床毒物检验是以临床诊断为目的，对人体内体液或组织中的毒物成分进行分析。临床常见的毒物主要包括有毒有机物、药物、成瘾性物质、重金属和致细胞低氧物。

1. Burtis CA，Ashwood ER，Bruns DE. Tietz Fundamentals of Clinical Chemistry. 6th ed. Philadelphia：W.B. Saunders Company，2008

2. Burtis CA，Ashwood ER，Bruns DE. Tietz Textbook of Clinical Chemistry and Molecular Diagnostics. 5th ed. Philadelphia：W.B. Saunders Company，2012

3. Burtis CA，Bruns DE. Tietz Fundamentals of Clinical Chemistry and Molecular Diagnostics. 6th ed. Philadelphia：W.B. Saunders Company，2013

4. Burtis CA，Bruns DE. Tietz Fundamentals of Clinical Chemistry and Molecular Diagnostics. 7th ed. Philadelphia：W.B. Saunders Company，2014

5. 府伟灵，徐克前. 临床生物化学检验. 第5版. 北京：人民卫生出版社，2013

6. 涂植光. 临床检验生物化学. 北京：高等教育出版社，2006

7. 郑铁生，鄢盛恺. 临床生物化学检验. 第2版. 北京：中国医药科技出版社，2010

8. 郑铁生，陈筱菲. 临床生物化学检验. 北京：高等教育出版社，2012

9. 叶应妩，王毓三，申子瑜. 全国临床检验操作规程. 第3版. 南京：东南大学出版社，2006

10. 王鸿利，叶裕春. 中华检验医学大辞典. 上海：上海科学技术出版社，2000

11. 高仲阳，徐彦贵. 治疗药物监测技术. 北京：化学工业出版社，2007

12. 张秀明，黄宪章，曾方银，等. 临床生物化学检验诊断学. 北京：人民卫生出版社，2012

13. 尚红，潘柏申. 医学检验项目指南. 北京：人民卫生出版社，2011

14. Stone NJ，Robinson JG，Lichtenstein AH，et al. 2013 ACC/AHA guideline on the treatment of blood cholesterol to reduce atherosclerotic cardiovascular risk in adults: a report of the American College of Cardiology/American Heart Association Task Force on Practice Guidelines. J Am Coll Cardiol，2014，63（25 Pt B）：2889-2934

15. 中国成人血脂异常防治指南制定联合委员会. 中国成人血脂异常防治指南. 中华心血管病杂志，2007，35：390-419

16. 安得仲. 神经系统感染性疾病诊断与治疗. 北京：人民卫生出版社，2005

17. 庄俊华，冯佳湘，黄宪章. 临床生化检验技术. 北京：人民卫生出版社，2009

18. 李艳，李山. 临床实验室管理学. 第3版. 北京：人民卫生出版社，2007

19. 敬华. 临床生化分析仪器. 北京：化学工业出版社，2009

20. 谢幸，苟文丽. 妇产科学. 第8版. 北京：人民卫生出版社，2013

21. 申子瑜，李萍. 临床实验室管理学. 第2版. 北京：人民卫生出版社，2007

22. 李萍. 临床实验室管理学. 北京：高等教育出版社，2006

23. 丛玉隆，王前. 临床实验室管理学. 第2版. 北京：中国医药科技出版社，2010

中英文名词对照索引